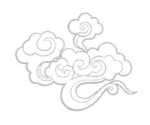

国医大师沈宝藩
学术思想与临证经验集萃

主　审　沈宝藩

主　编　洪　军　沈桢巍

上海科学技术出版社

内 容 提 要

沈宝藩，国医大师，享受国务院特殊津贴专家，新疆维吾尔自治区中医医院（新疆医科大学第四附属医院）首席专家、内科教授、主任医师。擅长心脑血管疾病等中医内科疑难杂症的诊治。沈宝藩教授创立了"痰瘀同源""痰瘀同病""痰瘀同治"的理论及临床辨证施治的方法，由他研制的应用于心脑血管疾病的平肝脉通片、补气脉通片、化痰脉通片等院内制剂已应用 30 余年，临床疗效受到广泛认可。沈教授还研制了宁心通痹胶囊、心痛宁方、益智治呆方、养心通络汤、醒脑开窍通络汤、降脂方、定痫汤、面瘫宁方等制剂和验方。

本书分为医家小传、学术理念、方药心悟、证治契要、临证验案、教学经验 6 个部分。医家小传主要介绍沈教授的从医之路；学术理念全面阐述了沈教授"痰瘀同源""痰瘀同病""痰瘀同治"的理论及临床辨证施治；方药心悟介绍了沈宝藩教授在本草、古方今用、临床验方、运用膏方、药酒配制及开发中药新制剂方面的心得体会；证治契要介绍了沈教授在心血管疾病、神经精神系统疾病及杂病的临证心得，并附以验案；临证验案收录了沈教授除了证治契要介绍疾病以外的一些疑难杂病；教学经验则阐述了沈教授的教学及人才培养经验。

本书是沈教授从医 60 余年来学术思想与临床经验的系统总结，从临床痛点、难点出发，贴合临床实际，可供中医、中西医结合临床工作者、中医院校师生及中医爱好者参考阅读。

图书在版编目（CIP）数据

国医大师沈宝藩学术思想与临证经验集萃 ／ 洪军，沈桢巍主编. -- 上海 ：上海科学技术出版社，2024. 8.
ISBN 978-7-5478-6688-7

Ⅰ．R249.7

中国国家版本馆CIP数据核字第2024RV5183号

国医大师沈宝藩学术思想与临证经验集萃
主　审　沈宝藩
主　编　洪　军　沈桢巍

上海世纪出版（集团）有限公司
上 海 科 学 技 术 出 版 社　出版、发行
（上海市闵行区号景路 159 弄 A 座 9F－10F）
邮政编码 201101　　www.sstp.cn
上海盛通时代印刷有限公司印刷
开本 889×1194　1/16　印张 17.75　插页 10
字数 460 千字
2024 年 8 月第 1 版　2024 年 8 月第 1 次印刷
ISBN 978－7－5478－6688－7/R·3041
定价：168.00 元

编委会名单

主　审

沈宝藩

主　编

洪　军　沈桢巍

副主编

（按姓氏汉语拼音排序）

刘　芳　刘　涛　刘晶晶

渠　乐　省格丽　王骁腾

编　委

（按姓氏汉语拼音排序）

阿布都沙拉木·阿布都热依木　　阿提卡·吾布力哈斯木

曹维康　陈红霞　陈晓萍　杜宝新　房江山　郭冬梅　胡金霞

胡晓灵　黄海斌　江　钰　李　辉　李　鹏　李晶洁　李永凯

廖　军　刘远新　路桂英　马　莹　马　忠　玛依努尔·斯买拉洪

聂继红　冉亚军　热孜万古丽·吐尔汗　　史林杰　孙　强

孙德昱　仝　淼　万　智　王　静　王朝驹　王福全　王格林

王先敏　王晓峰　吴家利　武玉刚　向兴刚　谢晓柳　杨　莹

杨向新　尤劲松　张　磊　张卫华　张志诚　赵翠霞　赵明芬

朱鹏程

沈宝藩简介

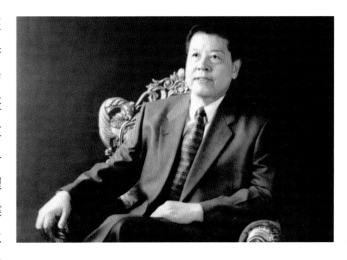

　　沈宝藩,1935 年生,毕业于上海第一医学院(现复旦大学上海医学院)。1960 年参加卫生部全国西医离职学习中医班学习中医。现任新疆维吾尔自治区中医医院(新疆医科大学第四附属医院)首席专家、内科教授、主任医师,博士后合作导师,中国中医科学院学部委员,中国中西医结合学会常务理事,中华中医药学会脑病分会、国家卫生健康委员会脑卒中防治工程中西医结合专业委员会顾问,北京中医药大学脑病证治学术委员会学术委员,全国突发公共事件中医药应急专业委员会、古代经典名方中药复方制剂专家评审委员会委员,全国新突发传染病中西医结合临床救治平台、全国研究冠心病联盟专家组成员,世界中医药学会联合会急症专业委员会、世界中医药学会联合会经方专业委员会、世界中医药学会联合会康养产业分会顾问,全国科学技术名词审定委员会中医药学名词审定委员会专家顾问,中华中医药学会名医名家科普工作室负责人。沈宝藩教授在新疆从事中西医结合医疗、教学、科研工作已60 余年,多次承担国家卫生部(今国家卫生健康委员会)和中医药管理局科研课题,出版专著 10 部,在国内外发表学术论文 40 余篇,多次赴美国、哈萨克斯坦、巴基斯坦和东南亚诸国参加学术交流和会诊。在上海、广东、浙江、江苏、山东、海南、江西、重庆等地均建立了国医大师传承工作室,并在北京、辽宁、贵州、云南、内蒙古、四川等全国各地收徒百余名。中国保健科学技术学会信息中心将其医疗特长输入国际互联网全球寻医问药世界名医数据库。

　　1992 年起享受国务院政府特殊津贴。获中华中医药学会授予的传承传统医学特别贡献奖,连续 2 次被国家中医药管理局评为优秀指导老师,连续 3 期共 15 年被新疆维吾尔自治区评为有突出贡献的优秀专家。2017 年被评为国医大师,2019 年获全国中医药杰出贡献奖。

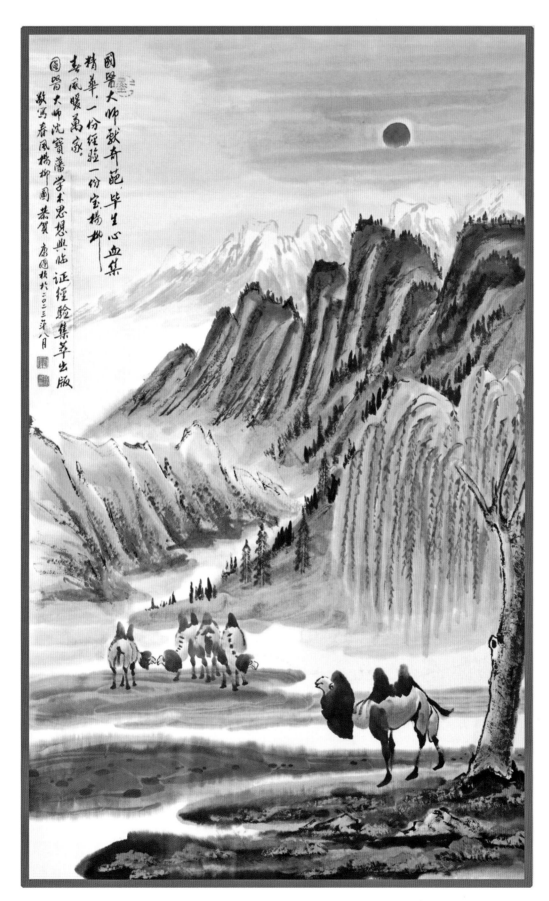

著名画家康国桢为国医大师沈宝藩作画庆贺本书出版

传承创新

祝贺国医大师沈宝藩学术思想与临证经验集萃出版
席时珞书
癸卯之秋

著名书法家席时珞为祝贺本书出版题词

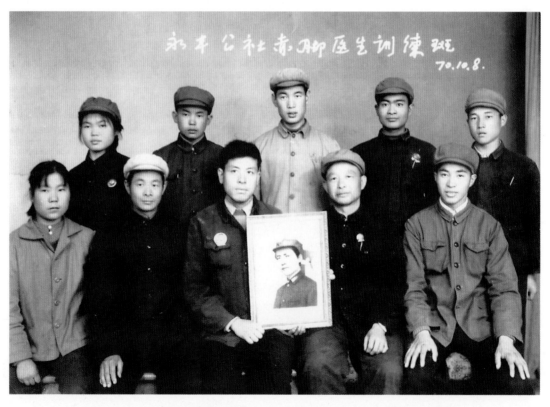

20世纪70年代初沈宝藩（前排左三）下乡巡回医疗培训赤脚医生结业留影

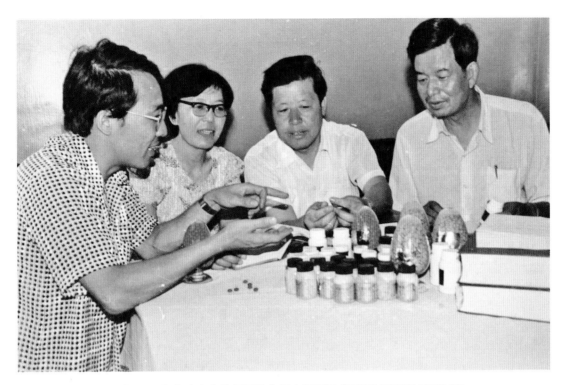

20世纪80年代沈宝藩带领医院中风病科研组成员研制脉通片系列制剂

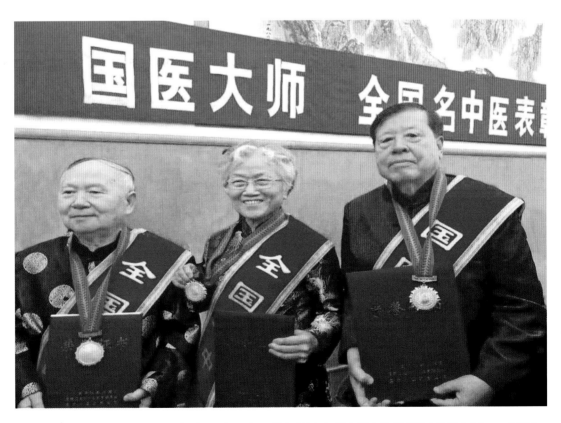

第三届国医大师表彰会上沈宝藩(右一)与上海医科大学(今复旦大学上海医学院)翁维良(左一,中国中医科学院首席研究员、第四届国医大师)、郭赛珊(左二,北京协和医院原中医科主任)合影

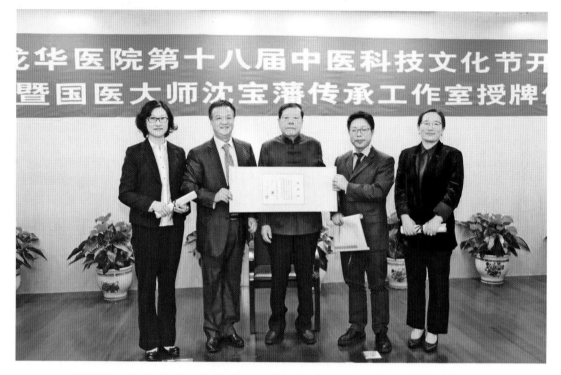

沈宝藩在上海、广东、山东、江苏、浙江、江西、海南等地建立工作室,开展传承教学工作

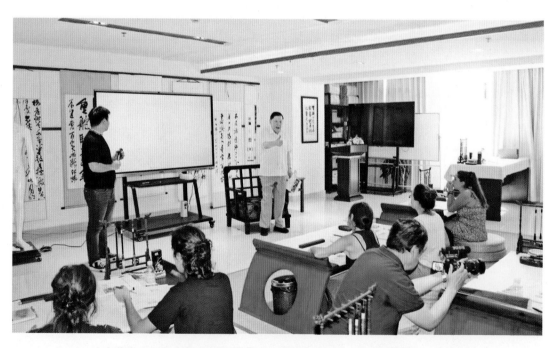

沈宝藩在三亚市中医院沈宝藩国医大师传承工作室为欧洲诸国留学生讲学

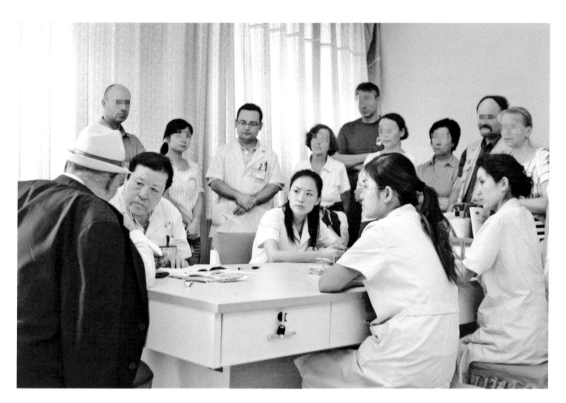

沈宝藩为欧洲诸国前来考察学习的医生示范中医诊疗方法

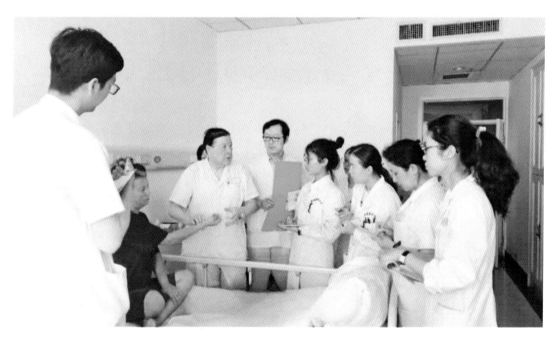

沈宝藩数十年如一日坚持每周 2 次教学查房

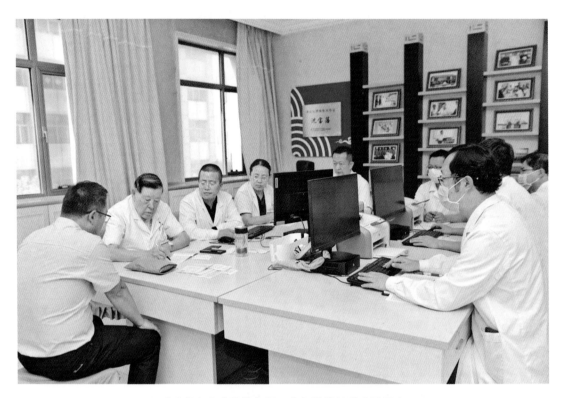

沈宝藩多年来坚持每周 4 次门诊带教学术继承人

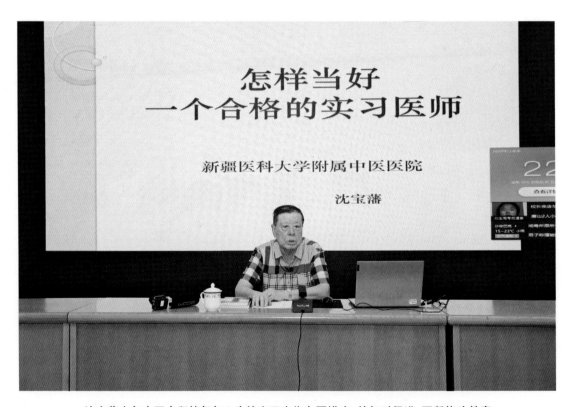

沈宝藩十年来至今坚持每年 5 次给实习生作专题讲座,并与时俱进,不断修改教案

序　一

　　名老中医的学术传承是临床、教学、科研的活水源头。中医学的发扬光大,有赖于中医人;中医人的代代相传,有赖于中医魂;中医魂的固守熔铸,有赖于学术传承。然"传承"有"传"与"承"两个方面。传者,传其思想,传其学术,传其医德。传乃传播流衍,绵绵不断。承者,承其精髓,承其精神,承其风格。承乃血脉相承,薪火不绝。传者,乃师之责,为师当传道解惑,殷殷授业,甘当人梯。承者,乃生之任,为生当发皇古义,吸纳新知,精勤不倦,志存高远。青出于蓝而胜于蓝,于是中医之学,中医之人,中医之魂,一气贯通,吾道昌盛。近来沈老与高徒方邦江教授师徒合作,在"传"与"承"方面取得一系列成果,继《国医大师沈宝藩治疗疑难危急重症经验集》问世后,《国医大师沈宝藩学术思想与临证经验集萃》又将付梓。该书不仅总结了沈老大量的典型医案,反映其"真实世界"的应用场景,更勾勒了沈老诸多独到见解,从学术思想层面进行了提炼,可谓是学验俱丰、道术并重。

　　半个多世纪以来,沈宝藩国医大师以擅长中西医结合治疗心脑血管疾病著称医林,率先在全国提出了"老年心脑血管疾病的治疗应将痰瘀同治法贯穿治程始终"的观点,创制了平肝脉通片、化瘀脉通片、补气脉通片、心痛宁方、降脂方、养心通络方、健脑通络方、益智治呆方、定痫方、西红花康复液(获国药准字文号,选用维吾尔药材研制而成)、加味心痛宁方、宁心通痹胶囊等名方名药,皆为产、学、研协调发展的成果。

　　沈老不忘初心,坚持薪火相传,20多年来先后整理出版其学术思想与临证经验集3部。本书除了介绍沈老学术思想与临证经验外,还专列教学经验篇,指导中医临床教学工作的开展。沈老10多年来坚持每学年给实习医师做专题讲座,先后在上海、广东、浙江、江苏、山东、海南、江西、重庆等地建立其传承工作室,荣获中华中医药学会授予的传承传统医学特别贡献奖,连续2期被国家中医药管理局评为优秀指导老师。这是对中医药传承精华、守正创新的生动实践。

　　我与沈老交友多年,请益良多,尤感其虽年近九旬,仍为传承工作亲力亲为,倾其心力。今把其学术成果不断融入,著述奉献医林,令人称羡不已。故乐以为序。

中国工程院院士

国医大师

北京中医药大学王琦书院院长

2023年岁末

序　二

中医药有文字记载的历史已经有2 000余年,其在保障民族繁衍昌盛、维护人民生命健康中发挥了重要作用,至今仍是健康中国建设的重要力量。习近平总书记强调:"要遵循中医药发展规律,传承精华,守正创新……充分发挥中医药防病治病的独特优势和作用,为建设健康中国、实现中华民族伟大复兴的中国梦贡献力量。"

中医药虽然历史悠久,但其理念并不落后,如天人合一、整体观念、动态求衡、辨证论治、养生保健、复方治疗等与当代医学前沿有异曲同工之妙。中医学为什么能历久弥新、学术长青,其内生动力就是学术的不断进步。我曾多次讲过,中医学恒定的是它的哲学思想,而理论方药却在不断发展进步。沈先生的《国医大师沈宝藩学术思想与临证经验集萃》可作案例。

我与沈先生相识于中国中西医结合学会常委会会议,相交数十年。他放弃了在条件优越的家乡上海的发展机会,扎根于新疆,奉献一生,服务于新疆各族人民的健康,这种崇高的品德和奉献精神受到业内同行的尊敬和赞赏。沈先生从事中医内科临床、教学、科研工作60余年,擅长诊治心脑血管疾病和老年内科疑难病,尤其在中西医结合治疗心脑血管疾病等危急重症方面颇有建树,积累了丰富的学术经验,荣获"国医大师"称号。沈先生深入汲取新疆维吾尔医学的民族医药特色,研究新疆地区气候、分析饮食特点,在继承、发扬、创新中医药理论和实践中广征博引,缜密论证,提出了老年心脑血管疾病"痰瘀同源、痰瘀同病、痰瘀同治"的学术观点,并广泛应用于临床,取得了良好疗效。同时,研制出平肝脉通片、化痰脉通片、补气脉通片治疗中风和冠心病,临床疗效显著。他开发利用当地民族药材,研制出"西红花康复液"用于心脑血管疾病的防治,临床取得了良好的效果。他创立的"心痛宁"治疗冠心病心绞痛,被收录《中国名医名方》一书。他重点参与全国老年病和脑急症中医科研工作,其中中风病临床科研工作获卫生部乙级重大科技成果奖。

《国医大师沈宝藩学术思想与临证经验集萃》一书全面记录了沈先生扎根于大漠天山、爱岗敬业、无私奉献的杏林耕耘足迹。沈先生学贯中西,理论功底深厚,临床经验丰富,本书着重介绍了他的成才之路、优良的医德医风、严谨的学术学风以及运用痰瘀同治法治疗心脑血管疾病和老年内科疑难病的诊疗经验及处方用药特色。本著作的出版与广泛传播,对传承发展中西医结合事业,特别是对提升中医药学术水平,具有重要的促进作用,也能给青年中医师以启迪,并助益于培养青年中医师中医思维,融合现代医学知识,学习如何在临床实践中提高自己的能力,诠释、升华中医理论,

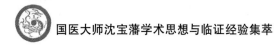
为中医药振兴发展注入新动力，从而促进中西医结合和中医药事业的发展。

书将付梓，为呈敬意，写以上浅识为感，权当为序。

中国工程院院士

国医大师　张伯礼

天津中医药大学名誉校长

2023 年 9 月于天津团泊湖畔

序　三

习近平总书记指出："中医药学是中国古代科学的瑰宝,也是打开中华文明宝库的钥匙。"这一指示可以从三个方面去理解:一是中医药学兼顾了人文和科学的双重属性,实现了医学与哲学、自然科学与人文科学的高度融合;二是通过中医药,可以理解中华文明的博大精深,读懂中医药,就读懂了中华文明的精髓;三是中医药能够促进文明互鉴互学、民心相通,它的一些理念契合了人类健康的愿景,也契合了人类文明发展的进步。

新疆,自古以来就是文明交流与互鉴之地,中国传统医学(包括中医药与民族医药)在这里发挥着巨大的作用。沈宝藩教授60余年来,一直在祖国边疆从事中医药临床、教学、科研工作。他毕业于上海第一医学院(今复旦大学上海医学院),又参加了北京中西医结合学习班,学贯中西,嗜读医书,医学基础坚实。毕业后,沈教授毅然响应国家号召,支援边疆,在新疆维吾尔自治区中医医院工作以及下乡巡回医疗多年,医技精湛,救死扶伤,悬壶济世,惠泽民众,在新疆享有很高的声誉。2017年被评为国医大师,2019年获全国中医药杰出贡献奖。

沈教授擅长诊疗老年心脑血管疾病,提出"痰瘀同源、痰瘀同病、痰瘀同治"的学术理念,创制了心痛宁方及心痛宁加味方、益智治呆方、定痫汤、降脂方、面瘫宁方等经验方,还研制出宁心通痹胶囊、西红花康复液、系列脉通片等制剂,获得不错的临床反馈。

沈教授弟子将沈教授60余年临证经验系统总结,撰成《国医大师沈宝藩学术思想与临证经验集萃》一书。该书介绍了沈教授成才之路、学术理念、方药心悟、对心脑血管疾病以及其他杂病的临证经验与医案以及沈教授的教学经验,可谓字字珠玑,句句用心,为后学者提供了不可多得的学习资料。沈教授原为新疆维吾尔自治区中医医院的副院长,负责临床教学,重视对医学生的教育与培养。

他近十年来坚持每年5次,为实习生作专题讲座。他认为,一个人的医术再高明,本事再大,能够诊治的患者也是极其有限的,而教学,可以延伸学术生命。所以,沈教授桃李天下,不仅在新疆地区培养了大量优秀的人才,还应邀在上海、广东、浙江、江苏、山东、海南、江西、重庆等地建立了他的国医大师传承工作室,并在全国各地收徒。而本书的问世,全面展示了沈教授作为名老中医的成才之路,总结了其学术成就,突出他中西医结合的学术思想,彰显了名老中医高尚的医德医风,亦让我们领略到名老中医的大医风范,对我们振兴中医药事业、培育更多优秀的中医药人才具有宝贵的启示意义。

　　沈教授该书即将付梓面世，邀我写序，今谨以此文报我颂贺之忱。

中国工程院院士

中国中医科学院院长

2023 年 9 月

前　言

　　沈宝藩教授从事中医、中西医结合临床、教学、科研工作已60余年,擅长中西医结合治疗心脑血管疾病,率先在全国提出了"老年心脑血管疾病的治疗应将痰瘀同治法贯穿治程始终"的学术观点,创制了平肝脉通片、化痰脉通片、补气脉通片、心痛宁方、降脂方、养心通络方、健脑通络方、益智治呆方、加味心痛宁方、宁心通痹胶囊等名方名药,皆为产、学、研协同发展的成果。20多年来,沈教授坚持薪火相传,除在本院临床带教外,还先后在上海、广东、浙江、江苏、山东、江西、海南、重庆等地建立了传承工作室,荣获"中华中药学会传承传统医学特别贡献奖",连续2期被国家中医药管理局评为"优秀指导老师",获"全国中医药杰出贡献奖"。

　　习近平总书记指示,"希望广大中医药工作者增强民族自信,勇攀医学高峰,深入发掘中医药宝库中的精华,充分发挥中医药的独特优势,推进中医药现代化,推动中医药走向世界,切实把中医药这一祖先留给我们的宝贵财富继承好、发展好、利用好"。2018年,国家中医药管理局批准建立"沈宝藩国医大师传承工作室"。多年来,工作室带领其学术继承人,致力于传承和弘扬沈教授的学术思想和临证经验,尤其近年来在随证学习的同时,更注意收集整理沈教授的典型医案,整理其诊治经验和独到的学术见解,从学术思想层面进行深入挖掘,高度提炼。为此,将沈教授多年来学术思想与临证经验以及教学经验进行总结,并融入了沈教授薪火相传团队在中医、中西结合临床和科研中取得的一些成果,定书名为《国医大师沈宝藩学术思想与临证经验集萃》。

　　全书主要分为医家小传、学术理念、方药心悟、证治挈要、临证验案、教学经验6个部分,以冀全面展现沈教授临床生涯中崇高的医德医风、严谨的治学作风,以及独到的学术见解和临证心得,力求融实用性、科学性、创新性于一体。但由于笔者水平有限,书中难免有疏漏不当之处,敬请同道多予指正!

　　书稿完成之际,中国工程院院士、国医大师、北京中医药大学王琦书院院长王琦教授,中国工程院院士、国医大师、天津中医药大学名誉校长张伯礼教授,中国工程院院士、中国中医科学院院长黄璐琦教授,分别为本书作序,上海科学技术出版社中医编辑部团队对本书认真审读、编辑,在此一并表示感谢!

《国医大师沈宝藩学术思想与临证经验集萃》编委会

2024年4月

目　　录

第一章

医 家 小 传

沈宝藩,1935 年生,祖籍上海,中国共产党党员。新疆维吾尔自治区中医医院主任医师、教授、首席专家,博士后合作导师。中国中医科学院学部委员,中国中西医结合学会常务理事,中华中医药学会脑病分会、国家卫生健康委员会脑卒中防治工程中西医结合专业委员会、世界中医药学会联合会急症专业委员会、全国科学技术名词委员会中医药学名词审定委员会专家顾问,全国突发公共事件中医药应急专业委员会、古代经典名方中药复方制剂专家评审委员会委员,全国新突发传染病中西医结合临床救治平台、全国研究冠心病联盟专家组成员,世界中医药学会联合会经方专业委员会、世界中医药学会联合会康养产业分会顾问,中华中医药学会名医名家科普工作室负责人。获中华中医药学会授予的传承传统医学特别贡献奖,连续 2 期被国家中医药管理局评为优秀指导老师。1992 年起享受国务院政府特殊津贴。2017 年被授予第三届“国医大师”称号。2019 年获全国中医药杰出贡献奖。

沈宝藩全面阐述了“痰瘀同源”“痰瘀同病”“痰瘀同治”理论及老年心脑血管疾病临床辨证施治方法。他采用维吾尔药材配制的“西红花康复液”获得国药准字,中风病临床科研工作获原卫生部乙级重大科技成果奖。主持省部级及国家自然科学基金项目 3 项。先后出版专著 10 部、发表论文 40 余篇,《沈宝藩临床经验辑要》(中国医药科技出版社出版)获全国首届中医药优秀学术著作三等奖。

第一节　与中医的不解之缘

沈宝藩出生在上海一个知识分子家庭,祖、父两代都是当时的知识分子。祖父是小有名气的医师,父亲是上海商务印书馆的职员。由于历史原因,沈师的祖父和父亲都没有给他留下什么财富,却用一生之言行教导他踏实做人、勤奋好学。1937 年,上海淞沪抗战后,战乱几乎让沈师的家园变成了一片废墟,年仅 2 周岁的他,便随着家人颠沛流离,饱受国破家亡、侵略战乱之苦,直到 1949 年上海解放。少年沈师亲眼见证了解放军入驻上海后露宿街头却对百姓秋毫无犯,成立军管会查封妓院、禁止毒品,幼小恐慌的心中才升起了光明和希望。也从那时起沈师就感受到中国共产党是真正为国为民的政党,而中国人民解放军是一支真正的人民军队。

沈师自幼受家庭环境影响,酷爱读书,饱经战乱之苦也让他更加珍惜读书的机会。中学时代,他积极上进,成绩优异,学校准备保送他去读很多同学都梦寐以求的哈尔滨工业学院(今哈尔滨工业大学)或者北京航空学院(今北京航空航天大学),但是沈师却毅然放弃了这些机会而选择了学医。1955年沈师顺利考入上海第一医学院(今复旦大学上海医学院),自此开始了从医之路。沈师之所以做出这样的选择还得从他少年时的一场病说起。

沈师升学高中那一年曾大病一场,连续半年低热不退、周身乏力,全家人四处寻医问药却未见好转。这场病几乎耗尽了他家里所有的积蓄,眼看着年少的沈师身体一天天虚弱,父亲心急如焚,母亲每日以泪洗面。就在一家人濒临绝望的时候,遇到了一位世代家传的中医先生,中医先生用了几剂极便宜的草药,就药到病除。沈师不仅疾病痊愈,还顺利赶上了升学考试,一家人对这位妙手回春的中医先生感激不尽,少年沈师更是对中医这门学问产生了浓厚的兴趣。回忆往事,他曾说:"我就是在那个时候萌发了当医生的理想,而且立志要像那位救了我们全家人的中医先生一样为天下苍生解除病痛,让穷人也能看得起病。"正是因为如此,青年沈师在填报大学志愿的时候才坚定不移地选择了上海第一医学院。

如果说是一场病让学习中医的念头在沈师心中生根发芽,那么他之后求学、行医时的种种机缘与经历,则更加坚定了他学习中医、学好中医的信念。

在上海第一医学院学习期间,沈师如饥似渴,也如鱼得水,打下了坚实的医学基础。毕业那年,中国医学科学院院长黄家驷(上海第一医学院原院长)从700余名毕业生中选拔出近100名毕业生去北京充实中国医学科学院附属研究所及各附属医院,而其中有10名学生到北京参加卫生部举办的旨在创立"东方医学派"的中西医结合学习班,沈师自此有幸得到了他梦寐以求的学习中医的机会。在北京,他如痴如醉地沉浸于浩如烟海的中医典籍之中,如饥似渴地汲取着中医的甘露琼浆,手不释卷地度过了那段难得的学习时光。自此,沈师真正走上了中医这条奉献终生的道路。

中医学习班结业后,为了响应国家号召,沈师坐上了从北京开往新疆的火车,一来到新疆便被分配到新疆维吾尔自治区中医医院工作。沈师满怀热情地投入支援建设边疆的浪潮中,在此后的60余年里,在新疆这片土地上开创了属于自己的伟大事业。

1962年,医院来了一个患血栓闭塞性脉管炎的患者,其右侧的一个脚趾已被锯掉,邻近的另一个脚趾溃烂疼痛难忍,经他院诊断须立即截趾。当时医院前辈李玉昆老中医参加会诊,力排众议,坚持给患者用四妙勇安汤治疗。其中当归这一味药当时缺货,李玉昆便用大剂量的鸡血藤代替。经过3个多月的治疗,这名患者溃烂的脚趾终于愈合,疼痛消失,避免了再次被截趾的痛苦,奇迹般地恢复了健康。亲历此事的沈师从中受到了极大的鼓舞,反复阅读了中医治疗脱疽的文献并专门对此验案进行整理,相关论文在1963年的《上海中医药杂志》上发表。沈师从此更是虚心向本院的成孚民、陈苏生、朱馨伯、周海文、丁济华等老前辈学习,同时刻苦学习中医典籍,在实践中不断提升自身的理论水平和临床经验。

1970年,时任卫生部医政司司长的林士笑先生来新疆担任自治区革命委员会政工组组长时生病住院,恰巧由沈师负责诊疗。在沈师的悉心诊疗下他很快便康复出院。林士笑先生对沈师心存感激,且欣赏沈师的天资聪颖与勤奋好学,认为沈师是一名可造之才,便执意利用返京疗养的机会带他去北京深造。医院领导成人之美,促成了沈师这次大好的机会。抵京后,林士笑先生专门在全聚德设宴,经林士笑先生引荐,沈师有幸拜师两位全国名医——中国中医研究院(今中国中医科学院)的赵锡武先生、北京医院的魏龙骧先生。沈师在京两个月里,每日晚上跟随两位名老中医抄方,白天则在中国医学科学院阜成门外医院(今中国医学科学院阜外医院)跟随陈在嘉、刘力生教授查房、会诊、抢救危重患者。为了积累抢救经验,沈师日夜守候在危重患者身旁,严密观察病情进展,任劳任怨。有不懂的地方沈师就利用休息日泡在北京中医医院(今首都医科大学附属北京中医医院)图书馆、首都图书馆里查阅文献资料。沈师的努力和能力亦得到了众多名师的高度肯定,这一时期的深造也为沈师日后的发展打下了坚实的基础,而沈师也从诸位名师身上继承了"一切为了患者"的医德医风。

随着西方文化在世界上盛行,作为中华民族传统文化瑰宝的中国传统医学一度被人们所漠视,甚至被一些国家、一些人打上了"伪科学"的标签。但事实证明,中医中药在中国古老大地上已经应用了数千年,并且经过数千年的临床实践,证实了其无论是在治病、防病上,还是在养生上,都确实有效可行。随着我国综合实力的不断提升以及国际地位的不断提高,中医药也与汉字汉语一样被传播到了世界各地,并凭借其独特的诊疗方法和确切的疗效被越来越多的世界人民所认可和接受。沈师是西医学中医出身,早在行医之初就看到了中医得天独厚的优势和广阔的发展前景,对中医在现代医学中的应用有着独到的见解。沈师认为,治病救人,应当中西医结合,传统医学和现代医学结合,对传统的中医中药更要努力传承、勇于创新,将中医药发扬光大。目前,全世界都在探索艾滋病、恶性肿瘤等难治之症的防治,而临床研究和实践证明,中医药在应对这些疾病方面有明显的疗效。美国等一些现代医学水平高度发达的国家也寻求和我国合作共同探索研究艾滋病和肿瘤等疑难病的防治。沈师曾说:"全世界人民都需要我们中医,中医药旨在为全人类服务,我们必须要好好继承和发扬中医药。"

20世纪70年代中期,一名女性患者经人介绍前来沈师处就医。该患者婚前月经未曾来潮,婚后两年26岁时病如既往,有时到西医妇科用人工周期调经才能见少量月经,病痛折磨加上求子心切才找中医求治。沈师翻阅了大量的中医典籍,给该患者制定了既经济又切实可行的治疗方案,调治了不到半年时间,该患者月经按时来潮,一年之后如愿生下了一名健康的男婴。诸多此类验案增强了沈师在从事中医药事业道路上的自信心,也更加坚定了沈师将中医药发扬光大的信念。

20世纪90年代以来,沈师多次赴美国、哈萨克斯坦、巴基斯坦和东南亚诸国参加学术交流和会诊工作,并承担多项国家卫生部和中医药管理局的科研课题,得到了国内外中西医疗界权威的肯定。乌鲁木齐作为毗邻中亚的现代化城市,吸引了许多中亚各国的患者慕名前来寻医问药,近年来沈师每年诊治的外籍患者达百余人次,并且呈逐年上升趋势。

2007年12月中旬,经中国驻巴基斯坦大使引荐,沈师前往巴基斯坦为某位领导人诊疗。该患者患有帕金森病,经沈师调理之后症状明显改善。事后新疆医科大学收到中国驻巴基斯坦大使罗照辉先生转来的感谢信,向沈师表示感谢。之后,患者又专程来到乌鲁木齐市,住在新疆维吾尔自治区中医医院找沈师调理。此后巴基斯坦外交部人员每个月都通过自治区外事办公室联系沈师,请沈师调配中草药带回巴基斯坦服用。经过长期的调治,患者病情日渐好转。1年后,患者再次来到了乌鲁木齐市复诊,要求沈师给予巩固疗效,长期调治。

2008年,哈萨克斯坦某著名建筑学设计家慕名前往新疆维吾尔自治区中医医院做全面体检,主治医生是沈师的高徒王晓峰。患者最后被确诊为高血压、冠心病,需进行药物治疗。但没想到一开始患者仅服用了西药却不肯吃中药,沈师查房会诊得知此事后,为了让外籍患者相信中医,沈师便亲自前去劝说。通过给患者切脉等检查,沈师发现患者脉象较弱,不仅心悸气短,而且脾胃虚弱导致饮食不佳,每日溏便多次。沈师通过翻译告诉患者:"您的脾胃不好,如果不及时调治脾胃,那么心脏病的症状也不易改善,此时应加以中医中药给予整体治疗。我给您开几副中药调治一下,药虽难吃,但请您相信我,考虑尝试我们的中药。"患者被沈师的真诚打动,抱着试一试的态度吃了3日的中药后,饮食转佳,大便正常,心悸气短的症状也得到明显改善。从此以后这位哈萨克斯坦的患者便相信了中医中药的疗效。此后的6年里,他不仅自己每隔半年就要来新疆维吾尔自治区中医医院找沈师诊疗,而且还要带上亲友来治疗,每次出院时都特意要求开几个月的中药带回国巩固调治。

为了宣传中医、发扬中医,沈师多次前往美国及哈萨克斯坦等地讲学,参加中西医结合的学术交流。

1994 年，沈师应邀前往美国参加世界中西医结合学术交流会，会上沈师进行了中西医结合防治脑卒中的学术报告，并就其研制的用于防治冠心病、脑卒中的"西红花康复液"进行了推介，受到了各国参会专家的好评。会议期间，美国某医药集团多次找到沈师，以年薪十万美金并办"绿卡"为条件请沈师留在美国工作，但沈师婉言谢绝了。其间，沈师和时任中国中医研究院院长的傅世垣教授在中国医学科学院讲了 2 周的中医课程，向来自美国、印度尼西亚、韩国等多个国家的学生讲授中医基础课程。

沈师认为，中医药对整个人类健康和世界文明产生了积极的影响，学好中医、发扬中医是世界医学上升事业发展的需要，也是世界人民的需要。

第二节　成　才　之　路

沈师认为自己的成才和成功归因于一生中多次得到贵人相助，抓住了很好的机遇。当然，自身的努力才是抓住机遇的基础。实际上，正是因为沈师勤奋好学、做人踏实，才受到许多师长的欣赏，才使沈师一步步走上成才之路。沈师从自己和众多名医的成才之路中总结了许多宝贵的经验，在日常的工作、教学中积极向晚辈们言传身教，可谓用心良苦。

"欲为医者，上知天文，下知地理，中知人事，三者俱明，然后可以语人之疾病。不然，则如无目夜游，无足登涉。"沈师常用《本草纲目·十剂》中的话来教育学生，告诫学生们要想学好中医，必须苦读书、多读书，天文、地理、人事都要洞察明了。沈师认为中医学博大精深，只有熟读经典、苦读经典，拥有扎实的中医理论基础，方能指导临床实践，而沈师的成功就是建立在苦读经典之上的。

沈师虽然出生于旧社会，但中华人民共和国成立初期才小学毕业，彼时通行的已是现代白话文，因此他的古汉语水平并不高。而没有一定的文言文基础是无法读懂中医古籍的。当时沈师参加的西医学习中医班也没有"医古文"这门课程，对西医出身的年轻沈师来说，别说是《内经》《伤寒》《金匮》了，就连晚清时期用文言文撰写的医书都很难深入理解。沈师自知中医古籍在学习中医道路上的重要性，因此刻苦自学古汉语，从那个节衣缩食的年代就开始不断购买学习古汉语的工具书并认真查阅，例如《康熙字典》《辞海》《辞通》《古汉语常用字典》《古典医籍千字释》等，同时利用一切可利用的时间阅读医籍的白话文注解版本。凡是此类有助于阅读中医古籍的书籍，他都视若珍宝，有一本买一本，例如《黄帝内经素问真解》《素问今释》《难经校释》《灵枢经校释》《伤寒论语释》等。他还购齐并通读了当时南京中医学院（今南京中医药大学）的《内经》《伤寒》《温病》《金匮》等教学参考全套书籍。

沈师爱书如命，年轻时每月必去新华书店看书，生怕错过有关现代医学新进展的书籍。时至今日，他每到外地出差，特别是到北京、上海、广州等大城市，只要一有时间就进书城购书。据沈师说，在那个月薪仅两位数的时代，购书占据了其家庭开支的一大部分。沈师为人谦逊又勤奋好学，深得许多全国名老中医的厚爱。已故国医大师任继学先生知道沈师好读书，热爱中医，因此每当其出版专著时，便一定要寄赠给他。沈师在学习《任继学临证经验集·卒中口僻论治》一节中发现介绍治疗口僻的验方有药味而无剂量，便写信求教，而任老不到 1 周即回函详告。在一次优秀学术著作颁奖会场上，沈师看到了朱兆麟教授的专著《论内经风病学》，书中载有"《内经》风病风证用药补遗"，他阅读后认为对自己的专业颇有指导意义，可惜该书只在香港发行，无法购得，他便将该书借来，利用会议间隙和晚上的时间借来抄录。朱教授得知此事后感动不已，赞叹沈师谦逊好学，因此便将此书赠予沈师。

沈师不提倡死板读书，因为书是死的，人是活的。沈师在读书时，不懂就问，不把书中的内容弄透彻不罢休。其常在阅读时圈出疑难之处，不时地向当时的成孚民、陈苏生、刘仕俊等医院老前辈请教，涉猎众家之长，充实自己。因为边疆地区名老中医少，而老一辈的名医又过早离世，导致相关师资力量欠缺。沈师自20世纪70年代便开始在医院给学生们讲授《伤寒论》；20世纪80年代初，沈老在长春中医学院新疆函授班主讲《金匮要略》《黄帝内经选读》。而1983年沈师给新疆中医学院本科班讲授温病学，亦是教学相长，为学生们授课不仅使沈师对原著经典要义有了更深刻的认识，更促进了沈师诊疗工作水平的提高。正是中医学的教学经历和临床经验的不断积累，使得沈师打下了坚实的中医理论功底。因此在课堂讲学和临床诊疗中，不论是解释病情、分析处方，还是创制专病专方，沈师都能博古论今，引经据典。

沈师不仅重视读经典，而且重视临床经验的积累。沈师经常向学生们讲述临床实践的重要性，他说："理论是用来指导实践的，实践是用来检验理论的。没有临床，就没有接触患者的机会，就没有实践；而不经实践的理论是不扎实的，理论必须结合实践。"沈师从事医疗工作60余年来，不论是当普通医师，还是当主任、院长，从来都未曾脱离过门诊、查房、抢救患者这些临床工作。时至今日沈师仍然工作在临床一线。正是60余年来始终坚持临床诊疗工作给了沈师验证理论的机会，他把诊治每一位患者经历都当作一次宝贵的实践机会，将书中所学对照实践进行积累，活学活用。沈师一边读书，一边实践，记录了十几本厚厚的学习笔记和心得体会。

政协新疆维吾尔自治区委员会文史资料主编的《上海儿女在新疆》一书收录了沈师《为新疆各族人民健康事业奉献终生》一文。沈师在该文中讲到："实践出真知。不论做什么工作，不论身处怎样的环境，只要是自己的本职工作就该认认真真地去做。因为工作难是考验，环境差是磨炼，没有经历过考验和磨炼的人不能成才。我在中青年时每次3~6个月的下乡巡回医疗，都是我主动实践的见证。"在教学工作中，沈师不断钻研，不断改革。在兼任新疆中医学院（今新疆医科大学中医学院）临床教学部主任期间，为了加强学生的临床思维和动手操作能力，沈师除了制定并完善各科室该承担的培训项目外，他还在既往单纯理论考试的基础上增加了口试和临床技能考核，将这些作为实习医师的毕业综合成绩，使学生的临床实习更为丰富。

沈师常教导青年医生在临床实践中要勤于总结、善于总结。他要求青年医生要抓住每一次接触患者的机会，不论是门诊、查房，还是急救，都要用心聆听患者的主诉，仔细观察患者的病情变化，遇到不懂的地方就要翻书查阅或是积极请教，多问为什么，多总结经验。沈师认为，收治一名患者书写好住院病历，先后至少要查阅3次相关书籍。第一次是见到入院证上的中西医疾病诊断时就要查阅书籍，完善诊治资料；第二次看书是对照书本核对资料；第三次则是书写首次病程记录，记载类证鉴别、西医疾病鉴别诊断时查阅书籍中的有关内容，这样才能算做到全面完善、认真负责。

沈师认为学习中医要成才，除了苦读经典、重视临床、虚心求教之外，对中医的坚定信念和悟性也很重要。一个人如果不是发自内心地认可中医、热爱中医，是没有办法坚持下去的。因为学习中医很苦，也很枯燥。沈师认为成为一名优秀的中医药人才并非易事。虽然许多学生确实热爱中医，也很勤奋，但却没有取得很突出的成绩，这是每个人的悟性差异所致。想学好中医，悟性很重要。但悟性不是天生的，在学习之初就要养成多思考、勤思考的习惯，凡事多问些为什么，才能提高悟性。

中医药是中华民族的优秀传统文化。自中华人民共和国成立以来，党和国家高度重视中医药工作。沈师认为自己能够在中医药领域取得一定的成就，离不开中华人民共和国成立以来国家对中国传统医学的大力保护，以及国家为中医药事业的发展所采取的许多重大举措。近年来，党和国家对中医药工作越来越重视，制定了一系列旨在保护和发展中医药的方针政策。《中华人民共和国宪法》第二十一条明确规定"发展现代医药和我国传统医药",为我国中医药发展提供了基本的法律依据。2019年10月25日,在北京召开的全国中医药大会上,习近平总书记对中医药工作做出重要指示:"中医药学包含着中华民族几千年的健康养生理念及其实践经验,是中华文明的一个瑰宝,凝聚着中国人民和中华民族的博大智慧。"中华人民共和国成立以来,我国中医药事业取得显著成就,为增进人民健康做出了重要贡献。我们要遵循中医药发展规律,传承精华,守正创新,加快推进中医药现代化、产业化,坚持中西医并重,推动中医药和西医药相互补充、协调发展,推动中医药事业和产业高质量发展,推动中医药走向世界,充分发挥中医药防病治病的独特优势和作用,为建设健康中国、实现中华民族伟大复兴的中国梦贡献力量。习近平总书记从党和国家事业发展全局的战略高度,充分肯定了中医药事业取得的历史性成就,深刻阐述了新时代下促进中医药传承创新发展的重要意义,为做好新时代中医药工作指明了方向,为加快促进中医药传承创新发展提供了遵循原则和行动指南。

2019年10月26日,《关于促进中医药传承创新发展的意见》发布。该文件是以中共中央、国务院名义发布的第一个中医药文件,把中医药学放在促进世界文明进步的高度,将中医药纳入构建人类命运共同体和"一带一路"国际合作重要内容。沈师认为这些举措必将给中医药事业的发展带来更加广阔的发展前景,同时也给相信中医、热爱中医的年轻人带来了前所未有的机遇。年轻人应当放眼未来,抓住机遇,通过勤奋、努力在中医药领域获得成功。

第三节　医德医风

沈师为人谦逊,讲究诚信,深得众多医学前辈的偏爱,也颇受学生、同事的尊敬、爱戴,更是深得患者和家属的信任。沈师说过:"一个好医生,应该有高明的医术,更需要有高尚的医德。德重于术,有德才有术。医生只有充分体谅到患者的痛苦才会千方百计地钻研医术。"

沈师认为,从事任何职业的人,都应该遵守相应的职业道德,而医生的职业道德与其他职业相比,具有特殊的重要性,必须强调医生在遵守职业道德方面要有自觉性、责任感甚至良心道德的约束作用,时时处处都应该自觉地用医德来规范和要求自己。沈师在给实习医师作"如何做一个好医生"的专题讲座时特别强调"诊疗工作时时处处要认真负责来培养自己的优良医德医风"。例如:沈师要求大家对新入院的患者问诊要仔细以收集全面的病史;查体时要认真细微,不漏掉任何重要体征;开医嘱时要全面考虑如何最有效地解决患者的病痛;一旦发现不当的处理时要勇于及时改正;一日至少两次巡视患者,不能走过场;遇到抢救危重患者更要主动,随时观察患者病情变化,根据病情变化思考对策并及时向上级医生报告,随时调整救治措施,争取稳定病情,让患者转危为安。

沈师如此要求学生,自己更是身体力行。20世纪60年代,新疆维吾尔自治区中医医院条件非常有限,人员短缺,分科不细。尤其在下乡巡回医疗中,沈师和一些老前辈不局限于中医诊疗的范畴,而是要诊治各种各样的患者。在下乡巡回医疗时沈师还要带上外科手术包。在那时的艰苦环境下,他能单独在偏远的山区完成阑尾手术、小面积植皮和简单的石膏固定。总之,不管是中医、西医,内科、外科,需要做什么沈师就做什么,有不会的就现学。有一回,沈师随下乡巡回医疗队至边境伊犁哈萨克自治州昭苏的天山牧场时,正赶上一位牧民求救。待沈师赶到牧民家中,发现一位产妇在孩子分娩几小时后胎盘还不能正常排出,流血不止,已经因失血过多而休克。沈师虽然不是专业的妇产科大夫,但是患者情况危急,没有给他犹豫的时间。沈师随即戴上手套,凭借所学徒手给产妇剥离了胎盘。而恰好只有沈师的血型与产妇吻合,紧急之下,他毫不犹豫地抽自己的血输给了那个产妇,最终产妇母子平安。

面对重症患者沈师总是不到最后一刻绝不轻言放弃,有时为了及时观察病情争取抢救时机,沈师在病房一守就是数个日夜。只要有一线希望,沈师就会尽全力把患者从死亡线上挽回。20 世纪 80 年代初,新疆草原研究所所长向某突发急性脑干大面积出血,生命危在旦夕,自治区领导也高度重视,请来多家医院的专家会诊。沈师带着医护人员经过连续 37 日的抢救才让他苏醒过来,后经调治康复出院。在这 30 多日里,患者昏迷不醒、呼吸停止、高热不退,靠呼吸机和不断输液维持生命,沈师和全科医护人员不辞疲惫、通宵达旦地工作,攻克了该患者病程中的呼吸衰竭、心力衰竭、心源性休克、应激性溃疡并发消化道大出血等一系列严重问题。事后,新疆广播电台记者史林杰专访了患者及其家属和有关医务人员,撰写了题为《为了抢救一位高级草原研究专家》的报道,在全疆新闻联播中每日 5 分钟,分段连续播报 4 日,之后《科技日报》也进行了转载。

20 世纪 70 年代,沈师治好了已故相声艺术家孙某的脑出血,让他不仅能够生活自理,更能再次登台演出。2000 年,孙某的爱人脑桥大面积梗死,呼吸停止,昏迷不醒。虽然经过外院 10 余日的抢救恢复了呼吸,但仍昏迷不醒。该医院也很负责任,通过网络联系全国各地的专家远程会诊,但仍然没有起色。10 万余元的医药费用几乎花光了家里所有的积蓄,无奈之下孙某要求出院找沈师为他爱人治疗。面对这样的情形,沈师答应孙某尽力为之。沈师每周都带着自己的学生阿迪卡(当时新疆维吾尔自治区人民医院中医科主任)去他家诊治,并叫孙某在街道诊所里找一位负责的医生为他爱人输液。2 个月后,患者苏醒过来;4 个月后,患者就能扶杖行走,生活自理。沈师这个长达半年的坚持登门诊治成功案例,中央电视台《中华医药》栏目还进行了专门报道。

20 世纪 80 年代中期,沈师收治了一名 23 岁的女性重症肌无力患者。入院时患者眼睑下垂,情况非常不好,入院后没几日病情加重,呼吸肌麻痹,呼吸停止,处于昏迷状态。沈师带领全体医护人员经过连续 28 日的抢救和治疗,最后患者得以苏醒并且恢复了自主呼吸。沈师查阅文献资料后得知北京某院做胸腺摘除手术能防止此病复发,但是这名患者的父母都是普通工人,承受不起昂贵的医药费。为帮助这名患者彻底解除病痛,沈师通过自己的老领导帮助患者联系到了北京的医院,并安排科里的姚远医师护送患者前去北京诊疗。沈师向北京的医院详细讲述了这名患者的特殊情况,出院时医院为患者免除了所有的费用。

沈师常对学生们讲:"医德医风,不需要讲大道理,我只要大家将心比心。你把每一位患者都当作自己的父母、亲人来看待,设身处地地为他们着想,一切为了患者的优良医德医风自然就表现出来了。"

沈师在日常工作中早已把一些常用药的药价都了解清楚,在保证疗效的情况下绝对不开贵重药,同时也要求自己的学术继承人必须遵守这一原则。外地的患者来乌鲁木齐看病、吃饭、住宿都是额外的开销,而每次沈师出诊当日的号早在上班之前 1 小时就挂完了。沈师体谅外地患者的难处,就在初诊时就告诉他们下次坐夜班车来乌鲁木齐,凭外地身份证可以补号,尽量让外地来的患者当日看完当日就能坐车回家,能省一分钱是一分钱。过去各分院门诊部没有电梯,有的中风患者行动不便,沈师就下楼去给他们诊疗。2008 年,有关部门批准将沈师的专家门诊挂号费提高到 100 元每人次,沈师都主动拒绝,而医院领导也体贴患者,未予执行。

沈师认为外院需要会诊的患者往往是重症患者,住院、抢救已经给家庭带来了沉重的经济负担,家属也沉浸在痛苦之中,这个时候自己应该为患者解除病痛而不应该增加他人的负担,因此给自己定下了不收患者会诊费的规矩。而近年来乌鲁木齐市各大医院的专家到别家医院会诊需由患者支付一定的会诊费已经是不成文的规矩。2006 年,沈师应邀赴一家医院参加一名已昏迷 5 日的脑出血患者的会诊。

从开始抢救到患者出院前后一共去过 10 多次,但每一次家属给钱都被沈师拒绝。到了年底,患者为表谢意向沈师送上一个大红包说是累计的会诊费,并再三说明家里经济条件尚好望收下。沈师谢绝道:"能把你的病治好我就很高兴了,不论你的经济条件如何,我自己定下的规矩不能破坏。"后来,这位患者家属将痊愈后剩下的 10 丸安宫牛黄丸托人赠予沈师,沈师收下之后将这些药丸免费用在了医院收治的 2 名经济不富裕的患者身上。

2009 年初春,中央电视台播出的《中华医药·名医专栏》介绍了沈师用中医中药抢救脑中风患者的成功病例,北京、上海、西安等多地的患者家属均要求沈师能够前去会诊。同年,沈师接到北京某医院邀请,参加一名脑卒中后遗症患者的会诊。接到通知后沈师致电该患者家属,告诉家属,这不是危重的病症,为了节约开支最好等到自己出差的时候或者北京有其他患者需要会诊的时候自己一起去看,这样可以减轻患者家属的负担。之后不到 2 周,北京又有一名患者邀请沈师前往诊疗。沈师前往北京,同时对两名患者进行诊治,并履行原有约定,诊疗费分文不收。患者全家为沈师之体贴入微深受感动,事后还给医院党委写来了感谢信。

2020 年,新型冠状病毒感染疫情来势凶猛,时年 85 岁的沈师正在三亚。为了让中医药在抗击疫情中发挥更好的作用,他为其高徒——上海中医药大学附属龙华医院的方邦江教授主审《新型冠状病毒感染的肺炎中西医结合防控手册》,2 日内加班加点审完,为当时抗击疫情提供了积极的指导。2020 年除夕夜,沈师在收看春晚联播节目,收到李风森等专家制定的新疆地区新型冠状病毒感染防治方案草案,其立即通宵审定修补方案并发文回去。2022 年 4 月,疫情再次来袭,沈师第一时间退掉机票,取消返疆计划,被三亚市中医医院临时任命为"新冠肺炎中医救治工作小组"的首席专家。抗疫期间,沈师和病区医务人员连线会诊,并每隔 1 日连同三亚市中医院医生讲解温病学中有关卫气营血和三焦湿热辨证的论治方法,直到疫情控制稳定后的 5 月沈师才返回新疆。三亚市中医院专家办寇志雄主任在网上感慨而言:"沈大师治学严谨、不拘泥一方,根据三亚地域特点,因人、因时、因地结合个体虚、实、寒、热及患者发展的卫、气、营、血的各阶段,一人一方精心调治患者。曾有一例连续发热 7 日的患者,2 剂中药下去,药到热退,让人印象深刻。为沈宝藩仁心仁术点赞,为中医药点赞。"

第四节　重视教学,延伸学术生命

沈师基本没有什么业余爱好,他早已习惯了把临床、教学和科研工作作为自己最大的爱好。他倾毕生之精力于中医药事业,在临床、教学、科研等方面都取得了相当高的成就。但沈师常感慨,人生精力之有限、能力之有限。他说:"一个人的医术再高明,本事再大,能够诊治的患者也是极其有限的。每年也只能看好几百个,最多几千个患者,而天下数以万计的患者怎么办呢?而我可以通过培养学生来诊治更多的患者。"

因此,沈师为学科建设呕心沥血,在脑血管专业方面搭建人才梯队。沈师一是积极培养学术继承人,多年来坚持每周在脑血管科查房。培养除了房江山、马娜等中医骨干外,还积极培养了大量西学中的医师,尤其是脑病科主任孟新玲随沈师学习多年后现在可单独开具中医处方。二是扩大科室在全国的影响力,与全国兄弟医院积极联系,例如牵头组织脑病科原主任刘远新参与广东省中医院脑梗死研究课题。三是积极培养脑病学会接班人,例如推荐胡晓灵任世界中医药学会联合会脑病专业委员会副主任委员、刘远新任中华医学会脑病分会常务委员、房江山任脑病分会青年委员。经过多年建设,新疆维吾尔自治区中医医院脑病科为国家中医药管理局"十二五"重点学科培育项目——络病学自治区重点学科。此为其一。

其二,奠定医院心血管学科基础。新疆维吾尔自治区中医医院建院时无心血管专科,医院仅有 1 台国产宇宙牌心电图机,而当时计划经济时代没有指标下达不能随便购置设备。20 世纪 60 年代,新疆维吾尔自治区卫生局领导经沈师治疗冠心病心绞痛,在医院复查时见到心血管科设备如此简陋,影响日常诊疗工作开展,当即表示特批一笔外汇购置设备,从此医院有了三导心电图机、心向量图机以及心脏超声仪器等。直至 20 世纪 70 年代中期,医院还没有动态心电图机,沈师就通过北京同学翁维良(今为中国中医科学院首席研究员、国医大师)介绍某公司,商量以先用后付方式购置了动态心电图机。虽然有了动态心电图机,但是没有处理数据的电脑,沈师在乌鲁木齐市友谊医院田有光主任的协助下,由杨惠琴等住院医师每日轮流送该院电脑室处理材料分析数据,历时 1 年时间。正是因为沈师紧贴学科需求,为心血管专科的后续发展提供了强有力的支撑,现在医院心血管专科已成为国家临床重点专科、国家中医药管理局"十五""十一五""十二五"重点专科。

其三,为学生培养尽心尽力。新疆是个多民族聚居的地区,新疆医科大学中医学院中的少数民族学生也占据了较大比例。作为一名在新疆维吾尔自治区成长起来的专家,沈师向来重视少数民族学生的培养。沈师在教学研究论文《加强素质教育提高中医民族班的教学质量》中指出,由于少数民族学生语言的差异、历史环境等原因,应当加强对少数民族学生入学初期的启蒙培养教育,课内与课外相结合,培养学生的兴趣,开好中医入门的头,因地制宜地培养其汉语、古汉语水平,这样更有利于少数民族学生掌握扎实的中医基础理论。教学中应当分清主次,分清轻重缓急,多次重点讲解,使少数民族学生在有限的时间里也能学习到和汉族学生同样的知识。为了确切有效地提高教学水平,应对教师的工作作风、管理水平提出更加严格的要求。沈师认为,为民族团结做贡献,落到实处就是要对少数民族学生认真教学,多培养出一些优秀的少数民族医生,将来为更多的少数民族患者服务。为此,沈师的临床经验传承学习班专门选择在新疆最偏远的和田地区。而参加学习班的人数达 100 多人,不论是学员的数量还是学习的认真态度都深深震撼了沈师。看到当地的经济条件不富裕,沈师便免费给每个学员赠送《沈宝藩临证经验集》一书。为了传承和发扬中医,近来国家出台相关政策允许学术继承人结业可获取更高学历。遇此机会,沈师总会专门留一些机会给优秀的少数民族学生,以鼓励他们更好地学习。多年来,沈师通过多方努力,已培养出了诸多优秀的少数民族中医人才。

其四,注重临床教学。临床教学的成败,直接影响学员未来的临床水平,也决定了能否培养出适合社会需要的合格的中医药人才。因此沈师向来重视临床教学。沈师认为,目前临床课程教材存在基础理论低水平重复的问题,教师应当多注重临床实践的教学,充分调动学生的兴趣,发动学生的主观能动性。同时,对于常见的和疑难的病证,要讲透病因病机,达到触类旁通。沈师在临床教学中反对"灌输式"的传统教学方式,而是注重通过多媒体教学、课堂教学多联系临床实践。其主张临床教学查房要注重病案分析讲解、同类方剂的鉴别应用,要使课堂教学和临床实践紧密结合。沈师在教学中主张让学生尽早上临床,并注意在带教中融入现代医学知识,使学生在了解中医药治疗各类疾病长处的同时也了解了中西医结合防治疾病的最新成果,旨在培养新型实用型中医人才。毕业实习是整个医学教学过程中极为重要的组成部分,也是学生们上岗前最后的一段课程。沈师向来注重加强中医专业毕业生临床实习的带教。沈师在担任主管临床和教学的副院长期间,为了培养学生独立工作的能力,特别制定了一套完善的带教制度,规范医院各科在带教过程中的教学内容,同时制定了严格的考核措施,制定了征求学生对老师带教意见的《临床带教情况调查表》,征求每个实习医师对所在科室老师带教意见的《科室带教情况调查表》及《实习医师出科考核细则》等,要求老师和学生互相督促,在带教结束时师生互相打分,确保了带教质量,增强了教师的教学责任心。1989年,沈师的"中医临床规范化教学"课题获得了新疆维吾尔自治区教委"普通高校优秀教学成果奖"。近年来沈师仍然坚持每年5~6次为实习医师做专题讲座,足以见得沈师对临床教学的重视。

如今沈师已近九十高龄但仍工作在医疗一线,每周上午出4次门诊、2次教学查房。几十年来,每周随其抄方学习的不乏各科学术骨干,甚至有北京、上海、广东、辽宁等地医生前来跟师学习。截至目前,沈师培养全国继承人20人次。其中,第二、第三、第四、第六、第七批全国名老中医药专家学术经验继承人10人;全国第二至第五批优秀中医临床人才15人。举办国家级和省级中医药继续教育项目7次,培训上千人次。沈师在全国各地收徒达100余人,最近更有广东江门4名医师来新疆跟随其门诊抄方、病房查房。其中于涛医师在返回途中微信发表感言:"虽然2周时间很短,但是跟着您一起查房和门诊的这段时光里,我还是收获满满。看到您提前1小时到门诊和病房的工作习惯,并且长期坚持;看到您首诊详细问诊记录,复诊观察病情对比的严谨工作作风;看到您处方用药精当和嘱患者饮食禁忌细致入微的工作态度;更见识到了您言传身教的治学认真态度。从您身上要学的东西太多太多,我也只是看到了沧海一粟。这也是为什么您建议出去看看,我没有出去的原因。我想美景虽好,即使岁月流逝,它依然还在那里,可是跟您学习的机会,机遇难求。未来任重而道远,回去我会好好把学到的知识用好,发挥好。谢谢您!"

另有援疆专家、中国中医科学院西苑医院的苗阳主任接触沈师之后感慨道:"这样的老专家在全国都是罕见的。"而中国中医科学院西苑医院的援疆专家胡晓梅主任在《中国中医药报》上发表了她的一首填词,夸赞沈师的敬业奉献精神:

水调歌头·济世入荒原

有感于名师沈宝藩新疆从医五十年

墨已翻衫袖,志更在悬壶。

汗芳群苦,天山南北五十年。

宝典丸泥似碳,大漠风沙如雪,济世入荒原。

藩翰杏林满,侬自鹤其间。

大医哉,鸿鹄举,睹坤乾。

音徽千里,岐黄从此起新烟。

无凌寒兮独绽,非坼风然破放,何有不争香?

声名盖寰宇,文物象昭环。

沈师亦回应一首表达对援疆专家支援边疆医疗卫生事业的感激之情。

水调歌头·援医到边塞

赠予中国中医科学院西苑医院援疆专家胡晓梅

古已有壶翁,今更见婵娟。

明月千里,大漠春秋一盈年。

　　晓风拂云似鹊,斜阳映沙如虎,妙手去痼顽。

　　梅林玉英攒,尔自首芳颜。

　　大志哉,鸿猷起,道坤乾。

　　爱泽群苦,岐黄从此起新烟。

　　无凌寒兮独绽,非圻风然破放,何谓不争妍?

　　疆畔鸣朱雀,义妁在人间。

　　结合多年的教学经验,沈师认为一个好的老师不仅要传授给学生自己的医术,更要培养学生好的医德。沈师将药王孙思邈《大医精诚》中关于医德医风的训示作为自己的行医准则,同时也将这段话作为弟子们的必修课。沈师对当前一些医疗卫生领域的不正之风深恶痛绝,在给实习医生上课的过程中经常强调,要求同学们树立正确的价值观。沈师常告诫学生:"学习中医是一条漫长的成才之路,不能急于求成,不能急功近利。五年不行就十年,十年不行就二十年,通过自己的努力,终将成就一番事业。不能因为一点眼前利益就丢了作为医生的良心。"

　　沈师治学有方,他的许多学生都学有所成,成为全疆乃至全国各大医院的学术骨干。王晓峰(教授,博士研究生导师)是沈师第二期的"全国名老中医药专家学术经验继承人",其在 2007 年被中华中医药学会评为全国杰出女中医师。而同样也是沈师第二期"全国名老中医药专家学术经验继承人"的胡晓灵(新疆维吾尔自治区中医医院老年病科主任,研究员,硕士研究生导师)在 2008 年也被国家中医药管理局评为第一期的青年中医优秀人才。沈师的学生洪军(新疆维吾尔自治区中医医院干部一科主任,博士研究生导师)则被国家中医药管理局评为第四期"全国名老中医优秀学术继承人"。沈师 20 世纪 90 年代的研究生李鹏现为新疆维吾尔自治区中医医院心内科主任、博士研究生导师,也获得"全国优秀中医临床人才研修项目"、新疆维吾尔自治区"天山雪松计划"科技创新领军人才的殊荣。广东省中医院康复科主任、硕士研究生导师陈红霞,现任中华中医药学会康复医学分会副主任委员,也是沈师的高徒,现在是全国著名的康复医学专家。沈师的诸多高徒都承担着国家与自治区的重要科研课题,在科研方面也取得了巨大成果。

第五节　继承传统,务实创新,促进中医诊治研究

　　沈师从事中西医结合临床、教学、科研工作 60 余年,擅长运用中、西医两法诊治内科多种疾病,其提高了中风危重症患者抢救的成功率,率先提出老年心脑血管疾病的治疗应将"痰瘀同治法"贯穿治程的始终。他研制开发出多种特色中药与维吾尔药合用的新制剂,深受患者喜爱。沈师临床擅于古方今用,又能创立新方。他的学术思想引起了全国同行专家的关注,其阐述学术观点与临床经验的文章多次被《中医脑病学》《中医特色诊疗丛书》《全国名医名方》《脑心同治》等 10 余本著作刊载。

　　沈师擅长中西医结合治疗危重症,对心脑血管等危重症提出了救治方药应该注意用药量"大"、选药要"峻"又"精";服用方法当频频、一日分多次服用;需严密观察病情的演变,随时调整救治措施。其常取《伤寒论》回阳救逆的四逆汤为例,说明取药精仅三味;用药峻则附子必当取生附子;剂量之重则强调肥人可大附子 1 枚、干姜用量加倍。沈师还强调中成药在抢救中应用也应注意此方法。沈师将安宫牛黄丸的应用改进方法发表在 2012 年 9 月 21 卷第 9 期《中国中医急症》杂志上,指明按病情变化首服 1 丸,

每4～6小时加服半丸至1丸;随时调整剂量,一日可用至3～4丸。

沈师在危重症的救治中坚持中西医并重、中西医结合,他力推高徒——上海市中医药研究院急危重症研究所所长、上海中医药大学附属龙华医院急危重症医学科主任方邦江的"急性虚证"理论体系和"表里双解""截断逆转"等方法救治危重症的新论。在2020年疫情期间,沈师主审方邦江教授等主编的《新型冠状病毒感染的肺炎中西医结合防控手册》(人民卫生出版社出版),为中医药抗疫做出突出贡献。2021年,方邦江还协同沈师之子、中西医结合博士沈桢巍,以及沈师的学生、门生等,将沈师治疗疑难危重症经验与学术思想编撰成册,出版《国医大师沈宝藩治疗疑难危急重症经验集》一书。这不仅对危急重症医学的学术发展起到指引作用,而且对整个中医学术的发展也起到积极的作用。

沈师将"痰瘀同源、痰瘀同病、痰瘀同治"的学术观点全面地应用于老年心脑血管疾病的诊疗,并为高血压病、高脂血症、冠心病、脑卒中、老年呆病、癫痫、颈内动脉阻塞支架术后等创制专病专用方。其创制了平肝脉通片、补气脉通片、化痰脉通片、宁心通痹胶囊,而其采用维吾尔药材配制的"西红花康复液"更是获得"国药准字号",在防治老年心脑血管疾病方面疗效显著。

说到西红花康复液,就不得不说说它背后的故事。当年,和田策勒县是全国的贫困县之一,为了帮助这里的群众尽快脱贫,沈师和新疆药检所主任药师刘勇民一起,利用该地区丰富的西红花和维吾尔药材,潜心研制出"西红花康复液",为策勒县开辟了一条增收的新路子。"西红花康复液"因其疗效显著,成为自治区内外不少药厂争相购买的对象。在20世纪90年代初,河南一家药厂允诺出资120万元收购。有人劝沈师卖掉专利分上几十万元养老,沈师却说:"这个项目是我们为扶贫策勒而开发的,不是为了我个人赚钱。"在"西红花康复液"研制成功的新闻发布会上,策勒县决定给沈宝藩和刘勇民各奖励1万元,而沈师当场将现金回赠给了策勒县,为扶持策勒县经济发展做出了自己的贡献。

不只是西红花康复液,为方便中风康复期患者服药,沈师带领中风病科研组研制了3种脉通片。之后因为药效显著,也同样吸引了众多药企的关注。很多厂家拿着现金纷纷劝说沈师出售专利。事实上,医生与药企合作的事例很多,也不会违背纪律、政策。按照常规,3种脉通片的专利费累计可达千万元,而作为研制核心成员的沈师至少也能拿到其中的30%,但他又一次断然拒绝。一方面,沈师考虑不卖专利,则这些药便能为医院创造每年几百万元的产值;而卖掉专利则利益就仅属于个人与厂家,医院就不能靠这3种药创造长期价值。另一方面,长期依赖这3种药的患者很多,彼时研制药物时,沈师就充分考虑了成本问题,尽力将成本压缩到最低,以期让患者以最低的价格买到。而一旦将专利出售给药企,其必然会重新定价,价格上涨则是必然。虽然自己随便上百万到手,但对于那些经济条件差的患者,却要为此多花不少医药费。作为一个一贯以最诚挚、最温暖的亲人之心体贴患者的好医生,沈师不愿促成这样的交易,也不管面前的利诱有多么巨大!在沈师面前,钱财的神奇魔力消失殆尽。因为对于沈师的人生而言,救死扶伤、帮助患者、传播医术、服务大众才是最重要的价值。

沈师多次赴美国以及哈萨克斯坦、巴基斯坦等中亚诸国参加学术交流和会诊工作,并承担多项国家卫生部(今国家卫生健康委员会)和国家中医药管理局的科研课题,先后主编、主审出版医学专著10部,在国内外发表学术论文40余篇。《沈宝藩临床经验辑要》2次印刷共发行万余册,并获得全国首届中医药优秀学术著作三等奖。《沈宝藩临证经验集》被人民卫生出版社列为"十五"国家科技攻关计划"名老中医学术思想经验传承研究"项目,入选2010年出版的《名家学验薪传丛书》。

卫生部原副部长、国家中医药管理局原局长胡熙明老先生在《沈宝藩临床经验辑要》作序夸赞沈师:"(沈宝藩)长期坚持在边疆从事中医、中西医结合临床、教学、科研工作,对新疆维吾尔自治区医药事业的发展,对培养中医和西医学习中医人才,对继承和发扬中医学等方面做出了贡献。"中国工程院院士、中国中医科学院名誉院长王永炎教授在《沈宝藩临证经验集》序言中这样评价沈师："沈学长响应国家号召到新疆工作，历数十年服务边疆人民，勤奋敬业，成就卓越，确系吾辈学人之楷模。沈学长性格爽直，待人谦和宽厚，肯为团队献身，尤其是淡定淡雅的品德学风，实令人钦佩。"国医大师、中国科学院院士陈可冀教授在《沈宝藩临证经验辑要》序言中评价沈师："沈宝藩教授是我国著名的中医药学家、中西医结合医学家，学术精湛，兼通中西医学，临床经验丰富，功底深厚。为人谦逊，讲求诚信，在海内外享有盛誉。"

沈师治学严谨，为人师表，曾多次被新疆医科大学评为优秀教师、优秀共产党员。自1991年起，沈师连续3期15年被评为新疆维吾尔自治区有突出贡献的优秀专家；2006年，沈师获中华中医药学会中医药传承特别贡献奖；连续2次被国家中医药管理局评为全国老中医药专家学术经验继承工作优秀指导老师；2019年9月，沈师获得人力资源社会保障部、国家卫生健康委员会、国家中医药管理局颁发的"全国中医药杰出贡献奖"荣誉称号。

第二章

学 术 理 念

第一节 致力中西医结合，促进中西医发展

沈师于 1960 年毕业于上海第一医学院临床医学专业，后分配至原卫生部举办的全国第二届西医离职学习中医班学习。这一经历改变了沈师的医学观，此后沈师开始广泛、深入涉猎中医经典理论。60 余年来，沈师倡导并践行中西医结合。沈师认为，为实现治病救人的目的，作为医师不仅要熟悉西医的生理、病理、药理、解剖、生化、影像、超声、心电等检验分析治疗手段，更要精通中医阴阳五行、经络腧穴、四气五味、望闻问切、辨证施治等，唯此方可竭力普救含灵之苦，而为苍生大医。

一、中西互补、求同存异，不遗余力、身体力行

（一）中西医学各有优势，结合利用皆为患者

20 世纪 60 年代初，新疆的医疗环境简陋。沈师每日面对被疾病折磨的患者，心中总是不平静。很多患者经历了中医及西医各种治疗，却总是难以治愈。其实，在临床上医患双方的共同需求就是寻找疾病防治的新理论和新方法，而这一方法应高效、价廉、副作用少。早在 20 世纪 60 年代，党中央就已提出中西医结合的医疗方针。对此，沈师是极力赞成，其经常与同道谈到，"无论中医还是西医，能战胜疾病，维系健康就是好的医疗方法"。这既是医者的目的，更是医者的责任，正如"不管白猫黑猫，抓住老鼠就是好猫"的道理一样。中西医结合不是简单的一加一等于二，只要结合得当，疗效是大于二的。

中医、西医是两种完全不同的理论体系，沈师认为要做好中西医结合，首先需要了解中医、西医各自的优势和不足，才能做到扬长避短，有利结合。总体来说，早期西医是生物医学模式：针对特定病因，通过仪器等物化手段，了解人体结构和功能变化；建立了有效的、特异性强的诊断治疗方法，其在疾病定性定位方面较好，可有力控制许多生物因素所造成的人类疾病，其以解决局部病灶为首务。但是西医不太重视疾病发展过程中的机体整体反应，忽视了人的生态性，忽略了人的社会属性和心理特性。临床上西医常单纯地把疾病与患者分割开来，按病名进行治疗，而不注意按患者施治。正因为如此，从 20 世纪中叶开始，西医也逐渐认识这种缺陷，逐渐发展、建立了应激学说、受体学说以及免疫学、神经-内分泌学说、环境医学、身心医学、社会医学等理论医学。其利用系统论、信息论、控制论以及社会科学，运用分析与综合、静态与动态、宏观与微观、定性与定量相结合的方法研究现代医学，逐渐向生物—心理—社会医

学模式进行转变。

自古以来,中医学就十分重视整体观念,认为天人相应,形神相关,以人为本,从宏观出发。其以整体性、综合性特点来调节整体功能。但是由于历史条件的限制,中医缺乏实验科学,过去在中医的概念中也是比较宏观的,其对病证的认识也并非全面,对疾病的诊断和疗效评价缺乏规范化、客观化、标准化。对早期无症状的疾病无法发现与诊治,对某些疾病缺乏深入了解,常以症状消失作为治愈的标准。如高脂血症、高尿酸血症等疾患,早期无特殊症状,中医无法诊断,只有化验后才能确诊。如果中西医结合,通过化验等现代手段检测后即可诊断。这样就可以早期干预,在采用西药治疗的同时,根据辨证给予中药扶正祛邪等治疗方法,则可取得较好疗效。中医对某些疾病诊断较为宽泛、笼统,如中医诊断"咳嗽",虽然有"五脏六腑皆令人咳,非独肺也"之说,但受历史条件限制。西医检测手段多样化,可将其细分为慢性支气管炎、咳嗽变异性哮喘、肺癌、肺结核、心衰等多种疾病。对于咳嗽可采用西医检测手段,明确诊断,再针对性给予治疗,如抗感染、抗痨、抗过敏或抗癌等治疗。而中医可根据不同病因病机,注意标本兼治、辨证施治,这样中西医结合的综合诊治方法可极大提高疗效。又如对于冠心病介入术后再狭窄的治疗,西医对每个患者都取用一样的调脂稳斑、抗血小板聚集的药物,沈师则认为冠心病多发于老年患者,本因久病多虚,而术后必伤气,因此术后必虚,术后必留瘀。沈师认为,从中医角度考虑气阴两虚、血瘀痰阻是再狭窄形成的重要病机,故创制养心通络方(当归、丹参、红花、川芎、辛塔花、黄芪、葛根、生地黄、瓜蒌、薤白)以补虚活血通络。根据患者辨证不同加减使用,气虚加党参、白术;阳虚去生地黄,加桂枝、党参、白术;阴虚加黄精、沙参、麦冬。据此可减少患者再次梗死及心绞痛的发生率,又能增强患者体质。沈师一直大力提倡中西医结合,主张在两种医学各自发展的基础上,互相渗透、互相吸收、取长补短、不断创新,使之在临床上达到源于中医又高于中医,源于西医又高于西医的疗效,而且又能从大量的中西医结合临床实践中探索新的医学实践和新的医学理论。而根本目的就是为了让患者获益,提高我国医疗水平。

(二)把握中西医结合科学内涵,促进中西结合医学发展

16世纪中叶,来华传教士在中国创办医院、医校,翻译医书,自此西方医学开始传入中国,使国人对西方医学有所了解。随着政治、经济、文化、交通的发展,中西文化逐渐交流频繁与活跃。到19世纪中叶,西方医学大量进入我国,在中医界产生了"中西医汇通派",自此"中西医结合"开始萌芽。当时的政治人物李鸿章即有中西医汇通的思想,其在译本《万国药方》序中写到:"(中医)雄观以意进逻,病机凭虚构象,非实测而得其真也。泰西医学,有专官、有学堂……又多世业孤学。藏真腑俞,悉由考验;汤液酒醴,更极精翔……美人洪士提反君,以所著《万国药方》一书见示问序,其为书……学者合中西之说而会其通,以造于至精极微之境于医学,岂曰小补。"此后有一批中医学家进行了大胆尝试,其中具有代表性的医家有张锡纯、唐容川、恽铁樵等。如张锡纯指出中西医的优缺点并首次提出"合中西医融贯为一"的中西医结合理论:"究之平情而论,中医尚理想不尚实验,故精于人身之气化,而略于人身之组织;西医尚实验不尚理想,故精于人身之组织,而略于人身之气化。是以区区意见,以为当今之世,欲求医学登峰造极,诚非沟通中西不可也。"其所著《医学衷中参西录》是中西医汇通学派的重要著作之一,为现代中西医结合工作树立了典范。唐容川也是中西医汇通早期代表人物之一,他认为西医长于"形迹",中医长于"气化",主张"损益乎古今""参酌乎中外",著有《中西汇通医书五种》。迨至民国时期,恽铁樵认为"中医有演进之价值,必须吸取西医之长,与之合化产生新中医,是今后中医必循之轨道"。其竭力主张西为中用,著有《群经见智录》等24部著作,有独特新见,对中西医结合的发展起到了承前启后的作用。

上述医家所提出的中西医汇通,只是中西医结合的最初始阶段。对于中西医结合的内涵还没有清

晰和深层次的认识,但其为现代"中西医结合"提供了思想基础和经验。自 20 世纪 50 年代毛泽东主席明确提出中西医结合方针,提倡"中学西""西学中",从那时起国内掀起举办西学中班的热潮,自此涌现出了祝谌予、赵锡武、姜春华、印会河、季钟朴、邝安堃、陈可冀、吴咸中、沈自尹、唐由之等中西医结合的杰出代表人物。沈师通过不断学习、研究,特别在几十年的临床实践中体会到中西医结合的巨大优势,因此极力倡导中西医结合。

但在临床中如何做好中西医结合,使之为临床更好地服务?沈师认为必须把握好中西医结合的真正内涵,即要让两种医学的差异,通过思维的矛盾运动,互相渗透、互相贯通、互相依存、互相联结或互相合作,通过去粗取精、去伪存真、取长补短而达到统一。这不仅是一种方法学,更应是独立于中医和西医之外的一门医学。要做好中西医结合,必须经过科学内部无数实践的积累,把两种医学中的具体概念、方法、手段由表及里、由此及彼、去粗取精、去伪存真地进行加工,最后得出科学的、合乎逻辑的结论,并分层次地从初级到高级,先混合,再融合,使两种理论相互渗透、互相比较、取长补短。要不断寻找中西医结合的不同点与结合点,创建医学理论新体系。如将许多现代医学的微观理论逐步渗入传统理论,如中药,经现代植物化学、药效、药理、毒理等研究,对传统理论加以证实,以图发展,便于临床使用。又如中医学的脏腑与现代解剖学之器官并不完全相同,但中医之五脏中每一脏的本质几乎均涉及现代医学的神经、内分泌、免疫、循环、血液、感觉等多系统、多器官、多指标的生理病理现象,而神经—内分泌—免疫网络有可能是其内在联系的实质。因此中医理论中的某些"特殊"部分,如经络学说、"金水相生"、"肺主通调水道"、舌诊、脉象等基础和临床医学理论,可以从神经、内分泌、免疫、循环、血液等方面进行研究。这样一旦在微观层次上被揭示或证实,成为可重复的公认理论,就可发展和充实现代医学。因此只有充分把握中西医结合科学内涵,采取有效方法和手段,才能进一步促进中西结合医学发展。

二、继承传统、深化理论,发展提高、务实创新

(一) 勤求古训以继承,去粗取精以创新

2023 年 6 月 2 日,习近平总书记在文化传承发展座谈会上指出:"中华文明具有突出的创新性。"医学同样是一门需要不断创新的科学。中西医结合医学本身就是具有创新意义的中国特色的新医学。中西医结合事业的进一步发展,需要不停地创新,而创新的前提必须要做好继承。只有在继承前人的基础上,才能寻找到创新的源泉和灵感。如何继承、怎样创新,沈师认为必须做到两个坚持,第一个坚持就是学好中医基本理论,打好基本功,突出中医特色,从中医的经典中挖掘新理论。第二个坚持就是紧跟时代,掌握现代医学的各项内容,同时应用现代科学技术研究中医。中西医结合思维,要摆脱传统逻辑推理在科学知识发展中的不良作用,摆脱其传统思维框架的束缚和影响,突破固有的思维方式,鼓励和提倡创新意识和创新思维。沈师在带教中再三强调,在临床实践中要认识到中西医结合的思路主要是用中医的整体观和辨证观指导西医,用现代医学及相关科学技术去研究中医、发展中医。

中医基本理论和中医学基础是重要的中医基本功。阴阳五行学说、脏腑经络学说、辨证论治理论、治未病的预防医学、药物的气味升降浮沉、方剂君臣佐使等均是中医学的精华和特色。如果没有扎实的中医基本理论,没有打好基本功,就不能全面认识中医学的内涵并正确地加以应用。因此,只有不断深入地学习,全面掌握中医基本理论,才能去伪存真,去粗取精,创新理论,整理提高。汉代医圣张仲景有"勤求古训,博采众方"的教导。要做到如此,就必须大量阅读古今医学书籍,诸如四大经典著作以及各家名著、医案医话。沈师认为要仔细阅读,深入领会经典著作精神。同时加强对古典医籍中的中医理论、治疗方法、针灸技术进行挖掘、整理、升华。要对中药剂型进行改革,放弃功利目的,静下心来进行中

医研究,不断探索、创新与发展。60 多年来,沈师对脑卒中、冠心病心绞痛、老年高血压病、癫痫的辨证分型治疗进行了理论研究,在临床上反复探索、不断验证,创制了痰瘀同治的系列脉通片防治脑卒中、心痛宁方治疗冠心病心绞痛、益智治呆方治疗痴呆、定痫汤治疗癫痫、降脂汤治疗高脂血症等。

中医学是一门实践性很强的生命科学,其以中国古代朴素的唯物主义哲学为指导,在一定的人体解剖的基础之上,大量吸收了地理、天文、历法、数学等多种自然科学知识,通过丰富的临床实践,以哲学思辨和形象感观去认识自然、社会、人体和疾病,然后进行判断归纳,推理分析,最终形成了天人相应、整体辨证的宏观思维方式,建立了系统的理论与学说。由于历史、经济、政治及科技的限制,中医在现代科学方面有一定的缺陷与差距,因此我们坚持要用现代科学技术来研究中医、发展中医,就必须要把现代医学基础理论学好,掌握西医的预防、保健、诊断、治疗等方法。学习现代医学知识,不只是简单地从西医学已有的理论知识去阐述中医理论,而应进入更高的层次,应用多学科的、最新的科学技术方法研究中医中药,用现代科学实验阐明其疗效机制,使中医学疗效得到进一步的证实,不断改进提高,以期达到中西医融会贯通。比如古人把自然气候现象和生物生命现象相统一,把自然气候变化和人体发病规律相联系,从宇宙节律上探讨天文、气象对人体健康与疾病发生的关系及影响,这是中医学"天人相应"体现的思想。如果运用现代自然科学知识方法去考察、研究运气学说,就可能创新出更多、更好的成果。综上所述,那就要按照习近平总书记"传承精华,守正创新"的指示去做,必须在继承和创新的关系上处理得好,这样才会在中西医结合中结出丰硕成果。

(二) 利用现代科学技术,促进中医诊治研究

沈师认为,中西医结合如何前进、如何发展关系着中西医结合的前途。临床上很多疾病经过西医治疗效果不佳,但通过中医药治疗却有良好疗效;也有中药治疗疗效慢而使用西药疗效迅速的情况。因此,利用二者之长,研究其有效的机制非常必要。中医学虽然注重个性化的辨证论治、人性化的治疗方法,但是很多诊断较为模糊,没有明确的疗效评价标准。因此我们在诊断上要充分利用现代科学技术,如心电图、超声、CT、磁共振、生化检验乃至基因检测等,使中医诊断更加准确与细化。要充分利用现代科学技术全面揭示中医药的基本观念、科学内涵,例如中医的阴阳学说、经络学说、中药的药性理论等。通过中医的现代化研究促进中医药研究的更大发展。

沈师强调在中西医诊治研究方面还要借鉴循证医学及临床流行病学的原理、方法和研究成果进行病因、诊断、用药以及疗效评价等相关研究。循证医学可以帮助中西医解决临床问题,通过科学的方法了解发病与危险因素,对疾病的早期、准确诊断以及疾病正确合理的治疗、疾病预后的判断等有很大帮助,可为临床医生提供科学决策。比如可以利用循证医学的方法进行中医、西医以及中西医结合等医学文献的系统性分析;对某一课题或研究项目论文进行全面、系统的质量评估的定性分析或定量 Meta 分析,以较全面、准确地掌握该项研究的现状、研究结论的真实程度及其可应用性,为中西医结合临床诊治方面或为未来研究提供科学有效的决策依据。再如,可利用随机对照临床试验对中医药有效性进行评价,为中医药治疗疾病提供科学依据。

流行病学应用于临床是流行病学近年发展的一个重要方面。在临床医学基础上发展起来的近代流行病学,对疾病的病因、诊断、疗效评价均有重大帮助,极大促进了临床医学乃至整个医学的发展。比如早期确认阴囊癌与清扫烟囱职业间的联系,到后来对产褥热发病原因的探索,特别是对霍乱流行病学的突破性成就,对旋毛线虫病本质的探明等都是临床工作者利用流行病学方法研究所取得的重要成果。可见临床流行病学和循证医学都十分强调多中心、大规模、前瞻性的临床研究原则,尤其强调随机对照研究(RCT)对干预措施有效性评价的价值,更肯定多个同类随机对照试验结果对指导临床治疗决策的

作用。因此中西医结合诊治研究可借助临床流行病学和循证医学的研究方法,为临床提供科学证据。比如我国中西医结合专家陈可冀院士利用现代科学研究方法进行的"血瘀证与活血化瘀研究",使中医理论进一步深化,建立了血瘀证的诊断标准,以及冠心病、心绞痛诊断及疗效评价标准,在临床、基础研究方面取得重大成果。沈师的"痰瘀同治当应用于老年心脑血管疾病治程的始终"学术见解的提出,也是借鉴循证医学及流行病学的原理方法以及在新疆地区长期临床实践研究观察而获得的。

中西医药研究要注重中医和西医的有机结合,中医和中药相结合,临床与理论相结合,中医基础理论和现代科学技术相结合,基础研究和实际应用相结合。运用现代科技手段挖掘中医药,研究出更好、更快、更有效的诊断及治疗方法,研制出更多操作简便、诊疗精确的中西医诊疗设备,以及更多疗效好、见效快的中西药,更好地为患者服务。

三、病证结合、中西合璧,择优而从、提高疗效

(一) 诊断上病证相参,治法上机圆法活

沈师认为临证中必取中西医两者之长的治疗方法,因为医患双方追求的是疗效。而疗效没有最好,只有更好。所谓更好,主要是消除症状快,疗效持久而副作用最小。这需要借助于中西医结合,才能达到此目的。在诊断上,大多学者赞成西医辨病和中医辨证,治疗的方法则根据诊断及患者的综合情况,选择单用中医或西医方法治疗,或以西医为主、中药为辅的主辅互补的模式,或中西医并重联合模式,达到合理、高效、价廉而不良反应少的要求。沈师认为在中西医结合的临床实践中,应该从患者的切身利益出发,辨别疾病的主要矛盾及次要矛盾,对中西医两种诊治方法择优而从,取长补短,采取辨病与辨证相结合,宏观辨证与微观辨证相结合,辨证论治与专方专药相结合为主的新的临床思维。这种新型的思维方式,不仅克服了中医对疾病微观认识的不足,也弥补了西医过分强调疾病定性定位,轻视疾病发展过程中的机体整体反应及动态变化的弊端。"病证结合"既要从中医辨病辨证考虑,又要从西医辨病两方面考虑,两者可互相借鉴、相互融合。在临床诊治疾病时,既要充分利用现代科学的各种先进技术和方法发挥西医对疾病定性定位诊断上的长处,同时又要按照中医学的理论和方法对疾病进行全面分析,结合病证的现代研究成果中的一些微观指标,做出相应的新的辨证诊断;将局部的病理变化和人体疾病过程中的整体反应、动态变化相结合。辨病辨证相结合不仅有利于临床诊治,同时也有利于中医临床研究;不仅可使"诊断标准""纳入标准""剔除标准"变得可行,也可以弥补中医证型缺乏标准化、规范化、客观化的不足,而且便于确定"安全性指标""疗效性指标"等。

诊断上做到明确西医之病,中医准确辨明病证,在治疗上就能机圆法活。如在临床上,有患者出现卒然昏仆、不省人事,伴口舌歪斜、半身不遂、语言不利,或没有昏仆而仅有口舌歪斜、肢体麻木或活动不利等症状,这在中医诊断上可诊断为"中风",但是从现代医学分析,则是急性脑血管意外。但究竟是缺血性还是出血性,只有结合影像学检查才能确切诊断。中医在这方面则有所欠缺。而分清是缺血性还是出血性,在治疗上则有重大意义,因为两者的治疗原则大不相同。从先贤医家对中风的定义不难看出其既包括了缺血性脑血管病变,也包括了出血性脑血管病,甚至还包括了部分非脑血管病变而表现口眼歪斜者,如风中经络之面瘫等。如果不借助现代医学的诊断手段,则对于治疗不利。而单纯从传统四诊收集的资料分析,则很难辨别为出血性还是缺血性脑血管病。在临床上除了症状和体征外,如果结合脑CT、磁共振等检查,则可以更为准确地了解病变部位、性质,从而做出正确的诊断,以指导治疗,判断预后。对有些进展型脑梗死患者,初起表现可无神志昏迷,属于中经络,但随着病情的发展,即可出现意识障碍。了解这些规律,医生在向家属交代病情时就可以准确地阐述,预测其发展及预后,从而更为准确

地把握疾病规律,制定诊疗方案,减少医疗纠纷。西医诊断上确立了缺血性脑血管病或出血性脑血管病,中医则辨证论治。无论缺血性脑血管病或出血性脑血管病,它们都属于急性脑血管意外,因此具有一些共性,比如均可能有脑水肿,或均有肢体、语言等障碍。因此西医治疗上也有共性,比如脱水,减轻脑水肿,及早康复治疗干预或营养脑神经等。中医则根据"口噤不开,两手握固,大小便闭,肢体强痉"或"目合口开,手撒肢冷,二便自遗,肢体软瘫"等来区分为"闭证""脱证",治疗上两者大不一样。一为开闭,一为固脱。但是也有出现"闭中有脱""脱中有闭""闭脱相兼"的情况。这时候则要灵活辨证用药。在控制脑水肿方面,在采用甘露醇、呋塞米(速尿)、地塞米松的时候,对于脑卒中阳闭的患者,可结合使用中药大承气汤以通降腑气,还可送服安宫牛黄丸,配合静脉滴注清开灵或醒脑静注射液等促进醒脑开窍。在治疗缺血性脑血管病中,还需辨证使用化痰、散瘀、通络诸药以抗凝、抗血栓形成。在出血性脑血管疾病中,也可灵活选用活血化瘀药。根据中医理论,离经之血即是瘀血,予以活血化瘀可减轻血肿周围的炎症反应,促进血肿及坏死组织的吸收,改善局部脑的血液循环,使瘀血化、新血生、血脉通,可尽量减少致残率,提高生存质量。在 20 世纪 70 年代,新疆地区脑 CT 尚不能普遍应用于脑血管疾病,当有时很难确诊脑卒中是出血性还是缺血性时,沈师均采用三七粉灌服,取其和营止血,通脉行血,能行瘀而生新血之功效。在沈师指导下新疆维吾尔自治区中医医院脑血管中心各科在脑卒中发病 1 周以内必采用三七粉治疗。现代实验表明,三七具有缩短动物凝血时间,并能对抗肝素的抗凝血作用,有抑制血小板聚集、降低全血黏度的作用。

（二）把握宏观微观辨证精髓,动态观察修改诊治方案

整体观及辨证论治是中医诊治疾病的特色及精髓。中医历代的辨证论治均是在整体观的基础之上进行的。因此,历代的辨证论治是以宏观辨证为主。所谓宏观辨证是基于病因、症状、体征而进行的辨证,以宏观现象为主。宏观辨证的优点是注重整体和宏观,但缺点是模糊、粗糙。自从西方医学传入我国后,宏观辨证逐渐不能满足患者及临床的需要。由于历史条件有限,中医望、闻、问、切四诊的内容较少且局限,主观成分多,人与人之间差别大,直接影响了现代辨证论治的效果。

随着西方医学的发展,各项辅助检查如化验、X 线检查、内镜技术,以及心电图、肌电图、脑电图、分泌物细菌学等检查的兴起,为中医辨病和辨证起到很大的帮助,因此中西医结合学者提出了"微观辨证"的概念。所谓微观辨证就是在传统四诊手段基础之上,利用辅助检查结果,结合现代医学特殊诊断手段,寻找更多客观资料,结合应用新科技,深入细胞化学、神经递质、激素、免疫乃至基因,以更深入透彻地了解疾病,辨别疾病的病性、病位以制定更加精细、准确的治疗方案。因此中西医结合工作者应把握好宏观微观辨证精髓,将宏观辨证与微观辨证相结合,使中医临床的辨证论治提高到新的水平。

要做到宏观辨证与微观辨证的良好结合,就必须充分利用现代医学研究成果,并用于微观辨证。例如有很多中西医结合学者在五脏本质研究方面做出了很大的贡献,取得了相当多的成绩。他们采用了生物化学、细胞生物学、分子生物学、免疫学、遗传学(基因)、功能形态学以及微循环、血液流变学、微量元素的检测等诸多现代医学方法和手段,对五脏的阳虚证、气虚证、阴虚证等进行了各种客观指标的研究,取得了一定的成果。如发现肾阳虚中尿 24 小时 17-羟类固醇有降低的趋势,因此在微观辨证中可将尿 24 小时 17-羟类固醇作为肾阳虚证诊断标准之一。在收集四诊资料时,X 线、超声等影像检查,心电图、肺功能、胃镜、体液检查等化验结果都可以视作望诊的延伸。如 ^{14}C 呼气试验及一些西医物理检查(如心、肺听诊等)也可以是闻诊的延伸。西医的触诊、叩诊是切诊的延伸。以上延伸及扩大化的四诊资料,既可作为宏观辨证的资料,也可以作为微观辨证的资料。只要利用得当,就可以精确细致地诊

治疾病,促进疗效的提高。

要利用中西医结合、微观辨证和宏观辨证结合的优势,进行动态观察,修改诊治方案。临床上应根据中医四诊收集的资料,结合西医相关辅助检查及查体等,动态观察病情,并根据病情变化,及时修改辨证及诊治方案。以春季沈师诊治大叶性肺炎为例,根据其发病、症状、舌脉,可诊断为风温病。根据发热重、恶寒轻、咳嗽痰白、口微渴、头痛、鼻塞、舌边尖红、苔薄白或微黄、脉浮数等,X线胸片以局限性肺气肿和两下肺纹理增多为主,血常规中白细胞计数轻度升高或不高,可辨别为邪在肺卫。此时应宣肺透表,方用银翘散加减。若出现高热烦渴,咳喘胸痛,咯黄痰或带血,舌红苔黄或腻,脉滑数,X线胸片示肺部出现斑点或斑片状融合阴影,血常规中白细胞计数及中性粒细胞特别高,此为风温病的气分证,应该清热解毒、宣肺化痰,方用麻杏石甘汤加减。如果出现灼热夜甚,神昏谵语,咳喘气促,痰声辘辘,舌謇肢厥,舌红绛,脉细滑数。其已入营分,治当清热解毒,化痰开窍,方改清营汤加减。如果出现身热夜甚,躁扰不宁,甚或昏狂,吐血、衄血、便血、尿血,斑疹显露,色紫黑,舌质深绛,脉细数,查凝血异常,血小板计数异常。此为血分证,宜用犀角地黄汤加减。尤其当出现高热骤降,大汗肢冷,颜面苍白,呼吸急迫,痰热壅盛,唇甲青紫,神志恍惚,舌红少津,脉微欲绝,此时应监测血压。其尿量明显减小或无尿,查血气分析示有代谢性酸中毒,此为休克状态。应益气养阴、回阳固脱,同时配合西药扩充血容量,纠正酸碱平衡失调,应用血管活性药物等。在治疗期间要密切观察病情,尤其是尿量、血压、血气分析、电解质、肾功能等,以便随时调整治疗。当病情渐愈,症状出现低热夜甚,干咳少痰,口燥咽干,五心烦热,神倦纳差,脉细数,舌红少苔。胸片示肺部阴影渐消或肺纹理增多,化验血常规中白细胞正常或白细胞低等,此为邪热恋肺,宜用益气养阴清热,取生脉饮合青蒿鳖甲汤化裁治之。

又比如在诊治胸痹疾病时,如果患者仅仅出现胸闷,或胸痛不剧烈,可以按一般胸痹辨证施治予以活血化瘀、宣痹通阳,或益气养阴等。但是要紧密观察病情,随时根据病情变化调整诊断及用药。如果在心前区或胸骨后出现的剧烈烧灼样或撕裂样痛,放射至头、颈、上肢、背、腰、中下腹甚至下肢,持续数十分钟,硝酸甘油不缓解者,应紧急行心电图、心肌酶检查。如果心电图、心肌酶正常,则同时行主动脉CT检查显示钙化内膜内移假腔内血栓以及主动脉夹层血液外渗,纵隔血肿者,此时要考虑主动脉夹层,中医辨证用药避免用活血化瘀药物。如果出现胸骨后压榨性闷痛,伴窒息感或紧缩感或濒死感,持续时间在30分钟以上,甚至达数小时不缓解,伴血压下降,心电图有动态演变过程,心肌生化标记物阳性,考虑急性心肌梗死。中药予以活血化瘀,配合西药溶栓、扩冠,或紧急介入等多种治疗,防止心律失常、心力衰竭、心源性休克等发生。如果患者突然发生胸痛、呼吸困难、发绀,甚至出现休克症状,偶伴发热、咳嗽、咯血。查体胸膜摩擦音及湿性啰音,心电图呈 $S_I Q_{III} T_{III}$ 图形,电轴右偏,可见肺型P波及右束支传导阻滞图形。胸部X线检查示楔状阴影。动脉血气示低氧血症和低碳酸血症,D-2聚体大于500 $\mu g/L$。考虑肺栓塞,应予以活血化瘀、宣肺化痰治疗;西药予以抗凝、溶栓、抗休克等。密切监测血压、心率、呼吸、心电图、中心静脉压和血气等,随时调整治疗。若是患者胸痛较剧烈,呈持续性,在体位改变、深呼吸或咳嗽时加重,前倾位时可减轻或缓解,常伴发热。查心包摩擦音,心电图呈广泛的ST段弓背向下抬高,心肌生化标记物正常,X线及心脏彩超可见积液,则考虑急性心包炎。中医辨证则考虑用葶苈大枣泻肺汤和苓桂术甘汤加减化痰饮。

总之,诊治采用中西医并重、中西医结合,可及时明确诊断,指明有效的治疗措施,提高临床疗效。

第二节 老年心脑血管疾病痰瘀同治法论述与实践

沈师精熟各家之言,择善而从,基于对老年人生理、病理特点的认识及西部边陲风土人情,继续发展痰瘀同治学说,应用"痰瘀同治法",着重疏通气机,流畅气血,消其瘀滞,化痰通络,历经数十年临床应用,不断总结经验,使痰瘀同源、痰瘀同病、痰瘀同治的学说逐步丰富、完善,形成了独特的理论体系和辨证论治的方法。对于老年心脑血管疾病的治疗强调当取痰瘀同治法。

一、立法依据

(一)老年心脑血管疾病患者的舌苔、脉象显示痰瘀同病

沈师曾在20世纪70年代末带领干部病房医师对全内科292例内科老年住院患者(>60岁)病例资料做了统计分析,以进一步说明老年病与痰瘀的关系。摘录其有关病证和舌脉证象资料总结如下。

表2-1 292例老年患者西医诊断分类(例)

病 类	心血管	脑血管	呼 吸	消 化	泌 尿	糖尿病	其 他	总 计
合并	195	129	85	34	12	73	91	619
主病	112	69	46	9	5	32	19	292

从表2-1可知,患者发病频度以心血管系统疾病最多,脑血管次之,呼吸系统及内分泌系统又次之,消化系统、泌尿系统较少。其原因一是心、脑、肺三系疾病本身在老年病中的发病率高。老年人患病复杂而多病,且常累及多脏及多系统,平均每人患病2种。其中心血管疾病为主者为112例(占38.39%),脑血管病为主者69例(占23.9%),内分泌系统疾病为主者32例(占10.95%),呼吸系统疾病为主者46例(占15.75%),而心脑血管疾病加糖尿病合计213例(占72.94%)(该病区不收住肿瘤病患者)。

表2-2 292例老年患者舌苔情况(例)

	舌 质						舌 苔					
	暗淡	暗红	暗	紫暗	淡	红	黄腻	白腻	薄白	薄黄	黄燥	少苔
例数	50	45	106	37	30	24	52	116	69	32	14	9
百分比	17.1	15.4	36.3	12.7	10.3	8.2	17.8	39.7	23.6	11.1	4.7	3.1

表2-3 292例老年患者脉象情况

脉 象	弦	弦 滑	弦 细	滑	滑 数	结 代	细	其 他
例数	27	86	39	68	34	7	19	12
百分比	9.24	29.45	13.36	23.28	11.64	2.3	6.5	4.1

从表 2-2～表 2-3 舌苔、脉象统计分析可知,舌质暗者(指暗淡、暗红、暗、紫暗)占 238 例(占 81.51%),苔腻者(指白腻、黄腻)共 168 例(占 57.53%),脉弦细、弦滑或滑者等共 227 例(占 77.74%)。从以上统计可以看出,老年患者的发病以心、脑、肺三系为主,且舌暗苔腻、脉弦或滑者占大多数,而舌暗为瘀血,苔腻为湿为痰,滑脉、弦滑脉、弦脉主痰饮,湿亦主痰,表明老年内科疾病与痰瘀的关系甚为密切。

(二)年老五脏虚损,津液输布失调,气血运行受阻,易致痰瘀同病

沈师经多年临床观察发现,老年内科疾病,往往多为虚实夹杂,而实者均有不同程度的挟虚挟瘀。脏腑虚衰是老年人发病的重要因素,正所谓"邪之所凑,其气必虚"。心主一身血脉,心气虚则鼓动无力,血脉失主则血行迟缓,久而为瘀;肝主疏泄一身之气,肝气虚则疏泄无能,气滞血瘀;脾主运化水谷精微,为后天之本,血气生化之源,脾胃虚弱,运化失常则水谷不化,精微反聚而为痰;肺主皮毛司呼吸,肺虚则腠理不固,易感外邪而诱发他病,又肺主治节通调水道,外邪袭肺,肺失宣肃,肺津不布,凝而成痰;肾为先天之本,肾气虚则元气不足,精髓无以化血,髓海为之空虚,气血贯注不足,最终导致血液凝滞而为瘀血。由上可知,老年人五脏虚衰均可引起痰或瘀,而痰瘀同源,痰阻气滞,血行不畅则血瘀,瘀血阻滞,水津敷布运行不利,则又可聚而为痰。痰浊滞经可使血行不畅致瘀,瘀血停积,阻滞脉道,影响津液布敷为痰湿,可见瘀血一旦发生,也是痰浊形成的过程,而痰凝不散也可继发血瘀证。可见年老五脏虚损,津液敷布失调,气血运行失调,老年心脑血管疾病的发生与痰瘀痹阻于心脑诸脉密不可分。

(三)痰瘀同源、痰瘀同病、痰瘀同治之古今医案论述

痰瘀相关的理论和方药散见于历代医药文献和方书中。

《灵枢·百病始生》中说:"凝血蕴里而不散,津液涩渗,著而不去,而积皆成矣。""肠胃之络伤,则血溢于肠外,肠外有寒,汁沫与血相抟,则并合凝聚不得散,而积成矣。"说明了痰饮与瘀血在病理上的相关性。《素问·至真要大论》中"坚者削之……结者散之,留者攻之……逸者行之"的治则,广泛应用于痰瘀交阻的病证中,该书载方治疗血枯的四乌鲗骨一蘆茹丸方,就是痰瘀同治的体现。

《伤寒杂病论》对痰瘀相关学说做出了重要的贡献。其首先提出了"瘀血""痰饮"的病名,且对此类病证和治法做了详细的论述。《金匮要略》涉及痰瘀同病的病种就有 1/3 以上,如疟母、中风、虚劳、胸痹、肺痈、肝着、黄疸等,痰瘀同治方剂如苇茎汤、大黄牡丹皮汤、鳖甲煎丸、当归芍药散、桂枝茯苓丸、当归贝母苦参丸、大黄甘遂汤等,更是流传至今,广为临床所用。

《诸病源候论》在"诸痰候"中曰:"诸痰者,此由血脉壅塞,饮水积聚而不消散,故成痰也。或冷,或热,或结食,或食不消,或胸腹痞满,或短气好眠,诸候非一,故云诸痰。"论证了痰瘀相关的理论。

历代名家医籍记载的痰瘀同治方剂更是比比皆是。《华佗神方》载有治痴呆方,以当归、郁金活血,半夏、石菖蒲、南星化痰开窍通络;治头痛方,以川芎和酒通络,半夏、细辛化痰祛饮。北周姚僧垣《集验方》有治心病方,其中赤芍等活血,桔梗、杏仁化痰。晋代陈延之治积聚的七气丸,以大黄、川芎、桃仁活血,半夏、桔梗、石菖蒲化痰。唐代孙思邈《备急千金要方》治肺痈的《千金》苇茎汤,用桃仁活血,薏苡仁、冬瓜仁、苇茎化痰。王焘的《外台秘要》载有治咳嗽、唾血的款冬花散,其中以款冬花、贝母、杏仁化痰,当归、川芎活血;治疗胸满上气的昆布丸,以消石、海藻、昆布、葶苈子化痰,桃仁、大黄祛瘀。《太平惠民和剂局方》有治一切痛风专用的活络丹,以地龙、南星化痰,乳香、没药祛瘀通络。金代李东垣《脾胃论》有治胜湿自汗的调卫汤,方以苏木、红花、当归活血,半夏、猪苓化痰利湿。这些组方均配伍精当,效验亦佳。

元代朱丹溪在所著的多部书籍中,对痰瘀同治多种病证做了精辟论述。论麻木,言"手足木者有湿

痰死血";论血块(积聚),言"气不能作块,或聚块乃有形之物,痰与食积、死血"(《金匮钩玄》)。论肺胀,言"此痰挟瘀,血碍气而病"(《丹溪心法》)。朱丹溪还强调痰瘀同病需痰瘀同治方能取效,《丹溪心法·论中风》曰:"若不先顺气化痰……又不治血,吾未见能治也。"在《脉因证治》中载有消块丸,方中用三棱、莪术、桃仁、红花、五灵脂、山楂破瘀消块,石碱、半夏化痰软坚散结。

明清时代,痰瘀相关学说更是广泛地应用于临床各科常见病及疑难杂病中。如李时珍治"痰血凝结"之症按痰瘀同治之法,取紫芝丸,方中五灵脂破瘀,半夏姜汁化痰。清代名医叶天士《临证指南医案》更是将痰瘀同治之法广泛地应用于痛证、郁证、眩晕及多种妇科病证,如以当归、川芎、穿山甲化瘀,白芥子、地龙祛痰,痰瘀同治痹证;又取郁金活血,石菖蒲化痰,组方同治眩晕。程钟龄《医学心悟》治噎膈的启膈散中丹参、郁金、贝母、茯苓等药组成痰瘀同治之方。唐容川撰写的《血论证》对痰瘀相关的病证做了完整的精辟论述。他认为,心系、肺系疾病,膀胱及妇科经、带、胎、产诸病痰瘀同病者居多,当痰瘀同治。如对"痰血作咳"一证,他指出:"须知痰水之壅,由瘀血使然,但去瘀血,则痰水自消,宜抵当丸加云茯苓、法半夏,轻则用血府逐瘀汤,加葶苈、苏子。"论痈脓,认为脓"实则水与血并交而成形者",提出了"消瘀则脓自不生,逐水则脓自排去"的治疗原则,对痰瘀相关学说的发展做出了重要贡献。

当代名老中医岳美中认为:"胸痹多为上焦阳虚产生阴寒证候,寒凝气滞……寒凝则在气液易成痰浊,在血则凝滞为瘀。"祝谌予提出了痰湿瘀阻为血瘀的形成原因之一,"痰湿属阴邪,重浊黏滞,最易损伤脾胃,脾胃受伤、气机升降失调则痰湿阻于经络,致使气行不畅,气滞则血瘀"。关幼波对痰瘀为患的论治也颇有心得,提出"痰与血同属阴,易于交结凝固","治痰要治血,血行则痰化"。邓铁涛在阐述心衰的病机时指出:"心衰虽然病情复杂,表现不一,但病机可以概括为本虚标实,以心之阳气(或兼心阴)亏虚为本,瘀血水停为标。"王永炎对中风急性期患者也采用痰瘀同治法,当腑气不通时取化痰通腑饮〔全瓜蒌、胆南星、生大黄(后下)、芒硝〕,腑气通后再用清热化痰通络汤。在老年病研究方面,张跃华指出:"痰瘀互结是造成老年病反复发作、缠绵难愈、虚实夹杂、多脏腑同病的重要因素。"在临床治疗中提出当审病施治,攻补兼施,化痰活血,坚持用药的观点。林求诚医师对中老年人流行病学的调查证明:中老年患者除了虚损的见证外,同时兼有痰浊和血瘀的表现,且随年龄增长呈显著的正相关关系。叶壁珍教授对老年急症的临床研究表明:痰瘀互结的虚实夹杂证是老年急症中突出的证候特点。以上论述都充分证明了痰瘀同源、痰瘀同病,老年心脑血管疾病必须采用痰瘀同治法。

(四) 新疆地域、民俗及饮食起居易致痰瘀同病

新疆地处西北边陲,冬季严寒,寒伤阳气;夏季酷热,致热伤津血。新疆又是多民族聚集之地,广大民众嗜食肥甘厚味、辛辣炙煿之品,老年人脏腑功能日渐衰退,致使脾胃受损,水湿不运,积湿生热,痰浊内生。加之西北一年中寒冷气候达半年之久,昼短夜长,活动范围缩小,限制了老年人户外活动,久坐久卧导致血脉运行缓慢。这些均是助长成痰生瘀、易致痰瘀同病的常见诱因。

二、痰瘀同病的诊断方法

通过四诊,重点了解辨析痰瘀同病形成的原因、部位、病性、病势,并可采用现代医学工具,完善辨证,明确诊断。

(一) 问诊

1. 外伤史 跌打损伤,包括出血和非出血的隐性伤及手术史。

2. 出血史 吐、衄、便、尿血。有的血排出体外,有的未排出体外也可成瘀,"离经之血皆为瘀"。

3. 七情史 情志不畅,气郁、气逆,久而化火均可导致痰瘀同病。

4. **寒热史** 寒邪、热邪均可导致痰瘀同病或为发病之诱因，要注意问清有无形寒肢冷，后背冷，或烦热、潮热、发热夜甚、寒热往来、骨蒸劳热等多种热型。

5. **病程** 病程长，一般不易了解到确切发病日子，病证长期反复发作。

6. **妇女经带胎产史** 经闭、痛经、不孕、白带多。

7. **饮食习惯** 有膏粱厚味、喜食辛辣、生冷、嗜好烟酒等不良饮食习惯。

（二）望诊

1. **望神** 昏迷，躁扰不宁，精神错乱，目光呆滞，精神萎靡，嗜睡。

2. **望面色** 晦暗、青紫、面色油光、多脂或面色萎黄。

3. **望形体** 肥胖、消瘦形体。

4. **望毛发** 干枯或多油脂，稀疏、秃顶。

5. **望目** 巩膜赤丝、瘀点、眼睑水肿。

6. **望唇** 唇紫、暗红、口歪。

7. **望痰** 痰多质稠、稀或痰中带血、色黄或白。

8. **望舌** 舌体胖大或瘦小，舌质暗红、青紫、瘀点、瘀斑，舌体转动不灵或偏斜颤动，舌下脉络曲张瘀血，舌苔腻、浊腻、滑，苔黄、白或灰。

9. **望血管** 血管异常，人体各部位的脉络曲张。

10. **其他** 望皮肤、爪甲、唇及肢端发绀、二便等（略）。

（三）闻诊

闻嗅痰、涕、二便等异常臭味。闻声音结合望神内容（略）。

（四）切诊

1. **切脉** 脉滑、弦、沉、涩、结代、无脉。

2. **切肌肤** 切肌肤温度偏低、偏高或两侧不同，颈侧、胸部、胁下、腹部肿块、结节，压痛和活动度欠佳，固定性疼痛，或绞痛，或腹痛拒按。

三、痰瘀互结的常见病证

痰饮瘀血是脏腑功能失调而致的病理产物，也是一些疑难杂症的致病因素。痰瘀互结，内扰五脏六腑，外窜皮肉筋脉，四肢百骸，无处不到，所致病症千姿百态，变化多端。沈师结合多年临床经验，将痰瘀并见的常见内科病证做了较为全面的归纳。

（一）胸痹

主要病机为痰瘀交阻于心胸，窒塞阳气，络脉阻滞，酿成是证。症见：胸闷痞塞，呈压榨样疼痛，舌质可见暗红、青紫、红绛；苔多见白腻、黄腻、滑腻等，脉沉涩或结代等。

（二）心悸

主要病机为气虚血瘀。气虚脾运呆滞，痰浊内生，血瘀脉络不畅，气血失和，痰瘀交阻而发为心悸。症见：心悸不安，胸闷痞满、纳呆、身困乏力，舌体胖大而有瘀斑，瘀点或有齿痕，舌质紫暗，苔白滑或腻，脉数或促或结或代，兼见沉、细、弦、涩诸脉。

（三）癫、狂、痫证

三证皆表现为神志失常，主要病机为痰迷心窍，血脉损伤，伤则逆乱生瘀。癫和狂的证候：精神抑郁，表情淡漠，不动不语，呆若木鸡，或喜怒无常，语言错乱，詈骂高歌，不避亲疏。痫证也是痰瘀迷塞孔窍所致,重则可突然昏扑,不省人事,牙关紧闭,四肢抽搐,口角流涎,或高热神昏谵语。舌质红有瘀斑,或暗淡,苔或滑或腻,或黄腻,脉弦滑、数等。

（四）肺胀

肺胀主要病机为病久肺气肺体损伤,内有郁结之痰,肺气闭郁,血行无力,积而为瘀,致使痰瘀相结于肺,滞留于心而致病。《丹溪心法》曰:"肺胀而咳,碍气而病,或左或右,不得眠,此痰挟瘀血碍气而病。"症见:咳痰喘促,胸部憋闷气短,或痰涎壅盛,或面色黧黑,口唇紫暗,目下发青,爪甲发绀,舌质青紫,边有瘀点,舌下脉络紫暗粗大、曲张,脉弦滑或滑或数。

（五）胃脘痛

主要病机为因情志或饮食等原因伤脾碍胃,气机壅滞,湿浊停滞,气机不畅,日久血行瘀滞导致痰瘀内停,病发胃脘痛。叶天士《临证指南医案·胃脘痛》云:"胃痛久而屡发,必有凝痰聚瘀。"症见:胃脘部疼痛有定处而拒按,或痛有针刺感,食后痛甚,脘痞满闷,恶心吐涎或呕吐,或见黑便吐血,舌质暗红或淡红,苔滑腻,或白腻,或黄腻,脉滑或涩,或弦数。

（六）中风

急性发作期发病常因阴阳失调,气血逆乱而生痰、生火、生风,风火痰相合,内燔上冲,横窜经络,脉络不畅则半身不遂,口舌㖞斜,上冲巅顶则中风痉厥,舌质暗红或暗淡,苔腻厚或腻浊或黄燥,舌体胖大或瘦小偏斜或颤动,脉象弦滑或洪数、细数。在恢复期风火之症有减或除,痰瘀交阻滞留。

（七）头痛、眩晕

痰瘀阻遏引起的头痛、眩晕一般多见实证。主要病机为痰瘀互阻使清阳不升,浊阴不降,上扰清窍,使清窍失于濡养而致眩晕时多伴有胸闷恶心,少食多寐或健忘失眠,面色晦滞,舌质红或暗红、紫暗,苔薄白腻,脉濡或弦。

（八）痹证

因风、寒、湿、热邪杂至,气血经脉痹阻引起肌肉筋骨关节疼痛,肿胀变形,活动不利。痹证日久不愈,气血经脉郁阻,湿凝成痰而致,痰浊瘀血并存。顽痹即因病邪深入骨骱,痰瘀互结流注关节,阻滞络脉,气血失荣,关节不但肿胀,疼痛加重,甚至关节变形,活动受限。故叶天士说:"凡痹经年累月,外邪留著,气血皆伤,其化为败瘀凝痰,混处经络。"当湿热之邪入侵或痰瘀交阻郁久,可见关节红肿、发热、口渴、尿赤、苔黄腻、脉数之痰浊瘀阻火热之象。

（九）水肿

水肿的发生主要是全身气化功能障碍的表现。就脏腑而言,人体水液的运化主要与肺、脾、肾有关,但与肾的关系更为密切,而水肿的病机与心、肝也有关。肝主疏泄藏血,肝病可导致血瘀水停发展为水肿,与西医学水肿多见于肾病、肝病、心病相吻合,可见水道不利与瘀血密切相关。《金匮要略》指出:"血不利则为水。"临床常见瘀血阻滞,三焦水道不利,往往可使水肿顽固难愈,治疗时方中常配用活血化瘀、利水之品。

（十）癥积

人体体表和腹内肿块,中医学统称为癥积,多由情志不畅,脏腑功能失调,气血亏虚或热毒内蕴导致气滞血瘀、痰结凝聚而成。《灵枢·百病始生》曰:"若内伤于忧怒,则气上逆,气上逆则六输不通,温气不行,凝血蕴裹而不行,津液涩渗,著而不去,而积皆成也。"《金匮钩玄》说:"气不能作块,成聚块乃有形之物,痰与食积、死血。"临床上对癥积的治疗常采用痰瘀同治之法,体表肿块质地不太硬,活动度大,疼痛不甚者,常取化痰软坚,辅以活血通络。而腹内肿块又见其他血瘀证候,常以活血通络消瘀为主。

四、痰瘀同病的治法分类

沈师在临床中针对痰瘀互结常见病证采用了相对应的痰瘀同治之法,临床应用较为广泛。可概括为以下几个方面。

(一) 按痰瘀同病性质施以痰瘀同治

1. 湿阻痰瘀证　燥湿化痰,活血祛瘀。
2. 热结痰瘀证　清化热痰,清热凉血,活血通络。
3. 寒凝痰瘀证　温化寒痰,温阳活血祛瘀。
4. 燥灼痰瘀证　润肺化痰,滋阴养血通络。
5. 风动痰瘀证　息风化痰,活血祛瘀通络。

(二) 按痰瘀在气在血施以痰瘀同治

1. 气滞痰阻血瘀证　行气化痰,活血祛瘀。
2. 气虚痰阻血瘀证　益气化痰,养血通络。
3. 湿困痰阻血瘀证　温化痰饮,活血祛瘀。
4. 血虚血瘀痰阻证　补血养血,化痰祛瘀。
5. 阴虚血瘀痰阻证　养阴化痰,活血祛瘀。
6. 痰蒙清窍、瘀血阻络证　开窍化痰,祛瘀通络。

(三) 痰瘀互阻五脏施以痰瘀同治

1. 痰瘀痹心证　宣痹活血,化痰散瘀。
2. 痰瘀郁肝证　疏肝散瘀,理气化痰。
3. 痰瘀困脾证　健脾化痰,益气活血。
4. 痰瘀壅肺证　宣肺降气,化痰祛瘀。
5. 痰瘀注肾证　温肾化痰,活血祛瘀。

五、痰瘀同治法应用述要

痰瘀同治可用于多种病证,痰瘀同病往往多见于疑难顽症,此法应用于临床要取得理想疗效,需注意以下事项。

(一) 痰瘀必须同治

由于痰瘀阴性凝滞,胶结难化,互相影响,仅去其一,病难根除,故痰瘀必须同治,即治痰必治瘀,瘀去则痰易化;治瘀必治痰,痰化则瘀易除;在治痰治瘀的同时,也要兼治相关病因,如治痰必治气,气顺则痰消,治瘀要治气,气畅瘀也去等。临床上常见脓肿积液、赤白带下、赤白痢下等,这种炎性分泌物有瘀、有痰。古今医家多以痰瘀同治之法治之。仲景《千金》苇茎汤治肺痈,大黄牡丹皮汤治肠痈;薛立斋仙方活命饮治疮痈等。上述三方均按痰瘀同治之法配方组药。唐容川《血证论·吐脓篇》有详细说明:"脓者血之变也……以其本系血质,虽化为水,而较水更浓也,当其未化,则仍是血,消瘀则脓自不生,及其既化,则同于水;逐水则脓自排去。"

(二) 辨治痰与瘀的孰轻孰重

在痰瘀同病中,有痰瘀致病的共同特点,也有偏痰偏瘀、本虚标实、虚多实少等多种表现,故需在痰瘀同治时辨清痰与瘀的孰轻孰重。临证之时每每可见痰、瘀两方面的临床表现,或以痰证的临床表现为主,或以瘀证的证候、体征为要,或两者兼见。当痰证甚急为主的时候,治痰为主兼治瘀,当瘀证为主甚急的时候,应采用治瘀为主兼治痰。

（三）痰瘀同治宜分清标本、寒热、虚实

此类病症病程较长,正气已伤,一般为本虚标实证,在急性期应用时要注意攻邪不伤正,或中病即止,也即在标实之症缓解时配用扶正固本之品。当病久呈现体虚证为甚时应注意扶正为主,扶正药物按证选取益气助阳或养阴补血药,治血药也应选益气养血通络药,化痰药多用健脾化痰或清润化痰之品。活血药有凉血祛瘀、破血消瘀、温经活血、益气通络、养血活血药;祛痰药有涤痰开窍、清化热痰、温化寒痰、润燥化痰、健脾化痰药,临证时必须辨证选用。

（四）痰瘀同治法治当缓图

痰瘀同病常因病久入络,湿性黏滞,病程长,顽症多,故难取速效,治当缓图。如辨证处方得当,患者服之无不适感,当守法守方,较长时间观察治之。

（五）痰瘀同治当注意佐以理气

痰瘀同治应当注意佐以理气之品,以助祛瘀和化痰。气为血之帅,气行则血行,气滞气虚则津液不布,聚湿生痰,痰和瘀又可同因气病而互衍互结,故痰瘀同病当注意理气,调畅气机有利于祛痰和化瘀。

（六）饮食禁忌

治疗中注意患者的饮食应忌辛辣生冷、膏粱厚味、助湿生痰、碍气留瘀之类食物。

综上所述,沈师将痰瘀同治法相关学说广征博引,缜密论证,以"痰瘀同源""痰瘀同病""痰瘀同治"的理论应用于临床,尤其在诊治老年心脑血管疾病中积累了丰富的经验,形成了独特的学术思想,引起了同行专家的关注。

六、痰瘀同治的常用方药

（一）痰瘀同治的中药

痰瘀同病当用痰瘀同治之法,也就是运用具有活血化瘀和祛湿（或燥湿、化痰、利水）双重作用的药物进行治疗。经查阅文献,结合临床应用共整理出 110 余味。现将沈师临床应用经验按功效、性味分类列举如下。

1. 理气止痛的痰瘀同治药物

（1）川芎:为伞形科植物川芎的干燥根茎。味辛,性温。归肝、胆、心包经。具有活血通络、行气开郁、祛风镇痛、燥湿之功效。

（2）郁金:为姜科植物温郁金、姜黄、广西莪术、莪术或川郁金的块根。味辛,苦,性寒。归心、肝、胆经。具有行气祛瘀、清气化痰、解郁之功效。

（3）延胡索:为罂粟科植物延胡索的块茎。味辛苦,性温。归心、肝、脾经。具有活血止痛、通利小便之功效。

（4）没药:为橄榄科植物地丁树或哈地丁树的干燥树脂。味苦,性平。归心、肝、脾经。具有活血、逐瘀、行气、祛痰的功效。

（5）五灵脂:为鼯鼠科动物复齿鼯鼠的干燥粪便。味辛、甘,性温。归肝、脾经。具有活血散瘀、化痰消积之功效。

2. 破血消癥、痰瘀同治药

（1）穿山甲:为鲮鲤科动物鲮鲤的鳞片。味咸,性微寒。归肝、肺、胃经。具有活血散瘀、通络下乳、消痈溃坚、祛湿之功效。

(2) 三棱：为黑三棱科植物黑三棱的块茎。味辛、苦,性平。归肝、脾经。具有破血行气、消积止痛之功效。

(3) 莪术：为姜科植物莪术、广西莪术和温郁金的根茎。味辛、苦,性温。归肝、脾经。具有破血、行气、祛痰、利湿之功效。

(4) 水蛭：为医蛭科动物水蛭、蚂蟥、柳叶蚂蟥的全体。味咸、苦,性平,有毒。归肝经。具有破瘀血、利水道之功效。

(5) 䗪虫：为鳖蠊科昆虫地鳖或冀地鳖的雌虫体。味咸,性寒,有小毒。归肝经。具有破血消肿、利湿通络之功效。

(6) 斑蝥：为芫菁科动物南方大斑蝥或黄黑小斑蝥的全虫。味辛,性温,大毒。归肝、胃、肾经。具有攻毒蚀疮、通利水道、逐瘀散结之功效。

3. 止痛疗伤的痰瘀同治药

(1) 徐长卿：为萝藦科植物徐长卿的根及根茎。味辛、微苦,性温。归心、肝、脾经。具有化瘀行水、破血通络、敛疮消肿之功效。

(2) 刘寄奴：为菊科植物奇蒿的带花全草。味辛、微苦,性温。归心、肝、脾经。具有活血祛瘀、利湿通络之功效。

(3) 马钱子：为马钱科植物马钱的种子。味苦,性寒。归肝、脾经。具有通络止痛、散结、除痰毒之功效。

(4) 儿茶：为豆科植物儿茶的去皮枝,干燥煎膏。味苦、涩,性微寒。归肺经。具有燥湿生肌、活血祛痰、敛疮之功效。

4. 温经通络的痰瘀同治药

(1) 干姜：为姜科植物姜根茎的干燥品。味辛,性热。归脾、胃、心经。具有温中回阳、祛痰活血之功效。

(2) 肉桂：为樟科植物肉桂的干皮、枝皮。味辛、甘,性大热。归肾、脾、肝经。具有引火归元、祛寒胜湿、温经通络之功效。

(3) 荜澄茄：为胡椒科植物荜澄茄的果实。味辛、微苦,性温。归脾、胃、肾经。具有温中止痛、行气活血、平喘、利尿之功效。

(4) 花椒：为芸香科植物花椒的果皮。味辛,性热,有小毒。归脾、胃、肾经。具有温中止痛、祛湿通络、杀虫之功效。

(5) 山楂：为蔷薇科植物山里红、山楂的成熟果实。味酸、甘,性微温。归脾、胃、肝经。具有行气散瘀、消痰祛食之功效。

5. 祛痰湿、理气通络的痰瘀同治药

(1) 桃仁：为蔷薇科植物桃或山桃的种子。味苦、甘,性平。归心、肝、大肠经。具有活血祛痰、润肠通便之功效。

(2) 红花：为菊科植物红花的花。味辛,性温。归心、肝经。具有活血通络、利水消肿之功效。

(3) 泽兰：为唇形科植物地笋及毛叶地笋的地上部分。味苦、辛,性微温。归肝、脾经。具有活血化瘀、行水消肿之功效。

(4) 牛膝：为苋科植物牛膝的根。味苦、酸,性平。归肝、肾经。有活血通经、疏筋利痹、利尿祛湿之功效。

（5）琥珀：为古代松科植物的树脂,埋藏地下经久转化而成的化石样物质。味甘,性平。归心、肝、膀胱经。具有消瘀血、清心肺、利湿之功效。

（6）王不留行：为石竹科植物麦蓝菜的种子。味苦,性平。归肝、胃经,具有活血通络、下乳消肿、利湿之功效。

（7）厚朴：为木兰科植物厚朴和庐山厚朴的树皮、根皮和枝皮。味苦、辛,性温。归脾、胃、肺、大肠经。具有行气消积、燥湿除满、降逆平喘、破血之功效。

（8）香附：为莎草科植物莎草的根茎。味辛、甘、微苦,性平。归肝、三焦经。具有行气消痰、活血通络之功效。

（9）薤白：为百合科植物小根蒜或薤的干燥鳞茎。味辛、苦,性温。归肺、心、胃、大肠经。具有理气宽胸、通阳散结之功效。

（10）枳实：为芸香科植物酸橙及其栽培变种或甜橙的幼果,或枳的未成熟果实。味苦、辛、微酸,性微温。归脾、胃经。具有行气消痰、散结消痞、通络之功效。

（11）香橼：为芸香科植物枸橼与香圆的成熟果实。味辛、苦、酸,性温。归肝、肺、脾经。具有理气降逆、宽胸化痰、通经利水之功效。

6. 清热凉血、解毒祛湿的痰瘀同治药

（1）土茯苓：为百合科植物光叶菝葜的根茎。味甘、淡,性平。归肝、肾、脾、胃经。具有清热除湿、解毒、通络之功效。

（2）马齿苋：为马齿苋科植物马齿苋的全草。味酸,性寒。归肝、大肠经。具有清热解毒、凉血活血、利湿之功效。

（3）连翘：为木犀科植物连翘的果实。味苦,性微寒。归肺、心、胆经。具有清热解毒、活血利水之功效。

（4）白花蛇舌草：为茜草科植物白花蛇舌草的全草。味苦、甘,性寒。归胃、大肠、小肠经。具有清热解毒、散瘀利湿、通络之功效。

（5）忍冬藤：为忍冬科植物忍冬、华南忍冬、菰腺忍冬、黄褐毛忍冬等的茎枝。味甘,性寒。归心、肺经。具有清热解毒、消痰通络之功效。

（6）半边莲：为桔梗科植物半边莲的带根全草。味甘,性平,归心、肺、小肠经。具有散瘀利水、解毒消肿之功效。

（7）射干：为鸢尾科植物射干的根茎。味苦、辛,性寒,有毒。归肺、肝经。具有清热解毒、祛痰利咽、消瘀通络之功效。

（8）苦参：为豆科植物苦参的根。味苦,性寒。归心、肝、胃、大肠、膀胱经。具有清热燥湿、化瘀通络之功效。

（9）白鲜皮：为芸香科草本植物白鲜的根皮。味苦,性寒。归脾、胃经。具有清热燥湿、祛风止痒、通脉解毒之功效。

（10）紫草：为紫草科植物新疆紫草或内蒙紫草的根。味甘,性寒。归心、肝经。具有凉血活血、清热解毒、利尿之功效。

（11）夏枯草：为唇形科植物夏枯草的干燥果穗。味苦、辛,性寒。归肝、胆经。具有清肝明目、散结、祛痰通络之功效。

（12）栀子：为茜草科植物栀子的干燥成熟果实。味苦，性寒。归心、肝、肺、胃、三焦经。具有泻火除烦、清热利湿、凉血活血、解毒之功效。

7. 具有息风功效的痰瘀同治药

（1）地龙：为巨蚓科动物参环毛蚓、通俗环毛蚓、威廉环毛蚓或栉盲环毛蚓的干燥体。味咸，性寒。归肝、肾、肺经。具有清热解痉、平肝息风、通经活络、平喘利水之功效。

（2）全蝎：为钳蝎科动物东亚钳蝎的干燥体。味辛，性平，有毒。归肝经。具有息风止痛、解毒散结、通络之功效。

（3）羚羊角：为牛科动物赛加羚羊的角。味咸，性寒。归肝、心经。具有平肝息风、散血消水之功效。

（4）僵蚕：为蚕蛾科昆虫家蚕 4～5 龄的幼虫感染（或人工接种）白僵菌而致死的干燥全虫。味辛咸，性平。归肺、胃经。具有祛风定惊、化痰通络、解毒利咽之功效。

（5）蒺藜：为蒺藜科植物蒺藜的干燥成熟果实。味甘、苦，性微寒。归肝经。具有清肝散风、明目化痰、通络之功效。

（6）牡蛎：为牡蛎科动物长牡蛎、大连湾牡蛎或近江牡蛎等的贝壳。味咸，微寒。归肝、肾经。具有平肝潜阳、化痰活血、收敛固涩之效。

8. 善除痹痛的痰瘀同治药

（1）桑寄生：为桑寄生科植物桑寄生的干燥带叶茎枝。味苦，性平。归肝、肾经。具有祛风除湿、活血通脉、补益肝肾之功效。

（2）穿山龙：为薯蓣科植物穿山龙薯蓣的干燥根茎。味苦，性平。归肝、肺经。具有活血疏筋、消食利水、祛痰截疟之功效。

（3）防己：为防己科植物粉防己的干燥根。味苦、辛，性寒。归膀胱、肺、脾经。具有行水化瘀、利湿化痰之功效。

（4）豨莶草：为菊科植物豨莶、腺梗豨莶或毛梗豨莶的干燥地上部分。味辛、苦，性微寒。归肝、心经。具有祛风通络、活血祛湿之功效。

（5）秦艽：为龙胆科植物秦艽、麻花秦艽、粗茎秦艽的根。味苦、辛，性微寒。归胃、肝、胆经。具有祛风湿、清湿热、止痛通络之功效。

（6）丝瓜络：为葫芦科植物丝瓜的干燥成熟果实的维管束。味甘，性凉。归肺、胃、肝经。具有通经活络、解毒消肿、化痰利湿之功效。

（7）老鹳草：为牻牛儿苗科植物牻牛儿苗、老鹳草或野老鹳草的干燥地上部分。味辛、苦，性平。归肝、大肠经。具有通经活络、利湿解毒之功效。

（8）路路通：为金缕梅科植物枫香树的干燥成熟果序。味苦，性平。归肝、膀胱经。具有祛风除湿、疏肝活络、利水之功效。

（9）蚕砂：为蚕蛾科家蚕蛾幼虫之干燥粪便。味辛、甘，性微温。归肝、脾、胃经。具有燥湿祛风、和胃通络之功效。

（10）威灵仙：为毛茛科植物威灵仙、棉团铁线莲或东北铁线莲的干燥根和根茎。味辛、咸、微苦，性温，小毒。归膀胱、肝经。具有祛风除湿、通络止痛之功效。

（11）独活：为伞形科植物重齿毛当归的根茎。味辛、苦，性微温。归胃、膀胱经。具有祛风胜湿、散寒通络之功效。

9. 祛痰止咳平喘的痰瘀同治药

(1) 桔梗：为桔梗科植物桔梗的干燥根。味苦、辛,性平。归肺经。具有开宣肺气、祛痰化瘀排脓之功效。

(2) 旋覆花：为菊科植物旋覆花或欧亚旋覆花的干燥头状花序。味苦、甘、咸,性微温。归肺、脾、胃、大肠经。具有消痰行水、降气止呕、活血通脉之功效。

(3) 天南星：为天南星科植物天南星、异叶天南星或东北天南星的干燥块茎。味苦、辛,性温,有毒。归肺、肝、脾经。具有除痰下气、化瘀通络之功效。

(4) 皂角刺：为豆科植物皂荚的干燥棘刺。味辛,性温。归肝、胃经。具有祛痰止咳、消肿破结、排脓杀虫之功效。

(5) 白芥子：为十字花科植物白芥的干燥成熟种子。味辛,性温。归肺、胃经。具有化痰逐饮、利气散结、通络止痛之功效。

(6) 半夏：为天南星科植物半夏的干燥块茎。味辛,性温,有毒。归脾、胃、肺经。具有除湿化痰,兼有散血之功效。

(7) 瓦楞子：为蚶科动物魁蚶、泥蚶或毛蚶的贝壳。味甘、咸,性平。归肺、肝、胃经。具有消痰积、祛瘀血、止痛制酸之功效。

(8) 竹茹：为禾本科植物青秆竹、大头典竹或淡竹的中间层。味甘,性微寒。归脾、胃、胆经。具有清热化痰、止呕、通络之功效。

(9) 海藻：为马尾藻科植物海蒿子或羊栖菜的全草。味苦、咸,性寒。归肝、胃、肾经。具有消痰软坚、散结、利水消肿之功效。

(10) 昆布：为海带科植物海带或翅藻科植物昆布的叶状体。味咸,性寒。归肝、胃、肾经。具有软坚散结、消痰利水通经之功效。

10. 止血祛瘀的痰瘀同治药

(1) 蒲黄：为香蒲科植物水烛香蒲、东方香蒲的花粉。味甘、微辛,性平。归肝、心、脾经。具有化痰通络、利尿止血之功效。

(2) 茜草：为茜草科植物茜草的干燥根和根茎。味苦,性寒。归肝、心经。具有凉血止血、祛瘀通络利湿之功效。

(3) 大蓟：为菊科植物蓟的干燥地上部分及根。味甘、苦,性凉。归心、肝经。具有凉血止血、行瘀消肿之功效。

(4) 白茅根：为禾本科植物白茅的干燥根茎。味甘、性寒。归心、肺、胃、膀胱经。具有凉血止血、祛瘀、清热生津、利水渗湿之功效。

(5) 侧柏叶：为柏科植物侧柏的干燥枝梢和叶。味苦、涩,性微寒。归肺、肝、大肠经。具有凉血止血、祛湿通络之功效。

(6) 血余：为人发制成的炭化物。味苦、涩,性平。归肝、肾经。具有止血化瘀、利湿生肌之功效。

11. 泻下或逐水的痰瘀同治药

(1) 大黄：为蓼科植物掌叶大黄、唐古特大黄或药用大黄的根状茎。味苦,性寒。归脾、胃、大肠、肝、心包经。具有泻下攻积、清热泻火、解毒、祛瘀利湿之功效。

(2) 芒硝：为硫酸盐类芒硝族矿物芒硝的精制品。味咸、苦,性寒。归胃、大肠经。具有泻下通腑、软坚消痰之功效。

（3）郁李仁：为蔷薇科植物欧李、郁李或长柄扁桃的干燥成熟种子。味甘、苦，性平。归大肠、小肠经。具有润燥滑肠、下气利水、通络之功效。

（4）千金子：为大戟科植物续随子的干燥成熟种子。味辛，性温，有毒。归肝、肾、大肠经。具有逐水消肿、破血消癥、解毒杀虫之功效。

（5）京大戟：为大戟科植物大戟的根。味苦、辛，性寒，有毒。归肺、脾、肾经。具有泻水逐饮、散结通络之功效。

（6）芫花：为瑞香科植物芫花的干燥花蕾。味辛、苦，性温，有毒。归肺、脾、肾经。具有泻水逐饮、除痰通络之功效。

12. 清热利湿的痰瘀同治药

（1）瞿麦：为石竹科植物瞿麦或石竹的干燥地上部分。味苦，性寒。归心、肝、小肠、膀胱经。具有清热利湿、活血通络之功效。

（2）滑石：为硅酸盐类矿物滑石族滑石，主含硅酸镁。味甘、淡，性寒。归膀胱、胃经。具有利尿通淋、祛湿敛疮、逐水通络之功效。

（3）冬瓜仁：为葫芦科植物冬瓜的种子。味甘，性寒。归肺、大肠经。具有清肺化痰、消痈排脓、利湿通络之功效。

（4）赤小豆：为豆科植物赤小豆和赤豆的种子。味甘、酸，性微寒。归心、小肠、脾经。具有散瘀、利水、行气健脾之功效。

（5）虎杖：为蓼科植物虎杖的干燥根茎及根。味苦，性寒。归肝、肺、胆经。具有清热祛风、利湿通淋、活血通经之功效。

（6）通草：为五加科植物通脱木的茎髓。味甘、淡，性微寒。归肺、胃经。具有清热利尿、通脉下乳之功效。

（二）痰瘀同治的维吾尔药

维吾尔族传统医学作为中华医药宝库中的一枝奇葩，数千年来，吸取了中医学、波斯医学、古印度医学等的精华，经过不断总结与积累，在治疗白癜风、男女科、皮肤病、风湿病、心脑血管疾病等方面形成了许多独特而又非常有效的药物配方和治疗方法。近几年来，全国各地乃至中西亚地区慕名前来求医问药的患者源源不断。维吾尔族传统医学临床诊治以切脉为主，兼用望、问、闻诸法，和中医的四诊相似。维吾尔族传统医学常用的 400 余种药物中有近百种药物和中药仅是称呼不同，而药物（基原）完全相同，使用方法也相似。因此本文整理收载的痰瘀同治药以维吾尔药为主，而贝母、五灵脂、白花蛇等与中医同名同物的药物，为防止重复未予载录。

本文整理收集的痰瘀同治维吾尔药总计 74 种：阿里红、金盏菊、莳萝子、阿摩尼亚脂、菊苣、蜀葵、阿纳其根、苦巴旦杏、蜀葵花、阿育魏实、苦蒿子、司卡莫尼亚脂、安息香、柳树、铁角蕨、百里香、骆驼蓬、铁线蕨、菝葜、鼹蜥、莴苣子、白花丹、龙涎香、无花果、菜豆、罗勒、香豆子、刺山柑根皮、马蔺子、香科科、槌果藤实、猫儿草、新疆圆柏实、大麻叶、磨盘草、香桃木实、倒提壶、墨盐、心草、番红花、苜蓿子、辛塔花（唇香草）、飞燕草、牛至、荨麻子、甘松、欧蜜蜂花叶、薰衣草、格蓬脂、欧防风胶、洋菝葜根、贯叶金丝桃、芹菜、药喇叭根、黑种草籽、青香茅、药西瓜、胡萝卜子、秋水仙、鹰嘴豆、胡桐泪、驱虫斑鸠菊、芸香、黄瓜子、鞣树果、指甲花叶、蛔蒿花、瑞香、芝麻菜籽、家独行菜籽、麝香草、孜然、金色补血草花、石刁柏子。

现将新疆地区中医常用于痰瘀同治的维吾尔药举例如下。

1. 阿里红 为多孔菌科真菌拟层孔菌的子实体，味微甜辛。多生于落叶松树干上。分布于我国新疆、黑龙江、吉林、辽宁等地,国外朝鲜、日本、俄罗斯、蒙古亦有分布。

功能主治:温肺祛痰,降气平喘,利尿消肿,祛寒止痛,通经,解毒。主治气喘咳痰不出、脾肿大、黄疸、偏头痛、关节痛、腹痛、癥闭、闭经、药物中毒等(沈师治疗冠心病的验方"加味心痛宁方"中选用了该药物)。

2. **驱虫斑鸠菊**　为菊科植物驱虫斑鸠菊的成熟果实,气特异,味极苦。主产于我国新疆,印度、巴基斯坦等地亦有种植和野生。

功能主治:祛痰利湿消肿,驱虫。主治痰饮水肿、白癜风、湿痹疼痛、肠道寄生虫(新疆维吾尔自治区人民医院治疗白癜风的外用制剂以此为主药)。

3. **辛塔花(唇香草)**　为唇形科植物唇香草或新塔花的全草,气芳香,味辛凉,微苦,药性寒。生于砾石坡地及半荒漠草滩上。主产于我国新疆。

功能主治:疏散风热,清利头目,宁心安神,利水清热,强筋健骨,清胃消食。主治感冒发热、目赤肿痛、头痛、咽痛、心悸、失眠、水肿、疮疡肿毒、消化不良等(沈师研制的"西红花康复液"及医院制剂"天香丹胶囊"都选用该药)。

4. **骆驼蓬**　为蒺藜科植物骆驼蓬的全草。分布于我国新疆、河北、内蒙古、山西、陕西、甘肃、青海等地,国外蒙古、印度、巴基斯坦等国亦有分布。喜生于路旁、平原和戈壁等干旱处。味辛辣微苦,有麻舌感。

功能主治:宣痹止痛,温经强肌,燥湿化痰,安神定痫。主治头痛、瘫痪、癫痫、咳嗽气喘、肠炎痢疾、黄疸、水肿等。煎水外洗可治关节炎、滴虫病。熏烟可除虫(以此为主要成分制成抗肿瘤制剂已在临床应用)。

(三) 痰瘀同治的方剂

痰瘀同治的方剂主要以活血通络药和祛痰湿(或燥湿、化痰湿、利水湿)药组成,用于治疗痰瘀互结的各种病证。沈师结合自己多年的临床应用经验,整理了50多个具有痰瘀同治功效的方药,归类如下。

1. **祛瘀重于化痰的痰瘀同治方剂**　有鳖甲煎丸、大黄䗪虫丸、桂枝茯苓丸、温经汤、失笑散、血府逐瘀汤等。其中鳖甲煎丸、大黄䗪虫丸、桂枝茯苓丸活血化瘀,祛湿化痰,缓消癥块;温经汤、失笑散、血府逐瘀汤活血化瘀,温经养血,行气散寒,理气止痛。

2. **理气化痰重于活血通络的痰瘀同治方剂**　有瓜蒌薤白半夏汤、茴香橘核丸、苏子降气汤等。例如,瓜蒌薤白半夏汤行气通阳散结,祛痰宽胸通络;茴香橘核丸散寒行气,通络消肿;苏子降气汤降气平喘,祛痰通络。

3. **具有开窍功效的痰瘀同治方剂**　开窍剂中具有清热化痰、凉血解毒功效的方剂为凉开剂,如安宫牛黄丸清热开窍,豁痰解毒,活血通络;紫雪散清热开窍,息风止痉;至宝丹清热开窍,化浊解毒。现代中药成药制剂中,清开灵注射液、醒脑静注射液等亦均具有凉开功效;冠心苏合丸芳香开窍,行气活血,宽胸通络,具温开功效,两类方剂均具有痰瘀同治功效。

4. **具有补益功效的痰瘀同治方剂**　有补气活血通络、化痰利湿之功的补阳还五汤偏于益气升阳,祛瘀通络;人参养荣汤健脾益气化痰,活血养血宁心,同治气血两虚病证;《金匮》肾气丸中则有桂附温阳活血通络,地黄、山药、山茱萸补肝、脾、肾三脏,牡丹皮、茯苓、泽泻泻肝火、脾热、肾水,全方共奏平补平泻、活血化瘀、化气行水之功;而地黄饮子则养血活血通络,开窍化痰,阴阳双补。

5. **具有清热功效的痰瘀同治方剂**　如仙方活命饮清热解毒,消肿溃坚,活血止痛;龙胆泻肝汤清肝胆,利湿热,化瘀通络;当归龙荟丸清泻肝胆湿热之实火的同时兼养血活血;苇茎汤清肺化痰,逐瘀排脓;

大黄牡丹汤泻热破瘀，散结消肿；大陷胸汤泻热逐水，软坚破结化瘀；加味温胆汤清热化痰，祛瘀宁心；礞石滚痰丸泻火逐痰，通络散结化痰；大承气汤峻下热结，逐瘀化痰。

6. 祛痰利湿功效的痰瘀同治方剂　有茵陈蒿汤、四妙散、五苓散、八正散、五淋散、防己黄芪汤、加味温胆汤、枳实导滞丸、木香槟榔丸等。其中偏于利湿的方剂如茵陈蒿汤清热利湿，退黄通络；四妙散清热燥湿通络；防己黄芪汤利水消肿，祛湿通络；偏于清热利湿的方剂如清热泻火、利水通络功效之八正散；清热凉血活血、利水通淋之五淋散；温阳化气、利水通络之五苓散；清热利湿、分清化浊、活血通络之萆薢分清饮；而枳实导滞丸消积导滞，清热利湿通络；木香槟榔丸行气导滞，利湿攻瘀，泻热通便。

7. 具有治风功效的痰瘀同治方剂　如羚角钩藤汤功能凉肝息风，滋阴化痰通络；牵正散祛风化痰止痉，活血通络；天麻丸祛风除湿，舒筋活络，活血止痛；大活络丹祛风除湿，理气豁痰，疏经活络；小活络丹祛风除湿，化痰通络，活血止痛；独活寄生汤补虚蠲痹、祛风湿通络。

七、沈师治疗心脑血管疾病创制的经验方及特色制剂

在60余年的中西医结合临床工作中，沈师认真总结经验，创制了许多有很好疗效的特色制剂和经验方，在此仅介绍具有代表性的几种。

（一）心痛宁方及心痛宁加味方

冠心病心绞痛的中医辨证既往多注重于血瘀为害，治疗方法多以活血化瘀常见，沈师通过数十年来的临床实践，认为冠心病心绞痛的发生并不单纯以血瘀为害，当重视痰瘀互结的问题。他取宣痹化痰通络的药物并结合新疆地方药及维吾尔药制定了心痛宁方、心痛宁加味方（心痛宁方加新塔花、阿里红），方中全瓜蒌、薤白利气化痰，散结宽胸，温通心阳。其中瓜蒌善于祛痰散结开胸，薤白温通滑利、通阳止痛，佐以当归、丹参、红花、川芎活血化瘀、行气止痛，合以厚朴、桔梗苦降辛开、行气散结；同时加用了维吾尔药的辛塔花加强活血通络，阿里红取其有祛痰浊之效。全方共奏活血化瘀，祛痰通络，理气止痛之效。经临床研究证明确有其效，并有药理药效证实可改善心肌缺血缺氧。该方对大鼠实验性急性心肌缺血有明显的改善作用，能降低大鼠心肌缺血、心律失常的严重程度，有效缩小心肌梗死范围。临证运用心痛宁方治疗胸痹心痛时，首先应辨清病证的标本缓急，按痰浊与血瘀程度的孰轻孰重，证情寒热虚实的不同表现进行加减。痰热偏重者可重用瓜蒌，加竹茹、郁金、炒栀子；痰湿偏重者加桂枝、法半夏、石菖蒲、远志等；血瘀偏重时加生蒲黄、炒五灵脂、乳香等。当心痛胸闷诸症缓解时则应兼顾本虚之证扶正驱邪，气虚者加黄芪、黄精、炒白术、茯苓；阴血虚者加生地黄、沙参、玄参、牡丹皮、赤芍、郁金，去厚朴、川芎、薤白等辛燥攻伐之品。

（二）益智治呆方

近年来，老年呆病发病率逐年上升，严重危害老年人的身心健康。沈师认为，老年呆病的本质是脑失所养所致，与脑脉失养和痰瘀阻于脑窍有关，因为痰瘀互结，胶着难化，痹阻气血，脑脉不通，这是形成本病缠绵难愈的重要因素。因此祛瘀化痰法在老年呆病中的治疗显得十分重要。因此，沈师以辨证和辨病相结合，取补肾健脑治本虚，祛瘀化痰治邪实，以标本兼治的方法拟益智治呆方［熟地黄、山茱萸、益智仁、鹿角胶（烊化）、黄芪、石菖蒲、远志、郁金、当归、川芎、酒大黄］，功效为滋肾益气、祛瘀化痰、开窍通络，适用于老年呆病，包括阿尔茨海默病（老年性痴呆）、血管性痴呆（多发性梗死痴呆及脑出血、脑栓塞后痴呆）及混合性痴呆、脑叶萎缩证、正性脑积水等。临证应酌情加减：头晕目眩、耳鸣耳聋、颧红、盗汗，舌红，脉细数者，加生地黄、白芍、制何首乌、龟甲等；畏寒肢冷、腰膝酸软、尿频不禁、耳鸣耳聋，舌质暗淡，脉沉细，加肉桂、淫羊藿、仙茅、益智仁、乌药等；神疲乏力、胸闷气短、面色㿠白者，加党参、白术、黄

精、茯苓等,配服补气脉通片;倦怠思卧、不思饮食、脘腹胀满、口多流涎,苔厚腻,脉弦滑者,去熟地黄,加法半夏、橘红、制南星、厚朴等,配服化痰脉通片;双目黯晦、肌肤甲错、肢体麻木不遂,舌质暗,或有瘀点,脉细涩者,加桃仁、红花、丹参、赤芍、地龙等;头晕痛、眼胀目涩、手足抖动,舌暗红,脉弦者,加天麻、钩藤、决明子、全蝎、僵蚕等,配服平肝脉通片;多言冒语、喋喋不休、性急多怒、躁动不安、大便干结,舌红苔黄腻,脉弦滑数者,加生大黄、黄连、枳实、胆南星、磁石等,去酒大黄,配服牛黄清心丸。

（三）定痫汤

癫痫是临床常见疾病之一,缠绵难愈,反复发作。沈师认为,该病治疗在注意"风邪"之外还应当认识到其具有长期性、发作性及临床症状怪异等特征,合乎中医的"怪病多痰""久病多瘀"的发病原理。定痫汤注意祛痰和活血通络而组方:全蝎4 g(分两次冲服),僵蚕10 g,地龙10 g,川芎10 g,郁金10 g,石菖蒲10 g,法半夏10 g,枳实10 g,牛膝10 g。体现了通瘀化痰、痰瘀同治的功效。临床应用时,可分为发作期、休止期进行加减。发作期当见癫痫频繁发作,面色红赤,平素大便干结,尿黄赤,舌苔较腻或黄腻、舌质暗红,脉弦或滑而数,属痰火偏重,可选加羚羊角、龙胆草、磁石、钩藤、胆南星、山楂、赤芍等。病发时症见面色晦暗,手足发冷,口吐涎沫,舌质暗淡苔白腻,脉弦或弦滑,属痰湿偏重,定痫汤选加天麻、蜈蚣、橘红、胆南星、当归等。休止期心脾两虚为主时,症见神疲乏力,心悸失眠,纳呆,大便溏稀,舌淡或暗淡,脉细弱。定痫汤去牛膝、枳实,选加党参、炒白术、茯苓、炒薏苡仁、远志、当归、山楂等。休止期肝肾阴虚为主时,症见头晕目眩,眼花干涩,健忘,失眠,腰膝酸软,大便干燥,舌红或暗红,脉弦细。定痫汤去法半夏、石菖蒲、僵蚕,选加天麻、龟甲、鳖甲、赤芍、丹参等。脑外伤或脑血管病后继发癫痫,定痫汤选加养血活血通络药,如当归、川芎、丹参、红花、桃仁、鸡血藤等。儿童癫痫,定痫汤选加益智药,如杜仲、山药、枸杞、石菖蒲等益肾填精、补髓健脑、安神定志药。

（四）降脂方

高脂血症属中医的"血浊"范畴,沈师认为,此证的发病外因是饮食不节,膏粱厚味,嗜酒,酗酒伤脾,导致痰湿内生;内因多为脏腑功能失调,气不化津,痰浊壅滞,气机不畅,脉络瘀阻。因此,治疗当痰瘀同治,拟具有化浊降脂通瘀功效之降脂方(当归13 g,丹参13 g,蒲黄10 g,桑寄生13 g,决明子10 g,泽泻15 g,山楂13 g)。临床加减:肝肾虚者,加枸杞子10 g、淫羊藿10 g、女贞子10 g、生何首乌10 g;气虚者,加黄芪13 g、党参13 g、黄精10 g;脾肾阳虚者选加附子10 g、干姜6 g、炒白术10 g、杜仲10 g、淫羊藿10 g;痰湿重者,加茯苓10 g、法半夏10 g、石菖蒲10 g、陈皮6 g;痰热重选加瓜蒌皮13 g、茵陈13 g、郁金10 g、天花粉10 g、酒大黄6 g;瘀重者,加郁金10 g、没药6 g、红花10 g、川芎10 g;肝气郁滞者,加柴胡10 g、郁金10 g、制香附10 g、赤芍13 g、白芍13 g。

（五）面瘫宁方

面神经麻痹属中医"面瘫"范畴。中医认为本病多由风邪入中面部,痰浊阻滞筋络所致,是以突发面部麻木、口眼㖞斜为主要表现的疾病。经多年来临床实践观察,面神经炎的发病,以正气虚为病之本,风、痰、瘀为病之标。因而根据面瘫的虚、风、痰、瘀的发病机制,急性发作期立祛风化痰、活血通络为其治疗大法。沈师自拟面瘫宁方,按证型不同进行加减治之。面瘫宁方组成:全蝎6 g,白附子9 g,僵蚕9 g,天麻9 g,川芎9 g,丝瓜络10 g。加减:感受风寒甚者,加防风9 g、白芷9 g、细辛3 g;风热重者,选加葛根13 g、蔓荆子9 g、升麻6 g、黄芩6 g、地龙9 g;热重者,去白附子,加金银花9 g、连翘12 g、板蓝根12 g、赤芍9 g、牡丹皮9 g等;风痰阻络寒痰较甚者,选加羌活9 g、防风9 g、苍术9 g、白芷9 g、白芥子9 g、细辛3 g;痰热较重者,选加蔓荆子9 g、天花粉9 g、浙贝母9 g、郁金9 g、胆南星6 g、升麻6 g、炒栀子9 g。后期痰瘀阻络瘀血证重者,选加红花9 g、丹参9 g、郁金9 g、穿山甲9 g、地龙9 g、蜈蚣1条;痰浊重者,加白芥子9g、胆南星6g、姜半夏9g、石菖蒲9g、橘红9g、桔梗9g。气血亏虚气虚甚者,选加黄芪15g、白术9g、升麻6g、鸡血藤12g、当归12g;血虚偏重者,选加当归12g、鸡血藤12g、白芍9g、枸杞子9g、葛根12g、太子参15g等。总之,中医辨证治疗对呈现诸证候宜多加细辨,施方配伍用药应严谨,方能提高疗效。

（六）宁心通痹胶囊

宁心通痹胶囊功能化痰祛瘀、温阳通络,用于痰瘀交阻证之心衰患者。方中红花、川芎、丹参、延胡索活血行气通络;瓜蒌、薤白、桔梗宽胸祛痰消结,佐以具有活血化瘀、行气止痛、安神定志及益气除痰功效的维吾尔药新塔花及具有温肺化痰、降气平喘、活血消肿、利尿除湿功效的阿里红,共奏活血祛瘀、脉络通畅、疼痛自止之功效。方中所取用的维吾尔药新塔花含有治疗心肌缺血的黄酮类成分,能提高超氧化物歧化酶、谷胱甘肽酶的活性,降低丙二醛含量,消除引起细胞损伤衰老的氧自由基,使缺血缺氧、受损心肌细胞恢复。阿里红能增强体力,延长抗疲劳和耐缺氧时间,增强机体的应急能力,阿里红多糖有较为显著的免疫增强作用,与方中中药配伍,则更增强了该方活血化瘀、化痰通络、理气止痛等功效。沈师学生李鹏博士在其研究生课题中对宁心通痹方进行了以复方丹参片为对照治疗冠心病心绞痛的临床观察与实验研究。研究结果表明:宁心通痹方治疗组对冠心病心绞痛患者的临床症状改善、中医证候总疗效、心绞痛疗效及心电图缺血性状况的改善均优于复方丹参片对照组。同时,该方可明显降低冠心病心绞痛患者的血浆内皮素含量,升高一氧化氮含量。在新疆医科大学进行的动物实验结果表明:该方对大鼠实验性急性心肌缺血有明显改善作用,能降低大鼠心律失常的严重程度,有效缩小心梗范围,表明其对冠心病心绞痛具有很好的预防和治疗效果。

（七）西红花康复液

西红花康复液是以西红花(又称番红花、藏红花)和新疆维吾尔族传统医学常用药新塔花为主药,辅以枸杞子、肉苁蓉、甘草等新疆道地名贵药材,采用科学方法提炼精制而成的纯天然传统药口服制剂[新卫药准字(94)58-001号]。

西红花康复液具有扶正驱邪之效,可养阴扶阳,添精养血,调补五脏血气不足;又有活血通络驱邪之功能,故能防治多种慢性病症,提高机体细胞免疫和体液免疫功能,并有抗疲劳、耐缺氧、抗自由基和壮阳作用,还可抗心肌缺氧、降低血黏度、增强心肌收缩力作用。

（八）系列脉通片

系列脉通片包括具有益气健脾、化痰通络功效的补气脉通片,燥湿化痰、息风通络功效的化痰脉通片和具有平肝息风、清热化痰通络功效的平肝脉通片3种。系列脉通片是沈师依据痰瘀同治原则组方,其适用于证型较典型而病情又稳定的中风病患者,服用便捷有效。

在治程中,选用某一种脉通片治疗一个阶段后,当随证型变化而更改脉通片种类。例如,临证时见中风半身不遂患者,表现为痰瘀痹阻脉络型,应用具有息风、健脾、化痰、通络功效的化痰脉通片治疗。治疗月余,风息而痰去大半,患者常表现为嗜睡、乏力、气短,苔薄腻、舌暗体胖大,脉弦细,证型变化了,用药当易,可改用补气脉通片调治近1个月,上述不适症状均可消除而活动自如,生活自理。

系列脉通片不仅可用于脑卒中恢复期,还可扩大应用范围治疗其他疾病。例如,冠心病心绞痛的发生常与痰瘀互结有关,因此冠心病患者症见肝阳动风痰浊痹阻心脉,或痰浊郁阻心阳痹阻,或气虚痰浊瘀阻心脉者可分别选用平肝脉通片、化痰脉通片、补气脉通片治疗,均可改善症状,取得明显疗效。其他高血压心脏病、病毒性心肌炎也可以随证选用。沈师学术继承人曾对系列脉通片进行了诸多的药理药效试验和临床研究证实其疗效。

（九）醒脑开窍汤

脑出血无论是出血性脑卒中,还是脑外伤出血的手术后患者,一般多见术后仍昏迷不醒。沈师认为对符合手术指征的脑出血患者及时手术,对降低其病死率极为有效,而手术也必伤络脉而致瘀,唐容川谓"血积既久,亦能化为痰水",脑中蓄血之瘀,则术后必须配用中药及时清除方能醒脑开窍。

醒脑开窍汤其药物组成为:三七粉5 g(分4次冲服),当归15 g,丹参15 g,红花10 g,川芎10 g,郁金10 g,浙贝母13 g,远志10 g,代赭石15 g,牛膝10 g,陈皮10 g,炒麦芽15 g。按阳闭或阴闭不同分别加用其他醒神开窍药。

（十）养心通络汤和养脑通络汤

此两个方剂分别应用于冠心病支架术后和颈动脉重度狭窄支架术后,防止动脉再狭窄。

这两种病的中医病机分析有其共同点:"术后必留瘀""术后仍有虚",故应注意术后防止瘀阻再发生;又术后"虚证"仍存在,都当取扶正通络法,仅是病位不同而取用方药略有不同。

养心通络汤方药组成为:当归15 g,丹参15 g,红花10 g,川芎10 g,黄芪15 g,葛根15 g,瓜蒌15 g,薤白15 g。

养脑通络汤方药组成为:三七粉5 g(分2次冲服),当归15 g,丹参15 g,红花10 g,川芎10 g,黄芪15 g,葛根15 g,生地黄15 g,桔梗10 g,浙贝母13 g。

上法都经临床研究多年,已结题并发表多篇论文于有关学术专刊。

第三节　处方用药特色及中西药的配合应用

沈师从医六十余载,主张处方之前利用四诊,司内揣外,见微知著,精确辨证,定位定性,胸有成竹,有的放矢,倡中西医结合,临证注意心脑同治,痰瘀同治,甘温并用,苦辛通络。虽尊师重典,但不拘泥,衷中参西,取长补短,但求实效,不拘一格,化裁制方。用药重视脾胃,用药纯正轻灵而忌峻猛,甘缓补中,调和脾胃。注重炮制,煎服有度,颇具特色。临证处方师古不泥,喜用药对,善用引经药,善治疑难,每获良效。

一、利用四诊,司内揣外,见微知著　辨证立法

沈师认为临床处方用药必须根据理法,以精细的辨证为前提,辨证求因,审因施治,依法选方,据方拟药。理、法、方、药缺一不可,其中理、法是基础。理、法、方、药要一致。临床上要防止"对号入座",防止轻医理而忽略中医辨证、中药西用。因为中西医学各有其特点,二者理论体系不同,所以反对单纯根据西医的病名,套用中药治疗。因此要善于利用四诊,收集资料,加以综合分析,以司内揣外,见微知著,辨证立法,方可处方用药,如此才能药到病除,桴鼓相应。所谓四诊,即望闻问切,依次进行。朱丹溪曰:"形色既殊,脏腑亦异,外证虽同,治法迥别。"说明望诊的重要性。《内经》曰:"诊病之道,观人勇怯、肌肉、皮肤,能知其情,以为诊法也。"这是利用望诊,以辨别患者的整体和局部(勇怯、肌肉和皮肤)。故临床上要详细观察患者的神、色、形、态及分泌物、排泄物的形、色、质、量,还要利用听觉及嗅觉,分辨患者语言、呼吸、咳嗽、声音与排泄物、分泌物的气味是否异常,了解患者的现有症状,明确疾病发生的诱因和原因、发病过程、诊疗情况,以及患者的生活习惯、人事环境等,最后观察舌质、舌苔、脉象,必要时对胸、腹、四肢等处进行切按。通过这些资料进行司内揣外,司外揣内,见微知著,以判别患者脏腑盛衰、气血

盈亏，最终辨别其证候。证候既辨，方可立法处方。

沈师按其师秦伯未名医的经验处方考虑3个方面：病因病机＋病位＋兼症。如沈师运用古方痛泻要方进行加味拓展用于治疗溃疡性结肠炎就是典型例子。原方根据病因为情志所伤，病理为肝强脾弱，选用白芍柔肝，防风疏肝理气升清，苍术、炒白术以健脾燥湿。根据其症状有腹泻宜用炒薏苡仁、茯苓健脾渗湿止泻；腹痛采用木香、砂仁理气止痛。同时根据不同兼症予以斟酌加减，恶风表证加葛根；泄泻稀水便者加白芷、泽泻、大腹皮；饮食积滞者加山楂、麦芽、鸡内金、神曲；腹胀甚者加厚朴；久泻不止者加升麻、诃子肉。经衍化因其主要病位在中焦，故所选上述药物以入中焦者居多。又如治疗痹证，病因属于风寒者多选用羌活、桂枝、防风疏风散寒、温经通络。病痛位于上肢者多为风邪所伤，加片姜黄、威灵仙、秦艽、桑枝、葛根，取药性走上以加强祛风的功效。病位在下肢者多为寒湿之邪所伤，多用独活、川牛膝、防己、桑寄生、续断、木瓜等，以祛寒湿、温经通络。如上下肢病患并见方中必有羌活、独活，以使药达病所。如其治疗中风、胸痹、头痛、眩晕等疾病均加用川芎以达病位。

二、心脑同治，痰瘀同治，甘温并用，苦辛通络

中医认为脑为元神之府，心主神明，且心主血脉，运血以养脑，脑亦主神明，故心脑关系密切。心的生理功能每受脑的影响，因此二者生理上相互关联，病理上相互影响。现代医学观点认为，动脉粥样硬化是一种全身性的血管疾病，临床上冠心病和脑血管病常常合并存在，因此防治动脉粥样硬化需心脑同治。而动脉粥样硬化的病理基础大多与血脂升高有关。从中医的角度分析，患者素食肥甘，损伤脾胃，积湿生痰，痰阻血瘀，阻塞血管，导致冠心病及脑梗死的发生，因此要痰瘀同治。心脑同治、痰瘀同治是沈师治疗心脑血管处方用药的理论核心及特色之一。沈师喜读先贤之书，其痰瘀同治之理念取自丹溪治病之法。痰浊源于津液，瘀血源于血液，而津血同源，瘀血形成过程中常同时出现水液代谢障碍而导致水湿停聚成痰。在水液代谢障碍时亦可导致气血失调，气血运行不利而形成瘀血。同一病因如气滞可致血瘀，亦可引起水湿不行聚而成痰，因此痰瘀同源。痰和瘀均为阴邪，同气相求，既可因痰生瘀，亦可因瘀生痰，形成痰瘀同病而互为因果。痰瘀致病可引起机体从表到里，从上到下，脏腑经络、四肢百骸、气血阴阳等广泛病变，但其中与心脑血管疾病关系又最为密切。因此确立痰瘀同治是治疗心脑血管疾病之大法。

由于痰瘀阴邪凝滞，胶结难化，互相影响，仅去其一，病难根除，故痰瘀必须同治，即治痰必治瘀，瘀去则痰易化；治瘀必治痰，痰化则瘀易除。但是痰瘀同治法，并非将活血通络药和祛痰药简单地堆砌凑合，应当根据痰浊瘀血的部位、程度、新久、深浅、大小、内外、脏腑、经络等的不同，还应根据寒热虚实、主次缓急、痰瘀衍生的先后次序不同而辨证论治，因此在临证中处方用药变化无穷。因痰为阴邪，故治疗当尊仲景之"治痰当以温药和之"治法。选药当以甘温并用，佐以苦辛。甘味药与温性药物合用，使之甘温益气。正如《内经》中云："形不足者，温之以气。"甘味药可健脾补气，配伍温药，则能加强甘药的功能而增进疗效。多用黄芪、白术、茯苓、法半夏、炒薏苡仁、石菖蒲、远志。同时佐以苦味与辛味的药物，达到"苦辛通降"的作用。临床上辛味药常用薤白、厚朴、法半夏、延胡索、红花、陈皮、砂仁、防风、干姜、吴茱萸、香附等以宣通气机，祛寒化湿，和胃降逆；苦味的药如紫苏梗、代赭石、黄连、黄芩、枳壳、枳实等，能利湿泄热和胃，消痞除满，宽胸理气。如在临床中治疗水饮上逆之胸痹心痛，加重通阳降逆之药，佐以桂枝配伍枳实；假如病情更甚且痰饮较重，阻滞气机，痰饮之上逆者亦加重，心中痞塞，胸胁抢逆，则加厚朴助枳实，增强消痞除满作用，加用瓜蒌、薤白，助桂枝增强通阳豁痰降逆之功。由此可见，枳实配伍薤白、枳实配伍厚朴皆为治疗胸痹、心下痞之苦辛通降之法。

祛痰药还须根据临床需要辨证选用。其中有涤痰开窍、清化热痰、温化寒痰、润燥化痰、健脾化痰、行气化痰等不同。又当按痰浊瘀阻部位之不同选用。当痰浊交阻于肺、蒙蔽于心、交夹于脑,出现气喘、水肿、妄言、昏迷,可用抵当汤合葶苈大枣泻肺汤。因为心脑血管疾病多以老年患者居多,其素体较虚,寒凝经脉常见,故临床上活血化瘀药以温通为主。多选用温经活血之红花、川芎、桂枝;益气通络之黄芪;养血活血之当归、鸡血藤、丹参、参三七;行气活血之川芎。对于壮实瘀热证者也可选用凉血祛瘀之赤芍、牡丹皮;破血消瘀之三棱、莪术、水蛭等,因水蛭活血祛瘀能力强又不伤血而必须配用;若属阴虚血瘀则选用养阴活血之生地黄、鳖甲等。

痰瘀同病常因病久入络,湿性黏滞,这类病症病程长,顽症多,故难取速效,治当缓图。如辨证处方得当,患者服之无不适感,当守法守方,较长时期观察治之。针对久病入络,当加以甘温苦辛之品以通络,如鸡血藤、蜈蚣、僵蚕、地龙、桃仁、红花、牛膝等。

三、尊师重典,但不拘泥,化裁制方,用药灵活

中医传承2 000余年,中医四大经典《内经》《难经》《神农本草经》《伤寒杂病论》,以及吴鞠通的《温病条辨》,张介宾的《景岳全书》《类经》,李东垣的《脾胃论》,孙思邈的《备急千金要方》,巢元方的《诸病源候论》,吴谦的《医宗金鉴》等均是中医经典著作。这些经典著作是中医的良师益友。沈师强调,每一个中医人一定要认真阅读经典,仔细揣摩,尊重师教及典籍。所谓理本《内经》,法从仲景。但是医者要学古人是师古人之意,灵活运用而不泥古人之方。正如《释微论》言:"予读仲景书,用仲景之法,然未尝守仲景之方,乃为仲景之心也。"由于时代变迁,环境改变,体质差异,临床变化,故古方治今病,时有相合,也有不合者,要依据临床变化而制方。如罗知悌所言:"用古方治今病,正如拆旧屋,凑新屋,其材木非一,不再经匠氏之手,其可用乎?"因此临床用药要自出机杼,不拘于成方,别具一格。比如沈师治疗冠心病,在继承《金匮要略》理论及历代医家经验基础上,结合数十年临床实践,予痰瘀同治法,自制心痛宁方,或加味心痛宁方,实际上是在张仲景的瓜蒌薤白白酒汤、瓜蒌薤白半夏汤以及后人的丹参饮、血府逐瘀汤基础上进行的加减。心痛宁方以全瓜蒌、薤白利气化痰、散结宽胸、温通心阳,佐以当归、丹参、红花、川芎活血化瘀、行气止痛,合以厚朴、桔梗苦降辛开、行气散结。加味心痛宁方是在结合新疆实际情况,再伍以新疆民族药辛塔花、阿里红以祛瘀除痰、气血双调。该方疗效确切,在新疆广泛应用,并被写入国家中医药管理局编撰的《冠心病临床路径》中。上述药方经药理实验均证实有扩张冠状动脉、降低心肌耗氧量、抗血小板聚集及抗血栓形成的作用。动物实验表明,此方可使冠状动脉流量增加,心肌收缩力增强,脉搏减慢,从而起到保护心肌细胞、改善心肌缺血损伤的作用。

又如在治疗肝阳风动、痰热瘀阻之脑卒中时选用古方天麻钩藤饮,其原方组成为天麻、钩藤、石决明、栀子、黄芩、杜仲、益母草、川牛膝、桑寄生、首乌藤、朱茯神。但在临床上因为很多老年患者脾胃虚弱,不耐寒凉伤胃之品,故方中黄芩、栀子苦寒败胃、伤阴应弃用。如果是脑梗死者,为加强痰瘀同治的力度,当加丹参、赤芍、牡丹皮等清热凉血通络药。若合并冠心病按痰瘀同源、痰瘀同病之说,适当加用清热化痰、润燥化痰之品,如贝母、郁金、瓜蒌、天花粉等。若为高血压,常有阴虚阳亢生风,可多用生地黄、玄参、鳖甲、龟甲之类滋阴清热、潜阳息风之品。若大便秘结时,则去石决明,改用甘苦微寒、清肝明目、润肠通便之决明子。此药按药理药效报道具有降血压、降血脂的作用,对于防治血管硬化与高血压也有一定疗效。在治疗脑血管意外之痰热风火内闭心窍时应加大开闭之力度,可加用羚羊角粉(今用山羊角代)以助清肝息风之功效,选加胆南星、竹沥、郁金、贝母及安宫牛黄丸之类清热开窍涤痰方药。

如《医学心悟》半夏白术天麻汤,原本治疗风痰上扰之眩晕、头痛等病证,在临床中常用于治疗脑卒

中,而且广泛用于脑动脉硬化症、高血压病、脑震荡后遗症、耳源性眩晕等属风痰瘀血痹阻证者,也可治疗高脂血症。为加强痰瘀同治的作用,常选加当归、红花、川芎、三七等温经通络药。原方中的甘草、大枣,有助湿壅气生热令人中满,宜弃而不用。治疗高脂血症时常加泽泻、山楂、决明子等,既可痰瘀同治,还可降血脂。当治疗高血压患者症见风痰所致的眩晕、头痛时常用该方合用《金匮要略》之泽泻汤,并选加川芎、牛膝、益母草活血利湿通络药以除上蒙之痰浊,达到风平络通之效。在运用该方治疗脑血管痴呆时,加石菖蒲、郁金、远志、苍术、茯苓等豁痰开窍、燥湿健脾,或用川芎、路路通等。沈师善用石菖蒲、郁金,因该药味辛苦微温,入心、肝二经,具有开窍化痰之功。《神农本草经》曰:"(石菖蒲)开心孔,补五脏,通九窍,明耳目,出声音……聪耳明目,不忘,不迷惑,延年。"《本草从新》曰:"(石菖蒲)辛苦而温,芳香而散,开心孔,利窍,明耳目,发声音。"血管性痴呆因痰浊郁阻,导致耳目不聪,非此清利不能宣通。郁金,味辛苦性寒,入心、肺、肝三经,具有行气祛瘀、清气化痰解郁之功。沈师认为血管性痴呆症见精神神志改变者,常与石菖蒲配伍为痰瘀并驱之剂,用之多有效。若痴呆日久,病情顽固,痰瘀多滞留筋骨关节、脑脉,常加用地龙、僵蚕、水蛭等虫类药,再结合补虚之品。

总之,沈师多次强调在取用古方和经典方时当注意师其法、不泥其方,临证中必须注意在中医理论指导下做到辨病与辨证相结合,又当吸取现代中药药理药效方面的成果,这样才能做到守正创新,善用经典古方。

四、纯正轻灵,药忌峻猛,甘缓补中,调和脾胃

目前临床上很多医师用药少则二三十味,多则四五十味,而且超剂量,药多庞杂,副作用多,且患者付费昂贵,并浪费中药材。求其原因,无非是辨证不精,只能寒热补泻药物一起用,还有则是纯粹追求经济效益,而这是临床医师之大忌。目前我国属于发展中国家,卫生经费有限。新疆的经济水平并不高,尤其是郊区、牧区、山区的农牧民,经济并不宽裕,有些慢性病也非一时即能见效,因此在处方用药时要精打细算。沈师要求自己的学术继承人必须选取有效而价廉的药物,既要把病治好,又要尽量节约和减少患者医疗费用。比如佛手在理气药中价格偏高,处方时沈师很少用,常按患者病位所在,选用归经、性味相似的理气药如香橼皮等代之。其他如肝阳上亢之高血压患者当需用天麻钩藤饮方治疗时,彼时几十年前天麻价甚高,遇到经济困难者,沈师则将天麻改用珍珠母、白芍配伍以代之。其他如绛香代沉香、水牛角代犀角等。沈师认为,处方时必须用药精纯、不可庞杂,这样既可以提高疗效,又可节约药费。另外中药大剂量及大量多味药物使用,容易出现毒副作用,这是临床必须重视的问题。目前很多人认为中药是天然药材,服用中草药无毒副作用,有病治病,无病健身,甚至某些电视台药物广告也这样宣传,导致人们对中药的毒副作用不够重视。作为中医师应该了解中药取用过大剂量,不合理配伍长期应用会引起不良反应,尤其是肝肾毒副作用。如马兜铃含有马兜铃酸,能造成肾小管大量丧失,导致肾衰竭,病情严重者甚至需要终身进行血液透析或肾移植。马兜铃酸也是潜在的致癌物质,动物实验表明,食用马兜铃酸会导致淋巴瘤、肾癌、肝癌、胃癌和肺癌。朱砂可导致汞中毒,损害中枢神经、肾脏、消化道。长期使用益母草,对肾脏有毒性作用。动物实验表明益母草会刺激乳腺癌的增长。黄药子含有毒性成分薯蓣皂苷及黄药子萜等,对中枢神经、心脏、肝、肾有毒害作用,可致中毒性肝炎。《诸病源候论》说:"凡合和汤药,自有限制,至于圭铢分两,不可乖违,若增加失宜,便生他疾……亦能致死。"故沈师主张处方用药应轻灵纯正,遵从药典规定剂量,反对孟浪用药,峻猛从事。所谓轻灵是指治法灵活,用药灵活,药物适量不宜过大;药味要简,以精简扼要为宜,看似平常,要恰到好处。纯正是要配伍严密,处方时药物不能庞杂无序,药量符合药典要求,不能险峻,力求要稳准。沈师不仅以身示范,同时还要求下级医师也要

遵守此规则。沈师规定一张处方少则不限,只要能治病,二三味也可,六七味也可,但是最多不宜超过15味。对于必须使用的大苦、大寒、大辛、大热的大黄、黄连、附子等药物,也是中病即止。因此沈师临床用药的特点是辨证准确,选方精当,药味适量,剂量规范,价廉效高。

　　沈师用药以轻灵纯正为总原则,其重要原因之一就是保护胃气。《素问·玉机真藏论》曰:"五脏者,皆禀气于胃;胃者,五脏之本也。"《景岳全书·杂证谟·脾胃》曰:"凡欲察病者,必须先察胃气;凡欲治病者,必须常顾胃气。胃气无损,诸可无虑。"因此沈师在临床上既不用大补之剂,以妨碍脾胃运化,亦不常用苦寒、峻热之剂,以防损脾败胃;也不过用辛温芳香之药,以避免耗气伤阴。不仅如此,沈师认为还要未病先防,及早使用健脾和胃之品。其大多使用甘缓之品以防胃气损伤。沈师认为脾胃居中焦,脾胃病变时,常现清阳不升、浊阴不降。《素问·阴阳应象大论》曰:"清气在下,则生飧泄;浊气在上,则生䐜胀。"故在临床上用藿香梗、紫苏梗配法半夏升清降浊。另外脾主运化、肝主疏泄。肝失疏泄,则脾之运化失常;脾失健运,则肝之疏泄也不畅。故临床上常用炒枳壳、佛手、紫苏梗、陈皮、麦芽以理气疏肝,以助脾胃气机疏通畅达,使木疏土健。沈师的处方中90%均有炒麦芽、炒枳壳、陈皮等佐使药。其既能疏肝,又能消食行滞,不仅脾胃有病者可选择应用,即使在气虚、阴虚时用补气或滋阴之品时亦须选用陈皮、炒麦芽、炒枳壳等药,以防补气或滋阴时壅中碍胃。治疗糖尿病见纳呆的患者时,根据脾主运化、胃主受纳之理,在辨证的基础上也常加炒白术、炒麦芽、神曲以健脾和胃,消食以助运化,也可达到餐后降血糖的作用。

　　调和脾胃的甘缓药物分"甘温益气"和"甘温濡养"两大类。前者补脾胃之气,后者多养脾胃之阴。脾胃属土,位居中焦,与肝、肺、心、肾等五脏密切相关,故即使在治疗心肺疾病时沈师也常把甘味药与温性药物合用,使之甘温益气。脾胃之气强健,则心肺之气壮实,故沈师常用黄芪、太子参配伍,太子参补气生津,得黄芪而甘温益气作用更强,以旺脾胃之气。沈师还用甘缓之品濡养脾胃,补益气血,如黄芪、当归、鸡血藤等。温中化饮法是针对中焦虚寒,痰饮内停的病证而设。痰饮为病,责之肺、脾、肾。另外"脾为生痰之源",脾阳亏虚,不能运化,水湿停聚,为痰为饮,停聚中焦,常出现呕吐痰涎、腹满、腹痛、眩晕等不同的病证,停聚上焦则出现胸闷、胸痛、气短、咳嗽等,因此选用茯苓、白术、桂枝、陈皮、半夏、炙甘草等健脾和胃,温化水饮。若脾胃中焦虚寒,气机不畅,出现腹部胀满,纳差,则选用厚朴、白术、枳壳、干姜、紫苏梗等温中行气,健脾和胃。如果出现腹痛等,则予以甘缓之品如黄芪、党参、桂枝、大枣、甘草、干姜、白术,配伍白芍以缓急止痛。对于萎缩性胃炎患者沈师常用太子参、白术,配以石斛、枸杞子、麦冬、当归以濡养脾胃,同时重用山楂增加胃酸中浓度以消食祛积、活血通络,促进养胃之功效。若是胃溃疡则不能加山楂,而配以白及等。沈师还会同时嘱咐患者戒烟酒,忌辛辣、冷硬、油腻之品,以防伤胃。

五、衷中参西,取长补短,但求实效,不拘一格

　　沈师在临床中主张衷中参西,以取长补短,达到治标治本,增强疗效的目的。衷中参西的理念,由民国时期的张锡纯最早在临床中使用。比如其治疗发热,用石膏阿司匹林汤,石膏清热,但发表之力轻,故加阿司匹林达表解热。再如张锡纯治阴虚发热之肺痨,用醴泉饮送服阿司匹林;治肺病发热,以阿司匹林代石膏发汗;治癫痫,用西药镇静剂与中药清火、涤痰、理气之品配伍等。当然,限于当时科学技术及条件,这些中西医结合的应用是粗糙、简单的。时至今日,医学发展日新月异,且患者要求也相当高,由于历史条件有限,中医中药的使用存在诸多局限,故临床医生不能泥古不化、故步自封,要敢于创新,吸收现代科学成就,做到衷中参西,取长补短。概而言之,一是不脱离于中医的理、法、方、药;二是不拘泥于单纯的中医的理、法、方、药。应在中医理、法、方、药理论指导下,利用某些药物的现代研究成果,采用

经药理研究证明对某些疾病针对性较强的药物治疗疾病。或是了解某些药物的毒副作用后,避免在某些疾病中使用。三是加用西药,使各项现代指标如血压、血糖、血脂、尿酸降至正常水平。

比如,高血压病是难以根除的疾病,临床上用药后症状有所改善,但血压不能降到理想水平,故应在辨证论治的基础上选用现代药理研究证实有降压作用的代赭石、天麻、钩藤、石决明、珍珠母、决明子、磁石、菊花、白蒺藜、黄芩、夏枯草、豨莶草、罗布麻、鬼针草、益母草、玄参、赤芍、丹参、牛膝、山楂、葛根、川芎、地龙等。如果血压仍不达标,则需加用西药降压使之血压达标,以免长期高血压引起靶器官损害和各种并发症。尤其是当血压骤高,出现高血压急症或者高血压危象时更需紧急配用西药降压药,以防气升血逆,导致脑脉痹阻,或血溢脑脉之外而发生中风,或心脉瘀阻而致胸痹心痛。如治疗肺结核患者,在西药抗痨的基础上,中药常辨证选用百部、白果、鱼腥草、猫爪草、大蓟、夏枯草等抗痨药。如有胆结石、肾结石者,加用金钱草、海金砂、石韦、鸡内金等化石。如对肝炎所致胆红素及谷丙转氨酶、谷草转氨酶等增高的患者,在健脾疏肝和胃药中,可辨证选用现代医学证实有抗病毒作用的板蓝根、败酱草、大青叶、香薷、桂枝等药物,有消除黄疸作用的茵陈、虎杖、郁金等药物,以及具有降酶作用的五味子等。如对于冠心病等患者,在辨证用药的情况下,根据现代医学的最新成果,要配合长期服用他汀类药物以调脂稳斑,阿司匹林抗血小板聚集,尤其是支架术后则加用氯吡格雷。根据病情加用β受体阻滞剂、血管紧张素转换酶抑制剂/血管紧张素受体Ⅱ拮抗剂、钙离子拮抗剂等药物。如果出现心肌梗死等,要使用西药溶栓或者介入支架植入,冠状动脉旁路移植术。因为血脂是冠心病的重要危险因素,沈师处方用药辨证选用具有降脂的神曲、山楂、何首乌、绞股蓝、桑寄生、草决明、泽泻等药物。而冠心病选用丹参、川芎、赤芍、生地黄、桃仁、水蛭、地龙等活血化瘀药。如心律失常,对房性期前收缩、室性期前收缩,据证选用具有抗心律失常作用的药物如苦参、葛根、莲子心和甘松。对缓慢性心律失常可选用桂枝、附子、细辛、麻黄、甘草、黄芪等。如属于快速心律失常则加用具有抗心律失常作用的药物,按证选用黄连、生地黄、麦冬、淫羊藿、葛根、灵芝、佛手、五味子等。又如对糖尿病患者血糖偏高,在中药里宜选加具有降糖作用的刺五加、玉竹、山药、麦冬、苍术、泽泻、天花粉、石膏等。如利用现代医学调节神经兴奋与抑制治疗失眠的机制,常用当归、丹参、炒酸枣仁、柏子仁养血安神,同时加用龙骨、牡蛎镇静抑制,远志、石菖蒲开窍兴奋。

沈师强调吸收运用现代科研成果时,绝不能离开中医学的辨证论治。如脑动脉硬化、耳源性眩晕、脑震荡引起的痰浊瘀阻证者眩晕,常加用增加脑血流量、降血脂、抗动脉硬化的川芎;另配能改善内耳迷路水肿、降血脂、抗动脉硬化之泽泻为伍,疗效大为增强。因川芎辛窜走上,通达脑窍,泽泻降浊阴,故只有在辨证中确属有痰浊瘀阻方可用之,对于阴虚或气虚者则不用。又如治疗萎缩性胃炎,常在辨证的基础上重用山楂或再配伍乌梅,不但增加胃液酸度,并取用山楂通络之功促进胃黏膜增生;对消化性溃疡病患者一般不用山楂,因其胃中灼热而痛,是胃中酸度较高,灼烧黏膜所致。胃酸过多者,不宜用产酸较多的木瓜、山茱萸、五味子等。胃炎及胃溃疡患者慎用皂荚、远志以防对胃刺激,常取用煅瓦楞子、海螵蛸、海蛤壳配伍来制酸,胃中灼痛即可消失。高血压、水肿患者常不用水钠潴留的甘草。

六、中西药合理配合应用

采用中西药配伍联合应用或先后序贯地使用是临床医师经常遇到的实际问题。沈师强调,中西药物的配伍应当建立在中医辨证和有关药理研究的基础上正确使用,防止配伍不当出现毒副作用和药效降低等不良后果。沈师认为,配伍使用当注意以下两点。

(一)中西药配伍的目的是取长补短,达到治标又治本,增强疗效

沈师认为,在临床中当单用中药或西药若能治好病,就不必中西药合用,以减少患者经济负担,少花

钱治好病。当患者病情复杂,可发挥中药或西药的各自优势,科学地配伍应用。

沈师在临床中遇见下列情况常中西药配合使用:病程较长或病情较为复杂的病证应用中医中药为主治疗的同时配用西药促进疗效提高,缩短病程,如牵正散加减治疗风痰瘀阻型面神经炎,常配用维生素 B_1 和维生素 B_{12},加强营养神经作用,促进恢复;外感高热持续多日不退,辨证使用中药汤药同时,主张配合输液(液体中仅加入维生素类营养药物,不加任何抗生素),不仅可防虚脱并可达扶正驱邪之效。

西医西药治疗时中药配合应用可减少或防止西药的不良反应,保证疗程的完成,促进疾病的痊愈。例如,抗结核药物利福平一般疗程很长,疗程中常产生食欲差、恶心呕吐的不良反应,尤其当加用异烟肼药物时虽能加强抗结核疗效,但对肝脏毒性也增强,中药配用健脾和胃、养肝通络之品,不但可消除不良反应,又因为扶正之中药配用,加强了人体免疫力,可提高抗痨的疗效。肿瘤病在化疗或放疗过程中如果中西医密切配合,中西药科学合理配伍应用,可保证抗癌疗程的完成并起到减少患者痛苦和延长生命的作用。

患有多种疾病的患者,发挥中西药各自优势对其进行治疗可提高疗效。例如,慢性盆腔炎患者应用西药和理疗等多种综合措施治疗时,患者胃溃疡复发可配用中药健脾和胃、理气通络之品调治,这样不影响西药对盆腔炎的治疗而又消除胃痛,使饮食增加,体质增强,促进盆腔炎痊愈。

危重病证抢救中必须中西药联合应用,取多途径和速效之剂,提高抢救成功率。

(二)中西药物配伍应用要防止配伍不当、药效降低和不良反应的发生

中西药配伍应用于临床,沈师强调必须对中西药的药性和功效全面了解和掌握,具有丰富的临床专业知识者也要求做到识证识药,否则中西药滥于配用易导致降低药效或产生不良反应。当今随着对中西药的药理药效不断深入研究,已发现有些中药或中成药和下列西药不能配用:地高辛之类强心苷药物不能和含钙盐类的龙骨、石膏、牛黄解毒丸同用。因为血中钙离子浓度增加,对心脏会有不良反应。普尼拉明和中药牡蛎合用可引起心律失常和传导阻滞。长效硝酸甘油片与冠心苏合丸合用可产生有毒化合物导致药源性肠炎。利血平和甘草合用可影响降压效果。山楂、乌梅、酸枣仁、五味子等药物不宜与碱性药物如碳酸氢钠、乳酸钠合用,否则可产生化学中和反应使二者药效降低。人参、远志等含苷药物,不能和维生素C、谷氨酸等酸性药物合用,否则易分解而失效。阿奇霉素不能与复方甘草片、强心药毛地黄类、辛伐他汀药等同用。

总之,中西药物相互配合应用必须从临床实践出发,达到科学、合理、安全、增效的目的。

七、注意科学用药,药量确切,选择最佳服药时间

(一)注意科学用药,药量确切

中医治病的巧处在药量上,古人就有"中医不传之秘在量上"之说。当前中医界有一些同道有不注意科学用药的倾向,处方用药不考虑对人体的利弊,一味求功。一张处方选药达 20 味之多,一剂药量总量多达 500 g 以上,结果是既浪费了药物,又对患者有害无益。沈师告诫我们,处方用药的药量大小要因药、因人、因病而定,以适合患者的体质和病情为宜。沈师用药的剂量规律如下。

1. 按药物的质地和性质以及在处方中的地位区分 ① 矿物质和贝壳、金属类的内服药比重大,每剂用量可达 30 g。② 果实类(除蔓荆子、五味子或有毒的药物外),一般用量可在 15 g 左右或更大些。③ 一般草、叶、茎、根类药用植物均在 10 g 左右。④ 花蕊质轻,用量可再小些。⑤ 凡有毒、药性峻烈的药物用量宜小,如牵牛子,应从小剂量开始,根据病情需要逐渐增加,不要过量,一旦病势减退,应逐渐减量或停用。⑥ 处方中的引经药、佐使药不可能与君药之量等重,用量过大,反而喧宾夺主,牵制主药发

挥作用。

2. 按患者的体质、年龄和疾病的性质区分 ① 平素体弱者用量要轻,老年人服药剂量不宜太大,因为老年患者生理功能减退,耐受力减弱,剂量过大常弊多利少。② 小儿用量特点,一般认为,小儿在5岁以下用药剂量为成人量的1/4,5岁以上可按成人量减半使用。沈师认为,小儿用药剂量除峻烈药、毒性药和某些精制冲服药剂外,如为调养方药,尤其取用的都为药食同源药,如参苓白术散方,则取药剂量可和成人量相似。因为小儿服用汤药时都浓煎成100 ml左右,越浓煎,实际服用量也就相对减少了。而且小儿服药不配合,每次服用时常浪费较大。一般要将每剂的浓缩药剂分作5~6次才服完,因此不会因药量进入太多而引起不良反应。③ 外感表证的咳嗽治疗当轻灵为贵。④ 慢性患者,因患者久病体衰,已耗伤正气,不能急于求成,应轻剂调治,促进机体抗病能力再生,通过渐积,慢慢起效。而病危重者,取用抢救方药,必须要选药精、专,药量要大,否则病重药轻,药力不足,贻误病情。

(二) 中药给药时间

中药给药时间要根据病情需要、药物的药性特点以及是否对胃有刺激作用等因素来综合考虑,选择最佳给药时间才能更好地发挥药效。清代名医徐灵胎认为,给药时间"早暮不合其时……不惟无益,反能有害"。沈师在临证时给患者处方后都要详细交代服药方法,现将有些药物的特殊服药时间与方法介绍如下。

1. 危急重症 为保证药力持续发挥,将药物频频服用或1日分3~4次服用,治疗中风阳闭时沈师常取安宫牛黄丸始用1丸后密观病情,可半丸每6小时灌服,1日可用至总量为3~4丸。

2. 解表退热药 嘱患者至少每日3次及时服用,保持体内药的有效浓度,使药力足而驱除病邪,以防表邪入里。

3. 镇静安眠药 嘱患者临睡前1小时服用。

4. 润肠通便药 早晨空腹或入睡前服。

5. 平喘药 在哮喘发作前2小时服用。

6. 咽喉疾患药(清利咽喉药) 每日3次饭后服并缓缓咽下。

7. 驱虫药 清晨空腹或睡前服。

8. 治胃药 消食导滞宜饭后服用;制酸药宜饭前服。

9. 活血化瘀药 苦寒药饭后1小时服用以缓和对胃黏膜的刺激。

沈师不但注意服药时间,也很重视给药时机,特别对一些妇女病治疗。例如,妇女气滞血瘀痛经的治疗,在经前1周按证选用活血通经药,月经来潮后常以调养冲任和营法调治。乳腺增生症在经前1周通常取疏肝理气通络药加引血下行药,当经血干净、血海空虚、乳房无胀痛感时治以补肝肾、养冲任、和营血之法。治病讲究用药时机从而促进了疗效的提高。

八、注重炮制,煎服有度,引经报使,画龙点睛

沈师强调为了达到选药精纯取得最佳的治疗效果,强调应将药物的性味、归经、升降沉浮诸方面因素综合起来加以考虑。根据某一病变寒热虚实的不同,以及病势上逆下陷的区别而进行温、清、补、泻。因此必须精通中药的性味、归经、升降沉浮、炮制及有毒无毒等诸多知识。特别应该注重药物炮制。我国中药材的来源大多是动、植物和矿物。由于各地水土不同、气候各异、日照强弱等生态环境的影响,其质量优劣不一样。若炮制不当,将严重影响药物疗效,而且还有严重毒副作用。炮制得当,则可以增加药效,如生黄连中小檗碱在水中的溶出率为58.2%,而酒制黄连为90.8%,炮制品明显高于生品。根据

病情需要,可对某些药物进行炮制改变性能。如生地黄有清热凉血、滋阴生津之效,而炮制成熟地黄则可滋阴补血、填精补髓。如天南星较为辛燥,功能燥湿化痰、祛风通络、散结消肿,经牛胆汁或猪胆汁浸泡后的胆南星,无辛燥之性,味苦而润,功能清热化痰、息风止痉;生莱菔子升多于降,用于涌吐风痰;炒莱菔子降多于升,用于降气化痰、消食除胀。水蛭的主要成分含水蛭素,遇热易破坏。沈师应用时常取用研粉吞服。其研制的系列脉通片中都取用水蛭也注意了此问题。川乌、草乌及附子等,经炮制后,有毒成分乌头碱水解为乌头原碱,毒性大为降低。炮制还可以消除或减少药物的毒性、烈性和副作用:如生半夏、生南星有毒,用生姜、明矾腌制,可解除毒性;又如巴豆有剧毒,去油用霜,可减少毒性。故在处方时要写明。比如写明法半夏还是清半夏,生何首乌还是制何首乌,炒白术还是生白术,酒大黄还是生大黄等。沈师治疗老年心血管疾病患者伴有大便秘结通腑多用酒大黄,防其寒甚伤胃。又取其酒性窜上行助通血脉,对于煎煮方法也需讲究,尤其是附子要久煎,一般先煎 1 小时,石决明、生石膏、寒水石、龙骨、牡蛎、生瓦楞子、水牛角等药要先煎,生大黄、薄荷、砂仁、白豆蔻、沉香、青蒿、香薷、钩藤等均要后下。其他如旋覆花、蒲黄、车前子、山药等需包煎,蜂蜜、饴糖、芒硝、阿胶、鸡子黄、龟甲胶、鹿角胶等宜入药液中化服。这些不仅要在处方中说明,还要给患者交代清楚。

为了增加疗效外,除了在炮制、煎煮等方面讲究外,还要在制方中正确使用引经药。自古以来,各位名家均讲究配伍中加用引经报使药。引经报使药包括用某药引入某经,如治疗肺病时用桔梗、升麻、葱白、辛夷等肺经药物。还有就是用药引导其他药物到达病变部位或入某经。如姜黄能引药上行通达上肢,常作为上肢痹证的引经药。治疗下肢病症时,用川牛膝引药下行通达到下肢。桔梗可载诸药上浮,还开提肺气。故治疗肺病时,使用该药引归于肺,益肺利气,借肺之布精而养全身。沈师在治疗胸痹心痛时自制"心痛宁方",其中以全瓜蒌、薤白、厚朴、枳壳、当归、丹参、红花、川芎等化痰行气活血,加桔梗引药直达心胸之所。用补阳还五汤必须加用牛膝以助上下通达。沈师创制的带状疱疹方(龙胆草、板蓝根、连翘、生栀子、生地黄、延胡索、郁金、白木通、泽泻、生甘草),按病患部位不同作了加味。发于头部加野菊花、升麻、柴胡、川芎;胁背部加制香附、赤芍、丝瓜络;发于下肢者加川牛膝、黄柏、萆薢。沈师取普济消毒饮治疗腮腺炎,取柴胡,弃用升麻;而治疗颜面丹毒则用升麻而不用柴胡引经药。又如治疗头痛必用川芎,使之走上。沈师还用经络辨证选用引经药,如太阳头痛用羌活,阳明头痛用白芷、葛根,少阳经头痛用柴胡,太阴头痛用苍术,少阴头痛用细辛,厥阴头痛用吴茱萸、藁本。治疗肝病时用柴胡、香附引药物入肝经。这些引经报使药的引用,起到了画龙点睛的奇效。

九、临证守方与协定处方

(一) 临证守方

沈师注意古人的临证守方法:"治急病要有胆有识,治慢性病要有方有守。"这说明治疗慢性病要求医者注意患者病情变化,若相对稳定不变,审证既确,守方勿更。沈师强调,临证时遇到刚服药不久,症状改善不明显,并非无药效,实际上药已有效,只是还未显露出来,如求效心切,赶紧"更方",则前功尽弃。就治病来说,对久虚积损之病证,药方再好,也绝非四五剂立即有效。他还指出,治疗慢性病也需要有胆有识,因为有些患者复诊时诉说:不但服药无效,反而出现"反应",医者对服药后"反应"应详细审察并复审原开之处方,如原法无误,仍旧守方勿更。例如,某些虚不受补患者,初次方药从取用缓补之法,但服后自觉腹部时有闷胀,而心存疑虑要求更方,若医者心中无数,即撤除补虚之品或方中更加大量行气药,加重消导药则重蹈覆辙,此时应守法守方,少佐谷芽、麦芽、内金和胃助运,服后疗效显著,虚胀自除。可见守方的前提必须辨证准确,有卓识远见和刚毅的精神。清代名医叶天士曾处方嘱患者服百剂,以使其痼疾不复发,患者服 80 剂病愈即停服,逾年病复发,叶氏再嘱服 40 剂,病终不复发矣。沈师所治难治性慢性病验案中也都常嘱病愈患者原法巩固调治月余。

可能对有些求医心切的患者守方实非易事。沈师认为:医者接诊时应耐心倾听患者诉说病情,详细解释病情,多做思想开导工作,方法上也可学前贤的守方经验,便于患者接受。临证时,沈师经常给我们提起,山东一位老中医治疗肺痨并有脾虚泄泻症状,其取参苓白术散治疗 1 年告愈,每次患者来诊时去白术加重炒薏苡仁或炒扁豆,有时加少许砂仁。归根到底基本上还是培土生金、行气和胃、渗湿止泻之原方,按原法调治。总之,对于慢性病必须医患合作,有方有守,辅助机体恢复抵抗力以战胜疾病。

(二)协定处方注意事项

沈师对协定处方的制定强调了如下几方面。

制定时必须注意 3 点:① 设计的处方的疗效必须很好。② 所取用之药材来源丰富而又价廉。③ 调剂方药不复杂而又服用简便。④ 该法一般都适用于内伤杂病的调治方。

协定处方要达到疗效显著,作为设计者要有丰富的临床经验,对所治病证深入观察,在临床实践基础上严格筛选,分析病因病机后,列方按病因+病位+兼证的组方配伍,药物取用要精简,一般不超过 10 味。

协定处方也需注意中西医结合。在中医理、法、方、药的理论指导下,利用某些药物的现代研究成果,采用经药理研究证明对某些疾病针对性较强的药物治疗疾患。沈师在临证治疗老年呆病时,设计的益智治呆方中配伍使用益智仁、熟地黄、山茱萸、黄芪、石菖蒲、远志补髓健脑,经药效学研究发现此类药物可保护脑神经元,恢复 tau 蛋白正常磷酸化。沈师治疗患者冠状动脉支架术后时设计的养心通络方中选用当归、丹参、川芎、红花、瓜蒌、葛根等活血化瘀药,经药效学研究发现活血化瘀药物具有改善心肌血流量、促进侧支循环建立的功效。

第三章

方 药 心 悟

第一节　本 草 阐 发

一、细辛

细辛为马兜铃科植物北细辛、汉城细辛或华细辛的干燥根和根茎。

[性味归经]　味辛,性温,有微毒。归肺、肾、心经。

[功效主治]　散寒解表,祛风止痛,温肺化饮,宣通鼻窍。主治风寒表证,头痛,牙痛,风湿痹痛,痰饮咳喘,鼻塞,鼻渊,口疮。

[文献记载]　《神农本草经》:"主咳逆,头痛,脑动,百节拘挛,风湿痹痛,死肌。久服明目,利九窍,轻身长年。"《药性论》:"治咳逆上气、恶风、头风、手足拘急,安五脏六腑,添胆气,去皮风湿痒,能止眼风泪下,明目,开胸中滞,除齿痛,主血闭、妇人血沥腰痛。"《本草纲目》:"治口舌生疮,大便秘结,起目中倒睫,散浮热。"《医林纂要·药性》:"润肾,直达命门之气,以窜达于九窍百骸,潜通咽后。"

[现代药理]　化学成分:主要含有挥发油(α-蒎烯、β-蒎烯、樟烯、甲基丁子香酚、黄樟醚、细辛酮素),北细辛根含有 L -细辛素、L -芝麻素,尚含有消旋去甲乌药碱等。

药理作用:具有解热镇痛、抗惊厥、局部麻醉、催眠作用;有抗炎作用;能松弛气管、子宫、肠管平滑肌,挥发油可抑制呼吸;抗肾病变作用;对心肌有兴奋作用,但大剂量有抑制作用;抗组胺、抗变态反应作用;免疫抑制作用。

[运用经验]　沈师强调,感冒、久咳不愈、慢性支气管炎见咳痰稀白或痰饮喘咳时必当取用之;细辛配黄连、升麻可治疗口舌生疮。

细辛治疗痛证有显效,风寒头痛,细辛配川芎,头痛宁;风寒湿痹腰腿痛,独活寄生汤加细辛止痛有良效;风火牙痛,细辛配知母、生石膏、生地黄、升麻治之。

细辛配小茴香、当归、延胡索、乌药、制香附治疗痛经、男子疝气。

冠心病阳虚寒凝、心绞痛者,沈师取细辛味辛温,芳香气浓,性善走窜,其在心痛宁方(当归、丹参、红花、川芎、瓜蒌、薤白、延胡索、厚朴、桔梗)中必加用细辛、桂枝、九香虫,当心动过缓或缓慢心律之病态窦房结综合征属气阳虚者,则细辛配黄芪、桂枝。

关于细辛的用量,历来有"细辛不过钱"之说,国家药典规定若内服为 $1 \sim 3$ g,但近年来国内不少学者提出此量太小。沈师认为细辛的用量一般应按药典现行规定执行,但患者病情需要,原已应用常规剂量不见效者,又寒凝冷痛诸症甚重者,可适当加大剂量,但当以安全有效为原则,当取超大剂量应用时,必须严密观察有否心悸、恶心、呕吐等副作用发生,及时处理。

二、葛根

为豆科植物野葛的根。

[性味归经] 味甘、辛,性凉。归脾、胃经。

[功效主治] 发表解肌,升阳透疹,解热生津。主治外感发热,头项强痛,麻疹初起,疹出不畅,温病口渴,消渴病,泄泻,痢疾。

[文献记载] 《神农本草经》:"主消渴,身大热,呕吐,诸痹,起阴气,解诸毒。"《名医别录》:"疗伤寒中风头疼,解肌发表,出汗,开腠理。疗金疮,止痛,胁风痛。"《用药法象》:"其气轻浮,鼓舞胃气上行,生津液,又解肌热,治脾胃虚弱泄泻。"《滇南本草》:"治胃虚消渴,伤风,伤暑,伤寒,解表邪,发寒热往来,湿疟。解中酒热毒,小儿痘疹初出要药。"

[现代药理] 化学成分:本品主要含黄酮类物质,如大豆素、大豆苷、大豆苷元、葛根素、葛根素木糖苷、葛根醇等。

药理作用:本品有扩张冠状血管,增加冠状动脉血流量及脑血管流量作用,通过扩张血管、降低外周阻力而降压,并具有 β 受体阻滞作用而降压、抗心律失常。能抑制血小板聚集,还有降血糖、降血脂、保肝、益智、松弛平滑肌和较强的解热作用。

[运用经验] 葛根味甘、辛,轻扬升散,主入脾胃两经,尤以阳明为主。一般传统用药取其外能解肌退热,透发斑疹,内能鼓舞胃气,生津止渴,升阳止泻的功效。为治表证发热、头疼、项强不舒的主药,也是斑疹不透、脾虚泄泻的常用品。沈师根据现代药理药效的研究取葛根应用于下列疾病取得较好的疗效:脑卒中恢复期气阳亏虚、瘀阻脉络之证,在补阳还五汤中加用葛根升阳活血通络,改善脑循环,抗血小板聚集,益智,改善半身不遂症状和防止脑卒中的复发。

冠心病心绞痛,当心痛、胸闷诸症缓解时见有气阴两虚证时,沈师常在其制定的具有活血祛痰、宁心止痛的心痛宁方(当归、丹参、红花、川芎、瓜蒌、薤白、延胡索、厚朴、桔梗)中加葛根、黄芪、太子参、黄精等药,兼顾本虚之证。因为葛根总黄酮和葛根素具有扩张冠状动脉,增加冠状动脉血流量,改善微循环。葛根总黄酮能降低心肌耗氧量,增加氧供应,葛根素能抑制血小板凝聚。这些对改善心绞痛证候,防止复发起着很大的作用。沈师在气阴两虚之高血压病、高脂血症、糖尿病必配用具有降血压、降血脂、降血糖作用之葛根。颈椎病患者具有"项痹"症状,沈师常在养血通络方中配用葛根、防风、川芎等药。

三、天花粉

为葫芦科植物栝楼的干燥块根。

[性味归经] 味苦、微甘,性寒。归肺、胃经。

[功效主治] 清热生津,消肿排脓。主治热病口渴,消渴多饮,肺热燥咳,疮疡肿毒。

[文献记载] 《神农本草经》:"主消渴,身热,烦满,大热,补虚安中,续绝伤。"《日华子本草》:"通小肠,排脓,消肿毒,生肌长肉,消扑损瘀血。治时热狂疾,乳痈,发背,痔瘘疮疖。"《滇南本草》:"治痈疮肿毒,并止咳嗽带血。"《本草纲目》:"栝楼根,味甘微苦酸,酸能生津,故能止渴润枯,微苦降火,甘不伤胃,

昔人只言其苦寒,似未深察。"

[现代药理]　化学成分:本品含有大量淀粉、皂苷、天花粉蛋白,又含如瓜氨酸、精氨酸、谷氨酸、甘氨酸等多种氨基酸和多糖。

药理作用:本品具有致流产、抗早孕、抗癌、降糖、抑菌、抗病毒的作用,同时还具有免疫抑制和免疫刺激两种作用。

[运用经验]　天花粉具有清热生津、润燥止渴、消痈散结通络之功效。沈师应用天花粉常以药理药效研究与辨病辨证相结合进行治疗。天花粉含有降血糖的多糖,故当糖尿病见有心胸烦热、口干舌燥,沈师常取天花粉与生石膏、葛根、麦冬养阴除烦清热;糖尿病足时以天花粉配地龙、穿山甲、生地黄、当归、赤芍、牛膝清热通络散结。鼻窦炎、黄脓涕、鼻塞、咽干燥取天花粉配浙贝母、白芷、桔梗、川芎、芦根以清热排脓生津;风热外感已有津伤,常在疏风宣肺清热方中加用天花粉、芦根以助清热生津;而放疗后鼻咽癌所致的鼻咽干燥、口渴便干、头痛常取天花粉配伍党参、生地黄、桔梗、川芎养阴清肺、生津通络改善症状,而天花粉的根茎含有抗癌的多糖,而此方的配伍也有治疗癌肿的功效。

四、决明子

为豆科植物钝叶决明或决明(小决明)的成熟种子。

[性味归经]　味甘、苦,性微寒。归肝、大肠经。

[功效主治]　清肝明目,润肠通便。主治目赤肿痛,羞明泪多,青盲,雀目,头痛头晕,视物昏暗、臌胀,习惯性便秘,肿毒,癣疾。

[文献记载]　《神农本草经》:"主青盲,目淫,肤赤,白膜,眼赤痛,泪出,久服益精光。"《药性论》:"明目,利五脏,除肝家热。"《日华子本草》:"助肝气,益精水,治头痛鼻衄,疗唇口青。"《本草推陈》:"为缓下利尿剂,并有强壮作用,能增进视力。用于高血压、视力减退、肾脏病、肝脏病、小便不利、头重头昏等症有显效。"

[现代药理]　化学成分:本品含大黄酚、大黄素、芦荟大黄素、多种决明素、决明子苷。种子油中其主要成分有软脂酸、硬脂酸、油脂、豆油酸等。

药理作用:本品具有降血压,降血脂,抗血小板聚集,保肝,免疫调节,增强巨噬细胞吞噬功能,促进消化液分泌,促进肠蠕动致泻,抗细菌,抗真菌,收缩子宫,催产的作用。

[运用经验]　沈师认为决明子具有明目之功,其因眼疾无论虚、实均可用之,显效。当风热内淫于眼并痛泪出,常与青葙子等其他清热明目药配伍使用。决明子明目,且能滋益肝肾以补阴,常配用枸杞子、桑椹滋补肝肾明目药治疗高血压病、脑动脉硬化等疾病引起的头晕、目眩、目暗、视力减退之虚证眼疾。现代取决明子多应用于降血脂、降血压。沈师创制的具有通络降浊、降血脂功效的降脂方(当归、丹参、蒲黄、桑寄生、决明子、泽泻、山楂)即应用决明子和其他具有降脂活血通络药组成。高血压病肝阳上亢证,一般多取用天麻钩藤饮加减治之。沈师常将方中石决明改为决明子,取其有降压、降脂功效并增有滋益肝肾之效。决明子具有降脂、保肝作用,沈师在治疗脂肪肝时也常取用决明子。

五、大黄

大黄为蓼科植物掌叶大黄、药用大黄或唐古特大黄的干燥根和根茎。

[性味归经]　味苦,性寒。归脾、胃、大肠、肝、心包经。

[功效主治]泻下攻积,清热泻火,凉血解毒,活血祛瘀。主治实热之便秘、肠道积滞及热病初起;血

热妄行之吐血衄血;火邪上炎之目赤咽痛、牙龈肿痛;热毒疮疡及烧伤;妇女瘀血经闭,产后恶露不下,癥瘕积聚及跌打损伤;湿热之黄疸,淋证等。

[文献记载] 《本草经集注》:"平胃,下气,除痰热,肠间结热,心腹胀痛,女子寒血闭胀,小腹痛,诸老血留结。"《药性论》:"去寒热,消食,炼五脏,通女子经候,利水肿,能破实痰冷热结聚、宿食,利大小肠,贴热毒肿。"《日华子本草》:"通宣一切气,调血脉,利关节,泄壅滞水气,四肢冷热不调,温瘴热疾,利大小便,并敷一切疮疖痈毒。"《景岳全书》:"夺土郁壅滞,破积聚坚癥,疗瘟疫阳狂,除斑黄谵语,涤实痰,导瘀血,通水道,退湿热,开燥结,消痈肿。"

[现代药理] 化学成分:主要成分含蒽醌类衍生物大黄酚、大黄素、芦荟大黄素和大黄素甲醚等;含蒽醌和双蒽醌衍生物大黄酸、番泻苷和大黄酚苷 A、B、C、D 等;含 d-儿茶素、没食子酸、蒽醌鞣质等;以及二苯乙烯类化合物。

药理作用:具有泻下作用,对胃肠黏膜有保护作用;能促进胆汁分泌,加强胆囊收缩;能显著降低肝纤维化,减轻肝细胞损伤,防止肝昏迷;有利尿、减缓残余肾小球硬化,减轻间质纤维化,降低糖尿病肾损害,降压;有止血以及抗肿瘤、抗氧化作用,并有降血脂、解热、抗炎、降低血糖、抗精神病以及抑制色素形成的功效。

[运用经验] 大黄为攻下药,是泻下攻积、泄热除痰的主要药物,用于阳明腑实、胎胞蓄血、产后恶露腹痛、水热互结之结胸证等诸老血留结的治疗。沈师善用大黄治疗中风病急性期见痰热腑实、瘀血阻滞证,应用大黄粉 3 g 冲服,排出积粪。如此大便一通,则气机宣达,痰化热清瘀消,可使病情转危为安。药理研究证实,应用大黄清热泻火、泻下攻积可改善血液循环,促进肠道排泄毒性产物,通过泻下逐水也能达到降低颅内压、减轻脑水肿的作用,这和现代医学抢救脑卒中应用甘露醇脱水降低颅内高压的方法颇为一致。当单用大黄粉冲服后,大便仍不能通解,隔 6 小时后加用枳实 9 g、莱菔子 13 g,浓煎后冲服大黄粉,即可见效。

沈师治疗痰浊瘀阻之老年痴呆症,取酒大黄加强祛浊通络之功效,以酒大黄配莱菔子、石菖蒲、郁金、川芎、茯苓、陈皮等。

肺与大肠相表里,慢性支气管炎或肺部其他感染性疾病当见痰热壅肺、大便秘结时,在治咳清热化痰药中配大黄以达通腑泻热而减肺经痰热之功效。对于化脓性扁桃体炎,热盛大便秘结,取大黄、浙贝母、桔梗、牛蒡子等。

消化道疾病如:湿热痢多配以黄连、木香、槟榔、芍药等;用大黄粉配白及粉(按 1∶3 配合)治疗上消化道出血;急性胰腺炎(充血水肿型)常用大黄配以柴胡、白芍、半夏等。老人便秘用酒大黄配以黄芪、生地黄、当归、肉苁蓉、怀牛膝、枳壳、升麻等。

慢性肾功能不全氮质血症时,用生大黄 30 g、煅牡蛎、蒲公英、野菊花等煎液每晚保留灌肠来泻毒降浊。

另外,沈师治疗血瘀之闭经、月经量少时,多以酒大黄配以当归、红花、益母草、桃仁等。

沈师认为,应用大黄还应注意炮制方法不同会导致功效不同,一般生大黄泻下力较强,适用于清热泻实,要后下;酒制大黄重在活血通络,用于跌打损伤、瘀血;大黄炭,凉血止血,应用于血热火盛之出血病症。

六、泽泻

为泽泻科植物东方泽泻的干燥块茎。

［性味归经］ 味甘、淡,性寒。归肾、膀胱经。

［功效主治］ 利水渗湿,泄热通淋。主治小便不利,热淋涩痛,水肿胀满,泄泻,痰饮眩晕,遗精。

［文献记载］《神农本草经》:"主风寒湿痹、乳难,消水,养五脏,益气力,肥健。"《日华子本草》:"主头眩、耳虚鸣。"《名医别录》:"补虚损五劳,除五脏痞满,起阴气,止泄精,消渴,淋沥,逐膀胱、三焦停水。"《主治秘诀》:"去旧水,养新水,利小便,消水肿,渗泄止渴。"《本草纲目》:"利水而泄下……有养五脏,益气力,治头旋,聪耳明目之功,若久服则降气太过,清气不升,安得不目昏耶。"

［现代药理］ 化学成分:本品含挥发油、生物碱、天门冬酰胺、植物甾醇、树脂、脂肪酸、胆碱、泽泻醇A、泽泻醇B及泽泻醇C——醋酸醇,此外还含有多种蛋白质、氨基酸、维生素及大量淀粉。

药理作用:本品有利尿,降脂,抗脂肪肝,增加冠状动脉血流量,降血压,轻度降血糖和抑制结核杆菌的作用。

［运用经验］ 泽泻味甘、淡,性寒,寒能泄热,淡能渗湿,功能利水、渗湿、泄热。用于小便不利、水肿、泄泻、饮停等证。沈师取用泽泻利尿,按虚实之别配伍,当慢性肾炎、心功能不全,属脾虚不运,常配黄芪、防己、茯苓、白术等。泌尿系感染证属湿热下注、淋沥涩痛,多与猪苓、滑石、白茅根、黄柏、车前子、萆薢等相伍。肝硬化腹水如属水臌与血臌必取泽泻、泽兰,配用其他相应药治之,因为泽泻善消水臌之腹水,泽兰善消血臌之腹水。按《金匮要略》泽泻汤治痰饮眩晕的方义,沈师常在半夏白术天麻汤中加用泽泻、川芎、红花等治疗痰浊瘀阻之脑动脉硬化、高血压病、耳源性眩晕。据考证泽泻可消内耳迷路的水肿,减轻耳内压以缓解眩晕之证候。泽泻具有降血脂作用,沈师设制的具有降血脂功效的降脂方即含此药(当归、丹参、生蒲黄、桑寄生、决明子、泽泻、山楂)。

七、山楂

山楂为蔷薇科植物山里红或山楂的成熟果实。

［性味归经］ 味酸、甘,性微温。归脾、胃、肝经。

［功效主治］ 消食健脾,行气散瘀。主治食滞胃肠所致的嗳腐吞酸、脘腹胀满、大便不调;气滞不畅之偏坠疝气、呃逆以及气滞血瘀之外伤疼痛、产后心腹绞痛等。现常用于慢性胃炎、功能性消化不良及高脂血症等。

［文献记载］《本草纲目》:"化饮食,消肉积癥瘕,痰饮,痞满吞酸,滞血痛胀。"《景岳全书》记载:"善消宿食痰饮吞酸,祛瘀血疼痛,行结滞,驱臌胀,润胃肠,去积块,亦去癥疝。"《随息居饮食谱》:"醒脾气,消肉食,破瘀血,散结消胀,解酒化痰,除疳积,止泻痢。"《医学衷中参西录》曰:"山楂若以甘药佐之化瘀血而不伤新血。开郁气而不伤正气,其性尤平和也。"

［现代药理］ 化学成分:主要成分为山楂果实中含山楂酸、酒石酸、枸橼酸、多种黄酮类化合物、内酯、苷类、解脂酶及糖类。种仁含蛋白质、脂肪、青苷等。

药理作用:具有扩张血管、抗心律失常、强心、抗心绞痛、降压、降血脂、抗动脉硬化、利尿、抗菌、防癌、镇静、止痛、增强免疫、清除氧自由基、抗氧化和延缓衰老作用。

［运用经验］ 沈师认为山楂兼具化痰、活血之双重功效,不仅作为消食之品,还具有散瘀、健脾、开膈破气、消积等功效,常取其治疗疝癖癥瘕、女子经闭、下痢脓血、心腹疼痛。认为此药平和,只要配伍得当,用之利多弊少。

因其具有降脂活血通络功效,故沈师的降脂方中运用山楂治疗脂肪肝、高脂血症,该方中还伍以泽泻、丹参、当归、决明子、蒲黄等,加强降脂祛浊通络之功效。

沈师治疗湿热痢疾见痢下赤白、腹痛后重,取山楂配伍白头翁、黄连、苦参、秦皮、黄柏、木香、枳实,山楂对痢疾杆菌有较强的抗菌作用。溃疡型结肠炎见腹痛、腹泻,便中带黏液或少许血液,则山楂配以苍术、炒白术、炒防风、炒薏苡仁、炒白芍、当归。

山楂酸有促进消化的作用,治疗食肉不消化者,取山楂配麦芽、鸡内金、青皮;若食积发热,加配连翘、莱菔子;对于脾虚食不消化者,配以炒白术;而食积气滞,脘腹胀痛,多配以木香、枳壳。沈师应用山楂治疗胃脘痛还结合西医辨病,当萎缩性胃炎常在辨证选方中重用山楂,以增加酸度助消化,促进消瘀,助胃黏膜增生;而溃疡病则一般不用山楂,以防服用山楂增加胃液的酸度而诱发疼痛。

沈师认为山楂具有化瘀血而不伤新血之优点,单用煎浓汁冲红糖服,或与当归、川芎、益母草等同用,可达养血活血、调经之作用。

当疝气、睾丸偏坠肿痛,取小茴香、橘核、延胡索、当归伍山楂。

沈师强调应用山楂还当注意炮制,在治疗心脑血管疾病时以生用为好,因为生用降压、调脂效果好,而消食化积、止痢化瘀宜炒焦用;山楂炭用治血症。

八、仙鹤草

仙鹤草为蔷薇科植物龙芽草的干燥地上部分。

[性味归经] 味苦、涩,性平。归肝、肺、脾经。

[功效主治] 收敛止血,止痢,补虚,杀虫。主治咯血,吐血,尿血,便血,崩漏及外伤出血,腹泻,痢疾,脱力劳伤,疟疾等。

[文献记载] 《滇南本草》:"调治妇人月经或前或后,红崩白带,面寒背寒,腰痛,发热气胀,赤白痢疾。"《本草纲目拾遗》:"葛祖方,消宿食,散中满,下气。疗吐血各病,反胃噎膈,疟疾,喉痹,闪挫,肠风下血,崩漏,食积,黄白疸,疔肿痈疽,肺痈,乳痈,痔肿。"《百草镜》:"下气活血,理百病,散痞满,跌扑吐血,崩痢,肠风下血。"

[现代研究] 化学成分:含有仙鹤草素、仙鹤草内酯、鞣质、甾醇、有机酸、酸性成分、皂苷等。还含有维生素 C、维生素 K_1。

药理作用:促进血小板增生,促进血液凝固,具有健胃止血之功;能舒张支气管和小支气管平滑肌,故能止咳平喘;有抗炎、抗菌、抗寄生虫、抗肿瘤及抗癌作用。

[运用经验] 仙鹤草民间有脱力草之称,具有益气扶正作用。取仙鹤草配党参、茯苓、炒白术、炒山药用于久治不愈之脾虚泄泻。仙鹤草配白及、炮姜治疗虚寒型溃疡病、溃疡性结肠炎之呕血、便血。

玉屏风散加仙鹤草、煅龙骨、煅牡蛎治疗气虚自汗症。

仙鹤草为止血良药,用其治疗血症有显效。支气管扩张咯吐黄脓痰、咯血,可用仙鹤草配茜草、藕节、鱼腥草、杏仁、浙贝母。

取仙鹤草味苦性寒之功效,用于湿热痢、赤痢者配白头翁、秦皮。

仙鹤草、大枣合用,可显著提升血小板。沈师治疗血小板减少症之验方(党参、白术、熟地黄、白芍、山茱萸、墨旱莲、女贞子、仙鹤草、大枣)取仙鹤草具有益气养血、升提血小板功效。当气阳虚者加黄芪、艾叶、炮姜;阴虚生热者加白茅根、紫草、大蓟、小蓟、生地黄。

治疗气血亏虚之崩漏,沈师必取用仙鹤草、阿胶、棕榈炭,按证情不同伍入补中益气汤或归脾汤。

九、川芎

川芎为伞形科植物川芎的干燥根茎。

[性味归经]　味辛,性温。归肝、胆、心包经。

[功效主治]　活血行气,理气止痛。主治月经不调,经闭痛经,癥瘕腹痛,胸胁刺痛,跌扑肿痛,头痛,风湿痹痛等病症。

[文献记载]　《日华子本草》:"调众脉,破癥结宿血,养新血……长肉排脓消瘀血。"《珍珠囊》:"上行头目,助清阳之气,止痛;下行血海,养新生之血调经。"《本草纲目》:"川芎,血中气药也。口干苦急以辛补之,故血虚者宜之。辛以散之,故气郁者宜之……燥湿,止泻痢,行气开郁。"《本草征要》:"其性善降结气,又走肝经,气中之血药也……治头痛,破瘀蓄,通血脉,解结气,逐寒痛,排脓消肿,逐血通经。"

[现代药理]　化学成分:主要有生物碱(川芎嗪、碱Ⅱ、碱Ⅲ、β-卡琳、脲嘧啶、三甲胺、胆碱等),阿魏酸,酚性物质(川芎酚、瑟丹酮酸、香荚兰醛、棕榈酸等),挥发油(川芎内酯、藁本内脂、丁基苯肽等),维生素 A、维生素 E、叶酸、甾醇、蔗糖、脂肪油等。

药理作用:降低动脉压及冠状动脉阻力,增加冠状动脉流量,改善心肌缺血,减慢心率;治疗失血性休克再灌注损伤,清除氧自由基;修复脑神经细胞树突变性,保护脑缺血后脑组织,改善脑微循环,保护内皮细胞,减轻脑组织缺血性损害和神经系统功能障碍;防治急性呼吸窘迫综合征、肺气肿、急性肾功能衰竭作用;降低全血黏度、血浆比黏度、血小板黏附率、纤维蛋白原,抑制体外血栓形成,使血栓长度、重量减小。

[运用经验]　川芎辛温香窜,走而不守,能上行头巅,下行血海,外彻皮毛,旁通四肢,为血中气药,故有活血行气、祛风止痛的作用。

沈师治疗头痛善用川芎,无论外感或内伤,取川芎以加强止痛作用,并列举治头痛常用方都取用川芎。例如,风寒头痛用川芎茶调散,风热头痛用芎芷石膏汤,风湿头痛用羌活胜湿汤,血瘀头痛用通窍活血汤,气虚头痛用顺气和中汤治疗,而湿浊头痛沈师取用半夏白术天麻汤中加用川芎等温经活血通络药,提高疗效。至于血虚头痛,近代名医张山雷反对用川芎,谓"血虚之头痛,也是阴虚于下而阳越于上,此岂可与风寒外束、清阳不升混作一例论治"。而李东垣《兰室秘藏》则主张取用治之:"血虚头痛当归、川芎为主。"且张元素赞川芎是"血虚头痛之圣药也。"沈师认为:血虚头痛该用川芎,因为血虚可用四物汤,而该方中也有川芎。治疗血虚头痛可大剂补血养荣之药中加入少许川芎,既能养血和营,补而不滞,又能鼓营血直上巅顶,以荣脑络,治头痛,故使用川芎治疗血虚头痛是完全可取的。肝阳头痛使用天麻钩藤饮时,方中原有牛膝,加入少量川芎以上下贯通营血,使疗效更佳。而肝火头痛,可取少量川芎,如《证治准绳》的清肝散(川芎、栀子、牡丹皮、白芍、龙胆草),证明肝火头痛也可用川芎,关键在于遣方用药时注意用药的剂量,应巧用配伍、适度加减,可变弊为利。

沈师在治疗心脑血管疾病时常用川芎,如治疗冠心病心绞痛自拟心痛宁方(当归、丹参、红花、川芎、瓜蒌、薤白、延胡索、厚朴、桔梗)。脑卒中恢复期,气虚血瘀痰阻脉络型以补阳还五汤加减;风痰瘀血痹阻脉络型以半夏白术天麻汤中加用川芎、红花等温经活血通络药,引药走上,通达脑窍;肝阳风动,痰热瘀阻以天麻钩藤饮加减,也酌加少量川芎。

另外沈师还在以下经验方中配用川芎。

低血压方:黄芪、党参、桂枝、当归、丹参配以川芎以益气升阳、养血通络。

治疗失眠的养心宁神方:当归,川芎,丹参,首乌藤,茯苓,五味子,炒酸枣仁,柏子仁。

治疗老年呆病的益智治呆方:熟地黄,山茱萸,益智仁,鹿角胶(烊化),黄芪,石菖蒲,远志,郁金,当归,川芎,酒大黄。

定痫汤:全蝎,僵蚕,地龙,郁金,石菖蒲,法半夏,枳实,牛膝,川芎。

沈师治疗头面部疾患,也常取川芎辛窜走上,助诸药力上达头面的功效,创制了一些验方,如治疗面神经炎之面瘫宁方:全蝎,白附子,僵蚕,天麻,川芎,丝瓜络。治疗副鼻窦炎方:荆芥,白芷,桔梗,升麻,川芎,连翘,辛夷,苍耳子。

十、水蛭

为环节动物水蛭科的蚂蟥、水蛭或柳叶蚂蟥的干燥全体。

[性味归经] 味咸、苦,性平,有小毒。归膀胱、肝经。

[功效主治] 破血逐瘀,消癥。主治血瘀经闭,癥瘕痞块,中风偏瘫,跌扑损伤。

[文献记载] 《神农本草经》:"主逐恶血,瘀血,月闭,破血瘕积聚,无子⋯利水道。"《名医别录》:"堕胎。"《本草衍义》:"治伤折。"

[现代药理] 化学成分:新鲜水蛭唾液中含水蛭素,遇热及稀盐酸易破坏。还含肝素、抗血栓素、蛋白质等。

药理作用:本品具有溶栓,抗凝血,抑制血小板聚集,抗肿瘤,抗冠状动脉痉挛,扩张毛细血管改善微循环,增加脑动脉血流量,促进颅内血肿吸收,缓解颅内高压,降血压,降血脂,终止妊娠,有免疫抑制作用。

[运用经验] 水蛭性平,味咸苦,入血分,具有破血逐瘀作用,为活血祛瘀要药。至于水蛭破瘀是否伤及气血,沈师认为水蛭活血祛瘀不伤血,自古早有此认识。《本草经百种录》:"水蛭最喜食人之血,而又迟缓善入,迟缓则生血不伤,善入坚积易破,借其力以攻积久之滞,自有利而无害也。"张锡纯曰:"凡破血之药,多伤气分,唯水蛭味咸专入血分,于气分丝毫无损。且服后腹不疼,并不觉开破,而瘀血默消于无形,真良药也。"数年前《中国中医药报》学术专栏中,关于水蛭祛瘀不伤正也有专文刊载。沈师强调当取水蛭治病,必瘀积久,因久病必虚,宜用补助气血之药佐之才有良效。张仲景攻补兼施之大黄䗪虫丸含水蛭、䗪虫,也配有芍药、地黄养血扶正而治干血、骨蒸、皮肤甲错、咳嗽成痨者。

沈师善用水蛭治疗心脑血管疾病,在脑卒中恢复期都辨证选用,其研制的系列脉通片:补气脉通片(黄芪、当归、水蛭、地龙、红花、川芎、牛膝、桑寄生、续断、茯苓、半夏、橘红等)、化痰脉通片(天麻、半夏、白术、僵蚕、水蛭、地龙、橘红、石菖蒲、制南星、远志、贝母、郁金等)、平肝脉通片(天麻、钩藤、石决明、夏枯草、水蛭、地龙、栀子、天竺黄、胆南星、浙贝母、郁金等)配方中都取用水蛭散结通络,促进脑血肿吸收,脑卒中及早康复。此外,因水蛭具有抗凝血、增加脑血流量、降血脂、调节血压作用,长期服用可预防"复中"。

水蛭主要成分含水蛭素,遇热易破坏,沈师应用时常取用研粉吞服,在研制成片剂时也注意了此问题。

十一、天麻

为兰科植物天麻的干燥块茎。

[性味归经] 味甘,性平。归肝经。

[功效主治] 息风止痉,平肝潜阳。主治小儿惊风,癫痫抽搐,破伤风,头痛眩晕,手足不遂,肢体麻木,风湿痹痛。

[文献记载] 《神农本草经》:"久服益气力,长阴肥健,轻身增年。"《本草汇言》:"主头风,头痛,头晕虚旋,癫痫强痉,四肢挛急,语言不顺,一切中风,风痰。"《药性论》:"治冷气顽痹,瘫缓不缓,语言

恍惚,多惊失志。"《开宝本草》:"主诸风湿痹,四肢拘挛,小儿风痫、惊气,利腰膝,强筋力。"《珍珠囊》:"治风虚眩晕头痛。"《用药法象》:"其用有四,疗大人风热头痛,小儿风痫惊悸,诸风麻痹不仁,风热语言不遂。"

［现代药理］　化学成分:本品含天麻素、天麻苷、香荚兰醇、香荚兰醛、β-谷甾醇,以及葡萄糖苷、柠檬酸、蔗糖等化学成分。

药理作用:本品具有镇痛、镇静和抗惊厥作用,用于治疗癫痫、破伤风、惊风、抽搐及流行性脑脊髓膜炎、流行性乙型脑炎等疾病引起的脑膜刺激征。可降低血压,使外周阻力降低扩张小动脉及微血管,使冠状动脉及脑流量增加,抑制血小板聚集。此外,还有延缓衰老、提高免疫力的作用。

［运用经验］　沈师认为天麻为肝经专药。诸风所致头目眩晕、痉挛抽搐、肢体麻木、手足不遂等一切风症,皆可赖以平定。沈师治疗脑卒中,症见风痰瘀血痹阻脉络,常取用半夏白术天麻汤加减。为加强痰瘀同治之功效,研制了化痰脉通片(天麻、半夏、白术、僵蚕、水蛭、地龙、橘红、石菖蒲、远志、贝母、郁金等);而对肝阳风动、痰热瘀阻的脑卒中常取用天麻钩藤饮加减治疗,同理为加强痰瘀同治之力度,而研制了平肝脉通片(天麻、钩藤、石决明、夏枯草、水蛭、地龙、栀子、天竺黄、胆南星、浙贝母、郁金等),均取用了天麻。其创制的定痫汤在癫痫急性发作期都选加天麻以助镇静和抗惊厥作用。帕金森病治疗取用天麻以养肝息风止痉,因天麻具有平息肝风,兼祛外风止痉通络作用。沈师取用其拟定的面瘫宁方(全蝎、白附子、僵蚕、天麻、川芎、丝瓜络),随症加减应用于治疗面神经炎。此外,天麻能增加心脑血流量,降低血管阻力及舒张外周血管,具有降血压的作用。又天麻味甘性平,多脂质润,又能潜阳而止痛,故高血压病当见肝阳上亢或风痰痹阻之头晕、头痛,沈师常选用此药治疗。

十二、地龙

为钜蚓科动物参环毛蚓、通俗环毛蚓、威廉环毛蚓或栉盲环毛蚓的干燥体。

［性味归经］　味咸,性寒。归肝、脾、膀胱经。

［功效主治］　清热息风,平喘通络,利尿,解毒。主治高热神昏,惊痫抽搐,关节痹痛,肢体麻木,半身不遂,肺热喘咳,水肿尿少。

［文献记载］　《神农本草经》:"主蛇瘕,去三虫,伏尸,儿疰,蛊毒,长虫。"《名医别录》:"疗伤寒伏热,狂谬,大腹,黄疸。"《滇南本草》:"祛风,治小儿瘛疭惊风,口眼歪斜,强筋,治痿。"《本草纲目》:"其性寒而下行,性寒故能解诸热疾,下行故能利小便,治足疾而通经络也。"《本草拾遗》:"疗温病大热,狂言,主天行诸热,小儿热病癫痫。"

［现代药理］　化学成分:本品含有蚯蚓解热碱、蚯蚓毒素、蚯蚓素,多种氨基酸、微量元素,如铁、锶、硒、镁、锌、铜、铝、钙等,中性脂肪如胆甾醇、游离脂肪酸、三酰甘油、络合脂、黄嘌呤、腺嘌呤、胆碱、血栓溶解素、黄色素等。

药理作用:本品具有镇静、抗惊厥、解热、降压、定喘、抗血栓形成、抗凝血及纤维蛋白溶解、抗肿瘤作用,对多种细菌、病毒均有抑制作用。

［运用经验］　地龙归肺经,既能活血通肺络,改善并重建肺泡周围毛细血管,改善血液高凝状态,又能扩张支气管而具有平喘及利尿作用。沈师在治疗慢性阻塞性肺疾病或肺源性心脏病证属痰热郁肺、痰阻络脉,常取地龙配瓜蒌皮、浙贝母、郁金、连翘、桑白皮。类风湿关节炎为风湿热毒邪,病久入血,凝成痰瘀,沉积于关节等处,使关节僵硬甚至变形,沈师常以地龙配伍蜈蚣、川芎、川牛膝、当归、益母草治之。地龙善于活血通络、利关节,清化血中浊瘀之邪。

地龙能活血通络,又能清热解毒,对热毒之邪所致腮腺炎、带状疱疹,取蚯蚓数条洗净后,撒上白糖取其浸出液外敷患处,对消炎退肿止痛有卓效。

地龙为活血药中峻烈之品,地龙中所含蚓激酶可激活纤溶酶原溶解血栓,消除脑血肿,因此沈师研制的防治脑卒中系列脉通片(平肝脉通片、化痰脉通片、补气脉通片)配方中均含有地龙。

十三、全蝎

为钳蝎科动物东亚钳蝎的干燥体。

[性味归经] 味辛,性平,有毒。归肝经。

[功效主治] 息风止痉,解毒散结,通络止痛。主治肝风内动,痉挛抽搐,小儿惊风,中风口㖞,半身不遂,破伤风,风湿顽痹,偏正头痛,疮疡,瘰疬。

[文献记载] 《开宝本草》:"疗诸风瘾疹及中风半身不遂,口眼㖞斜,语涩,手足抽掣。"《王楸药解》:"穿筋透骨,逐湿除风。"《本草纲目》:"治小儿惊痫风搐,大人痉疟,耳聋,疝气,诸风疮,女人带下,阴脱。"《医林纂要·药性》:"主治诸风,兼能益心,下清肾水。"

[现代药理] 化学成分:本品含蝎毒,系一种类似蛇毒、神经毒的蛋白质,蝎毒中含多种蝎毒素、氨基酸和钠、磷、钾、钙等无机元素。

药理作用:本品具有抗惊厥,抗癫痫,镇痛,降血压,抗血栓形成,抗肿瘤作用。

[运用经验] 全蝎善于息风止痉,祛风止痛,解毒散结。其性善走窜,长于搜风通络。沈师常取全蝎配蜈蚣、威灵仙、川牛膝用于治疗类风湿关节炎而止痹痛;顽固性血管神经性头痛配用蜈蚣、川芎、当归治疗卓效;带状疱疹后遗症的神经痛,取全蝎、蜈蚣、当归、丹参、郁金治疗。凡有痉挛抽搐,而非血虚所致,沈师必取全蝎,其设制的治疗癫痫之定痫汤(全蝎、蜈蚣、地龙、川芎、郁金、石菖蒲、法半夏、枳实、牛膝)具有息风止痉、涤痰通络之功效。沈师自拟的具有祛风化痰、止痉通络的面瘫宁方(全蝎、白附子、僵蚕、天麻、川芎、丝瓜络),随证加减治疗面神经炎,疗效卓著。沈师强调取用全蝎、蜈蚣、地龙之类虫类搜风剔邪通络药,当注意若患者久病多虚,应用时随证适配益气养血药,并要伍以和胃之品,注意中病即止,不宜长期应用。

十四、蜈蚣

蜈蚣为蜈蚣科动物少棘巨蜈蚣的干燥体。

[性味归经] 味辛,性温,有毒。归肝经。

[功效主治] 祛风止痉,通络止痛,解毒散结。主治惊风,癫痫,痉挛抽搐,中风口㖞,破伤风,风湿顽痹,偏正头痛,毒蛇咬伤,疮疡,瘰疬。

[文献记载] 《宝庆本草折衷》:"治小儿急慢惊风,潮搐,项背反折,大人中风偏瘫,骨节疼痛,牙痛,偏正头痛。"《本草纲目》:"治小儿惊痫风搐,脐风口噤,丹毒,秃疮,瘰疬,便毒,痔漏,蛇瘕,蛇伤。"《医林纂要·药性》:"入肝祛风,入心散瘀,旁达经络,去毒杀虫。"

[现代研究] 化学成分:蜈蚣含类组胺样物质及溶血蛋白,多种脂肪酸、氨基酸(组氨酸、精氨酸等)、磷脂、胆甾醇、三酰甘油酯、胆脑烷酯、沙烯、酶脂、生物碱、磷脂、茶胺、酸性磷酸酯酶等成分。

药理作用:具有镇静、抗惊厥、抗高热作用;对心肌有保护作用,扩血管,降压,保护血管内皮。具有抗肿瘤作用;抗炎、抗真菌、抗结核作用;并对小肠平滑肌有明显的收缩作用;并有类固醇作用而延缓衰老。

[运用经验] 脑血管疾病(恢复期及后遗症期)肢体强硬或颤动者,糖尿病末梢神经病变出现肢体、

周身或局部麻木或疼痛者,常取蜈蚣等虫类以息风止痉通络。顽固性头痛也常配用蜈蚣、天麻、钩藤。面神经炎久伴见面肌痉挛或鳄鱼症者,沈师自拟的面瘫宁方(全蝎、白附子、僵蚕、天麻、川芎、丝瓜络)为主方,配蜈蚣、防风等。

对于风湿痹痛之关节麻痛、活动不利者,也常以乌头汤为主方,配以蜈蚣、地龙、乌梢蛇等以搜风通络解痉。治疗癫痫顽症也常配用蜈蚣治之。

综上所述,沈师治疗以上病症取用蜈蚣,他认为当风症病久,风邪已伏于筋骨,久治未见效者,当取用虫类蜈蚣、全蝎、地龙等药来搜风通络,而应用时当注意此类药物易耗气伤血,不能久用,中病即止,还应配用补气养血药。

十五、僵蚕

为蚕蛾科昆虫家蚕 4～5 龄的幼虫感染(或人工接种),白僵菌而致死的干燥体。

[性味归经] 味咸、辛,性平,微温,有小毒。归肝、肺、胃经。

[功效主治] 息风止痉,祛风止痛,解毒散结。主治肝风夹痰,惊痫抽搐,小儿急惊风,破伤风,中风口㖞,风热头痛,目赤咽痛,风疹瘙痒,发颐痄腮。

[文献记载] 《神农本草经》:"主小儿惊痫夜啼,去三虫,灭黑䵟,男子阴疡病。"《日华子本草》:"治中风失音,并一切风痰,小儿客忤,男子阴痒痛,女子带下。"《本草纲目》:"散风痰结核,瘰疬,头风,风虫齿痛,皮肤风疮,丹毒作痒……一切金疮,疔肿风痔。"《寒温条辨》:"以清化之品,涤疵疡之气,以解温毒,散肿消郁。"

[现代药理] 化学成分:本品含蛋白质、草酸胺并含赖氨酸、亮氨酸等 17 种氨基酸,镁、钙、锌等 28 种微量元素。

药理作用:本品具有抗惊厥、镇静、催眠、抗凝血、降血糖作用。

[运用经验] 僵蚕辛能发散,咸能软坚,为祛风化痰之常用药,当痰浊头痛、头晕,多因脾虚湿痰中阻,引发肝风,肝风夹痰上犯高巅,阻于门窍,脉络不通所致。为此沈师治疗高血压病、脑卒中的头晕、头痛证属风痰瘀血痹阻脉络,常取半夏白术天麻汤加用僵蚕,取其祛风化痰通络之功效。久痛结节肿胀难消,当软坚散结,僵蚕具有化顽痰、散结节、通经络作用。沈师治疗慢性扁桃体炎常取用僵蚕、浙贝母、桔梗、连翘;乳腺增生常僵蚕、海藻、浙贝母、郁金合用。癫痫此病多伴风痰,风痰上涌症见口吐泡沫,痰蒙神窍见昏扑,僵蚕能化顽痰、息风止痉。沈师研制的定痫汤(全蝎、僵蚕、地龙、川芎、郁金、石菖蒲、法半夏、枳实、牛膝)中全蝎、僵蚕合用以加强息风止痉之力度,僵蚕配石菖蒲、郁金、法半夏以助化痰开窍。

十六、石菖蒲

石菖蒲为天南星科植物石菖蒲的干燥根茎。又名九节菖蒲。

[性味归经] 味辛、苦,温。归心、胃经。

[功效主治] 化痰开窍,化湿行气,祛风利痹,消肿止痛。主治热病神昏,痰厥,健忘,耳鸣,耳聋,脘腹胀痛,噤口痢,风湿痹痛,跌打损伤,痈疽疥癣。

[文献记载] 《本草纲目》:"治中恶卒死,客忤癫痫,下血崩中,安胎漏,散痈肿。"《医学入门》:"治头风,补五脏虚,兼治丈夫水脏,夫人血海久冷,安胎,治产后下血不止。"《本草从新》:"辛苦而温,芳香而散,开心窍,利九窍,明耳目,发声音,祛湿除风,逐痰消积,开胃宽中,疗噤口痢。"

[现代研究] 化学成分:石菖蒲主要含挥发油、氨基酸、糖类、有机酸等。挥发油主要成分有:γ-

细辛醚、β-细辛醚、二聚细辛醚、石竹烯、甲基异丁香油酚、黄樟醚、胡椒酚甲醚,以及其他萜类化合物。

药理作用:本品对中枢神经系统具有镇静、抗惊厥作用;解痉作用;抗心律失常,有减慢心率的作用,耐缺氧;具有舒张支气管,弛缓平滑肌痉挛,改善肺通气量,以及祛痰平喘作用;能促进消化液的分泌。

[运用经验] 沈师对于心脑血管疾病常使用石菖蒲;中风病中脏腑阴闭者,当开窍时,必取用涤痰汤加用石菖蒲、郁金、远志;中经络证属气虚血滞,或痰浊风动,痰阻脉络,痰多言謇者,分别在主方补阳还五汤或半夏白术天麻汤中配以石菖蒲、郁金。

沈师研制的化痰脉通片治疗中风、胸痹,证属风痰瘀血、痹阻脉络时,取石菖蒲、胆南星等化痰之品。

沈师认为,癫痫多与痰、瘀、风有关,其创制的定痫汤取用石菖蒲助祛痰开窍,宁心神,利九窍。

其创制的益智治呆方治疗老年血管性痴呆,则以半夏白术天麻汤为主方,配以石菖蒲、郁金;而脾肾阳虚者,在温补脾肾的同时,加用石菖蒲等以开窍豁痰通络。

沈师治疗冠心病心绞痛的心痛宁方(当归、丹参、红花、川芎、瓜蒌、薤白、延胡索、厚朴、桔梗),当痰浊为主而瘀阻者,加用石菖蒲、远志、法半夏等;伴见心悸者,必取石菖蒲、远志、琥珀加强祛痰浊、温经通络之效。治疗高脂血症,当痰浊较重时常加用石菖蒲以化痰降浊通络(石菖蒲、泽泻、丹参、当归、决明子、蒲黄)。

治疗慢性肺源性心脏病时痰浊瘀阻、蒙蔽心窍者,在配方时常取用石菖蒲、郁金、远志等。

石菖蒲有通九窍之功效,能辟秽逐痰,开窍通闭。现代药理研究显示,其具有扩张脑血管及促进内耳血液循环、增强细胞代谢的作用,因此沈师在治疗耳聋耳鸣时,无论虚证还是实证,均在方中加用石菖蒲。

十七、黄芪

黄芪为豆科植物蒙古黄芪或膜荚黄芪的干燥根。

[性味归经] 味甘,性温。归肺、脾经。

[功效主治] 益气升阳,固表止汗,利水消肿,脱毒生肌。主治内伤劳倦,脾虚泄泻,肺虚咳嗽,脱肛,子宫下垂,吐血,便血,崩漏,自汗,盗汗,水肿,血痹,痈疽难溃或久溃不敛,及一切气虚血亏之证。

[文献记载] 《神农本草经》:"主痈疽,久败疮,排脓止痛,大风癞疾,五痔,鼠瘘,补虚,小儿百病。"《名医别录》:"主妇人子脏风邪气,逐五脏间恶血。补丈夫虚损,五劳羸瘦,止渴,腹痛,泻痢,益气,利阴气。"《珍珠囊》:"益胃气,去肌热,止自汗,诸痛用之。"《医学衷中参西录》:"善利小便。""善治肢体痿废。"

[现代研究] 化学成分:含有多糖(有杂多糖、葡聚糖)、三萜皂苷、黄酮类、氨基酸、生物碱、微量元素(硒、锰等)。

药理作用:促进骨髓造血功能;对心、脑血管系统的作用,增加心肌收缩力,扩张血管,降压作用;对脑血管有保护作用;有保肝作用;有保护胃黏膜,促进小肠消化作用;可延缓慢性肾病向肾硬化进展,利尿,消蛋白;具有抗氧化、抗低温、延缓衰老等作用;具有抑菌、抗病毒及抗肿瘤作用;能改善哮喘患者的气道反应性。

[运用经验] 沈师治疗中风病恢复期见气虚瘀阻者,以补阳还五汤为主方,取黄芪为君药治之,其加减方法为:如为促使气血上下贯通,当配用牛膝;当伴见阴虚兼症,适加葛根、生地黄、玄参;胃纳欠佳腹胀者,适加茯苓、炒白术、砂仁等。应用黄芪时主张从小剂量15 g开始,逐渐加量,初期最大量30~45 g即可,防止患者病久,无力运化大剂量补剂,而导致气机壅滞。轻者影响食欲,重者湿热内生,痰浊壅滞。当应用过程中出现虚不受补时,可适加小量砂仁、陈皮、枳壳等醒脾理气之品。

对于心脾两虚之心悸、失眠,沈师在其自拟的养心宁神方(当归、丹参、首乌藤、茯苓、五味子、酸枣仁、柏子仁、川芎、合欢皮、生龙骨、生牡蛎)加用黄芪补益心气。

沈师创制的具有益气升阳、养血通络之治疗低血压方即以黄芪为君药(黄芪、党参、当归、桂枝、川芎)。

放、化疗后泄泻者以补中益气汤为主合参苓白术散,重用炙黄芪益气升阳。对于表虚自汗者则加黄芪、浮小麦、龙骨、牡蛎等以固表止汗。

治疗脾气虚弱、气不摄血之崩漏,取黄芪伍党参、当归、仙鹤草、升麻、葛根、炒白术、炒山药等。

沈师创制的补益精血,益气生发之治斑秃方(黄芪、熟地黄、制何首乌、白芍、墨旱莲、菟丝子、天麻、当归、生白术、木瓜),其中即有黄芪。

治疗老年习惯性便秘,沈师的验方为:黄芪、火麻仁、瓜蒌仁、桃仁、当归、枳实等润肠通便。

沈师强调应用黄芪当注意炮制不同,功效有异。生黄芪善走肌表,补中能行、能利,固表止汗,托毒排脓,利尿消肿效佳,故表虚自汗、疮疡内陷及气虚水肿多用生黄芪;而炙黄芪则温升力强,补中益气,升阳举陷功著,故脾气虚弱、食少泄泻及中气下陷之证常用之。

十八、肉苁蓉

为列当科植物肉苁蓉或管花肉苁蓉的干燥带鳞叶的肉质茎。

[性味归经]　味甘、咸,性温。归肾、大肠经。

[功效主治]　补肾助阳,益精血,润肠通便。

[文献记载]　《神农本草经》:"主五劳七伤,补中,除茎中寒热痛,养五脏,强阴,益精气,多子,妇人癥瘕。"《药性论》:"益髓,悦颜色……大补壮阳……治女人血崩。"《日华子本草》:"治男绝阳不兴,女绝阴不产,润五脏,长肌肉,暖腰膝,男子泄精,尿血,遗沥。"《本草汇言》:"滋补精血之要药……此乃平补之剂,温而不热,补而不峻,暖而不燥,滑而不泻,故有从容之名。"

[现代药理]　化学成分:本品肉质茎含肉苁蓉苷、洋丁香酚苷、胡萝卜苷、苯丙氨酸、亮氨酸、赖氨酸等15种氨基酸及琥珀酸多糖类等。

药理作用:本品能增强免疫功能,调整内分泌,促进新陈代谢,并有延缓衰老、通便和降血压的作用。

[运用经验]　古往今来肉苁蓉一直被广泛用于临床,为补虚的佳品。其甘而微温,性温而不热,咸而质润,既能温肾阳补肾虚,益精气、益五脏,又能润肠通腑治便秘,治茎中寒热痛,妇人癥瘕等。沈师运用肉苁蓉仍宗前贤之旨,治疗小便频数不禁、前列腺增生,在养血活血通络方中常配用肉苁蓉。肉苁蓉为滋肾补精血之要药;妇人癥瘕,病在血分,血咸则行,则癥瘕自消,故沈师治疗子宫肌瘤常取肉苁蓉;老年阳虚津亏、肠道失润之便秘,都取黄芪、肉苁蓉相伍治疗。

沈师将肉苁蓉和维吾尔族常用的强心利尿药新塔花和当地产的西红花配制成具有养阴扶阳、填精养血通络、强肾保健的西红花康复液(西红花、新塔花、肉苁蓉、枸杞子、牡丹皮、甘草),获新药准字文号,投放市场,获得较好的效益。

第二节　古　方　今　释

一、止嗽散

止嗽散载于程钟龄《医学心悟》,由桔梗、荆芥、紫菀、百部、前胡、甘草、陈皮组成,常用于治疗风寒犯肺,肺失宣肃,津凝为痰所致的咳嗽。沈师常取用此方适作加减,治疗外感所致的新久咳嗽,其用方经验简报如下。

(一) 运用要点

1. 按证灵活加减用药　沈师认为,止嗽散为止咳化痰兼解表邪之方剂,按该方的药物组成可知此方应用于外邪基本已除,然咳仍不止者,因此方中疏风解表药仅为荆芥一味。当风邪盛而又兼挟他邪而引起的咳嗽,需要适作加减。

风寒初起,咳嗽见头痛、鼻塞、恶寒重、发热者加防风、紫苏叶、生姜、葱白等。

风热袭肺,头胀痛、身热、恶风、咽痛者加牛蒡子、蔓荆、蝉蜕、浙贝母、连翘。

秋令季节感受燥邪致咳属凉燥者去荆芥、前胡,加紫苏叶、杏仁、款冬、瓜蒌皮。

温燥者去荆芥、陈皮,加桑叶、杏仁、贝母、瓜蒌皮、芦根、枇杷叶。

外感风寒表邪虽去大半,然咳嗽痰多、气喘、口淡、饮食减少、胸闷、呕恶、舌苔白腻、脉弦滑,去紫菀、百部,加紫苏子、白芥子、莱菔子、法半夏、茯苓;当证见痰饮者去荆芥、紫菀、百部,加桂枝、炒白术、茯苓、干姜。

2. 治疗外感咳嗽,用药当轻灵为贵　沈师认为肺为娇脏,清虚而处高位,故选方用药宜清轻不宜重浊,这就是"上焦如羽,非轻不举"之道理。因此,虽属风热咳嗽但不宜过用苦寒、寒凉之品,否则外邪不易透散。如寒包火所致咳嗽,治疗时也应注意宣肺和清肺之品结合运用,不可用一派苦寒直抑之药,使邪入里而咯痰不爽,咳嗽不宁。当见痰黏稠或口渴、便干有燥象时,可取润肺轻清之品,如瓜蒌皮、芦根之类的药物。外感咳嗽初期不宜过早使用远志、枇杷叶之类肃肺药物,即使伴见肺气上逆之喘证也当宣肃同用,使外邪有宣透之途,否则易郁积于里,肺气郁闭更甚,导致咳痰不爽,欲止咳而咳不宁。

3. 病程中注意证型演变,当及时调整方药　应用止嗽散当注意随病程中证情的演变而调整原基本方的药味、药量。因为外感咳嗽,邪多有余,治疗用药当以辛散为主。若外感咳嗽迁移日久,已邪伤肺气,病证由实证转为虚实夹杂时,治当辛散与补益兼顾。如再一味辛散祛邪则耗伤气阴,咳嗽不易治愈。因此必须扶正祛邪兼顾治之,方能见效。

4. 中西医合参辨证和辨病相结合提高临床疗效　外感咳嗽多因肺的卫外功能减弱,气候寒暖失常,气温突变情况下,外邪侵袭肺系,肺气失宣而致。此病证相当于现代医学的上呼吸道感染、急性支气管炎、肺炎早期疾病所致的咳嗽。临证中可借助X线、CT、血象检查等现代医学诊断方法,辨病和辨证相结合,辨证选用具有抗感染的中药,协助疗效的提高。

如解表宣肺止咳或清热解毒的中草药具有抗病毒作用的有:麻黄、桂枝、荆芥、防风、紫苏叶、香薷、大青叶、板蓝根、金银花、连翘、牛蒡子、胖大海、紫菀、佩兰、野菊花、柴胡、薄荷、浮萍、黄芩、射干、百部、蔓荆子、穿心莲、紫草等。

有抗菌作用的药物如:葱白、紫苏叶、桔梗、牛蒡子、金银花、连翘、大青叶、板蓝根、黄芩、鱼腥草、蒲公英、瓜蒌、大蒜、山豆根、厚朴、侧柏叶、野菊花、玄参等。

(二) 验案举隅

案一　陈某,女,28岁。2007年10月6日初诊。

初诊　10日前因天气骤变寒冷而感冒,恶寒发热,咽痒咳嗽,痰白稀,经中西药治疗3日后,恶寒、发热已除,然咽痒、咳嗽频作。曾服用止咳糖浆等镇咳药,咳嗽未见减轻,咽痒甚,痰多而黏不易咯出,胸闷,气急,身困重,纳食不香,苔滑腻,脉弦滑。查血常规无异常,X线胸部摄片示:两侧肺纹理较粗重。中医诊断:外感咳嗽。西医诊断:急性支气管炎。乃因表邪尚未全除,过早应用敛肺镇咳药而致肺气宣肃失常,致痰湿郁阻于咽喉,喉痒而咳,故取止嗽散合二陈汤化裁治之。

处方:紫苏叶 10 g,杏仁 10 g,桔梗 10 g,茯苓 13 g,厚朴 10 g,法半夏 10 g,白前 10 g,前胡 10 g,陈皮 6 g,炒枳壳 6 g,生甘草 6 g。

5 剂,水煎服,每日 1 剂。

二诊 咳嗽显减,已无胸闷气急,咯痰爽利,苔较腻,脉弦细。

处方:上方去前胡,法半夏改为 6 g。5 剂,巩固调治。

【按语】 "无风不咳,无痰不嗽",本案例因外感风寒、肺气失宣而致发热恶寒,咳嗽。发热恶寒虽已除,然咳嗽仍甚,表证尚未全解。欲求速效止咳,过多服用镇咳止咳、闭肺敛肺之药,致留邪在肺,痰湿瘀阻,咳嗽久久不愈,气逆作喘,取用止嗽散合二陈汤化裁治疗。程钟龄云:"止嗽散温润和平,不寒不热,既无攻击过当之虞,又有启门驱贼之势,是以客邪易散,肺气安宁,宜其投之有效欤。"该方中祛痰有明显作用的是桔梗,经实验证实其祛痰机制似同氯化铵,白前、前胡善治痰壅气逆之咳喘,处方中又取用二陈汤加强祛痰之力度,且半夏具有明显的止咳作用,其镇咳机制可能是中枢性的。本例治疗效果甚佳,功在注意宣肺豁痰。

案二 王某,男,10 岁。2006 年 9 月 15 日初诊。

低热,干咳 1 个月,经治疗后体温正常,然咳嗽已月余不愈,为阵发性痉挛性干咳,经多方诊治,诊断为"百日咳",曾应用红霉素治疗 2 周,未见好转。咳嗽夜间尤甚,口渴,大便干结,停用红霉素后食欲已经正常,舌淡红稍欠津,脉细稍数。中医诊断:咳嗽(肺阴亏损)。西医诊断:百日咳。此乃外感咳嗽失治,迁延反复,肺阴已亏损,治当标本兼顾,取止嗽散合二母散加减。

处方:知母 10 g,浙贝母 10 g,紫菀 10 g,款冬 10 g,百部 10 g,白芍 10 g,桔梗 10 g,沙参 10 g,前胡 10 g,瓜蒌皮 13 g,芦根 13 g,枇杷叶 13 g,陈皮 6 g,炒枳壳 6 g,生甘草 6 g。

7 剂,水煎服,每日 1 剂。

上方按证情适作加减,经治 2 周余,咳嗽痊愈。

【按语】 治疗外感咳嗽,一般取用止嗽散为基本方化裁。患儿病情迁延日久,肺阴已亏损,故方中加用益肺润肺止咳之药,标本兼治。处方中取用百部,中医认为不仅可润肺止咳,又可杀百虫(月华丸中取之杀痨虫),据现代药理药效证实具有抗百日咳嗜血杆菌作用和抗结核杆菌作用。白芍可解痉而止咳,也具有抗百日咳杆菌作用,如知母、贝母、紫菀、瓜蒌皮、沙参等药不仅具有养阴润肺之功效,且有较强的镇咳作用。药症相符,病愈甚速。

案三 张某,男,25 岁。2008 年 10 月 15 日初诊。

初诊 低热,咳嗽反复发作月余,经多方诊治,胸部 X 线片与有关抗体及抗原检测,确诊为支原体肺炎,曾用阿奇霉素治疗未见显效。查见体温 37.3℃,脉细弱,苔薄,舌暗稍红,咳嗽少量黏痰,色黄,身乏,动则汗出,纳食不香。中医诊断:咳嗽(肺脾两虚)。西医诊断:支原体肺炎。中医辨证病起外感致咳,但咳已损伤肺气,久病不愈,肺病及脾,耗伤脾气。证属虚实夹杂,当祛邪扶正兼顾,取玉屏风散和止嗽散化裁治之。

处方:炙黄芪 13 g,生白术 10 g,防风 6 g,紫菀 10 g,百部 10 g,桔梗 10 g,枇杷叶 10 g,黄芩 6 g,山楂 13 g,麦芽 13 g,生甘草 6 g。

7 剂,水煎服,每日 1 剂。

二诊 体温正常,咳嗽显减,已无黄痰,脉细弱,苔薄。

处方:原方去黄芩,加百合 13 g、炒山药 13 g。14 剂,水煎服,每日 1 剂。

经治 20 余日,咳嗽宁,纳食增加,身乏汗出诸症均已消失,胸部 X 线摄片炎症病灶已吸收,有关抗体及抗原检测已恢复正常。

【按语】 支原体肺炎后期,久病未愈,损及肺脾,治以扶正祛邪,标本兼顾,取补中兼疏之玉屏风散合温润平和、止嗽化痰之止嗽散加减调治,先后 20 余日治疗,药症相合,遂使热退咳除而病愈。

二、小柴胡汤

小柴胡汤方出自张仲景《伤寒论》,由柴胡 24 g、黄芩 9 g、人参 9 g、炙甘草 6 g、半夏 9 g、生姜 9 g、大枣 4 枚组成。本方的主治证为伤寒少阳证,症见往来寒热,胸胁苦满,默默不欲饮食,心烦喜呕,口苦,咽干,目眩,舌淡薄白,脉弦者;或妇人热入血室,症见经水适断,寒热发作有时;以及疟疾、黄疸与内伤杂病而见少阳夹杂证者。现将沈师取用小柴胡汤的临床经验简介如下。

(一) 运用要点

沈师认为不论外感或内伤诸病只要符合邪在少阳,气机郁结,枢机不利为主要病机的病证均可采用该方治疗。临证应用本方当注意方中诸药配伍的相互作用和剂量的变化。清透并用,方中取用柴胡、黄芩清热透邪,外解半表之邪,内清半里之热,故而和解少阳。柴胡轻清升散偏于辛散透热,疏理气机,散少阳经之邪,其用量必须独重;黄芩偏于苦寒,清半里之热,因少阳胆腑又有相火,故黄芩实为清胆热之药;方中半夏以降逆气而祛邪,理气平正,则邪气不得入里,其偏于降逆祛痰,与柴胡、黄芩合用既能降胃气止呕又能祛痰浊,法半夏、生姜相伍调理气机,和胃止呕,半夏偏于降逆祛痰,生姜偏于宣散;生姜和大枣相配调和营卫;人参、大枣、甘草益气和中实里,以助祛邪和防邪气入里。小柴胡汤诸药为伍,相互为用,寒温并用,升降协调,有清利三焦,调达上下,和畅气机,内外宣透而祛半表半里之邪的作用,确为和解少阳、扶正祛邪之经典方剂。

1. 按证灵活加减用药 沈师强调应用时当随证适作加减,如胸膈满闷加桔梗、枳壳、陈皮;若胁下痞硬,去大枣,加牡蛎、枳壳、陈皮;痰热结胸去大枣、人参,加瓜蒌、黄连、桔梗;发热重伴烦渴,柴胡用量还应加大,并加生石膏;胸中烦而不呕,去半夏、人参,加瓜蒌仁;当伴有食积又里热重,去人参,而黄芩用量可适当加大,并加山楂、麦芽、鸡内金、莱菔子;心烦喜呕,小便不利,加茯苓;如系热入血室,痰热互结,去人参、大枣,加桃仁、牡丹皮、赤芍、牛膝;用于湿热黄疸,加茵陈、栀子、大黄;湿重于热,加茵陈五苓散;用于疟疾,加常山、草果。

小柴胡汤偏于升散,若上盛下虚、肝阳上亢、肝火上炎、目眩头痛或阴虚有热的血证当忌用。

2. 结合临床药理药效拓展应用 综合有关药理药效实验研究资料表明,小柴胡汤具有良好的解热功效。柴胡中含有的柴胡皂苷和黄芩中的黄芩素具有明显的解热作用,并有较强的抗病毒和抑制细菌作用,还具有抗炎、调节免疫功能、保肝、镇静、镇痛、解痉、止呕、利胆、护胃、改善消化的作用,故临床应用甚为广泛。可用于治疗病毒或细菌感染所致的外感高热病;具有少阳病主证的支气管炎、肺炎、胸膜炎等各种肺病;胰腺炎、胆囊炎、胃炎、胃溃疡、败血症及疟疾也可取用小柴胡汤随症加减治疗。小儿肺炎见小柴胡汤证,可常在该方中加生石膏、杏仁、桔梗、浙贝母治疗;百日咳加百部、前胡、紫菀、桔梗、陈皮;腮腺炎加板蓝根、连翘、夏枯草、浙贝母等。外科病瘰疬,取小柴胡汤加夏枯草、海藻、昆布、浙贝母、牡蛎等药;乳腺增生症加延胡索、郁金、青皮、陈皮等;治疗热入血室,痰热互结的妇科疾病证则去人参、大枣,加桃仁、赤芍、生地黄、牛膝;如用于湿热黄疸,湿热并重加茵陈、栀子、大黄,湿重于热加用茵陈五苓散。

(二) 验案举隅

案一 黄某,男,46 岁。2011 年 10 月 30 日初诊。

初诊 患者 4 日前受凉后,头疼、鼻塞、发热、咳嗽、咯白色黏痰,曾服阿莫西林和急支糖浆未见好转,今高热、咳嗽加重、吐黄痰、胸闷、咽干、口苦。查体:体温 39.0℃,舌质红,苔薄黄,脉弦数,两肺下野可闻及少许干湿性啰音。辅助检查:胸片示两肺纹理增粗紊乱;血常规:白细胞计数 12.4×10⁹/L↑,中性粒细胞百分比 82%↑,淋巴细胞百分比 18%↓。中医诊断:外感咳嗽(风寒袭肺,肺气失宣化热)。西医诊断:急性支气管炎。治拟清热化痰,表里双解。

处方:柴胡 15 g,黄芩 10 g,杏仁 10 g,桔梗 10 g,浙贝母 13 g,瓜蒌皮 13 g,连翘 13 g,陈皮 6 g,炒枳壳 6 g,甘草 6 g。

4 剂,每日服用一剂半(即一日服 3 次,每次服半剂)。

二诊 服药后第 3 日复诊,告知服药后第 2 日晚体温降至正常,今咳嗽明显减轻,痰已转为白色,舌红,苔薄,脉弦。

处方:嘱原方再服 2 剂,每日 1 剂,分 2 次煎服。先后共服 6 剂,病痊愈。

【按语】 急性支气管炎患者,4 日前因风寒袭肺,肺失宣发,恶寒发热,咳吐白痰,经治未见好转,高热、咳嗽加剧、吐黄痰、胸闷、口苦、咽干,乃肺有郁热,邪居半表半里之少阳病证,取宣肺清热、表里双解之小柴胡汤,去甘温滋补之党参、大枣和性温之半夏、生姜,加杏仁、桔梗、瓜蒌皮、连翘等药以加大宣肺清热化痰之力度,服药 6 剂病愈。

案二 孙某,男,28 岁。2008 年 9 月 10 日初诊。

初诊 患者 1 个月来午后低热,干咳、盗汗、身乏、纳差,左侧胸胁胀痛,在外院诊断为结核性渗出性胸膜炎,经用异烟肼、链霉素抗痨药未见效,前来诊治。现症:寒热往来,午后低热,干咳,左胸部闷胀疼痛,咳嗽时尤甚,干咳无痰,身乏气短,纳差,盗汗,口渴咽干。查体:体温 37.8℃,舌质红,苔薄腻,脉弦细稍数,左中下肺呼吸音消失。辅助检查:胸片示左侧胸腔有中量积液;红细胞沉降率 24 mm/h;血常规:白细胞计数 6.0×10⁹/L。中医诊断:悬饮(少阳证饮停胸胁)。西医诊断:结核性渗出性胸膜炎。治拟和解少阳逐水饮。

处方:柴胡 13 g,黄芩 10 g,半夏 10 g,杏仁 10 g,百部 10 g,瓜蒌皮 13 g,葶苈子 13 g,党参 10 g,沙参 13 g,山楂 15 g,麦芽 13 g,生甘草 6 g。

7 剂,水煎服,每日 1 剂,分 2 次温服。

二诊 体温已正常,其他症状也有所减轻。嘱原西药抗痨药必须持续服用。

处方:上方加丝瓜络 10 g。7 剂,水煎服,每日 1 剂,分 2 次温服。

三诊 上方随证适作加减又调治 1 个月,劳累时偶感左侧胸部轻微胀痛,他症均宁,复查红细胞沉降率 10 mm/h。胸片示:左侧胸腔已无积液,左侧胸膜轻度增厚。

处方:中药可停服,每月复查,西药抗痨药仍必须服用。

【按语】 结核性胸膜炎,属中医"肺痨""悬饮"范畴,多因正气虚弱,邪乘虚而入,邪犯胸肺。本病邪犯胸肺,邪入少阳,致少阳枢机不利,故胸闷胀痛,咳嗽,热郁少阳而午后发热,邪入少阳,湿与热结,肺失通调,水饮停积则见胸腔积液。病久已月余,肺脾之气阴已伤,而见气短、乏力、口渴咽干、盗汗、纳差,故取小柴胡汤加杏仁、百部、瓜蒌皮、葶苈子,宣肺化痰逐饮,宽胸散结;沙参、党参补益气阴;山楂、麦芽消食理气通络,药证合拍,而获显效。

案三 郑某,男,36 岁。2011 年 8 月 20 日初诊。

初诊 患者胃脘部胀痛,心下烧灼感反复发作 3 年,间断服用中西药治疗,症状时轻时重,曾查胃镜示:胆汁反流性胃炎。现症:胃脘部胀痛引向两胁,心下烧灼感,时有反酸、嗳气、恶心、纳呆、口苦、大便较干。查体:胃脘处轻压痛,胁下肝脾未扪及。舌质暗红,舌苔薄黄,脉弦细。中医诊断:胃痛(肝失疏泄,胆邪犯胃)。西医诊断:胆汁反流性胃炎。治拟疏肝利胆,和胃降逆,理气止痛。

处方:柴胡13 g,黄芩10 g,半夏10 g,竹茹10 g,枳实10 g,代赭石15 g,川楝子10 g,郁金10 g,海蛤壳15 g,麦芽13 g,鸡内金13 g,丝瓜络10 g。

7剂,水煎服,每日1剂,分两次温服。

二诊 胃胀痛显减,已无反酸、恶心、口苦等不适。苔薄,脉弦细。

处方:原方去代赭石、海蛤壳,7剂,水煎服。

三诊 已无任何不适,纳食已增,苔脉同前。可停服中药,嘱平时注意饮食调摄,尤当注意忌饮酒和辛辣刺激性食物。

【按语】 胆汁反流性胃炎,属中医"胃痛"范畴,本案例胃痛反复发作多因肝胆失疏,郁久化火,胃失和降,故取小柴胡汤去姜、枣、党参、甘草,以防壅滞助热;加用川楝子、郁金疏肝理气,祛郁火;加枳实、竹茹和胃降逆;海蛤壳能制酸,又助止胃痛,上法经治获临床痊愈。

案四 刘某,男,38岁。2003年6月10日初诊。

初诊 患者半年来时有右胁胀痛不适,疼痛不甚,未经诊治,昨晚赴宴饮酒后,夜半阵发右胁胀痛,牵引右肩背,伴胸闷、口干、口苦、心中烦热,呕吐少量苦水,今晨前来求诊。查体:体温36.7℃,舌红,苔薄黄,脉弦,上腹及胆囊区压痛。B超示:胆囊壁粗糙,胆囊内可见10 mm×6 mm结石;血常规:红细胞计数$4.8×10^{12}$/L,白细胞计数$9.2×10^9$/L,中性粒细胞百分比72%,淋巴细胞百分比28%。中医诊断:胁痛(邪结少阳,胆胃不和)。西医诊断:胆囊炎,胆囊结石。治拟疏肝利胆,清热和胃。

处方:柴胡15 g,黄芩10 g,半夏10 g,竹茹10 g,延胡索10 g,川楝子10 g,郁金10 g,赤芍、白芍各13 g,金钱草20 g,生甘草6 g。

3剂,水煎服,每日1剂,分2次温服。

二诊 服上方3剂后,胁痛已除,也无呕吐,然纳食仍差,身见胸闷、气短,苔脉同前。

处方:原方去竹茹、延胡索、川楝子,加麦芽13 g,鸡内金13 g,山楂15 g、紫苏梗10 g,7剂。嘱少食肥甘油炸食品,勿饮酒,如疼痛今后反复发作频繁,及时复查肝胆B超,必要时手术根治。

【按语】 胆囊炎、胆结石属于中医"胁痛"范畴,本案例发病为饮食所伤,湿热郁结肝胆,肝胆失于条达,阻于胁络,胃失和降,而致胁腹疼痛、呕吐,邪郁少阳,故口渴、口苦、舌质红、苔薄黄、脉弦,取小柴胡汤加延胡索、川楝子、郁金、赤芍、白芍疏肝理气,柔肝通络止痛;竹茹清热和胃止呕;金钱草清利湿热可化石。患者体壮又有郁热诸症,故弃用人参、生姜、大枣。复诊告疼痛已止,然纳呆,身乏气短,原方适减疏利之品,加麦芽、鸡内金、山楂、紫苏梗消导和胃,巩固调治。患者1年后因感冒前来诊治,告知胆囊炎再未复发。

案五 范某,女,32岁。2012年11月4日初诊。

初诊 患者右侧乳房时感胀痛3年,经行前或情志不畅时胀痛尤甚,曾在外院行远红外线扫描等各项检查确诊为"右侧乳腺小叶增生症"。现症:右侧乳房胀痛。查体:舌质暗红,苔薄腻,脉弦细,右侧乳房外上象限扪及10 mm×7 mm大小肿块,表面光滑,推之移动,触之轻度压痛,局部皮色正常。中医诊断:乳癖(肝郁气滞,痰凝瘀结)。西医诊断:右侧乳腺增生症。治拟疏肝理气,化痰散结,活血通络。

处方:柴胡13 g,黄芩10 g,半夏10 g,延胡索10 g,川楝子10 g,当归13 g,海藻13 g,浙贝母10 g,瓜蒌皮13 g,生甘草6 g。

7剂,水煎服,每日1剂,分2次温服。

二诊 乳房胀痛明显减轻,告知下周月经即将来潮,少腹稍有坠胀不适,平素经血量少。

处方:原方加益母草 10 g、赤芍 13 g、白芍 13 g、牛膝 10 g。7 剂,水煎服,每日 1 剂,分 2 次温服。

三诊 乳房无胀痛,少腹也无坠胀不适感。

处方:嘱饮食忌辛辣肥甘之品,平时常服初诊方,月经来潮前服用二诊方,如无其他不适,嘱长期服用,半年后复查。半年后告知乳房胀痛未作,复查肿块已消。

【按语】 乳腺增生症,中医诊断为乳癖,多由肝气不疏、郁结所致,郁久化火,热灼津液,煎熬成痰核所致。宜用疏肝理气、化痰散结通络法,取用小柴胡汤加减治疗。柴胡、郁金、半夏疏肝理气,祛瘀散结;黄芩化郁久之热;当归、川楝子养血活血,理气止痛;瓜蒌皮、海藻、浙贝母软坚化痰散结,诸药配伍经治半年,气行、痰祛、瘀消、结散,因此乳癖肿块全消。

案六 艾某,男,12 岁。2010 年 3 月 5 日初诊。

初诊 患者 3 日前感右侧耳旁下部肿胀不适,昨晚起恶寒发热,右侧耳前下部胀痛加剧,灼热感,前来就诊,告知班上两名同学近 1 周来类似上述疾病发作。现头痛,右耳旁胀痛,口苦,咽干。查体:体温 38.5℃,舌尖红,苔薄,脉弦细而数,右侧耳下部腮部肿胀,触之灼热感,压痛。血常规:白细胞计数 6.4×10⁹/L,中性粒细胞百分比 54%,淋巴细胞百分比 46%。中医诊断:痄腮(邪犯少阳,毒热初聚)。西医诊断:流行性腮腺炎。治拟清透少阳邪热,解毒消肿。

处方:柴胡 15 g,黄芩 10 g,法半夏 6 g,夏枯草 10 g,板蓝根 13 g,连翘 13 g,生甘草 6 g。

3 剂,水煎服,每日 1 剂,分 2 次温服。外敷金黄膏。

二诊 体温已正常,患处胀痛显减,然仍口苦、咽干、口渴,舌尖稍红,苔薄,脉弦细。

处方:原方去法半夏,加天花粉 10 g、芦根 13 g。5 剂,水煎服,每日 1 剂,分 2 次温服。外敷金黄膏。

三诊 告愈。嘱注意在家静养,饮食清淡。

【按语】 流行性腮腺炎,中医诊断为痄腮,系感受风温病毒,从口鼻而入,蕴阻少阳,结于胆经。其肿痛之腮腺肿块在耳前下方,而少阳胆经下耳后行耳中,出耳前,故病患为邪滞少阳经络,取小柴胡汤加减治疗,加用板蓝根、连翘清热方解毒;夏枯草清泄肝火散郁结,疏透少阳郁热。经治体温正常,肿痛也减,然仍口苦、咽干、口渴,故二诊去半夏之温燥祛痰药,加天花粉、芦根清热化痰,生津解毒,先后服药 8 剂病愈。

三、痛泻要方

痛泻要方一般方书均载为《景岳全书》引刘草窗方。而元代朱震亨《丹溪心法·泄泻门》中列方所载药味与痛泻要方完全一致,并标明"治痛泻",然未出方名。痛泻要方的异名较多,《不知医必要》称防风白芍汤,《叶氏女科》称白术防风汤,《医统》称白术芍药散,《医方考》称痛泻药方,《医林纂要》称痛泻丸。该方异名虽多,但对方药组成功效及其主治,各医家见解颇为一致。沈师应用此方的经验小结如下。

(一)运用要点

本方治疗的慢性泄泻多因脾虚肝旺、肝木克脾土、脾气虚弱所致,故本方药物组成的特点是:白术健脾为主药,辅以白芍平肝柔肝,缓急止痛,佐以陈皮理气和中,使药为防风,散肝舒脾。诸药相伍而获健脾泻肝、调和气机,治疗痛泻之功效。沈师认为慢性泄泻只要具有痛泻主证者即可应用,即在临床应用此方的客观指征系"痛""泻"二字。沈师常应用此方治疗肝旺脾弱、肝脾不和之慢性肠炎、结肠炎、慢性肠胃炎、肠功能紊乱等各类疾病。沈师强调,如湿热蕴结肠腑所致的痢下赤白则不宜使用。

腹痛甚则白芍剂量加倍,并加炙甘草;腹中冷痛加吴茱萸、干姜;泄泻稀水便甚者加白芷、泽泻、大腹皮;久泻不止者加升麻;脾阳虚者合理中汤;肾阳虚伴五更泻者合四神丸;当见久泻伴有虚滑症加诃子、芡实;脘腹胀痛甚者加厚朴、木香、延胡索;饮食积滞者加山楂、麦芽、鸡内金、神曲;伴见恶风表证加葛根,兼见热象者加柴胡、黄芩;黏液血便者加黄连、槐花、木香。

(二)验案举隅

案一 王某,男,28岁。2007年8月13日初诊。

初诊 3年来,每当劳累或饮食不慎时导致腹痛腹泻反复发作,腹痛尤以左侧为甚,大便溏稀,有时伴有黏液较多,在外院曾做结肠镜及其他实验室理化检查,诊断为"溃疡性结肠炎",近日常在单位加班,又遇事不顺,3日前喝酒过量后,感腹痛、腹泻,大便中黏液多,便解后腹部疼痛稍有缓解,伴脘腹胀满,不思饮食,身困乏力,体查较消瘦,左下腹轻度压痛无包块,脉弦细,苔较腻,舌体胖大。中医诊断:泄泻(脾虚肝郁)。西医诊断(溃疡性结肠炎)。患者素体虚弱,发病因劳倦饮食不节,情志不畅致脾虚肝郁,乘脾犯胃、升降失常,取痛泻要方加味治之。

处方:苍术10 g,炒白术10 g,炒防风10 g,炒白芍13 g,茯苓13 g,炒薏苡仁30 g,紫苏梗10 g,陈皮6 g,山楂15 g,麦芽13 g。

5剂,水煎服,每日1剂。

二诊 痛泻诸症全除,然身乏,嘱常服参苓白术丸,注意饮食,忌生冷,宜清淡,调畅情志。

【按语】 慢性结肠炎又称慢性非特异性溃疡性结肠炎,是一种原因不明的直肠和结肠慢性炎性疾病。临床主要表现为腹泻腹痛及黏液便、血便,病程缓慢,多属中医的"肠癖""泄泻""久痢""脏毒"等范畴。本案例为肝脾不和,脾虚肝旺,腹痛腹泻,取用痛泻要方加茯苓、炒薏苡仁、苍术来加强燥湿利湿、健脾力度,伍以紫苏梗疏肝理气,重用白芍柔肝平肝止痛,方药对证而见显效。

案二 赵某,女,40岁。2008年7月15日初诊。

初诊 5年来,经常胃脘闷胀或胀痛不适,当饮食生冷或过食油腻后,胃部不适、闷胀,引向两胁和脐腹胀痛,溏稀便一日3～4次,甚则伴见黏液,曾做胃镜检查,诊为"浅表性胃炎",腹部B超示为胆囊壁粗糙,结肠镜检查未见溃疡病灶,仅见肠黏膜水肿。本次发病适逢炎夏暑热,中午食冷面又饮冰镇饮料后,下午胃脘胸胁胀痛、欲呕,腹痛即泻,为水样便,不发热。查见:胃脘处和脐下轻度压痛,白细胞分类计数正常,苔滑腻,脉沉细,乃因饮食生冷后诱发。中医诊断:胃痛(肝胃不和)。西医诊断:急性胃肠炎。治拟疏肝理气,和胃止痛。故取痛泻要方合平胃散加减治之。

处方:苍术10 g,白术10 g,厚朴10 g,紫苏梗10 g,陈皮6 g,炒防风10 g,炒白芍10 g,茯苓13 g,法半夏10 g,干姜6 g,高良姜10 g,大腹皮13 g。

3剂,水煎服,每日1剂。

二诊 服药2剂后即愈。

【按语】 本案例平素脾胃虚弱,多年来当饮食不慎时见腹泻,脘腹胸胁胀痛,多次腹部B超、胃镜检查诊为"慢性胆囊炎""浅表性胃炎",肠镜检查未见明显溃疡等病灶。按证以"痛""泻"二字作为客观临床指征,结合患者素有脾胃虚寒证之胃炎和胆囊疾患,本次发病因生冷饮食所伤,故痛泻要方加用温中祛寒燥湿药干姜、高良姜、苍术、厚朴等,治泻当加用茯苓、大腹皮渗湿利湿健脾,紫苏梗既能行气和胃,又具有疏肝理气之效,方药恰合病机,服用2剂即愈。

案三 刘某,男,65岁。2005年3月6日初诊。

初诊 上月中旬经检查确诊患"肝癌",已无手术机会,现行放射治疗中,放射治疗行至第三次,现肝区胀痛,腹痛即欲稀便,一日7~8次,大便量不多,为稀便,然便后少腹仍不适,身乏,纳少,口渴,焦虑不安,失眠,前来就诊。查见:消瘦,肝大肋下4 cm,质硬,表面高低不平,触痛,腹部叩之少量转移性浊音,脉弦细稍数,舌暗红,欠津,体胖大。中医诊断:癥病(气阴两虚,肝郁乘脾)。西医诊断:肝癌。脾虚不适,治当益气健脾,柔肝养血通络。

处方:太子参13 g,炒白芍15 g,鳖甲13 g,白术10 g,茯苓13 g,炒山药13 g,炒升麻6 g,赤芍13 g,丹参10 g,鸡血藤10 g,郁金10 g,延胡索12 g,山楂15 g,麦芽13 g,络石藤13 g,龙骨30 g,牡蛎30 g。

7剂,水煎服,每日1剂。

二诊 痛泻愈,每日大便2次,放射治疗仍然,饮食增加,口渴减轻,苔脉同前,肝区疼痛时作,效勿更方。

处方:原方加黄精13 g,续服。

【按语】 肝癌病属晚期,中西药物姑息疗法调治,病痛虽难根除,然取用痛泻要方,加用益气养阴、柔肝软坚,又配用升麻,以助升脾止泻。诸药合用,腹痛泄泻得以治愈,坚持完成放疗疗程。

案四 陈某,女,29岁。2007年10月5日初诊。

初诊 因丈夫去年病亡,而致情志忧郁不畅,常心烦易怒,睡眠不实,胸胁闷胀,不思饮食,身乏。近1个月来少腹胀不适,大便一日2~3次,溏稀而不爽,泻后腹部舒畅。曾多方求医检查并做肠镜检查无异常,服黄连素片等药亦未见效,故前来诊治。查大便常规仅见食物残渣,脉弦细,苔薄腻。证属肝失疏泄,肝木乘脾,肝脾不和,取四逆散合痛泻要方加减治之。

处方:炒白芍13 g,炒白术10 g,防风10 g,陈皮6 g,茯苓13 g,炒薏苡仁30 g,枳实10 g,柴胡10 g,薄荷3 g,麦芽13 g,炙甘草6 g。

7剂,水煎服,每日1剂。

二诊 痛泻已除,睡眠饮食仍差。

处方:上方加山楂15 g,酸枣仁10 g,合欢花13 g、合欢皮13 g。7剂,水煎服,每日1剂。

【按语】 本案例取用四逆散疏肝解郁,调和肝脾,合痛泻要方泻肝补脾,加用薄荷、麦芽助调畅肝气,茯苓、炒薏苡仁扶脾止泻,用之痛泻虽除,然睡眠不实,饮食不香,乃情志所伤,绝非即时可愈,当注意配合心理、气功等疗法综合治之。

四、普济消毒饮

普济消毒饮为李东垣所创,载于《东垣试效方》。《方剂学》第7版(以下简称教材)中列出该方的药物组成为酒黄芩15 g、酒黄连15 g、陈皮6 g、甘草6 g、玄参6 g、柴胡6 g、桔梗6 g、连翘3 g、板蓝根3 g、马勃3 g、牛蒡子3 g、薄荷3 g、僵蚕2 g、升麻2 g。用法:上药为末,汤调,时时服之,或蜜拌为丸,嚼化(现代用法:水煎服)。该方具有清热解毒、疏风散邪之效,主治大头瘟。现参阅了古今有关方书,结合沈师临床应用经验简介如下。

(一) 运用要点

教材中所载普济消毒饮的方名下列有《东垣试效方》以示为东垣所创,而文中所列药物组成,实出自汪昂《医方集解·泻火之剂》,名为普济消毒饮。李东垣创制的此方原名为普济消毒饮子,载于《东垣试效方》卷九。而《医方集解》定名普济消毒饮是在东垣普济消毒饮子方中去大补元气的人参,加疏散风热、清热利咽之薄荷。东垣的普济消毒饮子方中取用人参,后世医家有不同的观点:吴崑《医方考》"经曰邪之所凑,其气必虚,故用人参补虚"。王子接《绛雪园古方选注》"黄芩、黄连、连翘、玄参泻心肺之热为启；人参、橘红、薄荷扶其正驱逐其邪为臣"。沈师认为本方为主治"时毒,大头天行,初觉憎寒体重,次传头面肿盛,目不能开,上喘,咽喉不利,舌干口燥",可见此方为治疗风热毒邪炽盛,邪正俱实之证,当专事祛邪,邪祛则正安。早期用大补元气之药,势必助热留邪,又方中已有甘草顾护胃气,调和诸药,故汪昂将该方弃用人参,加用疏散风热又有清利头目之效的薄荷是很有见地的。该方获得后世医家的认可,现教材中也采用了《医方解集》所载的方药组成。关于方中诸药剂量,因为现代用法都取用水煎服,沈师取用如下:酒黄芩13 g,酒黄连10 g,陈皮6 g,生甘草10 g,柴胡6 g,桔梗10 g,连翘13 g,板蓝根13 g,马勃6 g,牛蒡子10 g,薄荷(后下)10 g,僵蚕10 g,升麻6 g。每日1剂,二煎兑合,分3次温服。

1. 方药的配伍应用当注意有是证用是药　教材中普济消毒饮功能为清热解毒,疏风散邪,主治大头瘟(又名大头天行)。其乃感受风热疫毒之邪,壅聚上焦,攻冲头面所致。症见恶寒发热,头面焮红肿痛,目不能开,咽喉不利,舌燥口渴,舌红苔白兼黄,脉浮数有力。疫毒宜清解,风热宜疏散,故治法当解毒散邪为主而兼施以清热。方中重用黄芩、黄连,清降上攻之邪热,清解头面疫毒为君药;以牛蒡子、连翘、薄荷、僵蚕疏风透表,辛凉疏散头面风热为臣药;玄参、板蓝根、马勃、桔梗、生甘草加强清热解毒之功效而利咽;陈皮理壅滞而散结,防方中苦寒药的寒凝,共为佐药;升麻、柴胡疏散风热并引诸药上达头面,且升麻、柴胡的升散配黄芩、黄连的苦降,相反相成,以防升过之弊,且寓"火郁发之"之意,功兼佐使之用,因此本方具有清中有散、升中有降、相反相成的特点,诸药相伍,共收清热解毒、疏散风热之效。

普济消毒饮治疗头面热毒证的诸类疾病是十分有效的,在诸多温病中也得到了广泛的应用。但是有的医家对于该方中升麻与柴胡以及黄芩、黄连的取舍有不同的看法。吴鞠通《温病条辨·上焦篇》"温毒咽痛喉肿,耳前耳后肿,面正赤,或喉不痛,但外肿,甚则耳聋,俗名大头温(瘟)、虾蟆温者,普济消毒饮去柴胡、升麻主之,初起一二日再去芩、连,三四日加之佳……去柴胡、升麻者以升腾飞越,太过之病,不当再用升……黄芩、黄连者,芩、连里药也,初起病未至中焦,不得先用里药故犯中焦也"。而医家吴崑在《医方考》、王子接《绛雪园古方选注》、费伯雄《医方论》都对普济消毒饮方中取用黄芩、黄连、升麻、柴胡有了认可。傅衍魁、尤荣辑在《医方发挥》中阐明甚为确切,"本方重用黄芩、黄连清泄上焦之热毒为主;又芩、连皆用酒炒,令其通行同身,直达病所……升麻、柴胡升阳散火,如舟楫之用为使。芩、连得升、柴之引,直达病所,升、柴有芩、连之苦降又不至于发散太过。此一升一降,一清一散,相反相成,有利于疫毒清解,风热疏散。又升麻尤善清解时令疫疠之毒,柴胡解郁散结,诸药合用,共奏清热解毒、疏风散邪之效"。

综上所述,沈师认为临证处方用药当注意有是证用是药,药证相符方能取效。沈师取用普济消毒饮加减化裁方法为:若见表证明显,里热不显可去芩、连,加荆芥、防风、蝉蜕;如无表证而里热炽盛,口渴烦躁可加金银花、知母、生石膏,去薄荷、柴胡;当里热燥结、腑气不通、大便秘结可加酒大黄、枳实;急性化脓性扁桃体炎可不用柴胡、升麻,加浙贝母、花粉;腮腺炎必用柴胡;颜面丹毒必用升麻;若睾丸肿痛加川楝子、龙胆草;当局部肿块较硬难消加赤芍、牡丹皮、夏枯草、浙贝母;若舌苔白腻湿盛热轻,适减芩、连之量,加佩兰、藿香、白芷、薏苡仁、豆蔻;当舌苔黄腻湿热并盛,加栀子。

2. 拓展应用　普济消毒饮经药理药效试验研究显示具有解热、抗菌、抗病毒、消炎、抗过敏、增强机体免疫力等作用。肖延风等研究取普济消毒饮全方中药煎剂经高温,且在高压处理后药效也不减,故此方现常用于腮腺炎、颜面丹毒、急性扁桃体炎、淋巴结炎伴淋巴管回流障碍等临床表现属风热邪毒证的诸类疾病。

(二)验案举隅

案一　魏某,男,26岁。2012年4月12日初诊。

初诊　患者恶风发热 2 日,伴咽痛、口渴、无汗、身痛。查体:体温 38℃,舌红,苔薄黄,脉浮数,咽充血,双侧扁桃体 II 度肿大,表面见散在小脓点。辅助检查:白细胞计数 15.6×10⁹/L,中性粒细胞百分比 84%,淋巴细胞百分比 16%。中医诊断:喉蛾(风热毒盛,化腐成脓)。西医诊断:急性化脓性扁桃体炎。治拟疏风散邪,清热解毒,利咽消肿。

处方:黄芩 13 g,连翘 13 g,板蓝根 13 g,牛蒡子 10 g,天花粉 10 g,玄参 10 g,桔梗 10 g,马勃 6 g,僵蚕 10 g,薄荷(后下)10 g,荆芥 10 g,牡丹皮 10 g,赤芍 10 g,陈皮 6 g,生甘草 6 g。

3 剂,水煎服,每日 1 剂,分 2 次温服。

二诊　服药 2 剂后汗出,体温正常,咽痛、身痛、口渴均减,仅感咽喉部有哽噎感,舌淡红,苔薄,脉弦,原肿大扁桃体缩小至 I 度肿大,表面已未见脓点。

处方:上方去荆芥、薄荷,加芦根 13 g,再服 2 剂,巩固调治。

【按语】　本案患者发热,咽痛,喉蛾乃外感风热之邪,郁而不解,化火成毒,蕴结喉核,导致经络阻滞,气血凝滞,血肉腐败所致,取普济消毒饮加减治之。处方取黄芩清降上攻之邪热,清解咽喉之肿毒,因病发初起未至中焦,里热不盛去黄连,荆芥、连翘、薄荷、僵蚕相合,加大疏风透表之力度,而治恶风发热之症,又能疏散咽喉之邪毒而消肿。玄参、板蓝根、牛蒡子、桔梗、甘草清热解毒而利咽。病位在咽喉,方中又有桔梗、薄荷、荆芥等皆系轻药走上焦而达肺经,故升麻、柴胡可舍之。加用天花粉、赤芍、牡丹皮以助清热凉血,化瘀排脓。药证相符,上方取用 3 剂,病已基本痊愈。

案二　石某,男,29 岁。2010 年 8 月 6 日初诊。

初诊　患者发热头痛,鼻流脓涕,不思饮食已 3 日,曾服用银翘解毒丸和头孢氨苄胶囊未见效。发热头痛,鼻流浊涕诸症加重,口渴,大便已 3 日未解。查体:体温 38.6℃,舌红,苔薄腻稍黄,脉弦数。右侧面部上颌窦处压痛。辅助检查:头颅 CT 见右上颌窦密度增高,可见液平;血常规:白细胞计数 15.6×10⁹/L,中性粒细胞百分比 84%,淋巴细胞百分比 16%。中医诊断:鼻渊(风热毒邪,壅塞鼻窍)。西医诊断:上颌窦炎。治拟清热解毒,宣肺开窍。取普济消毒饮合苍耳散化裁治之。

处方:黄芩 13 g,黄连 10 g,苍耳子 10 g,白芷 10 g,辛夷 10 g,玄参 13 g,桔梗 10 g,薄荷(后下)10 g,牛蒡子 10 g,板蓝根 10 g,连翘 13 g,僵蚕 10 g,酒大黄(后下)10 g,生甘草 6 g。

3 剂,水煎服,每日 1 剂,分 2 次温服。

二诊　体温正常,已无黄脓浊涕,头痛显减,大便已解,也欲饮食,仍口渴。舌红欠津,苔薄,脉弦。

处方:原方去白芷、酒大黄,加芦根 13 g,3 剂,水煎服。后适作加减共 6 剂。告痊愈。

【按语】　鼻渊患者流浊涕,头痛发热,乃风热邪毒郁于鼻致清道壅塞所致。取普济消毒饮清热解毒,疏风散邪,加用专治鼻渊之苍耳散(苍耳子、辛夷、白芷、薄荷组成)。《要药分剂》谓苍耳子"治鼻渊、鼻瘜断不可缺,能使清阳之气上行巅顶也"。取辛夷走气而入肺,通鼻窍,为治鼻渊、头痛、鼻塞香臭不闻之要药。取白芷消肿排脓,芳香上达祛风止头痛。患者大便已 3 日未解,加用酒大黄通腑泄热,取用酒制大黄,是以借酒性善走窜之性,引药力上行,以助清解上焦热毒。处方用药取轻宣上行入肺经诸药甚多,故弃用升麻、柴胡,以防升腾飞越太过。取用方证相符,疗效甚显。

案三　丁某,男,22 岁。2010 年 8 月 11 日初诊。

初诊　患者 3 日前左侧鼻旁上方面颊部似为蚊虫叮咬后奇痒,抓痒皮损后翌日患处灼热感,转为左侧颜面部焮赤肿痛伴头痛发热,口干唇燥,前来诊治。查体:体温 38.8℃,舌红,苔白,脉弦,左侧面部近鼻旁上方 30 mm×40 mm 大小片状红斑,皮色鲜红,表面见米粒大小数个小水疱。血常规:白细胞计数 16×10⁹/L,中性粒细胞百分比 88%,淋巴细胞百分比 12%。中医诊断:抱头火丹(风热火毒证)。西医诊断：颜面丹毒。治拟散风清火解毒。方用普济消毒饮加减。

处方：黄芩 13 g，黄连 10 g，薄荷（后下）10 g，牛蒡子 10 g，桔梗 10 g，板蓝根 13 g，升麻 6 g，连翘 13 g，僵蚕 10 g，生栀子 10 g，玄参 13 g，赤芍 10 g，牡丹皮 10 g，陈皮 6 g，生草 6 g。

3 剂，水煎服，每日 1 剂，分 2 次温服。

二诊 体温已正常，患者面部皮色已转为暗红，小疱已干瘪，舌淡红，苔薄，脉弦。

处方：守方再服 3 剂而愈。

【按语】 丹毒是皮内淋巴管网受乙型溶血性链球菌感染所致的感染性疾病，本病多发于下肢及头面部，本案发病正如《圣济总录》谓"热毒之气暴发于皮肤间，不得外泄，则蓄热为丹毒"，故取具有清热解毒、疏风散头面之邪功效的普济消毒饮治疗。病位于颜面，故留用入阳明而又具有解毒之效之升麻，而入少阳之柴胡可弃用，加用赤芍、牡丹皮、生栀子以增凉血解毒、清热利湿之功效，所取方药对证，故服用 6 剂，病即告痊愈。

案四 沙某，女，8 岁。2012 年 3 月 2 日初诊。

初诊 患者右侧耳垂下方贴近腮部肿胀疼痛，发热已 2 日，伴头痛纳差，口渴，上周班上已有 3 名同学先后患此类似病，休学在家。查体：体温 38.0℃，舌红，苔薄黄，脉弦数，咽部充血，右侧耳垂下方贴近腮部弥漫肿胀，触之灼热感，有压痛。血常规：白细胞计数 7.2×10^9/L，中性粒细胞百分比 58%，淋巴细胞百分比 42%。中医诊断：痄腮（温毒郁结，热毒炽盛）。西医诊断：流行性腮腺炎。治拟清热解毒，消肿散结。取普济消毒饮加减治之。

处方：黄芩 10 g，黄连 6 g，连翘 10 g，薄荷（后下）6 g，僵蚕 6 g，马勃 3 g，柴胡 6 g，桔梗 10 g，玄参 10 g，板蓝根 13 g，生栀子 6 g，陈皮 6 g，生甘草 6 g。

3 剂，水煎服，每日 1 剂，分 2 次温服。外敷金黄膏。

二诊 体温正常，患者腮部肿胀明显消退，触之轻度疼痛，已无灼热感，舌稍红，苔薄，脉弦细。

处方：效勿更方，续服 3 剂病愈。

【按语】 痄腮之病，中医认为由邪毒从口鼻而入，蕴热化毒，循经上壅于少阳，结于腮部而发，取普济消毒饮为主加减治疗甚为对症。方中只取用柴胡一味升药，而弃用升麻，乃因痄腮发病为温毒疫邪内伏而致，治之必借少阳之枢转，疏散少阳之邪，发散郁热，加用清热利湿之生栀子和柴胡相伍，栀子之降，柴胡之升，升降并用，引热下行，引血下行，促使病邪速除。

五、四妙勇安汤

四妙勇安汤由金银花、玄参各 90 g，当归 60 g，甘草 30 g 组成。有清热解毒，滋阴泻火，活血止痛之效。主治热毒型脱疽。此方证的内容首载于华佗《神医秘传》："此疾发于手指或足趾之端，先疹而后痛，甲现黑色，欠则溃败，节节脱落……内服药用金银花三两、玄参三两、当归二两、甘草一两，水煎服。"清代医家鲍相敖将上方药命名为"四妙勇安汤"，收藏于《验方新编》卷二，并称该方治疗脱疽"一连十剂，永无后患"。现将沈师应用四妙勇安汤经验小结如下。

（一）运用要点

四妙勇安汤为治疗脱疽的著名要方，方中重用金银花清热解毒为君药；玄参清热滋阴散结为臣药；当归活血和营为佐药；甘草清热解毒，调和诸药，为使药。全方诸药相伍，共奏清热解毒、活血止痛之功效，主治脱疽。

1. 随证加减用药 若病在上肢者加桂枝、川芎、片姜黄；在下肢者加牛膝；热毒重加蒲公英、连翘、蚤休;痛甚加制乳香、没药;瘀滞重加桃仁、红花、赤芍;气虚者加黄芪;阴虚加生地黄。脱疽好发于四肢的末端,尤以下肢较上肢为多见,初起时患趾(指)怕冷麻木、步履不便,继则疼痛剧烈,若失治误治,日久紫黑,腐烂不愈,甚至趾(指)部骨节脱落,与现代医学的闭塞性脉管炎相近似。

2. 拓展应用　现代药理研究证实,金银花对各型链球菌、多种杆菌和病毒有抑制作用,可对抗铜绿假单胞菌内毒素引起的白细胞减少、发热或体温过低,抗过敏,抗炎,并能增强白细胞的吞噬功能;玄参也有抗菌和抗毒素样作用,并能扩张血管,促进局部血液循环;当归具有镇静、镇痛、增强造血功能、抗炎、抗血凝和调节免疫的作用;甘草有肾上腺皮质激素样作用,能增强免疫功能,并有解毒、抗炎、抗过敏作用。

《山东中医学院学报》(今《山东中医药大学学报》)报道应用四妙勇安汤治疗血栓闭塞性脉管炎对血瘀型和湿热型的两类患者可使血液黏聚状态好转或消除。

鉴于该方具有的性能,结合现代药理研究结果,将四妙勇安汤适作加减,可用于治疗热毒炽盛、瘀血伤络证的闭塞性脉管炎、闭塞性动脉硬化型坏疽、糖尿病足坏疽、静脉血管炎、小腿慢性溃疡等疾病。沈师以四妙勇安汤为基础方,创制闭塞性脉管炎方用于治疗闭塞性脉管炎。

〔组成〕　金银花 20 g,连翘 20 g,玄参 15 g,当归 13 g,鸡血藤 15 g,天花粉 13 g,皂角刺 6 g,地龙 10 g,牛膝 10 g。

〔功效〕　清热解毒,通脉止痛。

〔主治〕　闭塞性脉管炎。

〔用法〕　上药浸泡 1 小时,水煎两次,二煎合之,每日分 2 次温服。

〔方解〕　闭塞性脉管炎多因气血瘀滞,热毒内盛所致。方中重用金银花、连翘,旨在解血中之热毒;配玄参清热凉血解毒;当归、皂角刺养血或活血通络;天花粉清热泻火,消肿排毒以疗疮;地龙、鸡血藤品性走窜,善于行血养血,通行经络;牛膝为引经药,既能引(热)火下行,又能引血下行。《医学衷中参西录》谓牛膝"原为补益之品而善行气血下注,是以用药欲其下行者,恒以之为引经"。闭塞性脉管炎患者多发于下肢,因此方中配用牛膝。全方诸药合用获清热解毒、活血通脉止痛之功效。

〔加减〕　湿浊瘀阻疼痛甚,当创面分泌物多,加土茯苓 15 g、黄柏 10 g、制乳香 6 g、制没药 6 g;气阴虚加黄芪 15 g、生地黄 15 g。

(二)验案举隅

案一　张某,男,56 岁。2007 年 1 月 8 日初诊。

初诊　患者左下肢两趾溃破,流黄色脓水已 3 个月,近 1 个月来左足背皮肤呈紫暗色,左第二趾色青紫疼痛,夜间疼痛尤甚,步履不便。查体:舌质暗红,舌苔较腻稍黄,脉弦细,患肢足背皮肤触之灼热,足背动脉及胫后动脉扪之搏动微弱,左蹞趾末有 10 mm×5 mm 大小溃疡面,有少许分泌物。下肢彩色多普勒超声:血栓闭塞性脉管炎。中医诊断:脱疽(湿热内蕴,气血瘀滞)。西医诊断:闭塞性脉管炎。治拟清热解毒,活血通络。取闭塞性脉管炎方加减治之。

处方:金银花 20 g,连翘 20 g,玄参 15 g,当归 13 g,鸡血藤 15 g,制乳香 6 g,没药 6 g,天花粉 13 g,地龙 10 g,黄芪 15 g,川牛膝 10 g。

7 剂,水煎服,每日 1 剂,分 2 次温服。

外治方:黄连 10 g,马齿苋 30 g,蒲公英 30 g,赤芍 15 g。7 剂,水煎外用,淋洗创面,每日 1 剂,每日 3 次,淋洗后,用如意金黄膏油纱布覆盖。

二诊　患肢足背皮肤触之已无灼热感,蹞趾溃疡面已无明显脓性分泌物,苔脉同前。

处方：内服方和外治法不变续用 14 剂。

三诊 溃疡面已无分泌物，肉芽新鲜，开始有上皮增生，第二趾皮色已不青紫，舌暗红，苔薄，脉弦细。

处方：内服方勿更，外治法改用具有解毒祛腐、生肌敛口的生肌玉红膏外敷，每日 1 次，经治 1 个月后创面基本愈合。

【按语】 闭塞性脉管炎按其临床特点为中医之脱疽范畴，其病机为气血凝滞，久生湿热毒邪，故取用闭塞性脉管炎方加减治之。方中重用金银花、连翘、玄参清热凉血解毒，天花粉清热泻火、消肿排毒以疗疮。患者病久耗气伤血，加黄芪益气；当归活血通络；地龙、鸡血藤善于行血养血通络；加用乳香、没药取其具有散血消肿、定痛生肌之效；川牛膝行血下行，祛湿通络。我院已故外科专家李玉昆大夫曾于 1962 年取用四妙勇安汤治疗脱疽患者，当时无当归，取用鸡血藤代之，经治 2 月余患者小趾疼痛消失，溃疡愈合，避免再次截趾之痛苦，可见四妙勇安汤确为治疗脱疽之良方。

案二 范某，男，48 岁。2011 年 10 月 8 日初诊。

初诊 患者两下肢小腿青筋迂曲（静脉曲张）10 余年，左小腿溃疡已 3 个月。患者从事理发工作，10 多年前开始出现双下肢青筋迂曲扩张，时感下肢困胀，午后尤甚。3 个月前右小腿下部胫骨两旁出现糜烂破溃，至今未愈。查体：苔薄腻微黄，脉弦，溃疡面为 20 mm×35 mm 大小，周围皮色为褐红色，渗出浆液性黏液，两下肢青筋迂曲扩张，右侧较左侧严重，右下肢青筋迂曲有青筋团块。中医诊断：臁疮（湿热毒蕴证）。西医诊断：右小腿慢性溃疡。治拟清热解毒，活血化瘀。取四妙勇安汤加味治之。

处方：金银花 30 g，玄参 30 g，当归 15 g，赤芍 15 g，黄芪 15 g，川牛膝 10 g，黄柏 10 g，防己 10 g，生甘草 10 g。

7 剂，水煎服，每日 1 剂，分 2 次温服。

外治方：黄柏 10 g，马齿苋 30 g，赤芍 15 g。7 剂，水煎外用淋洗创面，每日 1 剂，每日 2 次，淋洗后取生肌玉红膏外敷。

二诊 疮面已无明显渗出液，苔脉同前。

处方：内服方及外治法勿更。

三诊 溃疡面见新鲜肉芽组织，溃疡周围见上皮增生，外周自觉瘙痒。嘱内服方续用 14 剂，外洗法仅需生肌玉红膏外敷，每日 1 次。上法又经治 1 个月疮面愈合。患者右侧较重，应行下肢静脉曲张手术治疗，勿站立过久，注意适当休息。

【按语】 本案例为双下肢静脉曲张，右下肢较严重，并发臁疮，乃因血瘀日久化热，热盛肉腐所致。其发病机制和脱疽相似，异病同治，取四妙勇安汤加黄柏、防己、赤芍清热祛湿通络，川牛膝引血下行，活血通络，又配用外治法，药证相符。经治 2 月余病愈。

案三 石某，男，61 岁。2011 年 8 月 6 日初诊。

初诊 患者有糖尿病史已 15 年余，偶有口渴不适，"三消"症状不明显，间断服用二甲双胍片降糖治疗。半年前出现双足静息性疼痛，步履不便，近 1 个月来加重，右足踇趾皮肤溃破，经治不愈。查体：舌暗红，苔薄腻，脉弦细，右足背轻度肿胀，皮色紫暗，触之灼热感，右足踇趾皮肤溃破，见 5 mm×10 mm 大小溃疡面，有少许黏液渗出，疮面见少许分泌物，溃疡面周围皮色暗红，足背动脉搏动未能扪及，右侧股腘动脉、胫后动脉搏动微弱。辅助检查：空腹血糖 8.0 mmol/L；血脂：三酰甘油 3.86 mmol/L；血常规：白细胞计数 8.6×10⁹/L。中医诊断：脱疽（湿热毒蕴证）。西医诊断：糖尿病足坏疽。治拟清热解毒，利湿通络。方用四妙勇安汤加味。

处方：金银花 30 g,玄参 30 g,连翘 20 g,当归 15 g,鸡血藤 15 g,赤芍 15 g,黄芪 15 g,地龙 10 g,川牛膝 10 g,生甘草 10 g。

7 剂,水煎服,每日 1 剂,分 2 次温服。

外治方：黄柏 15 g,马齿苋 30 g,赤芍 15 g。7 剂,水煎外用淋洗创面,每日 1 剂,每日 2 次,淋洗后取生肌玉红膏外敷,嘱西药降糖药必须按原剂量每日服用。

二诊　上法经治无不适,溃疡面黏液渗出明显减少,患者无明显疼痛,苔脉同前。

处方：原法原方,再用 14 剂。

三诊　溃疡面周围见新鲜肉芽组织,外周见有上皮生长时有痛痒,足背皮肤触之已无灼热感。

处方：原方去地龙、连翘,加党参 15 g、黄精 15 g,14 剂。

外治方：停用外洗法,仅用生肌玉红膏外敷。

上法经治月余后,溃疡愈合。复查血糖、血脂均正常,他症同前,嘱降糖药仍坚持服用,注意适当休息。

【按语】　糖尿病足坏疽属中医脱疽病范畴,可取用四妙勇安汤治之。因患者年老患糖尿病多年,气血亏损,故加黄芪、鸡血藤以助益气养血通络,连翘、地龙、赤芍加强清热解毒、凉血通络之力度。后期湿热之势已减,原方去地龙、连翘,加党参、黄精益气养阴,扶正促进溃疡愈合。

案四　周某,男,16 岁。2010 年 12 月 6 日初诊。

初诊　患者恶风、发热、咽痛身痛已 3 日,曾服用银翘解毒片未见效,今高热咽痛甚,咽喉部有梗阻感,大便已 3 日未解,前来诊治。查体：体温 39.2℃,舌红,苔薄黄,脉滑数,咽充血,双侧扁桃体肿大,表面见散在米粒大小脓点。血常规：白细胞计数 $16×10^9$/L,中性粒细胞百分比 86%,淋巴细胞百分比 14%。中医诊断：乳蛾(风热型)。西医诊断：急性化脓性扁桃体炎。治拟清热解毒,散结消痛。取四妙勇安汤加味治之。

处方：金银花 30 g,连翘 30 g,玄参 15 g,牛蒡子 13 g,薄荷 10 g,浙贝母 13 g,桔梗 10 g,马勃 6 g,赤芍 13 g,酒大黄 10 g,生甘草 10 g。

3 剂,水煎服,每日 1 剂,分 2 次温服。

外治方：嘱每日食后及睡前淡盐水漱口。

二诊　体温正常,大便已通顺,咽痛减。

处方：原方去薄荷、酒大黄。3 剂,水煎服,每日 1 剂,分 2 次温服。外治法勿更,经治 6 日,诸症消失而病愈。

【按语】　四妙勇安汤具有清热解毒、活血止痛之功效,本病为风火热毒上攻咽喉,热毒壅盛,热胜肉腐,化腐成脓,故取四妙勇安汤加减治之。取薄荷、牛蒡子疏散风热之邪,连翘、浙贝母、马勃清热解毒,散结通络;加用酒大黄通腑泄热,泻大肠经之热,以助清肺经热毒;赤芍、当归获清热凉血通络之效;桔梗引药上行,直达病所。诸药合用疏散风火之邪,清除热毒而告病愈。

六、玉屏风散

玉屏风散出自《医方类聚》,由黄芪 60 g、白术 60 g、防风 30 g 组成。服用方法为：每服 9 g 用水一盏半,加大枣一枚,煎去七分,去滓,食后热服(现代用法：研末,每日 2 次,每次 6～9 g,大枣煎汤送服;也可作汤剂,水煎服,用量按原方比例酌减)。本方具有益气固表而止汗泄、御风邪之功效。因其御风邪之功效有如御风的屏障,而又珍贵如玉而得方名为玉屏风散。该方主治表虚自汗以及气虚腠理不固、易感风邪之病证,现介绍沈师应用此方的临证心得。

(一) 运用要点

现代应用本方常取用汤剂,常随证加味使用。沈师应用此方作为汤剂的各味药物剂量为黄芪 15 g、白术 13 g、防风 6 g、大枣 5 枚。黄芪为大补肺脾之气,实为固表。方中用量最大,为君药;脾为营卫之本,取白术益气健脾,生化气血,助黄芪温养卫气,用量也较大为臣药,两药相伍气旺固表,则汗不外泄,也可御邪内侵;防风为佐药,走肌表,祛风邪。黄芪配防风补气固表而不留邪,防风合黄芪祛风邪而不伤正,防风作为佐药,在方中用量为黄芪的二分之一即可。方中三药相互为用,以补气药为主,与辛散药相配,益卫气而不留邪,开腠理而不伤表气,补中有散,散中有收,相畏相使,偏于益气固表。用于治疗表虚自汗或汗出恶风之虚人外感,也可用于腠理不固、卫气虚弱者预防感冒。沈师应用此方治疗外感表虚证,症见恶风,汗出不止,脉浮缓,加桂枝、白芍。如无外感,仅为表虚汗出不止,可加牡蛎、浮小麦、五味子、麻黄根;心悸加酸枣仁、五味子、龙骨、牡蛎;气虚甚者加党参、山药、炙甘草。

经药理药效实验研究表明,玉屏风散具有抗肿瘤、抗突变、抗炎、增强机体免疫能力、调节内分泌等作用。为此,该方可用于治疗感冒、慢性鼻炎、过敏性鼻炎、慢性支气管炎、肾小球肾炎、内分泌失调等疾病而临床表现符合卫气虚弱者。

拓展应用时应识别慢性荨麻疹。沈师认为荨麻疹是一种过敏性皮肤病,相当于中医学中所述之"蓓蕾"或"隐疹",一般分为急、慢性两大类,而风邪是本病发病的主要条件。急性荨麻疹多见风寒或风热之邪客于肌肤皮毛腠理之间;慢性荨麻疹反复发作,多因平素体弱,气血亏虚,卫外不固,复感风邪而诱发。为此沈师治疗荨麻疹设方三则:风寒型急性荨麻疹,取疏风散寒、祛湿止痒之法;风热型急性荨麻疹,治以疏风清热、祛湿止痒;至于慢性荨麻疹,按益气固表、养血祛风通络法拟方,沈师取玉屏风散为基础方,加用养血祛风通络药。

[方药] 生黄芪 15 g,白术 13 g,防风 6 g,当归 10 g,鸡血藤 13 g,制何首乌 10 g,生地黄 10 g,葛根 13 g,刺蒺藜 10 g,僵蚕 10 g。

[功效] 益气养血,祛风通络。

[主治] 气血亏虚之慢性荨麻疹。

[用法] 上药浸泡 1 小时,水煎两次,二煎混合,每日分 2 次温服。

[加减] 气虚甚加太子参、山药;纳少脘腹胀加茯苓、砂仁、山楂、麦芽,去制何首乌、生地黄、僵蚕。

[方解] 慢性荨麻疹病久营卫气血亏损,风邪易袭而致风疹反复发作。治疗当取益气养血、祛风通络之方法,故本方取用玉屏风散益卫固表。方中当归、鸡血藤、何首乌、生地黄、葛根补血养阴通络,养血行血,血行风自灭而除风疹;白蒺藜辛散苦泄,伍僵蚕祛风止痒,可除风疹瘙痒。故此方具有益气养血、祛风止痒通络之效,用于气血亏虚的慢性荨麻疹。

(二) 验案举隅

案一 张某,男,36 岁。2011 年 12 月 8 日初诊。

初诊 患者去年年底胃溃疡并发上消化道出血,行胃大部分切除术后,时感体倦乏力,汗多,气短,懒言,经常感冒。2 日前不慎受凉后,恶风,鼻塞流涕,咳嗽,痰白稀甚少,短气自汗。查体:体温 37.2℃,苔薄,脉浮弱。辅助检查:血常规和胸片检查无异常。中医诊断:感冒(表虚外感,肺气失宣)。西医诊断:感冒。治拟益气宣肺解表。方取玉屏风散加味。

处方:黄芪 15 g,生白术 13 g,防风 10 g,桂枝 10 g,杏仁 10 g,白芍 10 g,紫菀 10 g,桔梗 10 g,炙甘草 6 g,大枣 5 枚。

3剂,水煎服,每日1剂,分2次温服。

二诊 体温已正常,已无鼻塞流涕,偶咳嗽,苔薄,脉细弱。嘱改服玉屏风散颗粒冲剂2周,巩固疗效。

【按语】 患者胃大部分切除术后1年来,时感体倦乏力,动则汗出不止,经常感冒。昨日外感风寒,症见咳嗽、鼻塞、流清涕、自汗,证属表虚外感、肺气失宣,取玉屏风散益气固表,加用桂枝、白芍、大枣、炙甘草调和营卫,以助驱散风邪,伍以杏仁、桔梗、紫菀宣肺化痰止咳,服药3剂,感冒痊愈,嘱改服玉屏风散颗粒冲剂2周以巩固疗效,益气固表止汗,增强体质,以防感冒再发。

案二 刘某,女,35岁。2012年7月10日初诊。

初诊 患者平素体弱多病,饮食不佳,易腹泻,受凉后感冒反复发作。2年来经常反复出风疙瘩,时起时消,痒甚,自觉与食物和季节气候无关。曾至多家医院诊治,诊断为荨麻疹,服抗过敏药后即减轻,停药后仍复发,近2日来,全身泛发红色风团样扁平皮疹,周围红晕,触之稍硬,部分皮疹融合成大片。舌质暗淡,舌苔薄白,脉细弱。中医诊断:蓓蕾(营卫亏虚,风邪侵袭)。西医诊断:慢性荨麻疹急性发作。治拟益气养血,祛风通络。方取沈师治疗慢性荨麻疹验方加减。

处方:生黄芪13 g,生白术10 g,防风10,当归10 g,鸡血藤13 g,茯苓10 g,炒薏苡仁30 g,葛根13 g,刺蒺藜10 g,僵蚕10 g,大枣5枚。

7剂,水煎服,每日1剂,分2次温服。

二诊 服上方7剂后,大部分皮疹见消退,未见新生,瘙痒减轻,苔脉同前。

处方:嘱原方再服7剂。

上方共服14剂病告痊愈,嘱改服玉屏风散颗粒冲剂2周巩固疗效。嘱患者忌酒,饮食注意勿食鱼、虾、海鲜或辛辣等刺激性食品。

【按语】 本案发病因平素体弱、营卫亏虚、风邪侵袭而致,故取沈师治疗慢性荨麻疹验方。因患者平素脾胃虚弱,饮食不慎易致腹泻,故去生地黄、制何首乌,加用茯苓、炒薏苡仁健脾利湿而资其健运,健脾则运化有权,脾旺而气血生化有源,振奋了卫气,腠理密固而御风邪再袭。本案例治疗过程中对慢性病注重培本而获良效。

案三 马某,女,25岁。2010年12月15日初诊。

初诊 患者鼻塞,鼻流清涕反复发作已年余,平素身乏气短,动则汗出,当天气寒冷受凉后加重,常伴头痛。舌淡,苔薄,脉沉细。辅助检查:头颅CT和血常规检查均无异常。中医诊断:鼻渊(表虚卫气不固)。西医诊断:慢性鼻炎。治拟益气固表。方选玉屏风散合苍耳散。

处方:黄芪15 g,白术13 g,防风6 g,白芷10 g,辛夷10 g,苍耳子10 g,当归10 g,川芎10 g,炙甘草6 g,大枣5枚。

7剂,水煎服,每日1剂,分2次温服。

二诊 鼻塞、流清涕明显减轻,苔脉同前,原方续服7剂。经治2周,鼻炎诸症消除,自汗、身乏、气短诸症也明显改善。嘱改用玉屏风散颗粒冲剂服用2周巩固疗效。

【按语】 本案属慢性鼻炎,时常鼻塞流清涕者伴身乏气短,动则汗出乃因气虚卫外不固,取玉屏风散治其本,加苍耳散疏风通窍治其标,加用川芎上行头目以助升散,炙甘草益气调和诸药,当归养血通络以防苍耳散辛散耗气伤血,诸药合用标本兼顾,补散兼施而获良效。

案四 李某,男,56岁。2012年11月30日初诊。

初诊 患者咳喘反复发作10年不愈,每当冬季咳喘反复发作,多次诊治,曾多次服中西药化痰止咳未见效。现初冬 10 余日来咳嗽发作,少许白稀痰,气喘,身乏,自汗,恶风,纳少,溏便,不发热。查体:体温 36.4℃,苔薄,脉细弱,两肺可闻及少许痰鸣音。胸片示两肺纹理增粗;血常规:白细胞计数 8×10^9/L,中性粒细胞百分比 60%,淋巴细胞百分比 40%。中医诊断:咳嗽(肺脾气虚,卫外不固)。西医诊断:慢性支气管炎急性发作。治拟益气固表,补益脾肺。取玉屏风散加味治之。

处方:黄芪 15 g,炒白术 13 g,防风 6 g,桔梗 10 g,白前 10 g,茯苓 10 g,陈皮 6 g,炙甘草 6 g。

7 剂,水煎服,每日 1 剂,分 2 次温服。

二诊 咳嗽明显减轻,大便正常,纳食改善。

处方:原方续服 7 剂。

经治 2 周,咳嗽、气喘诸症已除,身乏自汗也明显改善。嘱玉风散颗粒冲剂今冬续服 1 个月,巩固调治。后得知今冬咳喘之症再未发作。

【按语】 肺脾气虚,卫气不固,风邪侵袭,肺气失宣之咳喘,取用玉屏风散补益肺气,健脾固表,加用桔梗、前胡宣肺化痰,止咳定喘;茯苓、陈皮健脾理气化痰;炙甘草益气调和诸药。方药以补为主,补中有疏,调和肺气之宣降,药证相符,诸症消失。又取玉屏风散颗粒冲剂长期调服 1 个月,4 年顽疾得以消除而愈。

七、炙甘草汤

沈师擅长治疗心脑血管疾病,处方用药颇具特色,现将沈师应用炙甘草汤治疗心悸经验介绍如下。

(一) 运用要点

1. 临证加减用药 炙甘草汤出自《伤寒论》,又名复脉汤,由炙甘草、阿胶、麦冬、火麻仁、生姜、党参、桂枝、大枣、生地黄组成。该方具有补血养阴、通阳复脉之功效,主治脉结代、心动悸。沈师认为,炙甘草汤具有补血养阴、通阳复脉之功,用于治疗心律失常属虚证效果较佳,应用时须抓主症,并注意药味化裁及用量。应用此方治疗心悸须注意:本方以炙甘草为主药,具有甘温益气、利心气之功效,治疗心悸、脉结代当重用;生地黄具有"养心血,助心气,逐血痹"之功,同为方中主药,不能用沙参、玄参类养阴药替代,且必用重量,可参考仲景原方各味药用量。生地黄用量相当于炙甘草量的 1 倍至 1 倍半;桂枝辛温发散,为通心阳要药而不能缺少,并兼制麦冬、生地黄、阿胶、火麻仁等阴腻之品,无桂枝之温通即无复脉之效;气虚甚可稍加重人参用量,亦可随症选加黄芪、黄精等补气血,心气足可宣通心阳,有利于调整心律失常;偏阳虚者适减生地黄、阿胶、麦冬等用量,稍加重桂枝、生姜用量;胸阳不足痰浊盛者,选加薤白、肉桂等温通心阳,助心律复齐;阴血虚者可适减姜、桂用量,选加首乌藤、黄精、玉竹、丹参、玄参等充养血脉;心血不足者,以酸枣仁易火麻仁,大便溏泄者更应去火麻仁;脾气虚苔腻者,阿胶改用阿胶珠;炙甘草汤诸药加清酒同煎,可增强药效,清酒具有宣通血脉、推动血行之功。

2. 拓展应用 沈师认为,应用炙甘草汤治疗现代医学常见心律失常,必须辨病与辨证相结合,方能提高疗效。对某些器质性心脏病并发心律失常时,可参照现代医学诊断,注意标本虚实兼顾,随症做适当调整。如冠心病合并有心律失常、心绞痛频发,症见心悸、胸闷、气憋,舌苔厚腻,脉弦滑,当去麦冬、阿胶、火麻仁等,且不宜加珍珠母、磁石等重镇药,因其不利于通阳化浊,反之影响气血宣通,既不能改善心悸之症,亦不能缓解心绞痛;痰浊郁阻胸阳者,可加瓜蒌、薤白、石菖蒲等化浊通阳;以瘀阻为主之心痛频发者,选加失笑散及红花、川芎、延胡索、丹参等活血通络。冠心病心律失常合并高血压,属阴虚阳亢证者,用桂枝易辛温动血,当慎用或少用,适加育阴潜阳之品。风湿性心脏病并发心律失常而关节疼痛者,炙甘草汤中养阴滋腻药宜酌减,此类药物影响气血宣通并有留邪之弊,随症适加养血祛风通络之品,选用鸡血藤、白芍、桑枝、秦艽、络石藤、五加皮等。对各种器质性心脏病并发心律失常时,如心衰、全身水肿较重、心绞痛频发,标实证为主者,用炙甘草汤缓不济急,当取他方治疗。在用药时力求辨证与辨病相结合,在辨证基础上,参考辨病,酌加经实验研究证明有效而针对性较强之品。冠心病心律失常心绞痛者,可选用有扩张冠状动脉、增加冠状动脉血流量、降低心肌耗氧量、能降血脂而又具有强心作用的当归、赤芍、红花、山楂、黄精等;高血压性心脏病者,辨证选用钩藤、决明子、丹参、地龙、桑寄生、杜仲、怀牛膝、山楂等降压、改善心功能;风湿性心脏病活动期,可选用防风、防己、络石藤、五加皮、当归、附子之属,祛风通络又具有强心作用。

(二) 验案举隅

案一　戴某,女,30 岁。1978 年 9 月 20 日初诊。

初诊　患者发热伴牙周炎,经肌内注射庆大霉素后热退。1 周后出现心前区阵发性憋闷不适,乏力。即行心电图检查报告:Ⅱ、Ⅲ、avF、V$_5$ 导联,ST 段压低,频发室性期前收缩。经门诊应用大剂量维生素 C 及维生素 B,苯妥英钠治疗 1 月余未效,收入某医院住院治疗。复查心电图、心向量图报告为心肌损害,频发室性期前收缩。X 线摄胸片示:心尖向下扩大。诊断为病毒性心肌炎。先后应用苯妥英钠、氯化钾、维生素 C、三磷酸腺苷、辅酶 A、细胞色素丙等治疗 1 个月,期前收缩仍频发,8～10 次/分,常多发于餐后,且咽喉疼痛反复发作,自行出院转沈师门诊治疗。症见:心悸,胸闷,气短,口干,咽痛,纳食可,大便干,舌暗红、苔薄,脉细稍数而结代。中医诊断:心悸(阴虚火旺,心失所养)。西医诊断:病毒性心肌炎。治拟养心宁神,滋阴降火,方用炙甘草汤加减。

处方:炙甘草 15 g,生地黄 30 g,桂枝 5 g,太子参 15 g,当归、阿胶(烊)、玄参、赤芍、红花、郁金、瓜蒌、火麻仁各 10 g,桔梗 6 g。

7 剂,每日 1 剂,水煎服。

服 1 周后,咽痛消失,大便通畅,复查心电图室性期前收缩基本消失,仅在活动劳累时出现,因工作忙,患者守方续服 1 月余。

二诊　期前收缩消失,咽喉无疼痛,唯有身困、胸闷、乏力,苔转薄白,脉平和无结代。守方稍作调整继续治疗。

处方:生地黄 20 g,瓜蒌、炙甘草、茯苓、牡蛎各 15 g,薤白、法半夏、当归、赤芍、佛手各 10 g,桂枝 5 g。

续服 1 个月而愈。随访期前收缩消失未复发,并上班工作。

【按语】　本例患者仅患病 2 个月,因及早服炙甘草汤加减,扶正祛邪,使心肌损害未扩展,且心律失常得以迅速控制。方中桂枝、炙甘草、赤芍、桔梗还具有抗病毒、抗感染之功效。

案二　蒲某,男,54 岁。1979 年 4 月入院。

初诊　患者冠心病心绞痛、心律日常 2 年,收入院治疗。平素常胸闷,心前区刺痛,劳累时尤甚,痛时出冷汗,每日发作 1～2 次,心悸,气短,咳嗽,痰多,畏寒,纳少,食后上腹部闷胀,头重身困,舌暗紫、苔腻微白,脉细数呈结代。既往有慢性支气管炎。入院检查:BP 120/80 mmHg。心电图检查示:频发室性期前收缩二联律。中医诊断:胸痹(痰湿瘀滞)。西医诊断:冠心病,心律失常,中度心绞痛。先治以化痰通络行气。

处方:薤白 15 g,茯苓 15 g,瓜蒌 10 g,远志 10 g,橘红 10 g,法半夏 10 g,川贝母 10 g,苍术 10 g,厚朴 10 g,郁金 10 g,佛手 10 g,延胡索 10 g,炒枳壳 6 g。

每日 1 剂,水煎服。

二诊 治疗 1 个月,疼痛缓解,痰少,舌苔转净后,改用益气健脾、宁心通络法巩固治疗。

处方:党参 10 g,白术 10 g,桂枝 10 g,瓜蒌 10 g,桃仁 10 g,红花 10 g,郁金 10 g,白芍 10 g,茯苓 15 g,薏苡仁 15 g,薤白 15 g,炙甘草 15 g,炒枳壳 6 g。

住院治疗 2 个月后,心痛除,心律转齐。复查心电图并作运动试验,未见异常而出院。随访 5 年,心前区除劳累时偶有轻微胸闷外,无心律失常。

【按语】 本例冠心病并发心律失常,心绞痛发作频繁、剧烈,又见痰瘀阻滞证,用炙甘草汤过缓而不能济急,故暂不用。治疗先用二陈汤治其标实以祛邪,疼痛缓解、痰浊瘀阻已除时,应用炙甘草汤益气健脾、宁心通络,故能提高疗效。

案三 梁某,男,53 岁。

初诊 1978 年初患急性后壁心肌梗死,住某院抢救治疗,经住院治疗半年后前来就诊。初诊时感心悸、气急、胸闷,偶有心前区隐痛,身困乏力,动则汗出,纳食尚可。大便溏薄,苔薄、舌暗、舌体胖大,脉弦细而结代,心脏听诊期前收缩 7~8 次/分,无杂音。心电图报告示陈旧性后壁心肌梗死,频发室性期前收缩,血胆固醇 7.28 mmol/L。中医诊断:胸痹(气虚血瘀)。西医诊断:心肌梗死并发心律失常。治拟益气通阳,宁心通络。

处方:炙甘草 13 g,桂枝 10 g,薤白 10 g,党参 13 g,生地黄 20 g,远志 6 g,炒薏苡仁 15 g,川芎 6 g,茯苓 13 g,丹参 10 g,红花 10 g,佛手 10 g,山楂 13 g。

主要治法不变,随证有时药物作适当调整。

二诊 服药 2 个月,自觉心悸、自汗明显减少,身困乏也有改善。

处方:原方去薤白加黄精 10 g,太子参 10 g,又调治 2 个月,平时已无结代脉,时仅劳累偶发、休息即止。心电图亦未见期前收缩波型,血胆固醇降为 180 mg/L。

【按语】 本病例证属气虚,心脉瘀阻而致心悸,炙甘草汤中稍减养阴滋腻之品,酌加补气温通之品。在辨证基础上选用既能降血脂,又能扩张冠状动脉的药物。因本例便溏,故减麦冬、阿胶、火麻仁,并减生地黄用量,故疗效显著。

案四 李某,女,成年。

初诊 发病已数月,全身四肢关节游走酸痛,多汗,畏风,以后时感心悸,胸闷,检查关节无红肿,心无杂音,然心率 105 次/分,抗"O"2 500 U。心电图示窦性心动过速,诊断为风湿活动。服用水杨酸钠、抗炎松,或保泰松均效果不显。就诊时见胸闷,气急,心悸,多汗,口渴,便干,畏风,舌苔薄白,脉细数。中医诊断:痹证(风寒湿痹,继而邪入心脉,营卫不和,心阴心阳俱虚)。西医诊断:风湿性关节炎并发心律失常。故用炙甘草汤、玉屏风散、桂枝龙骨牡蛎汤三方化裁治之。

处方:桂枝 10 g,炙甘草 13 g,生地黄 10 g,防风 10 g,白术 10 g,生黄芪 10 g,龙骨、牡蛎各 15 g,当归 10 g,秦艽 10 g,络石藤 10 g,大枣 5 个。

15 剂,水煎服,每日 1 次。

二诊 汗少,肢节疼痛渐减,然心悸有时发作。

处方:原方去秦艽,加党参 10 g。

此方服 15 剂后心悸,胸闷减轻,脉已不数,抗"O"复查为 1 250 U。病情稳定后,上方改配为丸剂,继续调治 1 月余,心悸得宁,全身已无关节疼痛,仅在天阴时偶有关节轻微不适,复查抗"O"、心电图均正常。

【按语】 本证因痹证发病较久,西药汗泄过多,营卫俱虚,虽有痹痛,但证情以虚为主,故在炙甘草汤中去养阴滋腻之品,方中加大益气温通宁心之品,结合辨病,加入当归、络石藤等药物,既祛风湿又有强心作用,辨证和辨病相结合进行治疗,从而提高了疗效。

案五　杨某,男,47岁。

初诊　1973年确诊为冠心病心绞痛,经常感头晕、胸闷,心悸时感有停跳,常服用双嘧达莫、毛冬青等药物。1978年4月入院前1日突然晕厥扑倒,经西药处理苏醒。入院时感心悸、胸闷,时有心前区隐痛,头晕身困乏力,畏寒,自汗,纳食尚可,脉缓细弱而结代,苔薄白,舌质暗红。血压130/65 mmHg,双下肢无水肿,心动过缓伴不齐,平均45次/分,心尖可闻及Ⅱ级收缩吹风样杂音。心电图报告为Ⅱ度房室传导阻滞(莫氏型)。中医诊断:胸痹(心气不足,心阳不振,络脉痹阻)。西医诊断:冠心病并发心律失常。治拟补气通阳化瘀。

处方:炙甘草13 g,桂枝9 g,生地黄12 g,太子参15 g,当归10 g,党参10 g,郁金10 g,茯苓10 g,淮小麦30 g,大枣5个。

二诊　单用中药1个多月,按上方适作加减,有时加薤白、瓜蒌等通阳之品,有时加柏子仁宁心或赤芍等通络之品,症状有所改善,自觉精神见好,胸闷、心悸、心前区疼痛也有缓解。然平均心率稍有增加,为55次/分,可是心电图报告未见改善,仍为Ⅱ度房室传导阻滞(莫氏型),为此加用激素地塞米松1.5 mg,每日3次,中药仍服原方不变。但在配用激素第五日后,感心烦、整夜不眠、舌质由暗红见绛、血压也逐升为150/60 mmHg,为了坚持激素疗程,观察疗效。

处方:原方药按证减去薤白等温通之药,桂枝减量为5 g,加用育阴潜阳之品,调治失眠,心烦诸症改善,血压也平稳。激素服1个半月,住院3个月,症状见好,心电图未有改善而出院。

【按语】　本病例冠心病发病已5年之久,冠状动脉长期供血不足,致使心肌、心脏传导组织长期缺血缺氧,并发Ⅱ度房室传导阻滞(莫氏型),虽然中医辨证应用炙甘草汤加减颇为合度,而且症状有所改善,可是心律未能转复整齐,后配用激素,不但无效而且副作用较大。

八、一贯煎

一贯煎出自清代魏之琇(字玉横)所著《续名医类案》。《方剂学》教材介绍该方药物组成为北沙参、麦冬、当归各9 g,生地黄18～30 g,枸杞子9～18 g,川楝子4.5 g(原书未著用量,此为教材中列出用量)。该方具有滋阴疏肝之功效,主治肝肾阴虚,肝郁气滞证。症见胸脘胁痛,吞酸吐苦,咽干口燥,疝瘕,舌红少津,脉细弱或虚弦。现将沈师应用此方的经验简介如下。

(一) 运用要点

1. 方药解析　应用一贯煎治疗的病症其病机特点为肝肾阴虚,肝体失养,肝气郁滞,横逆犯胃或肝脉郁滞久结为疝气瘕聚。治宜滋养肝肾之阴为主,兼以疏肝行气之品。故该方组药在大量滋补肝肾阴血药中,少佐一味疏肝理气之川楝子。因此,沈师认为一贯煎此方以生地黄和枸杞子之量当重用均为君药,并非一般方书中仅提生地黄一味为君药。生地黄味甘,性寒,归心、肝、肾经,为方中主药,用量较大,滋阴养血,以补肝肾;枸杞子味甘、辛,性平,归肝、肾经,具有滋补肝肾、养精明目之效。李中梓《本草通玄》谓"枸杞平而不热,有补水制火之能,与地黄同功",此药在养阴诸药中的用量也较大,仅次于生地黄,可见枸杞子这味药在该方中为滋水涵木之要药,故与生地黄共为君药;沙参味甘,性微寒,入肺、胃经,润肺生津,养胃润燥;麦冬味甘,性微寒,入心、肺、胃经,养阴清热,润肺和胃生津;当归味甘、辛,性温,入心、肝、肾经,养血柔肝;沙参、麦冬、当归共为臣药。在大堆滋阴养血药中少佐一味川楝子,苦寒入肝,可疏肝理气,泻肝郁之火。方中川楝子使肝气条达,以防滋阴养血而遏滞气机。该方诸药相伍,具有滋水涵木、清金制木、培土抑木之功效。此方具有滋养肺、胃、肝、肾诸阴而达到补肝阴、养肝血、补中有行、体用兼顾的特点。沈师还主张该方药物组成的排列次序应该为生地黄、枸杞子、沙参、麦冬、当归、川楝子。

2. 拓展应用　本方为滋阴疏肝的代表方，按证适作加减可拓展运用，治疗阴虚肝郁诸类病证。若阴虚亏损甚加石斛、天冬；烦渴加知母、生石膏；虚热或汗多，加地骨皮、浮小麦；痰多加川贝母、瓜蒌皮；大便秘结加瓜蒌仁、黑芝麻、火麻仁；不寐加酸枣仁、合欢皮；腰酸、两足酸软，加怀牛膝、黄精；胁胀痛加鳖甲、延胡索；腹痛，加白芍、甘草；阴虚阳亢风动头晕、眼目干涩，加天麻、决明子、菊花；肝阴虚（虚热气郁）之梅核气，加陈皮、玄参、桔梗、川贝母；肝阴虚、肝郁火甚、口苦口干、咽干燥，加天花粉和少量黄连。

一贯煎据药理药效实验研究报道，具有保护肝细胞，促进肝功能恢复，防治胃炎、胃溃疡，延缓衰老、抗疲劳，调节免疫和镇静的功能，并对大肠埃希菌、伤寒杆菌、金黄色葡萄球菌有显著的抑制作用。现多应用于治疗证属阴虚肝郁气滞的慢性肝病、慢性胃炎、胆囊炎、肋间神经痛、慢性咽炎、乳腺增生、神经症等疾病。

(二) 验案选析

案一　雷某，男，32岁。2010年8月5日初诊。

初诊　患者1年前患急性黄疸型肝炎，经治疗黄疸和其他不适诸症均消失。近1个月来因劳累及家事不和，肝区时感隐痛，身乏，纳呆，口苦咽干，心烦睡眠不实。查体：舌暗红，苔薄欠津，脉弦细，巩膜无黄染，肝大，肋下2cm，可触及，有轻度触痛。辅助检查：黄疸指数5U，谷丙转氨酶180U/L。中医诊断：胁痛（肝阴亏损，肝络失畅）。西医诊断：慢性无黄疸型肝炎。治拟养阴柔肝，理气通络。

处方：生地黄15g，枸杞子13g，沙参10g，麦冬10g，当归10g，白芍10g，酸枣仁13g，合欢皮10g，郁金10g，川楝子6g，山楂15g。

7剂，水煎服，每日1剂，分2次温服。

二诊　诸症明显减轻，苔脉同前。

处方：再服14剂。

三诊　诸症悉除，舌淡红，苔薄，脉弦细。

处方：原方去山楂，再服14剂。嘱注意休息，调畅情志。

又经随症加减调治月余，复查肝功正常，肝肋下未扪及，病告痊愈。

【按语】　患者因劳累加之情志不畅，肝失疏泄，阴血暗耗；血流涩滞，日久络脉瘀阻，肝体失其所养，故肝区隐痛时作。肝之阴血亏虚，气机不畅，肝病及脾，脾失健运，纳呆身乏，阴血虚损不能养心，心神不安，心烦睡眠不实，一贯煎加味滋肝阴，养肝血，疏肝健脾，宁心神之法治之。一贯煎方加用白芍、郁金、山楂养血柔肝，疏经通络，酸枣仁、合欢皮养心疏肝安神。以上诸药相伍，互切中病机，故病告痊愈。

案二　赖某，女，29岁。2008年12月1日初诊。

初诊　患者胃脘部胀痛，反复发作已3年，有时食后胀痛尤甚，引向两胁，食少纳呆，口渴，心烦不眠，外院查电子胃镜提示萎缩性胃炎。舌质红，苔薄欠津，脉细稍数。中医诊断：胃痛（胃阴亏虚，肝郁气滞）。西医诊断：萎缩性胃炎。治拟滋阴养胃，疏肝理气。取一贯煎加味治之。

处方：生地黄15g，枸杞子13g，沙参13g，麦冬13g，当归10g，白芍13g，郁金10g，延胡索10g，川楝子6g，酸枣仁10g，合欢皮10g，山楂15g。

7剂，水煎服，每日1剂，分2次温服。

二诊　胃痛减轻，纳增。

处方：上方去延胡索、郁金。14剂。

三诊 自觉已无不适症状。

处方：原方加减续服1个月以巩固疗效。嘱今后定期复查胃镜。

【按语】 本案为萎缩性胃炎，证属胃阴不足，肝郁气滞，取一贯煎以养阴柔肝、理气和胃，加白芍、郁金、延胡索增强养血柔肝、理气通络之功效。张锡纯谓"延胡索能疏理气血，性平不克，治脘腹胁痛有卓效"。酸枣仁、合欢皮均入心、肝二经，取其养心解郁安神之效。沈师治疗萎缩性胃炎必取用山楂，该药服后可增强胃分泌液的酸度，又因其活血通络可促进胃黏膜增生。辨病和辨证相结合，药证相符而获满意疗效。

案三 慢性胆囊炎

孙某，女，40岁。2011年10月9日初诊。

初诊 患者右胁及上腹部时有闷胀疼痛，反复发作已2年，食油腻食物后疼痛加重。曾在他院多次诊治，经腹部B超检查诊断为慢性胆囊炎，自服诺氟沙星或消炎利胆片等药未见显效。昨晚赴宴归来后，右胁胀痛发作加剧，胸闷不适，心中烦热，恶心，厌食，口干咽燥。查体：舌暗红欠津，脉弦细，上腹部轻度压痛，墨菲征（＋）。腹部B超：胆囊稍肿大，胆囊壁毛糙；血常规：白细胞计数8.6×10^9/L，中性粒细胞百分比74％，淋巴细胞百分比26％。中医诊断：胁痛（肝阴不足，肝失疏泄）。西医诊断：慢性胆囊炎急性发作。治拟养阴疏肝，利胆通络。取一贯煎加味治之。

处方：生地黄15g，枸杞子13g，沙参10g，麦冬10g，当归10g，延胡索10g，川楝子10g，郁金10g，竹茹10g，陈皮6g，麦芽13g。

7剂，水煎服，每日1剂，分2次温服。

二诊 胁胀痛大减，已能饮食，口渴诸症有减。效勿更方，再服7剂，固疗效。

经治2周，诸症悉除，墨菲征（－），B超复查胆囊已不肿大，胆囊壁仍见毛糙。

【按语】 本病因饮食所伤急性发作，中医诊断为"胁痛"，证属肝阴不足，肝失疏泄，故取一贯煎养阴柔肝，理气通络，加用延胡索、郁金疏肝理气止痛；竹茹、陈皮理气降逆和胃；麦芽归脾、胃、肝经，不仅能消食和中，并能疏肝解郁，诸药相伍，正中病机，故获良效。

案四 赵某，女，20岁。2011年4月7日初诊。

初诊 患者因学业繁忙，又成绩不佳，常忧郁失眠，纳少，口苦咽干，月经量少。1年来时感左侧乳房胀痛，经期前1周胀痛甚，行经后痛减。现月经将来潮，乳房胀痛甚，前来就诊。查体：舌暗红欠津，脉弦细，左侧乳房扪及10mm×5mm和10mm×10mm两个肿块，活动度大，触之疼痛，局部皮色无红肿。辅助检查：经钼钯乳房摄片等检查确诊为慢性囊性乳房纤维腺瘤。中医诊断：乳癖（肝肾阴虚，肝气郁结）。西医诊断：乳房纤维腺瘤。治拟滋阴补肾，疏肝解郁。予一贯煎加减治之。

处方：生地黄15g，枸杞子13g，沙参10g，当归13g，赤芍13g，郁金10g，延胡索10g，川楝子6g，青皮、陈皮各6g，益母草10g，牛膝10g。

7剂，水煎服，每日1剂，分2次温服。

二诊 服药第2日，乳房胀痛即消失，月经量渐增，月经已退潮，时有口渴不适。

处方：原方去赤芍、延胡索、青皮、陈皮、益母草、牛膝，加白芍13g、女贞子13g、丹参10g、浙贝母10g、麦芽13g。14剂，水煎服，每日1剂，分2次温服。

嘱经前1周服用初诊方，平时常服二诊方，以巩固疗效，上法坚持治疗，半年后告知乳房胀痛诸症再未发作，钼钯检查左侧乳房肿块已消退。

【按语】 乳癖之病证常因肝气郁结,肝郁日久化热,伤阴灼津,痰凝瘀滞所致。本案乳房胀痛在经前1周加重,故治疗方法采用经前以治标为主,用一贯煎加郁金、延胡索、青皮、陈皮、山楂,加大疏肝理气通络之力度,益母草、牛膝活血通络,引血下行,缓解乳房瘀胀之痛;月经期后治本为主,一贯煎加白芍、女贞子、丹参养血柔肝,加麦芽、浙贝母行气化痰,治疗中根据症情缓急、虚实不同,灵活配伍一贯煎之用药,故取满意疗效。

案五 郑某,女,35岁。2009年10月10日初诊。

初诊 患者咽喉干燥有异物感已年余,近1个月来咽喉干痛,咽喉部有异物感,时有黏痰少许,不易咯出,口渴,手足心热,大便较干,曾应用阿莫西林、西瓜霜含片,未见显效。舌暗红,苔薄,脉弦细。辅助检查:喉镜检查示咽部黏膜充血,咽后壁淋巴滤泡增生;血常规无异常。中医诊断:喉痹(虚火喉痹)。西医诊断:慢性咽炎。治拟滋阴降火,清利咽喉。

处方:生地黄15 g,枸杞子13 g,沙参10 g,麦冬10 g,玄参10 g,桔梗10 g,川贝母10 g,木蝴蝶6 g,川楝子6 g,生甘草6 g,赤芍13 g。

7剂,水煎服,每日1剂,分2次温服。

二诊 咽部已无干痛,口渴、手足心热等不适诸症也明显减轻。

处方:原方续服7剂。

经治2周,诸症悉除,病已告愈。

【按语】 本案慢性咽炎,中医证属虚火喉痹,故取一贯煎滋阴生津,配用玄参、贝母、桔梗、木蝴蝶、生甘草养阴清热,利咽化痰散结;赤芍活血通络,诸药相伍而获滋阴润肺、清热祛火、化痰散结通络之功效而药到病除。

九、安宫牛黄丸

安宫牛黄丸的方源出自《温病条辨》,由牛黄、郁金、犀角、黄连、黄芩、栀子、朱砂、雄黄各30 g,冰片、麝香各7.5 g,珍珠15 g,金箔衣,碾成极细末,炼老蜜为丸,每丸3 g,金箔为衣,蜡护。该药具有清热解毒、镇惊开窍醒神之功效,主治神昏谵语、舌蹇肢厥、舌红或绛、脉数有力之邪热内闭心包证,也治中风昏迷、小儿惊厥属邪热内闭者。今人也常用于治疗急性感染性疾病、中毒性脑病、颅脑外伤而属于中医邪毒痰热所致的神志昏迷病证。笔者从事重症监护诊治,深感治疗急危重症必须采用中西医两者之长,提高抢救成功率,现将安宫牛黄丸在沈师指导下应用于临床之体会简述如下。

(一) 运用要点

1. 应用安宫牛黄丸必须药证相符 实证的神志昏迷属中医的窍闭之证,而窍闭有阳闭与阴闭之分,因此治疗各种实证的神志昏迷选用的开窍药物就有凉开和温开两种。而安宫牛黄丸与其类似的《局方》至宝丹、紫雪散属于中医凉开的清热开窍药,适用于温热邪毒、痰热蒙蔽心窍所致的阳闭证。这类神志昏迷患者多伴见呼吸气粗,二便不通,舌质红,脉实有力诸证候。如果在治疗过程中一旦出现内闭外脱的临床表现,即原为身热躁扰,舌强痉厥,呼吸气粗,进而兼见四肢厥冷,面色灰白,冷汗淋漓,呼吸浅弱,二便失禁,脉象微细之虚脉,这时应急用温阳固脱与开窍通闭两法并用,也就是在应用安宫牛黄丸的同时当取西洋参30 g,煎汤频频灌服以防全脱。

2. 安宫牛黄丸的服用方法 安宫牛黄丸为救急的开闭常用药,服用剂量常一次取用1丸(3 g)或半丸,一日3~4次,严密观察病情演变而随时调整剂量。如果服用剂量小或服用次数不够则缓不济急,影响疗效,当病情严重、体质强的成人患者每日最大剂量可用至4丸,一般服用不宜超过1周,服用期间严密观察肝肾功能。安宫牛黄丸含有朱砂和雄黄,其分别含有硫化汞和硫化砷等毒性成分,因此不宜长期服用,中病即止,尤其肝肾功能不全者尤当慎用。

值得一提的是必须选用品牌的安宫牛黄丸,目前投放市场的品牌较多,价格差异较大,这主要与采用原药材是否地道有关。如果投料中取用的是人工牛黄或人工麝香则价格相对低廉。据文献报道安宫牛黄丸具有镇痛、镇静、解热、抗菌、消炎及抗缺氧、保护脑细胞作用。其中牛黄、麝香还有增强巨噬细胞吞噬功能,增强产生抗体 IgM 的作用,此两药单用或取用人工牛黄或人工麝香(而非天然的)均无此作用。可见在救治危重患者时,必须选用品质上好之品。

3. 安宫牛黄丸的配伍应用

(1)配用大黄通腑泻下药:患者邪热盛,腑气不通,大便秘结,必须配用大黄。因为安宫牛黄丸清热泻火之力强,然通腑作用不足,因此邪热内积、大便秘结者当加用大黄粉 3 g 和安宫牛黄丸同时灌服。服用后如大便仍不通,隔 6 小时加用枳实 10 g,莱菔子 15 g,浓煎后冲服大黄粉即可见效。这样大便一通,气机宣达,促使痰化、热清、瘀消,可促进苏醒作用。药理药效实验证明,大黄清热泻火,泻下攻积,可改善血液循环,促进肠道排泄毒性产物,通过大黄的泻下逐水作用也能起到降低颅内压、减轻脑水肿功效。这与《温病条辨》中的牛黄承气汤(即为服用安宫牛黄丸二丸,化开,配生大黄末三钱先服一半,不知再服之)的配伍方法相似。

(2)配用利湿药:痰湿偏盛的或湿浊痰热弥漫三焦,舌苔腻浊而黄,脉弦滑,小便不通的神昏患者,按吴鞠通的告示配用茯苓皮汤(茯苓皮、生薏苡仁、猪苓、大腹皮、白通草、淡竹叶)送服安宫牛黄丸。

当邪热瘀血停积,闭阻脑窍也可影响津液输布而致小便不通,同样水湿之邪郁积更致瘀积加重,此时加用渗湿利水之品祛除水湿之邪,有利醒脑开窍。实验证明,茯苓、猪苓、大腹皮、白通草等利水药有助于减轻脑水肿,降低颅内压。

(3)配用清热解毒化痰药:当肺部感染严重,咯黄痰,脉实的神昏患者,取金银花、连翘、浙贝母、桔梗煎汤送服安宫牛黄丸,有利于加强清热解毒、宣化热痰、控制感染的功效。

(4)配用三七粉:三七既能止血又能活血,既能祛瘀血又能生新血,具有良好的双向调节作用。动物实验表明,其具有止血活血作用,对中枢神经系统有镇静、镇痛作用。为此,脑卒中急性期无论出血性还是缺血性,沈师都配三七粉治疗,颅脑外伤实证的神昏患者,尤当加用三七粉 2 g,每日 3 次,与安宫牛黄丸同时服用。

(5)配用西洋参:神昏患者具有安宫牛黄丸适应证,但体弱脉虚者应取西洋参 15 g,煎汤和安宫牛黄丸同时灌服,以起扶正祛邪功效。

(二)验案选析

案一 买某,男,54 岁。

患者既往有高血压病病史 8 年,两年前患脑梗死已基本治愈。今日清晨猝然昏仆,入院时症见不省人事,口舌歪斜,右侧偏瘫,喉中痰鸣,时而四肢抽搐,大便已 3 日未解。舌暗红,苔黄腻,脉弦稍数。查体:体温 37.5℃,脉率 100 次/分,呼吸 20 次/分,血压 170/100 mmHg,浅昏迷,双侧瞳孔等大等圆,对光反射存在,双肺呼吸音粗,心律齐,二尖瓣区可闻及收缩期杂音,腹部稍胀,肝脾肋下未触及,右侧肢体肌张力稍增高,左侧肢体肌张力正常,右侧巴宾斯基征(+)。辅助检查:头颅磁共振,双侧颞叶及左侧顶叶脑梗死。中医诊断:缺血性脑中风(中脏腑阳闭)。西医诊断:脑梗死急性期,高血压病 3 级(极高危)。

处方:方用羚角钩藤汤加减,西药卡托普利片降压,取用安宫牛黄丸每次 1 丸,三七粉 2 g,每日 3

次,灌服,加服大黄粉 3 g,冲服。药后当晚解大量大便,抽搐止,神志渐清,苔黄腻转薄,脉弦稍数,停用大黄粉,他法勿更续治。

3 日后神志清醒,体温已正常,喉中已无痰鸣,舌暗稍红,苔薄腻,脉弦,右侧肢体仍偏瘫,失语,停用安宫牛黄丸。

经治 3 周后,患者血压降至 140/90 mmHg,右下肢能在床上抬举,病情稳定,嘱院外巩固调治。

【按语】 缺血性脑中风中脏腑阳闭患者,证属痰火内盛,痰热瘀结不解,腑气不通,取用安宫牛黄丸清热开窍,加用大黄粉 3 g 服用,以助通腑泄热排出积粪,这样大便通畅,气机宣达,促使痰化、热清、瘀消,病情转危为安。

案二 陈某,男,38 岁。

患者 2 小时前车祸后急诊入院,症见神志昏迷,右侧肢体瘫痪,牙关紧闭,喉中痰鸣,时有抽搐,舌暗红,脉弦稍数。查体:体温 36.0℃,脉率 98 次/分,呼吸 22 次/分,血压 140/80 mmHg,腹部检查肝脾肋下未及,无移动性浊音。头颅 CT 示左侧大面积颅内血肿。中医诊断:闭证(瘀热内闭)。西医诊断:重型颅脑损伤。急诊手术清除颅内血肿,术后抽搐止,然仍昏迷不醒,喉中痰鸣,舌暗红,脉弦稍数。西药应用补液和脑细胞保护剂,中药用安宫牛黄丸,每次 1 丸,每日 3 次,同时取三七粉 2 g,每日 3 次,灌服。

上法治疗 3 日后患者神志渐清醒,继服安宫牛黄丸,每次 1 丸,每日 2 次,三七粉服用量不变。经治 1 周后意识完全清醒,舌强语蹇,停用安宫牛黄丸,三七粉原法续用,又经治 1 周后语言转为流利,右侧下肢已能抬举 30°,嘱院外续用三七粉并加用针灸治疗,以促完全康复。

【按语】 急性重型颅脑损伤,手术后神志昏迷,为瘀热内闭证,取安宫牛黄丸和三七粉醒脑开窍,清热祛瘀。经治 1 周后,神志完全清醒。此案应用三七粉具有既能止血又能祛瘀,既能祛瘀血又能生新血之功,而且三七对中枢神经系统有镇静和镇痛作用。患者病情恢复较快,和及时配用三七粉有关。

案三 张某,男,68 岁。

患者素有慢性阻塞性肺疾病,1 周前不慎受凉咳嗽加重,咯痰增多,色黄,低热,入院前 2 日高热,今晨起呼吸困难。入院时已呈Ⅱ型呼吸衰竭,肺性脑病,嗜睡状态,喉中痰鸣。舌暗红,苔较腻稍黄,脉弦细数。查体:体温 39.0℃,两肺细湿啰音。血常规:白细胞计数 12.86×10^9/L。中医诊断:闭证(痰热壅肺,内闭清窍)。西医诊断:Ⅱ型呼吸衰竭,肺性脑病。

处方:西药用抗炎、化痰、平喘,呼吸机无创机械通气治疗。中药用安宫牛黄丸,1 次半丸,每日 3 次。另取金银花 13 g、连翘 13 g、浙贝母 13 g、远志 10 g、郁金 10 g、桔梗 10 g,煎汤,分作 1 日 3 次,鼻饲灌服。经治 2 日后体温降为 38.2℃,第三日降至 37.5℃,神志清醒,咳减痰少,呼吸功能明显好转,间断停用呼吸机。经治 1 周后,体温正常。血常规:白细胞计数 10.0×10^9/L。呼吸平稳,停用呼吸机和安宫牛黄丸,西药继续常规治疗。住院 12 日,舌暗稍红,脉弦细,仅有轻微咳嗽,少量黏痰,体温正常,好转出院。

【按语】 本案为肺部感染高热,Ⅱ型呼吸衰竭,肺性脑病,中医证属痰热壅肺,闭阻清窍。住院急救治疗应用西药抗炎解痉平喘,呼吸机无创机械通气,同时服用安宫牛黄丸,又服用化痰清热解毒中药汤药,经中西医结合抢救治疗而获显效。

十、瓜蒌薤白白酒汤

瓜蒌薤白白酒汤方出自张仲景《金匮要略》,由瓜蒌、薤白、白酒适量组成,具有通阳散结、豁痰行气宽胸之功效。《金匮要略》云:"胸痹之病,喘息咳唾,胸背痛,短气,寸口脉沉而迟,关上小紧数,瓜蒌薤白白酒汤主之。"今人常用于治疗心阳不振、痰浊偏盛之冠心病心绞痛。现将沈师取用该方治疗证属胸阳不振、痰浊偏盛而致的胸背痛、短气、喘息咳唾诸症的经验介绍如下。

（一）运用要点

张仲景《金匮要略·胸痹心痛短气病脉证治》出瓜蒌薤白剂，共三首。另两首一为瓜蒌薤白半夏汤，即瓜蒌薤白白酒汤加半夏一味，具有通阳散结、祛痰宽胸之效，主治胸痹胸中满痛彻背，背痛彻胸，不得卧。另一首为枳实薤白桂枝汤，即瓜蒌薤白白酒汤去白酒加枳实、厚朴、桂枝，具有通阳散结、下气祛痰之功效，主治胸痹气结在胸，心中痞气，胸满，气从胁下，上逆抢心。

1. 临证加减用药　当今公认瓜蒌薤白白酒汤按兼症不同，适作加减为治疗胸痹之良方，当胸痹夹血瘀可加当归、红花、川芎、丹参、延胡索、郁金；痰湿重者合二陈汤；痰热重合黄连温胆汤；心肾阳虚加附子、桂枝等；气虚加黄芪、白术等。

沈师取瓜蒌薤白白酒汤为基础方，按痰瘀同治法制定心痛宁方，治疗冠心病心绞痛疗效好。

[方药]　当归 15 g，丹参 15 g，红花 10 g，川芎 10 g，桔梗 10 g，瓜蒌 15 g，薤白 10 g，延胡索 10 g，厚朴 10 g。

[功效]　活血祛痰，宁心止痛。

[主治]　气血瘀滞，痰瘀交阻之冠心病心绞痛。

[加减]　痰热偏重重用瓜蒌，加竹茹、郁金、炒栀子等；痰湿偏重加法半夏、石菖蒲、远志等；血瘀偏重加生蒲黄、五灵脂、乳香、九香虫等；当心痛缓解兼顾本虚，气阳虚加黄芪、桂枝、白术等；阴血虚加生地黄、沙参、牡丹皮、赤芍等；阴虚甚去厚朴，适减川芎、薤白之量。

瓜蒌薤白诸方性偏温燥，当阴虚有热之胸痹不宜使用。

2. 拓展应用　经现代药理研究表明，瓜蒌能明显扩张冠状动脉，增加冠状动脉流量，抗缺氧，抑制血小板凝集，并有降血脂的功效，其含有皂苷而有祛痰的作用。薤白提取物可降低动物血脂，抑制主动脉及冠状动脉脂质斑块的形成，可保护血管内壁。可见此二味药物组成的复方具有扩张冠状动脉，增强心肌缺氧耐受力，降血脂，抗动脉粥样硬化等作用，这是治疗冠心病心绞痛的重要药理基础。该方亦具有抑制血小板凝集、活血通络、祛痰作用，因此适作加减也可用于治疗胸部疼痛诸类疾病。如肋间神经炎取用瓜蒌薤白白酒汤合血府逐瘀汤加减；非化脓性肋软骨炎（泰齐氏症），取瓜蒌薤白白酒汤加柴胡、郁金、延胡索、当归、红花、赤芍、川芎、乳香、没药等；慢性支气管炎痰浊瘀阻于肺，痰多胸闷胀痛，取瓜蒌薤白白酒汤加法半夏、桔梗、厚朴、远志、茯苓、陈皮、当归、郁金；渗出性胸膜炎取瓜蒌薤白白酒汤加茯苓、桑白皮、葶苈子、法半夏、陈皮、郁金、当归、丝瓜络等。

（二）验案选析

案一　陈某，男，52 岁。2011 年 11 月 8 日初诊。

初诊　患者心前区闷塞疼痛反复发作 3 年余，经多地医院检查确诊为冠心病。近 1 周来工作繁忙，日夜加班，夜间常感身乏，纳食不香，气短、胸闷塞疼痛，今日上班时心痛发作加剧，前来求治。查体：舌紫暗，苔白腻，脉弦紧。辅助检查：心电图示：窦性心律，ST－T 异常；心肌酶、肌钙蛋白等其他检查均正常。中医诊断：胸痹（胸阳不振，痰浊血瘀痹阻）。西医诊断：冠心病心绞痛。治拟宣痹通阳，豁痰散结，行气通络。

处方：瓜蒌 15 g，薤白 10 g，法半夏 10 g，厚朴 10 g，石菖蒲 10 g，桔梗 10 g，红花 10 g，川芎 10 g，延胡索 10 g，郁金 10 g，陈皮 6 g，炒枳壳 6 g，山楂 15 g。

7 剂，水煎服，每日 1 剂，分 2 次温服。

患者不愿留院观察,嘱疼痛诸症加剧必须急诊住院。

二诊 自述服药后当日胸部闷塞疼痛显减,现时有气短、身乏,但纳食见好,舌暗,苔稍腻,脉弦细。

处方:原方去厚朴、桔梗,加黄芪 13 g。7 剂,水煎服,每日 1 剂,分 2 次温服。

三诊 已无不适诸症,舌暗,苔薄,脉弦细。

处方:嘱常服益气宁心、健脾通络之院内制剂补气脉通片调理善后。

【按语】 瓜蒌薤白半夏汤具有通阳散结、逐饮降逆、宣通心气之功效,为张仲景治疗胸痹之良方。患者发病前因操劳过度,痰湿血瘀痹阻心脉,心痛发作加剧,故方中加厚朴、石菖蒲、桔梗、陈皮、炒枳壳以加大化痰祛浊、宽胸理气之力度,增加红花、川芎、延胡索、郁金、山楂行气活血祛痰药,痰瘀同治共奏祛痰湿、行气滞、活瘀血、通心脉而获止心痛功效。后期伍以补心气之黄芪,长期服用补气脉通片调理善后。

案二 王某,女,46 岁。2010 年 10 月 30 日初诊。

初诊 患者咳嗽反复发作 5 年余,1 周前深夜赴宴,回家途中受凉后咳嗽又发作。痰多白稀,胸闷塞时有胀痛、气短,曾服中西药物治疗,病情无明显改善前来求治。现症:胸闷塞,气短,咽痒即咳,咳剧胸胀痛,痰多,不发热。舌暗,苔白滑腻,脉弦滑。胸片:两肺纹理增重。中医诊断:咳嗽(痰浊瘀阻于肺)。西医诊断:慢性支气管炎。治拟宣肺豁痰,理气宽胸通络。

处方:紫苏梗 10 g,杏仁 10 g,桔梗 10 g,茯苓 13 g,法半夏 10 g,瓜蒌皮 13 g,薤白 10 g,厚朴 10 g,当归 10 g,郁金 10 g,陈皮 6 g,炒枳壳 6 g。

7 剂,水煎服,每日 1 剂,分 2 次温服。

二诊 咳减痰少,胸闷胀痛显减,舌暗,苔转薄腻,脉弦。

处方:原方去郁金,加炒白术 10 g。7 剂,水煎服,每日 1 剂,分 2 次温服。

三诊 咳嗽宁,已无胸闷胀痛,时感气短乏力,苔薄腻,脉弦。

处方:二诊方加黄芪 13 g,嘱注意勿受凉,少食肥甘之品。

【按语】 患者赴宴受凉后,宿疾复发,症见痰浊瘀阻于肺,痰多,胸闷胀痛,短气。取苏杏汤、二陈汤、瓜蒌薤白白酒汤三方化裁,又加用活血宽胸、行气通络之当归、郁金等药治疗。由于应用药物配伍得当,经治后肺气得以宣发,痰涎以化,络脉得以通畅,故咳嗽痰多、胸闷胀诸症迅速消除。后期取用黄芪、炒白术益气健脾燥湿药改善短气和杜绝生痰之源。

案三 刘某,女,31 岁。2012 年 12 月 8 日初诊。

初诊 患者胸闷塞有胀痛 1 周。1 周前幼儿摔倒后快速前去扶抱,当夜时感胸前持续闷塞,有时胀痛,右手提重物或举臂时尤甚。平素大便较干,既往无心悸、气短、阵发性胸痛等不适。查体:形体较肥胖,舌暗红,苔较腻而稍黄,脉弦滑,右侧第二肋软骨近胸骨处稍隆起,局部皮色正常,压痛明显。中医诊断:胸痹(气滞痰浊瘀阻)。西医诊断:非化脓性肋软骨炎(泰齐氏病)。治拟行气活血,祛痰通络。

处方:当归 13 g,丹参 13 g,红花 10 g,川芎 10 g,瓜蒌 15 g,薤白 10 g,延胡索 10 g,郁金 10 g,浙贝母 10 g,青皮 6 g,陈皮 6 g,丝瓜络 10 g。

水煎服,每日 1 剂,分两次温服。

伤湿止痛膏敷患处,每日 1 剂,外用热水袋温敷,每日 2 次,每次半小时。

二诊 复诊告知服药第 5 日,胸部闷塞、胀痛已宁,大便已顺畅。嘱不必再服药,平时注意活动或劳作时勿用力过猛。

【按语】 非化脓性肋软骨炎(泰齐氏病)其临床表现属中医胸痹范畴,此患者发病因突然用力过猛，以致气血失于流畅，气滞血瘀，而该患者较肥胖又见黄腻苔，大便较干结，证属痰热瘀结。故在瓜蒌薤白白酒汤方中加用活血行气、化瘀通络药。方中加用郁金、浙贝母、丝瓜络等清热化痰散结药，配用外治法，经治数日病告痊愈。

案四　肋间神经炎

程某，男，21岁。2011年5月7日初诊。

初诊　患者10日前发热、咳嗽、黏痰、胸闷胀疼痛，经外院诊断为感冒，经治3日后发热、咳嗽已愈，然胸闷胀不适，时见身乏，气短，纳少。近1周来右侧胸部持续胀痛，疼痛以右侧胸部肋缘下为甚，向腋中线放射。舌暗红，苔较腻，脉弦滑。腹部彩超：肝胆检查无异常；胸片无异常；血常规检查正常。中医诊断：胸痹（痰浊瘀阻）。西医诊断：肋间神经炎。治拟宣痹豁痰，行气活血通络。

处方：瓜蒌15 g，薤白10 g，柴胡10 g，青皮6 g，陈皮6 g，郁金10 g，延胡索10 g，当归13 g，红花10 g，桃仁13 g，川芎13 g，桔梗10 g，山楂15 g，麦芽13 g，丝瓜络10 g。

7剂，水煎服，每日1剂，分2次温服。

二诊　疼痛明显减轻，饮食见香，苔较腻，脉弦。见效勿更方，上方续服7剂。

三诊　告已痊愈。

【按语】　本案胸部闷胀不适，伴见发热咳嗽，经治3日后，发热、咳嗽已愈，然病毒侵袭，导致肋间神经炎未予根治，肋间神经痛日见加重，经瓜蒌薤白汤和血府逐瘀汤合方加减治疗，药证相符而获显效。

十一、血府逐瘀汤

血府逐瘀汤为临床中常取用的活血化瘀方，首载于清代王清任所著的《医林改错》，方药组成为当归9 g，川芎4.5 g，桃仁12 g，赤芍6 g，红花9 g，生地黄9 g，枳壳6 g，柴胡3 g，桔梗4.5 g，牛膝9 g，甘草3g。原书开列的主治病证为头痛，胸痛，胸不任物，胸任重物天亮出汗，食自胸后下，心里热（名曰灯笼病），督闷，急躁，夜睡梦多，呃逆，饮水即呛，不眠，小儿夜啼，心跳心忙，夜不安，肝气痛，干呕，晚发一阵热等十九种病，实为根据血府产生"血瘀"的理论，治疗血瘀气滞留结胸中之证而设，有活血祛瘀止痛的功能。该方用药仅九味，但立法严谨，组方气血兼顾，升降同用，攻中有补，全方以活血祛瘀药为主，配疏肝理气之品，寓行气于活血之中，使疏泄正常，则气郁得散，气血流畅，瘀去新生。

（一）运用要点

1. 临证加减用药　沈师强调，临证应用血府逐瘀汤当辨清瘀血停积之部位，血瘀积滞的严重程度，以及寒热虚实之不同而加味调治。例如：脑外伤所致血瘀的眩晕、头痛，因瘀血停积于脑，可加用升麻、葛根等升提之品直达病所，消除瘀积；当病久已气血两虚可加用黄芪、丹参、鸡血藤益气养血。慢性肝炎、早期肝硬化所致胸胁胀痛时，选用引入肝经之紫苏梗、郁金、延胡索等疏肝理气通络药，并取用白芍、枸杞子等养血柔肝药，可获通中寓补之效。血瘀痛经加用制香附、乌药、延胡索、益母草以助通经止痛之效。还应注意瘀证的病情缓急轻重不同，而选用合适的活血祛瘀药。因为活血祛瘀药有化瘀、逐瘀、破瘀之分，也即活血祛瘀药的祛瘀力量有强、中、弱之别。破瘀药药性峻猛，直攻病所，使死血顽结溃解而除。化瘀药为活血力量较弱的药物，起着疏通经脉畅流血行的作用。而逐瘀药其活血祛瘀的力度则介于两者之间。一般说来病缓证轻，瘀在经络体表而属血行不畅者，当活血化之，取用一般活血化瘀药即可；若病久证重或病在脏腑或有死血瘀块者当逐之破之。血府逐瘀汤方中桃仁为破血逐瘀药，为最强的活血化瘀药，川芎、赤芍、红花则祛瘀力量中等，当归活血力度更次之，则以养血和血为主。当前药理药效试验证实，破血祛瘀药对血管扩张作用比一般活血化瘀药要强。瘀血证皆为血脉不通，治疗方法当疏其血气,令其条达,还要注意瘀血证有寒、热、虚、实之分,因此取用活血药也应按证选用养血化瘀通络药、活血祛瘀通络药、破血逐血通络药、温经通络药、清热凉血通络药等。证药相符才能促进疗效的提高。

2. 注意痰瘀同治　取用血府逐瘀汤当注意痰瘀同治。因为津血之间存在着互生互化关系,所以,一旦气机失常或其他原因导致津液输布失调成痰或血液运行障碍成瘀,痰瘀之间又相互影响,易致痰瘀同病。痰病致瘀可因痰在经络,滞于血中,直接阻滞脉中气血的运行,致使局部血滞为瘀;如痰浊停聚于脉之内外,致使血行障碍产生瘀血;而瘀病致痰,则因瘀血阻滞络道致使络中之津不能渗出脉外,络外之津也不能还于脉中,从而津液聚积化生痰浊;同样瘀血积聚日久,也可化生痰浊。正如唐荣川谓"血积既久,也能化为痰水",现代名医关幼波也言明"气属阳,痰与血同属阴,易于胶结凝固,气血流畅则津液并行,无痰以生,气滞则血瘀痰结,气虚则血涩而痰凝"。当痰瘀同病,因为痰瘀阴性凝滞、胶结难化互为因果,仅去其一病难根除,取用活血化瘀方剂时,如见痰瘀同病时,则在活血祛瘀方中根据不同证情选用涤痰开窍、清热化痰、温化寒痰、润燥化痰、健脾化痰等药,增强活血化瘀通络之药效。

3. 拓展应用　血府逐瘀汤原为王清任专治"血府"的血瘀证,一般多用于治疗胸部病变为主,常用于治疗血瘀气滞之实证。当今有关血府逐瘀汤口服液之药理药效实验证实能明显降低全血黏度和血浆黏度,对正常大鼠和血瘀证模型大鼠应用血府逐瘀口服液后显示,其对血小板聚集有抑制作用,能对抗肾上腺素引起的血管收缩,从而改善微循环障碍,其还有明显的延长出凝血时间的作用,这些为治疗血瘀证提供了实验依据,在临床实践中我们也能观察到,凡具有血瘀证候各类疾病的患者血液流变学也都显示其血液中都具有异常增高的浓、黏、聚、凝的情况,为此按"异病同治"的观点,我们在临床中如见有血瘀证型的内、外、妇、儿科各类疾病,都可取用血府逐瘀汤按病性病位的不同适作加减进行治疗。

(二)验案举隅

案一　王某,男,26 岁。2007 年 10 月 5 日初诊。

初诊　1 年前因车祸而致昏迷,2 小时后苏醒,经住院治疗 3 周后出院,出院后时感头晕、头痛,天气寒冷或劳累时加重,头痛甚时如锥刺状,平素睡眠差,身困乏力,饮食尚可,舌边见瘀点,苔薄,舌暗,脉沉细。中医诊断:头痛(瘀阻清窍)。西医诊断:脑震荡。脑外伤导致血瘀清窍。治拟活血行瘀通窍,血府逐瘀汤加减治之。

处方:当归 10 g,赤芍 10 g,红花 10 g,川芎 10 g,丹参 13 g,升麻 6 g,柴胡 6 g,桔梗 10 g,首乌藤 13 g,陈皮 6 g,麦芽 13 g。

7 剂,水煎服,每日 1 剂。

二诊　经治 2 周后,头目清醒,头痛未作,但身困乏力,睡眠仍欠佳。

上方加酸枣仁 10 g、黄芪 13 g,去升麻。14 剂,水煎服,每日 1 剂。

随访:数月来头痛再未发作,睡眠改善。

【按语】　脑震荡患者常遗留不同程度的头晕、头痛,实因外伤致脑络破损,瘀阻脑窍,取血府逐瘀汤行气活血化瘀。因瘀血积脑窍,故原方中桔梗、柴胡升提之药必当留用,并加用升麻,弃用下行之药牛膝,使活血行气诸药直达病所,瘀除而血脉通畅,脑络得养,头痛头晕诸症未见发作。

案二　葛某,女,32 岁。2005 年 4 月 26 日初诊。

初诊　2 年前因丈夫工伤而亡,又带有幼子,生活拮据,常忧思悲哀,睡眠不实,心烦口苦,大便干燥,经行不畅,经血量少,面颊两侧色素沉着,呈现似蝴蝶状黄褐斑片,舌黯淡,苔薄,脉弦细。中医诊断:黄褐斑(肝气郁结,气滞血瘀)。西医诊断:黄褐斑。治拟疏肝理气,活血化瘀。取血府逐瘀汤合丹栀逍遥散化裁治之。

处方：当归10 g,赤芍10 g,红花10 g,川芎10 g,桃仁10 g,生地黄10 g,牡丹皮10 g,炒栀子6 g,薄荷6 g,郁金10 g,柴胡6 g,桔梗10 g,麦芽13 g,炒枳壳6 g,益母草10 g。

7剂,水煎服,每日1剂。

二诊　心烦口苦减,大便已不干燥,本次月经来潮经量稍增多,效勿更方。

处方：上方加丹参13 g,去炒栀子。14剂,水煎服,每日1剂。

三诊　黄褐斑消除大半,灰黄色素也渐淡,二诊方去薄荷、牡丹皮、益母草,加养血荣华之白芍10 g、熟地黄10 g。嘱注意调畅情志,上方可以长期服用调治。

【按语】　黄褐斑多发病于中青年女性,患者因年轻丧夫,忧思抑郁,气滞血瘀,血热内郁,血弱不华,而致黄褐斑,故采用疏肝解郁、清热凉血、活血化瘀之法,取加味逍遥散合血府逐瘀汤化裁治之。经治郁解热清,络脉气血通畅,气血上达滋荣于面部。黄褐斑渐见消淡而减大半。

案三　战某,女,49岁。2001年11月5日就诊。

初诊　左胸部憋闷胀痛反复发作4年余。常于生气后胸前闷塞胀痛发作,伴有嗳气,且胸前胀痛向肩背放射。外院经心血管系统相关各项检查,诊断为"冠心病心绞痛",几年来间断服用双嘧达莫或复方丹参片、硝酸甘油片,疼痛时发时止,当情绪波动尤其生气时常诱发。今上午与人争吵后上症又发,前来诊治,心电图示：Ⅰ、Ⅲ、avF导联ST-T呈缺血改变,脉弦细,苔薄腻。中医诊断：胸痹(肝气郁滞,心脉瘀阻)。西医诊断：冠心病心绞痛。治拟疏肝理气,活血通络,取血府逐瘀汤加减。

处方：柴胡10 g,紫苏梗10 g,郁金10 g,厚朴10 g,当归10 g,赤芍10 g,红花10 g,丹参13 g,川芎10 g,延胡索10 g,桔梗10 g,甘草6 g。

7剂,水煎服,每日1剂。

二诊　服药后胸闷胀痛明显减轻,但时有胸闷,嗳气,睡眠欠佳,苔脉同前。

处方：原方加合欢花、皮各13 g、首乌藤13 g、白芍10 g,去厚朴。

三诊　服药后经治半个月诸症悉除,心电图复查已正常,嘱可服逍遥丸合血府逐瘀口服液2周巩固调治,并注意调畅情志。

【按语】　心主血脉,肝藏血,条达气机,肝气舒畅则心气和,肝气郁滞则心气郁,心血不畅。患者常因生气而伤肝,气机失畅,气滞血瘀,瘀阻心脉,胸前胀痛频发,取血府逐瘀汤加减治之。该方含有四逆散疏肝行气,桃仁四物汤活血化瘀,共奏行气通络之效,后期加用合欢花、合欢皮、首乌藤、白芍以助血府逐瘀汤疏肝、柔肝,养心血安神通络。沈师在取用该方治疗上焦之血瘀病症时常弃用牛膝。

案四　张某,男,70岁。2004年5月6日就诊。

初诊　3个月前右侧胸胁部沿神经分布暗红色米粒状丘疹和绿豆大小成簇水疱疹,排列成带状且有刺痛灼热感,经治2周后皮损处丘疱疹消失,然每日刺痛频繁阵发而影响睡眠。曾应用封闭疗法或服用镇痛药,止痛效果不佳,平时大便较干结。查体：右侧胸胁部有带状约1 cm×6 cm大小的褐色斑,触之不疼痛。舌暗红苔薄,脉弦细。中医诊断：蛇串疮(气滞血瘀)。西医诊断：带状疱疹。治宜活血化瘀,理气止痛,取血府逐瘀汤加减。

处方：当归13 g,丹参10 g,红花10 g,川芎10 g,赤芍13 g,牡丹皮10 g,桃仁13 g,生地黄13 g,延胡索10 g,九香虫10 g,郁金10 g,柴胡10 g,黄芪13 g,陈皮6 g,炒枳壳6 g,酒大黄10 g。

7剂,水煎服,每日1剂。

二诊　大便已通顺,疼痛发作次数减少,疼痛2～3日发1次,疼痛程度也有所减轻,且能忍受。

处方：原方去酒大黄，加鸡血藤 13 g。14 剂，水煎服，每日 1 剂。上方经治 2 周痊愈。

【按语】 老年带状疱疹患者，经治疱丘疹消退后，仍见剧痛频发，实因年老气血亏损，致邪毒留遗患处，经脉气滞血瘀，故取血府逐瘀汤加用益气养血、凉血清热解毒、活血通络药黄芪、丹参、牡丹皮、郁金、酒大黄之类。为了加速止痛之效，应用气香走窜、温通利膈及行气止痛之效的九香虫。沈师常用九香虫配延胡索、郁金、赤芍、白芍治疗气滞血瘀之胸胁部顽痛诸类病症。

案五 程某，男，67 岁。2005 年 6 月 4 日就诊。

初诊 小便滴沥不畅，有时伴有少腹坠胀，腰部困重 3 年。曾他院检查示前列腺Ⅰ度肿大，活动度小，表面尚光滑，前列腺液检查白细胞（＋），卵磷脂小体 30％。诊断为慢性前列腺炎。昨日外出旅途中劳累，又淋雨而归，晨起小便频急不畅，腹坠胀腰困重，苔薄腻，舌暗稍红，脉弦稍数，小便常规检查未见明显异常。中医诊断：癃闭（下焦湿热瘀阻，气血瘀滞）。西医诊断：前列腺增生。治宜清利湿热，活血祛瘀，取四妙散合血府逐瘀汤化裁治之。

处方：苍术 10 g，黄柏 10 g，川牛膝 10 g，生薏苡仁 30 g，车前草 13 g，泽泻 13 g，连翘 13 g，当归 10 g，赤芍 13 g，益母草 10 g，炒枳壳 6 g，生甘草 6 g。

7 剂，水煎服，每日 1 剂。

二诊 小便已无不适，少腹坠胀感也消失，但腰困重时见，舌暗，脉弦。

处方：上方去连翘、泽兰、车前草，黄柏改为 6 g，加桑寄生 10 g、杜仲 10 g。14 剂，水煎服，每日 1 剂。

三诊 不适诸症悉除，复查前列腺仍肿大，但前列腺液检查明显改善，仅见 2～3 个白细胞，卵磷脂小体明显改善已达 65％。嘱常服《金匮》肾气丸与血府逐瘀口服液调治。

【按语】 慢性前列腺炎、前列腺增生为老年常见病，属于中医之淋证、淋浊范畴。发病因年老体虚，肾气亏虚，精道气血瘀滞所致。本次急性发作实因劳累和淋雨而诱发，故取四妙散合血府逐瘀汤化裁治疗，病位于下焦，故血府逐瘀汤中桔梗引药上行诸类升提药弃用，加大清利下焦湿热之凉血通络之力度，诸药合用以达清利湿热、活血通络之效。经治后湿热清，瘀痛诸症也除。后期取用标本兼治之法，嘱长期服用《金匮》肾气丸和血府逐瘀口服液。半年后因急性肠炎前来就诊时获悉原慢性前列腺炎诸症再未发作。

十二、补阳还五汤

补阳还五汤由黄芪 120 g，当归尾 6 g，赤芍 6 g，地龙 3 g，川芎 3 g，红花 3 g，桃仁 3 g 组成，出自《医林改错》，用于气虚瘀阻脉络之脑卒中恢复期，疗效卓著。现将沈师运用该方治疗证属气虚血瘀型之各类疾病的经验整理如下。

（一）运用要点

脑卒中运用该方治疗必须是该病的恢复期，且确属气虚血瘀证候者方可使用，急性期脑卒中仍见有肝火风痰证当忌用本方。因为方中大量使用黄芪，有甘温助热之弊，如使用则肝风更为鸱张，痰火越加上壅，反致病情加重。正如张锡纯指出："其若脉洪大有力或弦硬有力，更觉头痛、眩晕甚或兼心中发热者不可用之。"因此，若正气未虚，或阴虚阳亢，或风火痰湿邪盛，舌质红绛，苔厚腻或浊黄干燥，脉弦数有力的中风患者，补阳还五汤应禁用。

此类患者不但气虚血瘀，而且脏腑虚损，水液输布功能也日以衰减，水液输布失调，易致痰浊滋生。治疗时原方中应适当加用健脾化痰药，当语言不利尤当加用石菖蒲、远志、郁金等开窍化痰之品。症见下肢功能障碍,应加用牛膝以补肝肾、壮筋骨,促进气血上下贯通,可增强通络之力度,促进下肢功能的恢复。原方中各味活血药都不超过 3 g,应适当加大至 10 g,如此稍加大用量不会耗气伤血,却能加强化瘀通络之效。方中益气药黄芪之用量原方用为 120 g,原方组成之意是重用黄芪,取其力专性走,周行全身,大补元气,气旺则活血,血活则瘀除,这样气血流畅才能濡养筋脉,经脉宣通则瘫痪的肢体功能得以恢复。沈师认为黄芪最高用量 30~45 g 足够,使用时最好从 15 g 左右开始,注意有无口渴咽干等不适,以后逐渐加大剂量较为稳妥。当伴见气阴两虚者应加生地黄、玄参、麦冬等养阴药。如出现胃脘痞满可适加陈皮、炒枳壳、砂仁等理气醒脾和胃之品佐之。

1. 临证加减用药 原方中活血化瘀药剂量太少,应适当加大,一般每味不超过 10 g,不至于耗气伤阴,也可选加丹参、鸡血藤等宁心通络之品以提高疗效。沈师特别强调治疗半身不遂引药下行又补肝肾之药,怀牛膝必须加之。若伴见言语不利可加石菖蒲、浙贝母、郁金、远志;口角流涎加橘红、石菖蒲、远志、僵蚕、制南星、半夏等;口舌㖞斜、四肢颤动选加蜈蚣、穿山甲,同时配用滋养肝肾之品,如白芍;痰浊盛者按证选加天竺黄、贝母、瓜蒌、郁金等;便秘可将当归、桃仁剂量加大,并加肉苁蓉、瓜蒌仁,必要时用少量酒大黄;大小便失禁加芡实、乌药、诃子、肉桂等;心烦失眠加首乌藤、酸枣仁、柏子仁、茯神;纳食较差加炒枳壳、砂仁之品。当气阳虚、气虚时,补阳还五汤方中还应加用茯苓、白术,既补气又可达痰瘀同治之效。

2. 拓展应用 沈师认为,补阳还五汤中的药物组成分为两大类,即大剂量的补气药及少量活血化瘀药。现代药理研究认为,活血化瘀药具有扩张血管,增加血流量,改善心脏射血功能,改善微循环,使血液浓、黏、聚的状态减轻或恢复,并有调节改善中枢和周围神经系统的作用。为此再次诊调活血化瘀药剂量必须加大至每味为 10 g。本方的补气药以黄芪为主,黄芪含胆碱、甜菜碱、葡萄糖以及微量叶酸,现代药理研究显示,黄芪具有强心利尿和降压作用,能加强毛细血管抵抗力,降低血脂并有促进中枢神经系统的调节作用,还能够增强免疫功能,增加血浆表面活性及红细胞表面电荷,使红细胞电泳加速,起到促进血行的功效。这和中医学的气为血帅,加强补气的力度则活血通络之效也加强,这和气行血行的理论颇为一致。文献报道,补阳还五汤具有增加血小板内环磷腺苷的含量,抑制血小板聚集和释放反应,抑制和溶解血栓以改善微循环,促进侧支循环的作用。该方还能降低心肌耗氧量,增强心肌收缩力并具有增强机体免疫功能的作用。为此,沈师常取此方适作加减,治疗气虚血瘀证型各种疾病。

冠心病心肌梗死,补阳还五汤选加丹参、延胡索、葛根、瓜蒌皮、郁金、桔梗、首乌藤。

雷诺病,补阳还五汤加附子、桂枝、鹿角胶、牛膝、丹参、鸡血藤;痛剧加乳香、没药、细辛、穿山甲。

血栓性静脉炎,补阳还五汤加牛膝、鸡血藤、益母草、蜈蚣、穿山甲;寒湿甚者选加制附子、肉桂、茯苓等;瘀郁化热者加牡丹皮、丹参、土茯苓、忍冬藤、连翘。

面瘫后遗症,补阳还五汤选加葛根、升麻、鸡血藤、白芍、全蝎、蜈蚣。

血管神经性头痛,补阳还五汤选加细辛、白芍、葛根、鸡血藤、蜈蚣等。

(二)验案举隅

案一 陈某,男,59 岁。1993 年 9 月 5 日初诊。

初诊 2 个月前突然昏倒于地,急送某医院救治,经脑 CT 检查确诊为脑出血(左侧内囊)。就诊时右侧半身不遂,语言塞涩,气短,周身乏力,口角时有流涎,饮食二便正常,脉细弱,舌质暗苔滑腻。血压 150/90 mmHg,心肺无异常,腹软,肝脾未扪及,无病理反射引出。中医诊断:中风(气虚血瘀,痰凝湿遏)。西医诊断:脑出血(左侧内囊)。治拟益气健脾,化痰通络。

处方:生黄芪 15 g,茯苓 13 g,当归 10 g,红花 10 g,川芎 10 g,地龙 10 g,桃仁 10 g,石菖蒲 10 g,郁

金 10 g,远志 10 g,牛膝 10 g,络石藤 10 g,橘红 6 g。

水煎服,每日 1 剂。另予补气通络片每次 6 片,每日 3 次,口服。

二诊 上法治疗半月余,患者能扶杖而行,身困乏力明显减轻,已无口角流涎,苔薄,脉仍细弱。

处方:上方生黄芪剂量加大到 20 g,去橘红,加白术 10 g。嘱患者服药同时加强语言和肢体恢复的功能锻炼。

三诊 又经月余,患者血压已正常,语言已较清晰,能弃杖自行走动,血压稳定,脉仍弱。

处方:上方黄芪改为 30 g,去石菖蒲、远志,加丹参 15 g,连续服用 2 周巩固调治,并嘱患者较长期服用补气脉通片,西药降压药物停用,注意调摄以防复中。

【按语】 补阳还五汤中重用黄芪为君药,取其力专性走、大补元气之功效,佐以少量补血活血化瘀药,使气旺血行,"补阳还五"是取其补还亏虚之五成阳气以恢复其半身不遂之义。本例因气虚血瘀衍生痰凝湿遏之变,故在补阳还五汤中选加茯苓、白术、石菖蒲、郁金、远志、橘红等健脾燥湿化痰药。在益气养血时勿忘注意痰瘀同病,取痰瘀同治法而获显效。

案二 赵某,男,56 岁。2007 年 9 月 25 日就诊。

初诊 1 个月前突发心前区闷痛,持续 1 小时未见改善,伴见大汗淋漓,心悸气短,手足冰凉而急诊住院。测血压 80/50 mmHg,经心电图及心肌酶相关检查诊断为急性前壁心肌梗死并发心源性休克。经治月余,血压已正常,诸症明显改善出院。然仍时有心前区隐痛,尤以活动及劳累时易诱发,伴身乏气短、心悸动则汗出,睡眠欠佳,纳食尚佳,二便正常,舌质黯淡,舌体胖大,脉细弱。中医诊断:胸痹(气虚心脉痹阻)。西医诊断:冠心病,心肌梗死后遗症。治拟益气活血通络。取补阳还五汤加减治之。

处方:黄芪 15 g,当归 10 g,丹参 13 g,红花 10 g,川芎 10 g,赤芍 10 g,白芍 10 g,延胡索 10 g,瓜蒌皮 13 g,首乌藤 13 g,酸枣仁 10 g,龙骨 30 g,牡蛎 30 g,茯苓 13 g,陈皮 6 g,炙甘草 6 g。

7 剂,水煎服,每日 1 剂。

二诊 服上药 7 剂后心前区隐痛明显减轻,仅在剧烈活动时偶作,睡眠改善。

处方:上方去延胡索、瓜蒌皮、茯苓,黄芪改为 20 g。14 剂,水煎服,每日 1 剂。经治月余,心痛未作,精神睡眠诸症明显改善。原法适加补气养心通络药改作膏方调治。

【按语】 急性心肌梗死患者救治后病情转危为安,然心前区时有隐痛,伴有气虚血瘀痹阻心脉诸症,取补阳还五汤加用养心安神诸药调治月余,症状改善明显。据《本草正》记载,大剂量黄芪具有"补元阳,充腠理,治劳伤,长肌肉"之功效。故本例重用黄芪,取其大补脾胃元气使气旺而血行之功能,以助消除心脉之瘀阻。又黄芪为益气生肌之药,心肌梗死患者用之有助于促进坏死之心肌修复,从而增强心肌收缩力,改善心功能。

案三 孙某,男,60 岁。2006 年 10 月 4 日就诊。

初诊 多年来两下肢静脉曲张,左侧较右侧明显,两下肢困重,午后较肿胀,翌日左下肢胀痛灼热感,局部皮色暗红,触之皮肤温度较高,起床时发现下肢水肿,按之凹陷,神疲、气短、身困乏力、大便干结已 3 日未行,舌黯淡,脉细弱。中医诊断:筋瘤(气虚血瘀,瘀积日久,郁而化热)。西医诊断:血栓性静脉炎。治拟益气活血,清热通络。应用补阳还五汤适加清热凉血通络之品。

处方:黄芪 15 g,当归 13 g,赤芍 13 g,牡丹皮 13 g,丹参 13 g,鸡血藤 15 g,地龙 10 g,穿山甲 10 g,泽兰 10 g,连翘 13 g,怀牛膝 13 g,忍冬藤 13 g,酒大黄 10 g,生甘草 6 g。

7 剂,水煎服,每日 1 剂。

二诊 服药 1 周后,大便已通顺,患肢肿胀疼痛消失,局部皮色转为紫暗色,然纳食欠佳。

处方：原方去酒大黄、忍冬藤、连翘，加陈皮 6 g、山楂 15 g。14 剂，水煎服，每日 1 剂。嘱今后如肿痛发作频繁，建议手术治疗双下肢静脉曲张。

【按语】 该患者因静脉曲张导致静脉血栓形成，中医辨证乃年老气血亏虚，气虚则血行不畅，营血回流受阻，致局部肿胀，瘀血阻滞，不通则痛。瘀积日久，呈现瘀阻化热之证，故取补阳还五汤，补气活血通络，加用牡丹皮、泽兰、酒大黄、忍冬藤等清热凉血、通络消肿，又取善窜专能行散消肿之通经络而达病所之穿山甲治疗，而获显效。

案四 任某，女，50 岁。2007 年 12 月 25 日初诊。

初诊 3 个月前吹风受凉之后出现口眼歪斜，左眼不能闭合伴恶风发热，经治疗后恶风发热已除，然颜面麻木作胀，仍口眼歪斜，眼睑闭合不全，面部肌肉时有抽动，畏寒肢冷，身乏气短，舌黯淡，脉细弱。中医诊断：口僻（气虚血瘀风动）。西医诊断：面神经炎。治当益气养血，活血止痉。

处方：黄芪 15 g，桂枝 10 g，葛根 13 g，当归 13 g，红花 10 g，川芎 10 g，赤芍 10 g，白芍 10 g，鸡血藤 13 g，地龙 10 g，全蝎 6 g，蜈蚣 1 条，陈皮 6 g。

7 剂，水煎服，每日 1 剂。

二诊 服药 1 周后，畏寒、肢冷、身乏、气短有减，他症和苔脉同前。

处方：原方黄芪改为 20 g，去桂枝，继服 7 剂。服药 2 周后，面部已无抽动，舌黯淡，苔薄，脉细弱，上方黄芪加量为 30 g，去地龙、蜈蚣，继服 14 剂。经治月余口眼歪斜已大部分纠正，眼睑也能闭合而基本治愈。

【按语】 面瘫已 3 月余，为风邪入中而得，病患已迁移日久，邪劫必耗气伤血，肌肉失去濡养且萎缩失用。临证初期，多取用温燥辛散之品，耗气动血。又处方加用地龙、蜈蚣等虫类药，虽获搜风止痉之功效，久用此类药物却有耗气血之弊，故本例后期取用方药的重点，以补气养血活血为主，气血旺盛则面肌得以营养，抗邪有力，面瘫有望向愈。

案五 陈某，女，25 岁。2007 年 12 月 15 日初诊。

初诊 双侧对称性指和趾端发凉作胀，甚至疼痛，有时累及手背及足背，皮色青紫已 3 年余。现冬季或平素受寒后尤为难受，畏寒，身乏，腰膝酸软，月经量少，行经时少腹作痛。查体：患肢能扪及桡动脉和足背动脉跳动，苔薄舌黯淡，脉沉细。中西诊断：痹证（气阳虚寒凝）。西医诊断：雷诺病（肢端动脉痉挛症）。治拟温经活血通络。取补阳还五汤加减治之。

处方：黄芪 20 g，附子（先煎）10 g，桂枝 10 g，当归 13 g，红花 10 g，川芎 10 g，鸡血藤 15 g，益母草 10 g，怀牛膝 10 g，桑枝 15 g，地龙 10 g，陈皮 6 g，炙甘草 6 g。

7 剂，水煎服，每日 1 剂。

二诊 服上药期间，适逢月经来潮，症状改善不明显且胀痛加剧。

处方：上方将黄芪改为 30 g，加制乳香 10 g、制没药 10 g。

上药共服 14 剂后，胀痛明显减轻，然时有腹痛，胃脘不适，二诊方去制乳香、制没药，加紫苏梗 10 g、延胡索 10 g。上方经治 2 个月后，肢端皮色由青紫变为红润，胀痛明显见减，月经来潮也无腹痛。

【按语】 雷诺病属于中医学"四肢逆冷"的证候范畴，四肢末端为诸阳之末，肢体得阳气而温，当阳气虚衰不能温煦四末时，则肢冷苍白，病久脉络瘀阻尤甚，故取补阳还五汤大补元阳之气，温经活血通络；若属寒凝瘀阻为甚，则补阳还五汤加附子、桂枝、制乳香、制没药等温经散寒之药方能奏效。

案六 曹某，女，36 岁。2005 年 5 月 7 日初诊。

初诊 头痛反复发作 5 年余，常因失眠劳累或生气后诱发。曾多次去医院检查脑 CT 及颈椎 X 线片、血液生化、血流变学等,均无异常发现,诊断为血管神经性头痛。1周来工作繁忙,睡眠不实,头顶胀痛,一日发作多次,每次3~5分钟。平时月经来潮常提前1周左右,经血量少,常感胸闷气短乏力,饮食二便均正常,苔薄舌淡,脉细弱。中医诊断:头痛(气血亏虚)。西医诊断:血管神经性头痛。当补气养血通络法调治。

处方:黄芪15 g,当归13 g,熟地黄13 g,赤芍13 g,白芍13 g,红花10 g,川芎10 g,丹参13 g,鸡血藤15 g,葛根13 g,细辛3 g,首乌藤13 g,砂仁6 g,炙甘草6 g。

7剂,水煎服,每日1剂。

二诊 服药后第3日,头疼即止,然他证和苔脉同前。

处方:上方去细辛,加太子参13 g。嘱可较长时期服用调养。

【按语】 补阳还五汤为补气活血之名方,该患者为气血两虚,劳累后头痛频繁发作,方中加用细辛伍白芍、熟地黄上达巅顶,养阴血而又可宣泄郁结,取其通络止痛而不伤正。又取葛根解痉通脉、升举元气而获头痛速止之效,此为适合长期调养的方药。

十三、牵正散

牵正散方出自《杨氏家藏方》,由附子、全蝎、僵蚕组成,具有祛风化痰、通络止痉之功效。主治风中头面经络,口眼㖞斜或面肌抽动,舌淡红,苔白。现代药理药效研究指出,其具有抑制骨骼肌肉痉挛,调节神经、镇静、镇痛,改善微循环,消炎抗菌、抗病毒作用,为此该方可应用于治疗风痰瘀阻头面经络之面神经炎、面肌痉挛、三叉神经痛、血管神经性头痛等病证。现介绍沈师应用牵正散治疗面神经炎和风痰阻于头面经络,气血运行受阻所致的诸类疾病的经验。

(一) 运用要点

1. 临证加减用药 牵正散中白附子辛温而散,入阳明经而走头面,以祛风化痰、善散头面之风为君药;全蝎、僵蚕均能祛风止痉通络,全蝎偏于止痉通络,僵蚕偏于化痰,二药合用以助君药祛风化痰,是为臣药;取用热酒送服,性温引诸药上达头面,助宣通血脉为佐使药。三药相互为用而获祛风化痰、通络止痉之功效。牵正散现代常改用汤剂,沈师认为该方之诸药的剂量及配伍加减方法,可适作更改(原为三药各等分并生用制成细末,每次服3 g,每日2~3次,温酒送服),白附子、全蝎有毒,用量不宜过大,每剂白附子和全蝎的剂量不要超过6 g,僵蚕可用10 g。一般取用汤剂,很少与温酒内服,而有的患者也不宜用酒送服,可加川芎、当归、鸡血藤等药代之,以助活血通络之功效。川芎为血中气药,辛窜上通血脉,引诸药上行,直达头面更为适宜,改为汤剂也可适当灵活加减增强疗效。当病属初期伴有表证,偏于风寒,可加羌活、防风、白芷、川芎;偏于风热,选加防风、蔓荆、连翘、川芎。抽搐较重,加蜈蚣、钩藤、地龙;口角流涎多,选加石菖蒲、远志、白芥子、法半夏、浙贝母、竹茹、郁金;气虚,加黄芪、党参;血虚加当归、鸡血藤;病久不愈,加蜈蚣、穿山甲、地龙、桃仁、红花等搜风化痰,活血通络药。风痰袭络之三叉神经痛,加川芎、细辛、制南星、陈皮、半夏、生姜;风痰肆虐之面肌痉挛,加川芎、制南星、天麻、蜈蚣、钩藤、白芍、甘草、豨莶草;风痰上扰之血管神经性头痛,加川芎、天麻、炒白术、法半夏、白芷、细辛、蜈蚣。

2. 面瘫宁方治疗面神经炎 沈师经多年临床实践观察,认为面神经炎的发病,正气虚为病之本,风、痰、瘀为病之标,因而根据面瘫的发病,立祛风化痰、活血通络为其治疗大法。自拟面瘫宁方按证型不同进行加减治之。

[方药] 全蝎6 g,白附子10 g,僵蚕10 g,天麻10 g,川芎10 g,丝瓜络10 g。

[功效] 祛风化痰,止痉通络。

[主治] 面神经炎。

[方解] 方中白附子性味辛温,功能祛风化痰,长于治头面之风;全蝎、僵蚕祛风止痉,其中全蝎长于通络,而僵蚕还兼有化痰作用;天麻有息风止痉、祛风通络作用,既可祛内风又可祛外风,川芎可活血行气,祛风止痛,为"血中气药",其辛温升散,能"上行头目";丝瓜络能祛风通络,解毒化痰,诸药相合,而获祛风化痰、止痉通络之效。

[加减] 感受风寒甚,加防风10 g、白芷10 g、细辛3 g;风热重,选加葛根13 g、蔓荆10 g、升麻6 g、黄芩6 g、地龙10 g;当热毒重,可去白附子,加金银花10 g、连翘13 g、板蓝根13 g、赤芍10 g、牡丹皮10 g;风痰阻络较甚,选加羌活10 g、防风10 g、苍术10 g、白芷10 g、白芥子10 g、细辛3 g;痰热较重,选加蔓荆子10 g、天花粉10 g、浙贝母10 g、郁金10 g、胆南星6 g、升麻6 g、炒栀子10 g;后期痰瘀阻络瘀血证重,选加红花10 g、丹参10 g、郁金10 g、穿山甲10 g、地龙10 g、蜈蚣1条;痰浊偏重,加白芥子10 g、制南星6 g、姜半夏10 g、石菖蒲10 g、橘红10 g、桔梗10 g;气血亏虚气虚甚,选加黄芪15 g、白术10 g、升麻6 g、鸡血藤13 g、当归13 g;血虚甚,选加当归13 g、鸡血藤13 g、白芍10 g、枸杞子10 g、葛根13 g、太子参15 g等。

(二) 验案选析

案一 郑某,男,40岁。2012年11月2日初诊。

初诊 患者3日前早晨外出锻炼后感寒,面部麻胀感,后即发现口角向右侧歪斜,左眼睑不能闭合,迎风流泪,左口角流涎,进餐夹食。曾在外院服用维生素B₁,注射维生素B₁₂,口服甲钴胺片治疗未见效,经治医师要加用泼尼松治疗,患者拒绝应用激素治疗前来求治。查体:舌淡,苔薄腻,脉浮稍紧。肌电图示:左侧面神经损害(重度)。中医诊断:面瘫(风寒袭络)。西医诊断:左侧面神经炎。治拟疏风散寒,温经通络。选用面瘫宁方加减。

处方:全蝎6 g,白附子6 g,僵蚕10 g,天麻10 g,川芎10 g,防风10 g,白芷10 g,细辛3 g,丝瓜络10 g。

针刺处方:取下关、合谷、足三里、太冲穴。

针法:以上面部取穴均为患侧,余为双侧,下关温针灸,余穴平补平泻均采用轻、浅,平补平泻,留针30分钟。

二诊 针药并治1周后,左眼歪斜明显好转,左眼已能大部分闭合,已无进餐夹食,苔薄,脉弦细。

处方:原方去防风、白芷、细辛,加黄芪13 g、当归13 g、鸡血藤15 g。7剂。

针刺处方:取下关、阳白、颧髎、上迎香、颊车、地仓、人中、承浆、气海、血海、合谷、足三里等穴。面部取穴为患侧,余四肢部位为双侧。

经治2周,诸症痊愈。

【按语】 面神经炎属于中医学中的"面瘫""口僻"等范畴,本案患者为面神经炎,中医辨证为风寒袭络所致,取面瘫方加防风、白芷、细辛等辛温疏风之药,并配合针灸治疗,经治疗1周后风寒疏散,表证消失。面瘫诸症改善,适减防风、白芷疏风药,加用黄芪、当归、鸡血藤益气养血通络之品,而针灸取穴治疗等方法,也随证相应做出调整,针药结合,治疗2周病愈。

案二 翟某,男,52岁。2010年6月5日初诊。

初诊 患者左侧面颊部阵发性剧痛反复发作2年余,曾先后在本地及外省医院施治,经磁共振等检查,确诊为"原发性左三叉神经痛(Ⅱ～Ⅲ度)",曾服用西药卡马西平、苯妥英钠,有时服之疼痛有减,然药停疼痛又作,服上述西药后口渴,大便干结,头晕难受。上周起疼痛发作频繁,每日10余次,刷牙、进食时疼痛即发,呈闪电样、刀割样,甚为难受,前来就诊。平素患侧面部时感麻木作胀,头晕沉,食欲差,舌暗淡,苔滑腻,脉弦滑。中医诊断:面瘫(风痰袭络,瘀血痹阻)。西医诊断:原发性三叉神经痛。治拟镇痉息风,活血化痰,祛痰定痛。取牵正散加味治之。

处方:全蝎6 g,白附子6 g,僵蚕10 g,细辛3 g,制南星6 g,法半夏10 g,当归10 g,川芎10 g,红花10 g,鸡血藤15 g,山楂15 g,麦芽13 g。

7剂,水煎服,每日1剂,分2次温服。

[针灸处方] 取四白、颧髎、上关、迎香、承浆、下关、夹承浆、合谷、足三里、风池、丰隆、阴陵泉穴。

[针法] 平补平泻,留针30分钟。

二诊 疼痛发作次数显减,每日偶有发作1~2次,疼痛程度也减轻能忍受,食欲增,苔白腻,脉弦。药已见效勿更方。

处方:续服14剂。针刺治疗当续用。

上述治疗20余日,疼痛诸症悉除。1年后随访病未复发。

【按语】 三叉神经痛属于中医学"面痛""偏头痛""头风""齿槽风"范畴。本案证属风痰瘀血,痹阻脉络,故取用牵正散和芎辛导痰汤化裁治之。牵正散具有祛风化痰、通络止痉之功效,方中制南星、法半夏加强化痰之力度,川芎、红花、当归、鸡血藤养血活血通络;细辛辛温芳香气浓,性善走窜,有较强通络散结、宣泄瘀滞而达止痛的作用。沈师当见诸类疼痛病证,尤其属于施实证者,必配用针灸疗法,针药并治以达病痛速除之效。

案三 昊某,男,36岁。2012年12月20日初诊。

初诊 患者昨清晨户外扫雪回家后感右侧面部肌肉拘紧,后即时有跳动,伴恶寒、发热、头痛、全身肌肉关节酸痛。查体:体温38.6℃,舌淡红,苔薄,脉浮紧。血常规:白细胞计数$6.8×10^9$/L,中性粒细胞百分比68%,淋巴细胞百分比32%。中医诊断:感冒,瘛疭(风寒袭络)。西医诊断:右侧面肌痉挛。治拟疏风散寒,温经通络。取牵正散加味治之。

处方:白附子6 g,全蝎6 g,僵蚕10 g、羌活10 g,防风10 g,桂枝10 g,细辛3 g,川芎10 g,当归10 g。

3剂,水煎服,每日1剂,分2次温服。

二诊 服药后汗出,体温正常,右侧面部肌肉已无拘紧感,面部跳动有减,苔薄,脉弦。

处方:原方去羌活、防风,加鸡血藤15 g。5剂,水煎服,每日1剂,分2次温服。经治1月余,诸症悉除。

【按语】 面肌痉挛归属于中医学中"瘛疭""筋惕""肉瞤"的范畴。本病之发病主要责之于风,《内经》曰"诸风掉眩,皆属于肝"。此病在表,主要为外风所致,风邪侵袭面络,致气血不畅,经脉失养或阴虚而阳亢风动或津液不行,脾虚湿盛壅为痰浊,痰瘀搏结,气血运行不利,肌肉经脉失于濡养而致面肌拘急弛纵。总之,内风或外风皆可侵袭或循经上扰面部经络而发生本病,故治疗以祛风为大法,一般治标重在祛风化痰,活血通络。本案发病因风寒袭络,故取牵正散加味治之,牵正散具有祛风化痰止痉之效,加用羌活、防风、细辛、桂枝以疏风散寒,配当归、川芎养血活血通络,以达"治风先治血,血行风自灭"之效;甘草调和诸药。服药3剂,驱除了风寒表证,适减疏风解表药羌活、防风,加鸡血藤15 g,养血活血巩固调治。因病发后及时获得对症治疗而见速效。

案四 魏某,男,28岁。2010年11月5日初诊。

初诊 患者右侧偏头痛反复发作3年,平素饮食不节,嗜酒、肉食,工作又较紧张,经常加班熬夜,一过性头晕头痛频发,至多家医院查 CT 和脑部彩超均未见异常。有时服用去痛片可短时缓解,近半年来头痛发作频繁,为针刺样,有时一日发作 2～3 次,发作剧烈时有面部肌肉跳动,时感身困乏力,胸闷气短,舌质暗淡,苔较厚腻,脉弦滑。中医诊断:头痛(风痰瘀阻脑脉)。西医诊断:偏头痛。治拟祛风健脾,化痰通络。取牵正散合半夏白术天麻汤加减治之。

处方:全蝎 6 g,白附子 6 g,僵蚕 10 g,蜈蚣 1 条,天麻 10 g,炒白术 10 g,法半夏 10 g,橘红 10 g,川芎 10 g,细辛 3 g,鸡血藤 15 g。

7 剂,水煎服,每日 1 剂,分 2 次温服。

二诊 头痛减,头痛隔 1～3 日发作 1 次,面部肌肉已无跳动,舌质暗淡,苔较腻,脉弦。

原方加当归 10 g。

上方随症适当加减,经治 2 个月后头痛再未发作。嘱患者勿过度劳累,饮食宜清淡。

【按语】 偏头痛中医证属风痰瘀阻脑脉,取牵正散合半夏白术天麻汤加减治之。沈师治疗头痛,无论外感或内伤所致都必用川芎,川芎辛窜走上,通血脉,为止头痛良药。川芎经药理药效研究证实其含有生物碱、挥发油,有解痉镇静镇痛作用。配用细辛,此药具有芳香走窜、宣泄瘀滞之效,药理药效研究示其也具有显著的镇静、镇痛作用。患者病痛已长达 3 年之久,非得加用蜈蚣等虫类药物搜风剔络。后期加配当归养血通络,调养乃愈。

十四、天麻钩藤饮

天麻钩藤饮方出自《杂病诊治新义》,现将沈师应用此方治疗常见的老年心脑血管疾病的经验整理如下。

(一) 运用要点

[方药] 天麻 10 g,钩藤 13 g,生石决明 10 g,栀子 13 g,黄芩 10 g,川牛膝 13 g,杜仲、益母草、桑寄生、首乌藤、朱茯神各 10 g。

[功效] 平肝息风,清热活血,补益肝肾。

[主治] 肝肾阴虚、肝阳上亢、肝风内动、络脉瘀阻所致脑卒中之中经络或见头晕、头痛、心悸心痛、肢体抖动、失眠多梦;或面红、舌暗红、苔黄、脉弦细或数等诸症。

[应用] 沈师认为肝肾不足、阴虚阳亢风动所致眩晕、头痛者,苦寒之品当不取用,因其耗伤气阴。实热可取用苦寒之品。此证为虚热阳虚风动,可取用甘寒、咸寒之品。故当减黄芩、栀子,加生地黄、玄参、女贞子,必要时加龟甲、鳖甲、龙骨、牡蛎重镇潜阳之品,还当加赤芍、丹参、少量川芎以助通络,加强镇痛止晕之效。心烦、失眠、夜尿频数者选加炙远志、酸枣仁、五味子、知母、天冬、乌药、益智仁以养心补肾安神。

营阴亏虚、阳亢风动并见胸痛、胸痹者,可加用丹参、郁金、延胡索、瓜蒌皮、红花、川芎以宽胸理气通络止痛。

两目干涩、大便干结者,加生地黄养阴润肠通络,生石决明改用决明子平肝息风、润肠通便,加少量菊花、酒大黄以清肝明目通便。

震颤者为肝肾阴虚、阳亢风动之证,选加生地黄、熟地黄、玄参、山茱萸、白蒺藜、龙骨、牡蛎、全蝎、地龙、鳖甲、龟甲等以滋阴息风,加丹参、赤芍、白芍、鸡血藤等养血活血通络。

阴虚阳亢风动之中风半身不遂者,为加强痰瘀同治之力度,当选加丹参、赤芍、牡丹皮之清热凉血通络药和清热化痰药,加玄参、天冬、白芍等滋阴柔肝息风,龙骨、牡蛎、代赭石等镇肝潜阳,重用怀牛膝引血下行助活血通络。天麻钩藤饮用于治疗痰热、风火内闭心窍时,缓不济急,应加大开闭之清肝息风力度。加用羚羊角粉以助清肝息风之功效,加胆南星、竹沥、郁金、浙贝母之类清热化痰开窍药,而口服安宫牛黄丸、静脉滴注清开灵注射液是必不可少的。

(二) 验案举隅

案一 陈某,女,55岁。2007年8月15日初诊。

初诊 高血压病5年余,平时血压波动在150~160/90~100 mmHg,断续服用卡托普利或牛黄降压丸等降压药。近半个月因操劳女儿婚事,头晕、头痛、耳鸣、失眠、心烦口渴、大便较干。血压170/100 mmHg。服用卡托普利25 mg,每日3次,症状改善不明显,查舌质暗红,苔薄欠津,脉弦细。中医诊断:眩晕(肝阳上亢,肝风内动,络脉瘀阻)。西医诊断:高血压病。取平肝潜阳,佐养心安神通络法。天麻钩藤饮加减。

处方:天麻15 g,钩藤15 g,决明子15 g,玄参13 g,生地黄13 g,赤芍、白芍各13 g,丹参13 g,川芎6 g,首乌藤13 g,朱茯苓13 g,陈皮6 g,怀牛膝10 g。

7剂,水煎服,每日1剂。

二诊 血压150/90 mmHg。头晕、头痛减轻,已无口渴,大便通畅,时有耳鸣,睡眠欠佳。舌质稍红,脉弦细。

处方:原方加磁石30 g、酸枣仁10 g,去生地黄。7剂,水煎服,每日1剂,分2次温服。

三诊 血压波动在130~140/80~90 mmHg。头晕、头痛缓解,睡眠较前改善,偶有耳鸣,舌脉同前。原方药有效,无须更法。

处方:初诊方加磁石30 g、代赭石15 g,再服7剂,巩固调治。

【按语】 患者患高血压病证属肝阳上亢、肝风内动、络脉瘀阻,取天麻钩藤饮加减治疗而获显效,方中天麻、钩藤、决明子具有平肝息风之效;玄参、生地黄、白芍滋水涵木、养阴息风;牛膝引血下行。佐以首乌藤、朱茯苓以安神定志;川芎、赤芍、丹参活血通络,诸药合用共奏平肝息风、滋养肝肾、清热凉血通络之功效。现代药理药效证实天麻、钩藤、决明子,对冠状动脉血管及外周血管有一定程度扩张作用并有降压作用,据中国医学科学院药理研究所报道取用天麻钩藤饮煎剂对麻醉家兔作急性降压实验证明其有明显的降压作用,文献又经拆方研究证明杜仲、牛膝、寄生三味药相合的煎剂均能明显降低动脉血压。

因高血压病的病理特点是血管弹性降低,血管紧张度较高,血流外周阻力增高,导致血流不畅,故和中医瘀证相似,因此沈师常取用该方治疗高血压病之肝阳上亢者,必定加用活血化瘀之丹参、赤芍、牡丹皮、川芎等通络药而获降压之效。并在方中常弃用苦寒伤阴之黄芩、栀子。因为该病所见热象和风动证候常为阴虚生热、阴虚阳亢生风,因此在方中多配伍生地黄、玄参、鳖甲、龟甲之类滋阴清热、潜阳息风之品,当肝热确为较重可选加夏枯草,不仅能清肝热,并有降血压功效;如见肝热导致眼目干涩,大便干结,必须取用甘苦微寒,具有清肝明目,润肠通便,又有降血脂功效之决明子。

案二 陈某,男,62岁。2000年9月1日初诊。

初诊 患者高血压病已多年。经常头晕,耳鸣,腰困,眼目干涩,长期服用复方降压片降压。近日劳累又与家人争吵,猝然昏仆2小时急诊入院。症见右侧偏瘫,喉中痰鸣,面赤气促,时而四肢抽搐,大便3日未解。舌质暗红,苔黄而燥,脉弦滑数。血压180/110 mmHg。颅脑CT示:左侧内囊出血。中医诊断:闭证(痰热风火,内闭清窍)。西医诊断:脑出血(左侧内囊),高血压病3级。取用清肝息风、涤痰开窍、通腑泻热之法。

处方:羚羊角粉2 g,三七粉4 g(冲服),天麻15 g,钩藤15 g,决明子15 g,胆南星6 g,郁金、浙贝母、枳实、僵蚕、牡丹皮、赤芍、夏枯草各10 g,牛膝10 g,大黄粉3 g(冲服)。

水煎服,每日 1 剂,分 2 次灌服。安宫牛黄丸每次 1 丸,每日 3 次灌服,清开灵注射液 40 mL,每日 2 次静脉滴注。

二诊 药后当日即大便两次,抽搐止,但仍有躁动。

处方:原方去大黄粉,其他治疗方药不变。

三诊 第三日患者苏醒,舌质暗红,苔黄腻。

处方:原方去胆南星、僵蚕、浙贝母,加地龙 10 g、丹参 13 g,停用安宫牛黄丸和清开灵注射液,按病情演变加减调治。3 周余,患者患侧下肢已能活动,但语言欠清晰,血压尚平稳,130～140/80～90 mmHg。嘱回家常服平肝脉通片(院内制剂,此片剂取天麻钩藤饮的主药,适当加用清热凉血通络和清热润燥化痰药制成)、卡托普利 25 mg 每日 3 次口服,嘱调畅情志,饮食清淡,2 个月后随访基本痊愈。

【按语】 脑卒中为本虚标实之病证。其本在阴阳气血亏虚和脏腑的虚损,病之标实为风火痰瘀。沈师强调脑卒中虽然有多种发病诱因,但均有共同的发病机制,为痰瘀互结。因此沈师认为治疗脑卒中,只要不是纯粹的脱证,一般在常用活血通络法的同时,还必须兼顾祛痰,达到瘀祛痰化,经隧畅达,气血流畅,正气盎然,而获诸症祛除之效。本案例发病前患者患有高血压多年,年过花甲,肝肾渐见亏损,阴精渐亏。发病时怒气伤肝,导致痰热风火上扰,而内闭清窍。方取天麻钩藤饮和羚角钩藤汤化裁,取羚羊角粉清肝镇痉息风;三七粉化瘀止血;大黄粉,清热泻实通腑,助痰化热清瘀消;加浙贝母、郁金、胆南星清热化痰开窍,牡丹皮、赤芍、夏枯草清热凉血通络,又取用安宫牛黄丸、清开灵注射液以清热解毒、化痰活血、醒脑开窍。药证相符,及时抢救而助患者苏醒,恢复期用具有平肝清热、息风化痰通络功效的院内制剂平肝脉通片调治 2 月余疗效显著。

案三 赵某,男,48 岁。2005 年 3 月 20 日初诊。

初诊 2 年来阵发胸闷心痛,曾做心电图等检查确诊为冠心病心绞痛。既往血压时有波动伴头晕、右侧肢体麻木,服用尼群地平治疗后血压已正常,近日公务繁忙头晕口渴,睡眠不安,大便较干结,今晨上班途中突发心痛,历时 2～3 分钟,休息后缓解,但时感头晕、肢体麻木、胸闷气短,前来求治,血压 160/100 mmHg,心电图示 Ⅱ、Ⅲ、avF 各导联 ST 段水平型压低,脉弦细稍数,舌暗红,苔薄腻。中医诊断:胸痹,风眩(营阴亏虚,心脉瘀阻,阳亢风动)。西医诊断:冠心病(心绞痛),高血压病 2 级。取柔肝息风、养心活血通络之法,以天麻钩藤饮合自拟的心痛宁方(当归、丹参、红花、川芎、瓜蒌、薤白、延胡索、厚朴、桔梗)化裁治之。

处方:天麻 10 g,钩藤 13 g,珍珠母 30 g,决明子 15 g,首乌藤 10 g,桔梗 10 g,陈皮 6 g,当归 10 g,丹参 13 g,玄参 13 g,瓜蒌皮 13 g,延胡索 10 g,郁金 10 g,牛膝 10 g,杜仲 10 g。

7 剂,水煎服,每日 1 剂。

尼群地平 10 mg,每日 3 次,口服。

二诊 血压 140/90 mmHg,睡眠好,头晕、胸闷、气短明显减轻,心痛未作,舌苔薄腻,舌质暗,脉弦细。

处方:原方去延胡索、珍珠母,加生地黄 13 g,继服 7 剂。嘱注意休息,西药降压药续服。

三诊 血压 130/86 mmHg,心痛未作,无明显不适症状,心电图复查改善不明显。

处方:嘱中药原方,西药尼群地平继续服用巩固调治。

【按语】 患者冠心病(心绞痛)、高血压病,中医辨证认为心为本病之根,肝肾不足为该病之源。肝肾阴虚,肾水不能上济于心,心之营阴不足,脉道空虚,运行不畅而致心血痹阻,壅塞不通,胸闷心痛时作,心主血,肝藏血,阴血不足,肝失所养,水不涵木,阳亢风动,症见头晕、肢体麻木,故取天麻钩藤饮合心痛宁方化裁,以取平肝息风、养心通络之效。心痛宁方为沈师治疗冠心病心绞痛的经验方,因患者本已营阴亏虚,故减去厚朴、川芎,加生地黄、玄参、赤芍、郁金等养阴清热、凉血通络药,头晕、肢麻为心虚肝旺,阴虚阳亢风动,故当加用天麻钩藤饮共奏养心补肝肾、息风宁神、活血通络之效。

案四 郑某,女,72岁。2002年7月10日初诊。

初诊 患者两上肢进行性拘紧、颤动,持物时加重,活动强硬,行走不稳已4年。曾往多处西医院诊治诊断为帕金森病,予多巴丝肼等药物治疗,症状有所减轻,但服药后常口渴、肠胃不适,恶心或便秘,前来求治。平素常头晕、耳鸣、腰困、腿软、苔薄、舌暗稍红、脉弦。中医诊断:颤证(肝肾精亏虚,络脉瘀阻,筋脉失养,虚风内动)。西医诊断:帕金森病。取重镇息风、滋养肝肾通络法,应用天麻钩藤饮加大重镇息风、滋养肝肾、活血通络之力度治之。

处方:天麻15g,珍珠母30g,钩藤15g,决明子15g,生龙骨、生牡蛎各30g,鳖甲15g,生地黄、熟地黄各30g,赤芍、白芍各13g,丹参13g,鸡血藤13g,砂仁6g,杜仲10g,牛膝10g。

水煎服,每日1剂。

嘱:继服多巴丝肼。

二诊 上方先后服用30剂后肢体颤动症有所减轻,已无口渴,大便仍不畅,然肢体仍感拘紧,身重口苦,苔较腻,舌暗红,脉弦细。

处方:上方加僵蚕10g、地龙10g、桃仁13g、牡丹皮10g,去珍珠母、钩藤、鸡血藤。

三诊 上方服用月余,肢体拘紧大减,大便通畅,已无口苦,苔薄腻,舌暗稍红,脉弦细。

处方:嘱治疗有效勿更原方,可上法续治。

1年后随访,肢体拘紧、颤动诸症无明显加重,肢体活动较灵活,能操持简单家务活动。

【按语】 帕金森病属中医"颤病"范畴,多为肝风内动、筋脉失养引起头动或肢体拘紧颤抖等证候。本案例证候呈现肝肾不足、血瘀风动之症,取用具有平肝息风、清热凉血、补益肝肾之天麻钩藤饮,为加强平肝息风、滋养肝肾之力度,加用龙骨、牡蛎、鳖甲、大剂量生地黄与熟地黄,去苦寒伤阴之黄芩、栀子。沈师强调,治疗颤病,要以平肝息风、滋养肝肾、活血化瘀为治疗总则,治程中除了加大滋养肝肾之力度,先后加用丹参、鸡血藤、桃仁、牡丹皮、地龙等活血化瘀药。又因气血失畅易致水液输布失调,而病久多见,顽痰、凝痰为患,导致痰瘀同病,故在方中加用僵蚕、地龙息风化痰、利湿通络药,否则病势难缠而不能获取较好的疗效。

十五、三仁汤

三仁汤方出自吴瑭(鞠通)《温病条辨》:由杏仁12g、滑石18g、通草6g、白豆蔻6g、竹叶6g、厚朴6g、生薏苡仁18g、半夏10g组成,具有宣畅气机、清利湿热之功效。"头痛恶寒,身重,苔白不渴,脉弦细而濡,面色淡黄,胸闷不饥,午后身热,状若阴虚,病难速已,名曰湿温。汗之则神昏耳聋,甚则目瞑不欲言,下之则洞泄,润之则病深不解。长夏、深秋、冬日同法,三仁汤主之。"此条文言明,不论患者发病于哪个季节,只要具备上述湿温病初起的主证,均可取用三仁汤治疗,并指明湿温病初起的治疗要注意忌汗、忌下、忌润。今将沈师应用此方的经验小结如下。

(一)运用要点

1. **方药解析** 三仁汤组方宗旨为三焦同治而达宣畅气机、清热利湿之效。沈师认为本方主治湿温初起及暑温夹湿之湿重于热的病证。症见头痛恶寒,午后发热,身重疼痛,肢体倦怠,面色淡黄,胸闷不饥,苔白不渴,脉弦细或濡。故三仁汤组方用药取宣畅气机、清热利湿之功效。关于此方是三焦同治还是治中焦为主或治上焦为主,医家认识有所不同。吴鞠通谓"三仁汤轻开上焦肺气,盖主一身之气,气化则湿亦化也"(《吴鞠通医案》),故吴鞠通组方取杏仁五钱之量甚大。华岫云也认为此方治上焦为主,"今观先生(叶天士)治法,若湿阻上焦者,用开肺气,佐淡泄通膀胱,是即启上闸,开支河,导水势下行之理也"。近代名医秦伯未认为以治中焦为主"三仁汤为湿温证的通用方,用杏仁辛宣肺气以开其上,白豆蔻、厚朴、半夏苦辛温通以降其中,薏苡仁、通草、滑石淡渗湿热以利其下,虽然三焦兼顾,其实偏重中焦"(《谦斋医学讲稿》)。当代方剂学家王绵之教授也认同秦氏之观点,"有人把三仁说成是分治上、中、下三焦那是错的。而这个方子是宣中焦,舒肺气……通过宣中焦,通肺气,使气化功能得到恢复"。已故当代名医刘渡舟认为"三仁汤以杏仁利上焦肺,肺能通调水道,肺气一利,则水湿之邪逐流而下,无处潜藏;白豆蔻辛香味窜,沁脾化湿,以苏醒呆滞之气机;薏苡仁利湿破结,清除湿热,以行下焦之滞塞。药味虽有三焦之分,融会贯通,又有其协同作用。开上焦而有助于中焦之气;枢转中焦之气,又有宣上导下之功;开利下焦,使湿有出路,自无湿热纠缠不开之虑。至此三焦通畅,大气一转,则湿热浊秽尽化,而氤氲之气乃行"。沈师按三仁汤之方药物组成配伍分析认为该方为三焦同治,以三仁为主药,杏仁苦辛温入肺,辛宣肺气,以开其上,气化则湿化;白豆蔻苦辛入脾,芳香行气化湿,配厚朴、半夏辛宣苦燥,宣畅中焦之气,化脾胃之湿;薏苡仁甘淡性寒,渗利湿热,疏导下焦,配滑石、通草、竹叶甘寒淡渗,利湿清热。通过宣上、畅中、渗下以宣畅三焦气机,化湿于宣畅气机,清热于淡渗利湿之间而分解,可见此方取治三焦的诸药合用,有形之湿邪一去,热也随之而除。

2. 勿拘泥于"三忌"　吴瑭指出湿温初起治疗时当注意"三忌",即忌"汗",忌"下",忌"润"。将头痛恶寒、牙痛等症状误认为伤寒表证而用发汗法,汗出过多则耗伤心阳。湿邪随着辛温发汗药蒸腾上扰,内蒙心窍,神志昏迷,上蔽清窍,影响两耳听力,严重者发生两眼闭合、不欲讲话等重症。如以胸闷中阻、不欲食误认为肠胃滞积,积滞而取用攻下法,则大伤阴,同时抑制脾阳的升发,则湿邪内渍则泄泻而止。将午后发热误认为阴虚发热,采用柔润滋阴法,则湿邪与柔润两阴相合,而致锢结不解,病情更为深重。以上所述是湿温且病治疗时注意"忌汗""忌下""忌润",是治疗的常法。但是我们必须注意常法中也有变法,即对于"三忌"不必过于受拘,应辨证施治,灵活拓展运用三仁汤。

湿温证初起,表证未罢,症见发热恶寒、头痛身重可加用发汗透邪的豆豉、薄荷、藿香。例如:适用于湿温证初起,表证明显的藿朴夏苓汤即为三仁汤去清热淡渗之竹叶、滑石、通草,加利水的猪苓、泽泻,发汗解表化湿之藿香、豆豉,可见当湿温初起兼有表证可取用发汗透邪药。当湿重于热,症见呕恶、胃脘痞满、苔白腻浊,加苍术、石菖蒲、草豆蔻、炒枳壳;若肠胃确有积滞,也可加藿香、焦三仙之类芳化消滞药。当热重于湿,症见身热口渴、心烦呕恶、胸脘满闷、汗出热不解或又继而复热,可加连翘、黄芩、炒栀子。若热盛湿阻,症见高热汗多、烦渴身重,用三仁汤去半夏、厚朴,加知母、生石膏、苍术;当热盛已伤津,症见口渴、唇焦、苔黄而干、舌红,去厚朴、半夏,可适加天花粉、知母、麦冬生津润燥药。若黄疸因脾胃湿热内郁,症见面目皮肤黄色鲜明、口苦口干、胸闷呕恶、脘腹胀满、小便黄赤、舌苔黄腻、脉弦数,属阳黄者,三仁汤去杏仁,加茵陈、栀子、黄柏宣化气机,清热利湿。三仁汤现常用于支气管炎、肺部感染、伤寒、急性肠胃炎、急性黄疸型肝炎、泌尿系感染等疾病,见有湿热证候者。

(二)验案选析

案一　陈某,男,27岁。2012年6月25日初诊。

初诊　3日前,患者深夜途中淋雨而归后,恶寒发热,无汗,鼻塞流清涕,咳白稀痰多,服2日感冒药,清汗出少许,仍发热,前来诊治。症见:咳嗽,头痛而重,四肢酸困,脘腹闷胀,不思饮食,呕恶,大便速溏稀。查体:体温38.4℃,舌质淡红,苔白腻,脉浮稍数。血常规:白细胞计数7.8×10⁹/L,中性粒细胞百分比68%,淋巴细胞百分比32%。中医诊断:感冒(外感风寒挟湿)。西医诊断:上呼吸道感染。治拟疏风宣化气机,解表化湿。

处方:杏仁10 g,薏苡仁30 g,白豆蔻6 g,桔梗10 g,法半夏10 g,厚朴6 g,藿香10 g,白芷10 g,防风10 g,通草6 g。

3剂,水煎服,每日1剂,分2次温服。

二诊 服药3剂后体温正常,头痛、呕恶、便溏诸症均除,咳嗽仍见但已明显减轻,纳食不香,舌质淡红,苔薄腻,脉弦。

处方:原方去防风、白芷、法半夏,加陈皮6 g,炒枳壳6 g,麦芽13 g。3剂,水煎服,每日1剂,分2次温服。

【按语】 夏季感冒多兼挟湿,湿为阴邪,重浊黏滞,病后难以速效。患者发热恶寒,伴见咳嗽,痰白稀多,头痛而重,四肢酸困,纳呆,便溏,苔白腻,乃湿困气机失畅之象,故取三仁汤宣化肺气,化湿行气,通利三焦。加藿香、白芷、防风以助解表祛湿;桔梗助杏仁宣肺化痰止咳,因夹寒湿之象较重,故去竹叶、滑石清热利湿药,仅留归肺胃之经的甘淡、微寒之通草利湿之品,以达通治三焦之效,服药共6剂,药证相符,药到病除。

案二 魏某,男,27岁。2011年12月18日初诊。

初诊 患者患慢性支气管炎3年。当劳累受凉后咳嗽反复发作。5日前与同学聚餐,暴饮啤酒后,咳嗽又作,痰多白黏,脘腹闷胀,身困重,口黏,大便溏稀,每日2次,时有呕恶,不发热,服用急支糖浆3日后未见好转前来诊治。查体:体温36.4℃,舌质暗红,苔较腻,脉弦滑,两肺可闻及少许干鸣音。胸片:双侧肺纹理增重;血常规:白细胞计数10.2×10^9/L,中性粒细胞百分比78%,淋巴细胞百分比22%。中医诊断:咳嗽(痰湿阻肺)。西医诊断:慢性支气管炎。治拟宣畅肺气,化痰祛湿。

处方:杏仁10 g,白豆蔻6 g,炒薏苡仁30 g,法半夏10 g,厚朴10 g,茯苓13 g,陈皮6 g,前胡10 g,瓜蒌皮13 g,通草6 g,滑石(布包)15 g,生甘草6 g。

7剂,水煎服,每日1剂,分2次温服。

二诊 咳嗽大减,白黏痰明显减少,已无呕恶、脘腹闷胀、身困重等不适诸症,然纳呆,两肺偶有干鸣音闻及,舌质暗红,苔薄腻,脉弦。

处方:原方去前胡、瓜蒌皮,加山楂15 g,炒麦芽13 g。再服5剂,病告痊愈。

【按语】 患者本次发病因暴饮啤酒,损伤脾阳,脾失健运,痰湿内生,痰湿阻肺,肺气失宣,咳嗽之症复发,伴见脘腹闷胀、呕恶、纳呆、四肢酸困、湿困中焦诸症,取三仁汤加用前胡,既清肺气又化痰湿;瓜蒌皮理气宽胸,清热化痰;陈皮理气化痰,诸药相伍,宣畅三焦气机,化湿于宣畅气机之中,则有形之湿邪一去,咳嗽痰多诸症全消。

案三 郑某,女,31岁。2010年7月2日初诊。

初诊 患者因昨晚食用冰箱留存之凉面和肉菜,夜半胃痛腹胀,恶心呕吐,随即腹泻水样便2次。翌晨仍腹泻不止,脘腹胀痛,恶心,头重如裹,胸闷,恶风身重。查体:体温36.4℃,苔白腻,脉濡,上腹部和脐周轻度压痛,其他均无异常。中医诊断:伤食(湿浊阻滞,脾胃传化)。西医诊断:急性胃肠炎。治拟去湿化浊,健脾和胃。取三仁汤加减治之。

处方:藿香10 g,紫苏梗10 g,苦杏仁10 g,白豆蔻6 g,炒薏苡仁30 g,厚朴10 g,法半夏10 g,陈皮6 g,大腹皮13 g,炒山楂15 g,神曲13 g。

7剂,水煎服,每日1剂,分2次温服。

【按语】 本例急性胃肠炎,因食入秽浊生冷食物损伤脾胃,传导运化失常,水反为湿,谷反为滞,食滞水停。湿滞中焦,气机失畅,脾胃升降失常,而致脘腹胀痛,恶心呕吐,腹泻。湿滞中阻,清阳不升,浊阴不降,湿浊阻遏清阳,上蒙清窍,头重如裹,为此取三仁汤加减。宣上导下,沁脾化湿,经治服药3剂,浊秽尽化,诸症全除。

案四 吴某,女,42岁。2010年4月2日初诊。

初诊 患者嗜食肥甘,右胁胀痛反复发作3年余。曾做B超检查诊断为慢性胆囊炎,泥沙样胆囊结石。有时胁痛发作,服用消炎利胆片时有改善。今因和同事争吵后,右胁胀痛剧烈,向右上肩背放射,伴脘腹闷胀、口干、口苦、心烦、呕恶难忍前来求治。查体:舌质暗红,苔薄腻稍黄,脉弦,巩膜无黄染,上腹部触痛不明显,肝、脾于肋下未扪及,墨菲征(+)。中医诊断:胁痛(气滞湿浊,闭阻肝胆)。西医诊断:慢性胆囊炎伴胆囊结石。治拟化湿行气,疏肝利胆。取三仁汤加减治之。

处方:杏仁10g,生薏苡仁30g,白豆蔻6g,半夏10g,厚朴6g,延胡索10g,郁金10g,金钱草15g,鸡内金13g,炒栀子6g,通草6g,六一散(布包)15g。

5剂,水煎服,每日1剂,分2次温服。

二诊 胁痛宁,已无呕恶、心烦、口苦,时有胸闷气短,苔薄腻,脉弦。

处方:上方去炒栀子、六一散,加陈皮6g、炒枳壳6g。7剂,水煎服,每日1剂,分两次温服。

嘱患者平素注意饮食清淡,调畅情志。经上方随症适作加减调治1个月,已无不适诸症。B超复查胆囊大小正常,已未见泥沙样结石。

【按语】 胆囊炎多为饮食不节或情志不畅伤及肝胆所致。该患者嗜食肥甘,伤脾生湿痰,痰湿内伏,痰凝气聚,今又怒气伤肝,内外相引。肝胆之气怫郁,发为胁痛,可见胆囊炎胁痛发作,其病在胆,其源在脾,反复不愈,实为痰湿内伏,阻碍气机,湿热蕴结所致。故本案取三仁汤化裁,选加疏肝利胆、清热利湿、化石通络之延胡索、郁金、金钱草、鸡内金、炒栀子等药,使湿热从三焦分消,而达气畅湿化、热清浊祛之效。

案五 蔡某,男,27岁。2009年4月16日初诊。

初诊 患者1周来上腹部胀痛,胸闷身乏,不思饮食,时有恶心,小便黄赤,大便溏稀每日2次。某院诊断为急性黄疸型肝炎,经用西药保肝药物治疗未见显效,前来诊治。查体:舌红,苔较腻稍黄,脉弦,巩膜黄染,肝肿大在剑突下4cm,右肋下3cm扪及,质软触痛,脾于左肋下未扪及。肝功能:黄疸指数20U,谷丙转氨酶360U/L。中医诊断:黄疸(湿热内郁,阻遏气机,湿重于热)。西医诊断:急性黄疸型肝炎。治拟化湿解郁行气。取三仁汤和茵陈五苓散化裁治之。

处方:茵陈15g,茯苓13g,猪苓13g,泽泻10g,杏仁10g,生薏苡仁30g,白豆蔻6g,厚朴10g,半夏10g,(布包)六一散15g。

7剂,水煎服,每日1剂,分两次温服。

二诊 上腹部胀痛已减,已无恶心,大便已成形,他症同前。

处方:效勿更方,上方续服7剂。

三诊 巩膜已无明显黄染,已无口干、口苦、胸闷诸不适之症,然饮食不香,身乏,气短。

处方:原方去半夏、泽泻,加炒白术10g、山楂15g、麦芽13g。14剂,水煎服,每日1剂,分2次温服。

四诊 精神食欲见好,也无不适,复查肝功能正常,肝肋下未扪及,剑突下1.5cm触及,轻度触痛。嘱注意静息调养,饮食宜忌,以防复发。

【按语】 急性黄疸型肝炎,中医诊断为黄疸,中医辨证为湿热病毒外邪内侵肝胆,湿热合邪为病,湿热内郁,阻遏气机,取三仁汤本可宣畅气机,清热利湿。然治黄疸病法当以利湿为要,又茵陈为治黄疸要药,故加用茵陈、猪苓、茯苓、泽泻散相互为用,增强疗效,经治1个月取得满意疗效。

案六 刘某,女,38岁。2012年12月8日初诊。

初诊 尿频、尿急、尿痛3日,曾服用三金片未见好转,今起又时感少腹坠胀疼痛,口干,口苦,呕恶,不思饮食,前来诊治。查体:体温正常,舌质暗红,苔较腻微黄,脉弦滑。尿常规:尿蛋白(＋),白细胞(＋＋),红细胞(＋)。中医诊断:淋证(膀胱湿热)。西医诊断:急性膀胱炎。治拟清利湿热通淋。

处方:杏仁10 g,白豆蔻6 g,生薏苡仁30 g,茯苓13 g,猪苓13 g,泽泻10 g,厚朴6 g,瞿麦10 g,竹叶10 g,通草6 g,六一散(布包)15 g。

5剂,水煎服,每日1剂,分2次温服。

二诊 服药后尿频、尿急、尿痛大减,仅尿时尿道口灼热感,少腹坠胀疼痛、呕恶、口干、口苦诸症全除。复查尿常规无异常。

处方:嘱再服3剂以善其后。

【按语】 急性膀胱炎,中医诊断为淋证。本案为下焦湿热充斥三焦,三仁汤可通治三焦分消湿热,加用茯苓、猪苓、泽泻以助淡渗利湿,又伍苦寒药瞿麦、竹叶等入肾、膀胱经加强除湿泄热之效,药证相符,故能获效。

十六、温胆汤

沈师善用痰瘀同治法治疗老年心脑血管疾病,现将其取用温胆汤的临床经验总结如下。

(一) 运用要点

1. 取用温胆汤当注意出处不同,功效亦有差异 温胆汤原为唐代孙思邈之《备急千金要方》所载,由半夏、陈皮、枳实、竹茹、甘草、生姜等组成,"治大病虚烦不得眠",针对胆胃不和、痰热内扰之虚烦不得眠、呕逆、惊悸不宁、癫痫之证而设。现教材所载之温胆汤源自《三因极一病证方论》,方中加用利水渗湿、健脾和胃安神之茯苓,并取用大枣和小剂量生姜(5片),而《备急千金要方》中的生姜剂量甚大为四两作为主药,其他的药都是用二两、三两、一两,可见《三因极一病证方论》之温胆汤正如罗东逸谓"和即温也,温之者,实则凉也",可见该方加用茯苓、大枣,减少生姜用量,而奏清胆和胃、理气化痰、除烦安神之效。

2. 取用温胆汤当加用理气活血通络药提高疗效 温胆汤为善治痰证之方,而因痰致病者病程长,久病入络,痰瘀致病互为因果,由于痰瘀阴性凝滞、胶结难化,病难根除,故必须注意痰瘀同治,因此当取用温胆汤治病时,应注意随证适当选用养血通络、温经通络、清热凉血通络之活血通络药。又气为血之帅,气行则血行,而祛痰、祛瘀、活血通络当伍行气药,古人曰"治痰不行气非治也",因为调畅气机有利于祛痰,因此为了加强温胆汤的临床疗效,方中当增入理气活血通络药。

3. 拓展运用 现临床报道温胆汤可用于治疗冠心病、心律失常、高血压病、脑梗死、头痛、眩晕、失眠、痴呆、癫痫、胃炎、胆囊炎、神经症等数十种病种。沈师认为,将温胆汤治疗各种疾病之肝胆脾胃不和之痰证,随证加减确有疗效。若肝气郁结,伴见胸胁胀闷不适,精神忧郁,失眠,舌苔厚腻,脉弦,加柴胡、郁金、合欢花、合欢皮;当兼有头痛、目眩、易怒、不寐、口苦、苔较腻而黄,脉弦数,加龙胆草、栀子、黄芩、合欢花、合欢皮;症见胃脘胀满、胁痛、纳少、苔薄腻,脉弦加砂仁、紫苏梗、川楝子、麦芽、鸡内金;伴见心气不足、心悸气短加酸枣仁、人参;如心火重而心悸,心烦不寐,口渴,舌尖红,加黄连、栀子、远志、酸枣仁；若阴虚火旺，肾虚不固，症见夜寐不安，精神恍惚，腰膝酸软，梦遗滑精，舌质红、脉细数，加知母、黄柏、生地黄、玄参、龙骨、牡蛎等；如痰浊眩晕、头痛偏寒加大生姜之量，并加用川芎、白芷、细辛、藁本；偏热者加蔓荆子、代赭石、决明子、牡蛎；而血瘀重偏寒者加红花、川芎、当归，加大生姜之量；偏于热者加赤芍、牡丹皮、丹参、郁金等。

（二）验案举隅

案一　陈某，男，50岁。

初诊　眩晕反复发作已3年，血压不稳定，波动于140～165/90～105 mmHg，近日劳累，睡眠不实，心烦口苦，头晕甚，耳鸣，大便干燥，小便较黄，纳食尚可，舌暗红，苔腻稍黄，脉弦。心电图示左心室高血压。中医诊断：风眩（痰热瘀阻，风阳上扰清窍）。西医诊断：高血压病2级（高危）。治拟清热化痰，息风通络。

处方：枳实9 g，竹茹9 g，半夏9 g，陈皮6 g，茯苓13 g，连翘13 g，郁金9 g，决明子10 g，钩藤13 g，地龙9 g，桃仁13 g，牛膝9 g，络石藤9 g。

7剂，水煎服，每日1剂。

二诊　服上药后眩晕减轻，睡眠见好，大便也较通畅，血压150/90 mmHg，苔薄腻微黄，舌暗已不红，脉弦。痰热之象渐减，守法调治。

处方：原方去炒栀子、竹茹，加麦芽10 g，经治疗半月余，眩晕诸症悉平，苔薄舌暗淡，血压仍为150/90 mmHg。嘱患者配服复方罗布麻片1片，每日3次，化痰脉通片6片，每日3次，较长时期调服，巩固疗效。

【按语】　高血压病常见有眩晕、失眠等症状，本例患者伴见心烦口苦、大便干燥、舌暗红苔黄腻、脉弦之证候，此为痰热瘀阻、肝阳风动证，取温胆汤清化痰热，加用连翘、炒栀子、郁金等药清热除湿、宽胸通络；伍决明子、钩藤、地龙、牛膝平肝息风、引血下行通络。诸药合用，紧扣病机，使病得愈。

案二　张某，男，49岁。

初诊　患糖尿病已5年余，平时断续服用西药降糖药，症状时轻时重，血糖值较高，常波动于8.0～9.8 mmol/L，尿糖波动于（＋＋）～（＋＋＋）。近日体重渐降，疲乏无力，口渴不甚，然消谷善饥，1日进食量600 g还时有饥饿感，脘腹痞闷，小便黄赤，大便干结，舌质暗红，苔厚腻而黄，脉弦滑。中医诊断消渴（痰热中阻）。西医诊断：2型糖尿病。治当清化痰热，调畅气机。

处方：枳实9 g，竹茹9 g，黄连9 g，半夏6 g，茯苓10 g，陈皮6 g，厚朴6 g，麦芽10 g，丝瓜络6 g。

14剂，水煎服，每日1次。

配用消渴丸8粒，每日3次。

二诊　上方服用14剂后，脘腹痞闷、消谷善饥诸症均减轻（1日进食300 g即可），大便通畅，苔转薄腻，舌暗淡。

处方：原方去黄连、竹茹，加生薏苡仁30 g，佩兰9 g。

三诊　经2周治疗，复查血糖为7.0 mmol/L，尿糖转阴，苔转薄净，脉弦细。但时感身困乏力，改用益气健脾和营法。

处方：太子参10 g，生白术10 g，黄精10 g，生山药13 g，茯苓10 g，当归9 g，丹参9 g，陈皮6 g，炒枳壳6 g，炙甘草6 g。

配消渴丸6粒，每日3次巩固善后。

【按语】　该患者初诊时为痰热蕴阻中焦为甚，根据其证而施以温胆汤方化裁，配服消渴丸治之。经治1个月痰热清,中焦宣通,血糖渐降,后再用益气健脾和营之法继续巩固疗效。

案三 李某,男,30岁,司机。

初诊 常因饮食不定时,饥饱失常,而致胃脘经常食后胀满,胃中灼热,反复发作2年余,伴有食欲不振,恶心,嗳气,肢体困倦,口黏,大便不爽,苔腻微黄。中医诊断:胃脘痛(痰浊中阻)。治当燥湿化痰,理气和胃。

处方: 半夏9g,陈皮6g,茯苓13g,竹茹9g,枳实9g,厚朴9g,砂仁6g,大腹皮10g,海蛤壳13g,麦芽10g,鸡内金9g,丝瓜络9g。

7剂,水煎服,每日1剂。

二诊 服药7剂,苔渐薄,饮食增,已无恶心嗳气,大便转畅,但身困乏力。

处方: 原方加炒白术9g,炒枳壳6g,去海蛤壳、枳实、竹茹,再服7剂诸症消失,嘱患者注意饮食规律,忌生冷,今后可配服健脾丸调治以防复发。

【按语】 胃脘痛因痰湿中阻、胃失和降、脾失健运所致,方用温胆汤而去方中大枣,以防味甘而湿浊壅滞,已见湿浊化热之势而去生姜,加用大腹皮、砂仁理气除湿、舒畅气机,海蛤壳清热化痰,麦芽、鸡内金助消导增食欲,各药配伍得当而使湿浊化,脾气升,胃气降,中焦气机畅,而诸恙悉平。

案四 詹某,女,40岁。

初诊 患者平素体弱多病,近日因公务繁忙且家事操劳,常感心悸、乏力,求治于某医院,医生告知要除外冠心病之诊断,几日来奔走于医院,忙于多项检查,体倦神疲加重,又恐惧身患冠心病,日夜思虑不安而失眠。后来虽然医生告知检查结果其心悸并非冠心病所致,但患者已因惊恐而失眠多梦,易惊醒,有时彻夜不眠,心悸,心烦口苦,纳呆胸闷,身困乏力,每晚服用地西泮催眠1个月不效。初诊时患者神情焦虑不安,舌稍红苔滑腻,脉细弦稍数。中医诊断:心悸(胆虚神怯)。西医诊断:神经症。方以加味温胆汤治之。

处方: 枳实9g,竹茹6g,茯苓13g,半夏6g,陈皮6g,郁金9g,合欢花、合欢皮各10g,连翘10g,麦芽10g,山楂10g,丝瓜络9g。

7剂,水煎服,每日1剂。

二诊 服药1周,不寐之证未见明显改善,但舌已不红,口苦心烦也稍减。原方去连翘,考虑失眠为精神疾病之一,无论何脏何腑所引起的失眠均可涉及心,因而失眠患者常伴有健忘心悸、心烦诸症,"心者,五脏六腑之大主也,精神之所舍也"。故治疗当加强取用养心安神药。

处方: 原方加远志9g、酸枣仁9g。

此方经治约20日,患者已能每晚安睡3~4小时,也无口苦、心烦不适,饮食增加,脉已不数。

处方: 效不更法,继用原方去连翘调治,又经治疗半月余,患者每晚已能安睡6~7小时。

【按语】 患者平素体弱多病,遇事烦劳,复因惊恐而致心胆两虚,方用温胆汤加养心安神药调治2个月而愈。沈师在治疗长期失眠患者时,除了药物治疗外,多进行开慰劝导,使其心情舒畅,往往可取得事半功倍之效。

案五 徐某,男,65岁。

初诊 3年来2次脑卒中,左右两侧先后出现脑梗死。于去年秋冬之交再次脑卒中,现肢体偏废已基本恢复,然家属发现患者近几月来经常喜怒无常,神呆少言,有时外出散步经常迷途。初诊时患者面色不华,表情呆钝,口唇暗紫,小溲不能制约,大便秘结数日必须使用开塞露通便,苔腻舌暗红,脉弦滑稍数。中医诊断:痴呆(痰浊瘀阻脑窍)。西医诊断:脑血管性痴呆。治当豁痰通络,化呆醒神。

处方：茯苓 13 g，陈皮 6 g，半夏 9 g，竹茹 6 g，胆南星 9 g，石菖蒲 9 g，远志 9 g，郁金 9 g，当归 13 g，桃仁 13 g，炒栀子 9 g，络石藤 9 g。

7 剂，水煎服，每日 1 剂。

二诊　服药 7 剂，症情改善不大，但无不适反应，舌仍暗红。

处方：上方加酒大黄 5 g。

三诊　服用 7 剂后大便已能自解但欠爽。

处方：原方去酒大黄。

四诊　经治 1 个月后，大便已通顺，舌转暗淡，苔薄腻。

处方：原方去连翘、炒栀子，加生白术 9 g、乌药 9 g。

五诊　又治 1 个月余，患者神情大有改观，每日自己定时练习书法，晨起自行散步，腻苔转净，脉弦细。

处方：原方去竹茹、胆南星，加菟丝子 9 g、枸杞子 10 g。

六诊　继续 2 个月的调治，小便已能制约。

处方：原方去远志、郁金，加鹿角胶(烊化)10 g、生白术 9 g、牛膝 10 g，以增加脾肾双补通络之力，先后治疗 4 个月余，诸症全除。嘱患者常服健脾燥湿、活血通络之化痰脉通片，可防反复中风。

【按语】　脑血管性痴呆属中医学之老年呆病、痴呆，为脑卒中常见之并发症，一般为肾虚痰瘀所致。初发时因痰浊瘀阻而致元神之府受损，常见窍闭痰浊瘀阻标实之证，治当先予豁痰开窍、疏通气血。本例患者兼有痰瘀化热之证，故取用温胆汤加石菖蒲、胆南星、远志开窍，伍当归、桃仁、炒栀子等通络之品，经治数月痰热清，脑络渐通，逐加健脾补肾以固本，标本兼顾，调治数月，诸症全消。痴呆之证，虽为难治之证，但部分病例是可以逆转的，治疗中只要辨证得当，必须长期坚持治疗方能见效，本例经治约半年而获痊愈。

案六　华某，女，79 岁。2006 年 7 月 20 日初诊。

初诊　阵发性心悸反复发作 10 余年，加重 1 个月。刻下心悸、失眠、心烦、口苦。查其：舌质暗红，苔较腻，脉弦细；经心动超声等各项检查，血压正常，心电图反复多次检查偶见窦性心动过速。中医诊断：心悸(痰热内蕴，阻滞心脉)。西医诊断：神经症。治拟化痰清热。方拟温胆汤加减。

处方：枳实 10 g，竹茹 6 g，茯苓 10 g，法半夏 6 g，龙齿 30 g，远志 10 g，陈皮 6 g，连翘 13 g，赤芍 10 g，丹参 13 g，川芎 10 g，酸枣仁 10 g，牛膝 10 g。

7 剂，水煎服，每日 1 剂。

二诊　服药后，口苦，心悸，睡眠明显改善，已能安眠 5～6 小时，心悸未作。然胃不适。

处方：效不更方，方药略作增减。原方加紫苏梗 13 g，麦芽 13 g，继续服用 7 剂，心悸未作，睡眠转佳。

【按语】　温胆汤主治胆胃不和，痰热内扰而致虚烦不眠、呕吐、呃逆、惊悸不宁等症。取用此方治疗痰热内扰之心悸、失眠。考虑"心者，五脏六腑之大主也，精神之所合也"，故常加龙齿、酸枣仁等镇心养心安神和赤芍、丹参通络之品获显效。

十七、半夏白术天麻汤

半夏白术天麻汤其同名之方有三，现全国高等中医药院校规划教材《方剂学》第十一版所载半夏白术天麻汤出自《医学心悟》，由半夏一钱五分(9 g)，天麻、橘红、茯苓各一钱(各 6 g)，白术三钱(18 g)，甘草五分(3 g),生姜一片,大枣两枚组成(此二药剂量未改变),各味药剂量在括号内为《方剂学》教材编写组修改后列出。而南京中医药大学主编《中医方剂大辞典精选本》列出《医学心悟》卷三中,半夏白术天麻汤组成为"半夏一钱五分,白术、天麻、陈皮、茯苓各一钱,甘草(炙)五分,生姜两片,大枣三枚,蔓荆子一钱"。

(一) 运用要点

沈师认为半夏白术天麻汤可用于治疗痰浊头痛或痰浊闭阻脑窍之脑卒中,为加强痰瘀同治之功效,当选加当归、红花、川芎、三七等温经通络药。痰湿较重者可选加石菖蒲、制南星、远志、苍术、炒薏苡仁等燥湿化痰、健脾利湿之药。又原方中每味药剂量甚小,方剂学教材虽然对有的药物剂量已做了改动,沈师认为有些药味剂量仍要增加为好。

按《金匮要略》泽泻汤之方义当取用泽泻伍之,临证中可治疗脑动脉硬化症、脑震荡后遗症、耳源性眩晕等证属风痰瘀血痹阻者,也可取半夏白术天麻汤加用泽泻与川芎。因为川芎为温经活血通络药,其辛窜走上通达脑窍。泽泻可降浊阴,以助清阳之气的升举。泽泻可解血脂,又可降低内耳迷路水肿而降低耳内压,改善头晕症状。

半夏白术天麻汤治疗风痰瘀血痹阻脉络之脑卒中时,应当弃用原方中甘草、大枣,以防助湿壅气生热,令人中满。痰湿瘀阻、蒙蔽心神之脑卒中阴闭证,半夏白术天麻汤缓不济急,必须配服苏合香丸,并当加用涤痰开窍之药,还应当选用其他对证之开闭急救的药物。

(二) 验案举隅

案一 孟某,男,63 岁。2006 年 3 月 23 日初诊。

初诊 主诉为头晕,左半身麻木无力,言语不利 1 个月余。患者就诊时感头晕沉重,喉中痰鸣时作,左半身麻木无力,语言不利,纳差,大便如常。曾在外院检查头颅 CT:脑梗死。查体:血压 150/90 mmHg,舌质暗红,舌苔厚腻,诊脉弦细。中医诊断:中风(风痰阻络,窍闭不通,经脉不利,筋骨不养)。西医诊断:缺血性中风[脑梗死,高血压病 2 级(极高危)]。治拟息风化痰,开窍通络。方拟半夏白术天麻汤化裁。

处方:天麻 10 g,白术 13 g,茯苓 13 g,法半夏 10 g,石菖蒲 10 g,远志 10 g,陈皮 6 g,泽泻 10 g,僵蚕 10 g,郁金 10 g,红花 10 g,川芎 10 g,丹参 13 g,牛膝 10 g,麦芽 13 g,丝瓜络 10 g。

7 剂,水煎服,每日 1 剂。

嘱西药卡托普利降压药继续服用。

二诊 服药 7 剂,血压 140/86 mmHg。头晕症状减轻,效不更方。其间外感风寒,流涕,鼻塞不适,胃部不适。

处方:方药中加入防风 10 g、白芷 10 g、紫苏叶 10 g,去丹参、郁金,服用数日后,表证除,仍用初诊之治法,适作加减。服 30 余剂后,肢体麻木消失,语言渐清晰,诸症明显好转。

【按语】 脑卒中证候如见半身不遂、偏身麻木、头晕沉、身困重、胸脘满闷、纳食不香、溏便、苔白腻、脉弦滑之风痰瘀血痹阻脉络证,可取用半夏白术天麻汤治疗,但应加强活血祛瘀通络之力度,即应适当加用活血通络药。可选加当归、红花、川芎、三七等温经通络药,必须加泽泻。如痰湿较重,可选加制南星、石菖蒲、远志、苍术、炒薏苡仁等燥湿化痰、健脾利湿之药。

本案取半夏白术天麻汤化痰息风,加石菖蒲、远志、僵蚕以加强化痰散结开窍之力;红花、川芎、丹参、郁金、牛膝活血通络。但在治疗过程中,偶感风寒之邪,出现流涕、鼻塞不适、胃不适,原治法中加入白芷、防风。白芷为阳明之药,又可引药上行,达面部助化痰祛风,防风加强驱头面部风痰之功效,加川续断治疗下肢困痛、无力不适之症。《本草备要》曰"川断苦温补肾,能宣通血脉而理经脉"。全方诸药相伍,使痰浊得祛、肝风平息、瘀血得消、肾脾气化得助,诸症得除。

案二 李某,男,72岁。2006年2月27日初诊。

初诊 主诉为头晕沉、身困重10年余,伴胸闷、下肢肿,大便干结。有高血压病史10年余。断续服用卡托普利片、北京降压0号片降压药物治疗,血压控制不理想。曾在外院CT检查示:腔隙性脑梗死。查体:血压160/100 mmHg,舌质暗,苔白腻滑,脉弦。中医诊断:眩晕(痰瘀闭阻,风痰上扰,清阳不升,浊阴不降,胸阳不振)。西医诊断:高血压病。故见头晕、头沉加重、嗜睡、胸闷、下肢肿、大便干结,当取标本兼治,息风化痰,利湿通络。

处方:天麻10 g,生白术10 g,茯苓13 g,法半夏10 g,枳实10 g,莱菔子15 g,当归13 g,桃仁13 g,川芎10 g,红花10 g,益母草10 g,牛膝10 g,泽泻13 g,陈皮6 g。

7剂,水煎服,每日1剂。

嘱北京降压0号片,每日1次,每次1片。

二诊 服药7剂,血压降至140/90 mmHg,头晕、头沉减轻,大便已不干结,下肢肿减,效不更方。

处方:方药略作加减,服药1个月余,下肢肿全消,血压稳定在140～130/90～86 mmHg,但仍夜尿频,每晚起夜3～4次。

处方:原方去泽泻、益母草,加乌药、肉苁蓉、菟丝子,又服用半月余,诸症明显改善。

【按语】 高血压病主要症状为眩晕、头痛,中医学把本病归属于风眩或头痛范畴。本病的发生常与情志失调、饮食失节、内伤虚损等因素有关。患者常因恣食肥甘、酗酒、饮食不节而损伤脾胃,脾失健运,水湿代谢失调,湿浊壅遏,痰浊内蕴,痰生热,热生风,风痰上扰清窍而发病。故高血压病多见痰湿壅盛、肝风内动诸症,沈师常取用半夏白术天麻汤加减治疗。沈师认为高血压病患者病程长,久病入络,舌象多见暗红或暗淡,或见瘀点,其病理改变多见动脉血管狭窄,因而外周血管阻力增加,气血运行受阻。故与中医血瘀证关系密切。为此强调,诊治高血压病时应注意到血瘀化风为患,在取用半夏白术天麻汤治疗痰湿壅盛风动证之高血压病时,应加用活血祛瘀之药。如眩晕较甚,加白蒺藜、钩藤、僵蚕;头痛甚者选加全蝎、蜈蚣、僵蚕、地龙;痰湿重者加石菖蒲、远志、制南星;痰多黏稠苔黄者加浙贝母、天竺黄、胆南星、郁金;大便干结者加枳实、莱菔子、厚朴、桃仁。

半夏白术天麻汤化痰祛湿较强,并能平肝息风。然原方活血通络之力较弱。高血压病症现风痰上扰、瘀阻清窍,常表现为眩晕、头痛,沈师取用该方通常加大温经活血通络之力度,故本案例治疗取半夏白术天麻汤加当归、桃仁、红花、川芎、牛膝温经活血,痰瘀同治,使痰浊去而瘀血得除,血脉畅而痰浊消。加枳实、莱菔子加强行气降浊之力,益母草活血而利水,郁李仁润肠通便而利水,泽泻利水降浊。益母草因有报道使用过久有损肾功能,故肿消即停用。经上方治疗后头晕沉、大便干结、嗜睡三症消失,血压平稳,后期出现尿频,尤以夜尿多,无尿急、尿痛,说明邪去十之七八,表现为肾阳气虚,膀胱固摄无权,故取乌药治膀胱冷气、小便频数,菟丝子强阴益精,温而不燥,治五劳七伤、精寒淋沥。肉苁蓉补肾门相火而滑肠通便,使便通而气之元阳得充,更助气化水行。药证相符,疗效甚佳。

案三 托某,男,61岁。2001年1月7日初诊。

初诊 家属代诉,患者1周来语无伦次,思维反应异常。患者1996年患脑梗死,发病时无昏迷,然半身不遂,经治疗后肢体活动已恢复,然血压仍偏高(未能长期坚持服用西药降压药物)。于2001年初见患者时有胡言乱语,定向障碍,不能识别家门和房内卫生间,两手不自主抖动。就诊时见表情淡漠,反应迟钝,嗜睡,语无伦次,手抖动,时有咳痰色白,纳差,大便不畅,小便数。查体:血压150/100 mmHg,

舌体胖大,舌质暗淡,苔白腻,脉弦滑。中医诊断:痴呆(痰瘀互阻,风痰上扰清窍,脑脉不通,脑窍失于滋养而致呆证)。西医诊断:血管性痴呆。先予化痰息风,开窍通络,半夏白术天麻汤加味。

处方:天麻 10 g,炒白术 10 g,茯苓 13 g,法半夏 10 g,橘红 10 g,远志 10 g,石菖蒲 10 g,郁金 10 g,制南星 6 g,浙贝母 10 g,红花 10 g,当归 10 g,川芎 10 g,桔梗 10 g,地龙 10 g。

7 剂,水煎服,每日 1 剂。

嘱每日定时服用北京降压 0 号 1 片,化痰脉通片每日 3 次,每次 5 片。

二诊 上法治疗 2 个月后,血压正常,已能识别住处,自行去卫生间,语言对答大致切题。

处方:原方去制南星、郁金,加益智仁、菟丝子、乌药温肾益智之品。巩固治疗至今。

【按语】 血管性痴呆,病位在脑,其病因不外虚、瘀、痰、风所致,多见于脑卒中病后。年老肾气亏虚,肾精失充,脑髓失养,脑卒中发病导致气血痰瘀互阻,风痰上扰清窍。沈师对该病证的治疗大法以补肾健脑治本虚,祛瘀化痰息风治邪实。当症见风痰上扰、瘀阻清窍,可取用半夏白术天麻汤加味治之,即加用养血活血、温经通络药,适加填精补髓启智药。当风平痰化瘀消,则补肾填精启智为主,养血活血、健脾化痰为辅治之。

该患者呆病因脑卒中而得,属血管性痴呆。中医辨证属风痰瘀血上扰、痹阻脑窍,方用半夏白术天麻汤加用石菖蒲、制南星、远志、郁金等开窍药,合以养血温经、活血通络药当归、红花、川芎,再加用虫类药物搜风通络,配用自制化痰脉通片(含天麻、半夏、石菖蒲、浙贝母、远志、地龙、水蛭等息风化痰、活血通络药)提高疗效。原法治疗 2 个月后,患者语言对答已切题,定向识别也已恢复,生活基本自理,仅夜尿频。原方去胆南星、郁金,加温肾阳益智之品,菟丝子、益智仁、乌药,并嘱坚持服用降压药物,保持血压平稳,随访 4 年,诸症已渐见康复。

案四 陈某,女,38 岁。2007 年 11 月 4 日初诊。

初诊 近 2 年来曾两次因劳累或饮食不节而致突然眩晕,伴恶心、呕吐,外院颈椎拍片、查头颅 CT 均无异常发现,服用奋乃静及休息数日即愈。昨晚途中冒雨而归,睡眠不实,晨起眩晕甚,头闷胀,感房屋旋转,恶心,脘腹胀闷,身恶风,不发热,前来诊治。查血压 120/70 mmHg,四肢活动正常,脉弦滑,苔白腻较厚。病因外感风寒又饮食肥甘,劳倦失眠,伤及于脾,脾失健运,湿浊内停,清阳不升,浊阴不降,风痰上扰,脑窍失利而致病。中医诊断:眩晕(脾失健运,风痰上扰)。西医诊断:梅尼埃病。

处方:紫苏叶 10 g,防风 10 g,白芷 10 g,天麻 10 g,炒白术 10 g,茯苓 13 g,法半夏 10 g,生姜 3 片,泽泻 13 g,川芎 13 g,丝瓜络 10 g。

3 剂,水煎服,每日 1 剂。

二诊 头晕头闷胀减,已无恶风不适,脘腹稍有闷胀,脉弦,苔较腻。

处方:上方去紫苏叶、防风、白芷,加厚朴 10 g。续服 3 剂调治,诸症全消。

【按语】 梅尼埃病为内耳一种非炎症性疾病,主要症状为阵发性眩晕、耳鸣、恶心、呕吐等,属中医"眩晕"范畴,是眩晕的一种特殊证候。有人根据本病特点,认为其发病与耳窍有关,称为"耳眩晕",以示与一般眩晕的区别。

本病反复发作,多因先天禀赋虚弱、房劳过度、饮食不节或病后失养,耗精伤髓。病性属本虚标实证,虽以虚证居多,然发病时常见风、火、痰、虚等不同因素之兼杂,前来求诊者多因突发眩晕为其主证。眩晕总不离肝、肾两脏,其病在肝,本在肾。"诸风掉眩,皆属于肝""无风不作眩",病之症状虽然在头部,然其病机分析均与三焦密切相关,在上多属风痰,在中多为清阳不升,浊阴不降,在下则为肾虚。患者发作眩晕的同时,常伴见脘腹满闷、恶心呕吐、痰涎甚多等,此为中焦痰浊内停,痰阻经络,诸阳不升,浊阴不降,风痰上扰,脑窍失利,发为眩晕。正如朱丹溪曰"无痰不作眩",治疗时以息风祛痰通络为主要大法,可取用半夏白术天麻汤加减治疗,一般方中适加川芎、当归等温经通络药。当口苦,呕吐甚,大便干结,苔腻而黄,脉弦滑数,兼有痰火证候者,加竹茹 10 g、黄连 6 g、枳实 10 g、莱菔子 15 g。

本案例外风引动内风,脾失健运,风痰上扰,脑窍失利,发为眩晕、恶心、呕吐,故初诊取用半夏白术天麻汤加紫苏叶、防风、白芷祛风燥湿之药,服药 3 剂,疗效甚佳,减祛风解表药,加厚朴,加大行气燥湿之力度。先后服药 6 剂,诸症全消。沈师在脑动脉硬化、耳源性眩晕、脑震荡引起的眩晕等症时,辨证见有痰浊壅阻者,常以半夏白术天麻汤加用川芎、泽泻。取川芎辛窜走上,通达脑窍;泽泻降浊阴,张仲景的泽泻汤有治眩晕的记载,《本草备要》曰:"泽泻养五脏,益气力,起阴气,补虚损,止头旋。"现代药理药效证实泽泻具有降低内耳迷路水肿和降血脂的功效。

第三节　验 方 一 览

一、上呼吸道感染方

〔组成〕　荆芥 10 g,桔梗 10 g,杏仁 10 g,百部 10 g,白前 10 g,紫菀 10 g,陈皮 6 g,炒枳壳 6 g,生甘草 6 g。

〔功效〕　疏风解表,宣肺化痰。

〔主治〕　上呼吸道感染。

〔用法〕　上药浸泡 1 小时,水煎 2 次,头煎当煮沸后小火煮 15 分钟,二煎当煮沸后小火煮 10 分钟,每日 2 次温服。

〔方解〕　本方取荆芥疏散风邪为主药,桔梗、杏仁入肺经,具有宣肃肺气功能。因而可止咳祛痰定喘;百部、紫菀、白前润肺降气,化痰止咳;陈皮、炒枳壳宽胸行气,以助止咳化痰;炙甘草一能治咳,二来调和诸药,诸药相伍共奏疏风解表、宣肺化痰之效。然上呼吸道感染属中医的外感表证,由风邪袭表而致肺气宣肃失常,故应辨证选加疏风解表药。

〔加减〕　风寒者加紫苏叶 10 g、防风 10 g、生姜 3 片;风热者加桑叶 10 g、牛蒡子 10 g、薄荷 10 g、连翘 15 g;痰湿重者加茯苓 13 g、法半夏 10 g、浙贝母 10 g,去紫菀、百部;咽痛者加金银花 10 g、连翘 15 g、浙贝母 10 g、胖大海 3 枚、炒栀子 10 g;干咳、口渴、舌红欠津者加知母 10 g、浙贝母 10 g、瓜蒌皮 13 g、芦根 13 g、枇杷叶 10 g。

二、急性扁桃体炎方

〔组成〕　金银花 10 g,连翘 13 g,板蓝根 10 g,僵蚕 10 g,浙贝母 10 g,桔梗 10 g,生甘草 6 g。

〔功效〕　清热解毒,消肿利咽。

〔主治〕　急性扁桃体炎。

〔用法〕　上药浸泡 1 小时,水煎 2 次,头煎当煮沸后小火煮 15 分钟,二煎当煮沸后小火煮 10 分钟,每日 2 次温服。

〔方解〕　急性扁桃体炎常因感受风热之邪或风寒之邪,不得宣泄,郁而化火,风火夹痰上扰而致咽喉两侧扁桃体肿疡,取清热解毒且有轻宣透邪的金银花、连翘相须为用;板蓝根清热解毒,凉血利咽,并具有广谱抗菌、抗病毒之效;浙贝母、僵蚕化痰清火,解毒散结;桔梗伍甘草取桔梗汤之意,用以开宣肺气,祛痰排脓。诸药相伍可获清热解毒,消肿利咽之效。

〔加减〕 兼表证发热者加荆芥穗 10 g、薄荷(后下)10 g、牛蒡子 10 g;大便秘结者加生大黄(后下)6 g。

三、失音方

〔组成〕 薄荷(后下)10 g,蝉蜕 10 g,荆芥 10 g,木蝴蝶 6 g,胖大海 3 枚,桔梗 10 g,马勃 6 g,生甘草 6 g。

〔功效〕 疏风宣肺,开音。

〔主治〕 风热外感失音。

〔用法〕 上药浸泡 1 小时,水煎 2 次,头煎当煮沸后小火煮半小时,二煎当煮沸后小火煮 20 分钟,每日 2 次温服。

〔方解〕 外感风邪导致肺气壅塞而致金实不鸣,声音嘶哑,故取蝉蜕、桔梗宣透外邪、开宣肺气;木蝴蝶、胖大海、马勃均有清宣肺热、利咽开音之功效;生甘草解毒又兼调和之效,故本方可用于治疗风邪所致肺气失宣,咽喉肿痛,声音嘶哑等诸症。

〔加减〕 风热者加桑叶 10 g、牛蒡子 10 g、金银花 10 g;风寒者加紫苏叶 10 g、荆芥 9 g、防风 9 g。

四、鼻窦炎方

〔组成〕 荆芥 10 g,白芷 10 g,桔梗 10 g,升麻 6 g,连翘 13 g,川芎 6 g,辛夷 10 g,苍耳子 10 g。

〔功效〕 宣肺通窍。

〔主治〕 鼻窦炎引起头痛、浊涕等。

〔用法〕 上药浸泡 1 小时,水煎 2 次,头煎当煮沸后小火煮 15 分钟,二煎当煮沸后小火煮 10 分钟,每日 2 次温服。

〔方解〕 辛夷、苍耳子辛温发散,芳香通窍,通鼻窍,为治鼻病之要药;外能祛除风寒邪气,内能升达脾胃清气,尤善通鼻窍为君;荆芥、白芷辛香走窜,芳香通窍,与辛夷、苍耳子配伍,治疗鼻塞不通、鼻流涕等,主散头面的风寒而治疗头痛及鼻塞;连翘、桔梗宣通肺气,疏风解表;荆芥、白芷散风邪,通肺窍;连翘清热解毒,近代研究具有广谱抗菌作用;川芎辛温,为血中气药,辛温走窜,上行头目,治头痛、通鼻窍;升麻与连翘相伍,散火清热解毒以除鼻流浊涕,全方同起宣肺通窍之效。

〔加减〕 黄脓腥涕多者加黄芩 10 g、鱼腥草 15 g;头痛甚者加蔓荆子 10 g、藁本 10 g。

五、带状疱疹方

〔组成〕 龙胆草 10 g,板蓝根 13 g,连翘 13 g,生栀子 10 g,生地黄 10 g,延胡索 10 g,郁金 10 g,白木通 10 g,泽泻 13 g,生甘草 10 g。

〔功效〕 清肝胆湿热,解毒止痛。

〔主治〕 带状疱疹。

〔用法〕 上药浸泡 1 小时,水煎 2 次,头煎当煮沸后小火煮半小时,二煎当煮沸后小火煮 20 分钟,每日 2 次温服。

〔方解〕 龙胆草、板蓝根、连翘清热解毒,凉血消疹;栀子清三焦之热毒,泻火除烦;白木通、泽泻清利湿热通血脉;生地黄清热凉血,养阴生津,滋而不腻,有逐血痹作用,故润而能通,此方中用之可防清热解毒苦寒药物伐阴液太过;郁金入气分又入血分,合气分之血分药延胡索而获活血行气止痛的功效;生甘草解毒调和诸药。全方共奏清肝胆湿热,解毒通络止痛之功。

〔加减〕　瘀热重者加赤芍 10 g、牡丹皮 10 g、丹参 13 g;发于头面者加野菊花 10 g、升麻 6 g、柴胡 10 g;发于腰腹下肢者加川牛膝 10 g、土茯苓 15 g。

六、荨麻疹三方

方一

〔组成〕　荆芥 10 g,防风 10 g,牛蒡子 13 g,蝉蜕 6 g,浮萍 10 g,金银花 10 g,连翘 13 g,苦参 10 g,川芎 6 g,生甘草 6 g。

〔功效〕　疏风清热,祛湿止痒。

〔主治〕　分热型急性荨麻疹。

〔用法〕　上药浸泡 1 小时,水煎 2 次,头煎当煮沸后小火煮 15 分钟,二煎当煮沸后小火煮 10 分钟,每日 2 次温服。

〔方解〕　荆芥、防风、蝉蜕、浮萍皆为气薄性浮达表之品,主疏风解表或透疹,清热止痒;金银花、连翘佐前者加强清热解毒之力;牛蒡子、苦参助君药疏风透毒,燥湿止痒;川芎为血中之气药,"治风先治血,血行风自灭";甘草调和诸药。诸药合用,共奏疏风清热、祛湿止痒之功。

方二

〔组成〕　麻黄 10 g,荆芥 10 g,防风 10 g,防己 10 g,白芷 10 g,蝉蜕 6 g,生姜皮 3 g,当归 10 g,川芎 10 g,生甘草 6 g。

〔功效〕　疏风散寒,祛湿止痒。

〔主治〕　风寒型急性荨麻疹。

〔用法〕　上药浸泡 1 小时,水煎 2 次,头煎当煮沸后小火煮 15 分钟,二煎当煮沸后小火煮 10 分钟,每日 2 次温服。

〔方解〕　麻黄、荆芥、防风、白芷疏风散寒;蝉蜕疏风清热,祛湿止痒;防己、生姜皮以助疏风利湿功效;当归佐川芎养血祛风,生甘草调和诸药,故本方通用于治疗风寒湿邪所致之急性荨麻疹。

方三

〔组成〕　生黄芪 13 g,生白术 10 g,防风 10 g,当归 10 g,鸡血藤 13 g,首乌藤 10 g,生地黄 10 g,葛根 10 g,刺蒺藜 10 克,僵蚕 10 g。

〔功效〕　益气养血,祛风通络。

〔主治〕　气血亏虚型慢性荨麻疹。

〔用法〕　上药浸泡 1 小时,水煎 2 次,头煎当煮沸后小火煮半小时,二煎当煮沸后小火煮 20 分钟,每日 2 次温服。

〔方解〕　慢性荨麻疹多因病久营卫亏损所致风邪入侵,皮疹反复发作,故本方取用玉屏风散益卫固表;当归、鸡血藤、何首乌、生地黄、葛根补血养阴通络,养血行血,血行风自灭而除风疹;白蒺藜辛散苦泄,伍僵蚕祛风止痒,可除风疹瘙痒。故此方具有益气养血、祛风止痒通络之效,用于慢性荨麻疹的疗效显著。

七、颈淋巴结核方

[组成] 玄参 13 g,浙贝母 9 g,天花粉 13 g,桔梗 9 g,生牡蛎 30 g,夏枯草 10 g,连翘 10 g,当归 10 g,赤芍 10 g,丝瓜络 6 g。

[功效] 清化热痰,软坚散结。

[主治] 颈淋巴结核。

[用法] 上药浸泡 1 小时,水煎 2 次,头煎当煮沸后小火煮半小时,二煎当煮沸后小火煮 20 分钟,每日 2 次温服。

[方解] 颈淋巴结核多为痰火顽痰瘀阻所致,故方中以玄参、浙贝母、连翘、夏枯草清热化痰消肿为君药;当归、赤芍、天花粉活血消肿,清热凉血止痛;牡蛎软坚散结,治疗瘰疬肿胀疼痛;丝瓜络在本方中功能如《本草再新》所云"通经络,和血脉,化痰顺气";桔梗为舟楫之药,载药上行,引全方直达病所。诸药相伍具有清热化痰、软坚散结之效,为治疗颈淋巴结核之良方。

八、肋软骨炎方

[组成] 当归 10 g,桃仁 13 g,红花 10 g,川芎 10 g,延胡索 12 g,赤芍 10 g,白芍 10 g,柴胡 10 g,郁金 10 g,制香附 10 g。

[功效] 理气活血止痛。

[主治] 肋软骨炎。

[用法] 上药浸泡 1 小时,煎 2 次,头煎当煮沸后小火煮半小时,二煎当煮沸后小火煮 20 分钟,每日 2 次温服。

[方解] 肋软骨炎的病因目前尚不十分清楚,有认为病毒感染或胸肋关节韧带损伤为主要原因。本病主要症状为胸部疼痛并有固定部位明显压痛,故属血瘀痛证,因此取当归、红花、桃仁、赤芍、白芍活血养血通络;川芎、郁金、延胡索三药辛散善行,既入血分又入气分,活血而兼行气止痛;柴胡、制香附疏肝理气,以助活血理气止痛之效。

九、闭塞性脉管炎方

[组成] 金银花 10 g,连翘 13 g,玄参 15 g,当归 13 g,鸡血藤 15 g,天花粉 13 g,皂角刺 6 g,地龙 10 g,牛膝 10 g。

[功效] 清热解毒,通脉止痛。

[主治] 闭塞性脉管炎。

[加减] 湿浊瘀阻疼痛,创面分泌物多者加土茯苓 15 g、黄柏 10 g、制乳香 6 g、制没药 6 g;气阴虚者加黄芪 15 g、生地黄 15 g。

[用法] 上药浸泡 1 小时,水煎 2 次,头煎当煮沸后小火煮半小时,二煎当煮沸后小火煮 20 分钟,每日 2 次温服。

[方解] 闭塞性脉管炎,多因气血瘀滞、热毒内盛所致,方中重用金银花、连翘,旨在解血中之热毒;配玄参清热凉血解毒;当归、皂角刺养血,活血破瘀通络;天花粉清热泻火,消肿排毒以疗疮;地龙、鸡血藤品性走窜,善于行血养血,通行经络;牛膝为引经药,既能引(热)火下行,又能引血下行。《医学衷中参西录》谓牛膝"原为补益之品,而善引气血下注,是以用药欲其下行者,恒以之为引经"。闭塞性脉管炎病

位于下肢,因此方中配用牛膝。全方既理气,又活血,清热解毒,通脉止痛。

十、雷诺病方

[组成] 黄芪 13 g,当归 15 g,丹参 13 g,红花 13 g,肉桂 6 g,炮姜 3 g,鹿角胶(烊化)13 g,制乳香 6 g,制乳药 6 g,川芎 9 g,牛膝 9 g。

[功效] 益气温阳,活血通络。

[主治] 雷诺病。

[用法] 上药浸泡 1 小时,水煎 2 次,头煎当煮沸后小火煮半小时,二煎当煮沸后小火煮 20 分钟,每日 2 次温服。

[方解] 雷诺病多为因气阳虚所致寒凝肢体、络脉瘀阻之证,故配用养血活血之当归、丹参、红花祛瘀通络,佐乳香、没药活血止痛。《医学衷中参西录》:"乳香、没药二药并用,为宣通脏腑、流通经络之要药。"血得温则滑行,故取肉桂、炮姜温通经脉,辛散表里之寒;鹿角胶补肝肾,益精血,温通血脉;黄芪升阳气,补气血;川芎、牛膝均为血中气药,一上一下,引全方通达上下四肢,使诸药相伍,获益气温阳、活血通络之功效。

十一、梅尼埃病方

[组成] 法半夏 10 g,炒白术 10 g,天麻 10 g,橘红 10 g,茯苓 13 g,泽泻 15 g,川芎 6 g。

[功效] 健脾燥湿,化痰息风通络。

[主治] 梅尼埃病。

[加减] 呕吐甚者加代赭石 15 g、竹茹 6 g、生姜 3 片。

[用法] 上药浸泡 1 小时,水煎 2 次,头煎当煮沸后小火煮半小时,二煎当煮沸后小火煮 20 分钟,每日 2 次温服。

[方解] 眩晕为梅尼埃病之主要症状,"无痰不作眩""无风不作眩""诸风掉眩,皆属于肝",祛痰息风为主要大法。半夏辛温,因其长于燥湿祛痰,治湿痰必当取用。天麻甘平,为治风痰之要药,善于息风止痉,二药同用,标本兼顾,获痰祛风平之效。《脾胃论》云:"足太阴痰厥头痛,非半夏不能疗,眼黑头旋,风虚内作,非天麻不能除。"白术及茯苓均为健脾除湿药,一燥一渗,运利结合,使水湿除,而脾气健。橘红燥湿化痰,理气宽中;泽泻泻水湿,行痰饮,佐白术主痰饮停聚,诸阳不升之头目昏眩;川芎则为本方药引,辛窜上达脑窍,通络除痉,平息肝风。正如《本草汇言》曰:"能去一切风,调一切气。"携全方共行健脾燥湿、化痰息风通络之功效。

十二、干燥综合征方

[组成] 生地黄 12 g,熟地黄 12 g,天冬 10 g,麦冬 10 g,沙参 10 g,生山药 10 g,山茱萸 10 g,当归 10 g,丹参 10 g。

[功效] 养阴润燥通络。

[主治] 干燥综合征。

[加减] 阴虚火旺,盗汗者加牡丹皮 10 g、地骨皮 10 g、生牡蛎 30 g;气阴两虚者加太子参 13 g、五味子 3 g、黄芪 10 g。

[用法] 上药浸泡 1 小时,水煎 2 次,头煎当煮沸后小火煮半小时,二煎当煮沸后小火煮 20 分钟,

每日 2 次温服。

[方解] 沈师治疗此证的拟方原则为一养、二润、三通。养则为养肝、脾、肾,取生地黄、熟地黄养肾,山茱萸养肝,生山药养脾,而当归则养血;润则为润燥,天冬、麦冬均为甘寒濡润之品,两者为伍,润肺滋肾,清金益水,沙参润肺燥,滋胃阴而生津液,前人有"沙参补五脏之阴"之论;当归、丹参具有养血活血通络功效。全方补而勿滞,补中寓通。

十三、老年便秘方

[组成] 黄芪 10 g,火麻仁 13 g,瓜蒌仁 13 g,桃仁 13 g,当归 10 g,枳实 10 g,芒硝(入上药同煎)6 g。

[功效] 润肠通便。

[主治] 老年人习惯性便秘。

[用法] 上药浸泡 1 小时,水煎 2 次,头煎当煮沸后小火煮半小时,二煎当煮沸后小火煮 20 分钟,每日 2 次温服。

[方解] 沈师认为老年人便秘多因气虚血亏而致,故方中以黄芪为君药而补气,火麻仁有滋养补虚,专利大肠虚秘。瓜蒌、桃仁均为果仁之类,瓜蒌仁治在上,桃仁治在下,可开启肺气郁闭所致肠中失濡之便秘难解之证。当归补血以润肠通便,用治血虚肠燥便秘。老人胃肠功能减退,常易胃肠食积,故方中用枳实消积导滞,芒硝入药同煎,非冲服防攻下克伐太过。此药善于润肠燥,除坚结而泻下通便。全方润肠通便,治疗老年人习惯性便秘,疗效甚好。

十四、风湿性关节炎方

[组成] 羌独 10 g,独活 10 g,桂枝 10 g,防风 10 g,苍术 10 g,当归 13 g,络石藤 10 g。

[功效] 祛风燥湿,散寒通络。

[主治] 风湿性关节炎。

[用法] 上药浸泡 1 小时,水煎 2 次,头煎当煮沸后小火煮半小时,二煎当煮沸后小火煮 20 分钟,每日 2 次温服。

[方解] 风、寒、湿三气杂至,合而为痹也。沈师方中用羌活、独活祛风胜湿散寒。李时珍云:"羌活、独活皆能逐风胜湿,透关利节。"配桂枝、当归疏风活血,养血散寒;防风散风,苍术祛湿,络石藤祛风通络消肿。全方具有祛风燥湿,散寒通络,善治风寒湿痹之功效。

[加减] 寒盛者加细辛 3 g、附子 10 g、乌头 5 g、肉桂 6 g;风盛者加片姜黄 10 g、威灵仙 10 g、秦艽 10 g、桑枝 15 g;湿盛者加炒薏苡仁 30 g、木瓜 13 g、蚕沙 10 g、防己 10 g;热痹者加忍冬藤 15 g、炒栀子 10 g、赤芍 10 g、生石膏 15 g、知母 10 g,去苍术;气血两虚者加黄芪 13 g、鸡血藤 15 g、白术 13 g。

十五、血小板减少性紫癜方

[组成] 党参 13 g,生白术 10 g,熟地黄 13 g,白芍 10 g,山茱萸 10 g,墨旱莲 10 g,女贞子 13 g,仙鹤草 15 g,大枣 10 枚。

[功效] 益气养血。

[主治] 血小板减少性紫癜。

〔用法〕 上药浸泡 1 小时,水煎 2 次,头煎当煮沸后小火煮半小时,二煎当煮沸后小火煮 20 分钟,每日 2 次温服。

〔方解〕 前人认为党参益气健脾而能生血且助止血,故本方中党参配白术、熟地黄、白芍同用,以达气血双补又收摄血之效;墨旱莲与女贞子二药合用,补肝益肾养血,宜久服缓补,补而不腻;山茱萸味酸而苦涩,功能补肝肾,敛气固精微;仙鹤草味苦性凉,伍大枣益气养血止血,据近代研究报道,仙鹤草含有仙鹤草素、维生素 K,能使血小板增加,使凝血时间缩短。全方用治血小板减少性紫癜确有疗效。

〔加减〕 紫癜多、气阳虚者加黄芪 13 g、艾叶 10 g、炮姜炭 6 g;阴虚血热者加大蓟 10 g、小蓟 10 g、白茅根 13 g、紫草 10 g,生地黄易熟地黄。

十六、溃疡性结肠炎方

〔组成〕 苍术 10 g,炒白术 10 g,炒防风 10 g,炒白芍 10 g,煨木香 6 g,陈皮 6 g,炒薏苡仁 30 g,当归 13 g,山楂 15 g。

〔功效〕 燥湿健脾,行气和营。

〔主治〕 溃疡性结肠炎。

〔用法〕 上药浸泡 1 小时,水煎 2 次,头煎当煮沸后小火煮半小时,二煎当煮沸后小火煮 20 分钟,每日 2 次温服。

〔方解〕 苍术及白术同为脾胃经要药,均有健脾燥湿之功,白术得苍术,补脾之不足而泄湿浊之有余;苍术得白术,运脾湿,泄有余而益脾之不足,自可使健脾及燥湿两方面的作用均得到加强。二药合防风、白芍有痛泻要方之意,共奏补土泻木之功。木香合陈皮健脾理气行气,炒薏苡仁健脾除湿,用于脾虚湿盛之泄泻。炒当归可用于血虚而有兼大便溏软者;山楂入肝经,能行气散结,止痛止泻。全方功能燥湿健脾,行气和营,治疗肝脾不和之泄泻。

〔加减〕 黏液血便加黄连 10 g、白头翁 10 g、槐花 10 g。

十七、睡眠障碍二方

方一

〔组成〕 当归 10 g,丹参 10 g,首乌藤 10 g,茯苓 10 g,五味子 6 g,酸枣仁 10 g,柏子仁 10 g,川芎 6 g,合欢皮 10 g,生龙骨 30 g,生牡蛎 30 g。

〔功效〕 养心安神。

〔主治〕 睡眠障碍,心悸。

〔用法〕 上药浸泡 1 小时,水煎 2 次,头煎当煮沸后小火煮半小时,二煎当煮沸后小火煮 20 分钟,每日 2 次温服。

〔方解〕 当归、丹参、首乌藤皆能补养阴血,活血通络,宁心安神;茯苓益心脾而宁心安神;五味子益气敛阴,补肾宁心安神,酸枣仁、柏子仁养心安神;合欢花、合欢皮善解肝郁,能使五脏安和,心志欢悦,以收安神解郁之效;龙骨、牡蛎重镇潜阳安神;而少量川芎引诸药直达上焦心之病所,携全方养心安神。可见本方善治气血亏损之心神失养,或心肾不交之虚烦失眠多梦等诸症。

方二

〔组成〕 枳实 10 g,竹茹 6 g,茯苓 13 g,法半夏 10 g,远志 10 g,胆南星 6 g,郁金 10 g,石菖蒲 6 g,连翘 13 g,龙齿 30 g,生牡蛎 30 g。

［功效］ 清化痰热，安神定志。

［主治］ 睡眠障碍，心悸。

［用法］ 上药浸泡 1 小时，水煎 2 次，头煎当煮沸后小火煮半小时，二煎当煮沸后小火煮 20 分钟，每日 2 次温服。

［方解］ 枳实消痰行气活血，竹茹清热化痰，二药合用降气清化痰热而除烦；法半夏燥湿化痰，茯苓益心健脾，宁心安神；石菖蒲宣气除痰，《重庆堂随笔》云"石菖蒲舒心气，畅心神，怡心情，益心志，妙药也"；远志祛痰开窍，安神益志；郁金解郁，清心安神。连翘入心、小肠经，长于清心火，除烦热；龙齿、牡蛎相须为伍而镇惊安神。全方诸药相伍，具有清化痰热、镇惊安神定志之功效，善治痰热上扰之睡眠障碍、心悸等诸症。

十八、神经性头痛方

［组成］ 当归 10 g，丹参 13 g，生地黄 15 g，白芍 13 g，玄参 13 g，菊花 6 g，细辛 3 g，防风 9 g，吴茱萸 5 g，川芎 10 g，络石藤 10 g。

［功效］ 养血祛风，通络止痛。

［主治］ 神经性头痛。

［用法］ 上药浸泡 1 小时，水煎 2 次，头煎当煮沸后小火煮半小时，二煎当煮沸后小火煮 20 分钟，每日 2 次温服。

［方解］ 神经性头痛，多见阴血不足、虚风内动、络脉瘀阻证，故方取当归、丹参、生地黄、白芍、玄参养血活血通络，方中菊花、防风、吴茱萸、细辛祛风通络止痛。川芎为治头痛之要药，李东垣言"头痛必用川芎"，上行头目，辛温升散，祛风止痛，为全方之要药；络石藤善祛风通络，作为佐使药。此方诸药如适作加减，对外感风邪头痛也甚相宜。

十九、急性胃炎方

［组成］ 藿香 10 g，紫苏梗 10 g，厚朴 10 g，炒枳壳 10 g，竹茹 6 g，法半夏 6 g，黄连 6 g，延胡索 10 g，丝瓜络 6 g。

［功效］ 理气和胃，降逆止痛。

［主治］ 急性胃炎。

［加减］ 胃寒甚者加吴茱萸 6 g、高良姜 10 g、白芷 10 g；酗酒湿热重者加黄连 6 g、蒲公英 10 g、葛花 10 g。

［用法］ 上药浸泡 1 小时，水煎 2 次，头煎当煮沸后小火煮半小时，二煎当煮沸后小火煮 20 分钟，每日 2 次温服。

［方解］ 腑气以通为用，以通为补，急性胃炎胃痛伴见恶心呕吐为主症，故取藿香梗、紫苏梗、厚朴、炒枳壳、延胡索行气和胃止痛；法半夏、竹茹和胃降逆，丝瓜络通经络，和血脉化痰顺气，诸药相伍而获理气和胃、降逆止痛之效。

二十、泌尿系结石方

［组成］ 金钱草 30 g，海金沙 13 g，鸡内金 10 g，川牛膝 10 g，桑寄生 10 g，续断 10 g，当归 10 g，益母草 13 g，乌药 10 g，路路通 10 g，车前子(包煎)10 g。

［功效］ 利湿化石,补肾通络。

［主治］ 泌尿系结石。

［用法］ 上药浸泡1小时,水煎2次,头煎当煮沸后小火煮半小时,二煎当煮沸后小火煮20分钟,每日2次温服。

［方解］ 泌尿系结石属中医之石淋,金钱草、海金沙清热利湿,通淋排石;鸡内金善于消石磨积,三药合为本方君药;石淋病久常见虚实夹杂,故取牛膝、桑寄生、续断补益肝肾,利湿通脉;当归、益母草养血活血化瘀,利水消肿。乌药温肾散寒,行气止痛;路路通利水通络;车前子善通利水道,清热利湿。全方诸药合奏排石通淋、补肾养血通络之效。

［加减］ 小便涩痛频急尿血者加大蓟10 g、小蓟10 g、白茅根10 g、黄柏10 g、甘草梢6 g,去桑寄生、续断;石淋日久症见神疲乏力、脉细弱者加黄芪13 g、党参13 g、茯苓13 g、生白术15 g。

第四节 运用膏方特色

一、慢病久病可用膏方,调畅阴阳四季皆宜

膏方治病,历史悠久。自《内经》始用豕膏、马膏治疗外、伤科疾病。张仲景《金匮要略·黄疸病脉证并治》篇的猪膏发煎治疗黄疸。《摄生秘剖》用二冬膏、玄极膏、山蓟膏以补益延年均取得较好疗效。因此沈师在临床中遇到很多慢性病患者,或者路途遥远者、病情稳定者,予以膏方长期服用。

沈师认为膏方的适用人群有四类。

1. 慢性病或久病虚弱之人 一些慢性疾病,如类风湿关节炎、肺源性心脏病、冠心病、高血压病、肾病综合征等病,非一朝一夕所能治愈者。再有如肿瘤、结核病、糖尿病等久病消耗致虚弱之体,均可使用膏方调治。

2. 亚健康状态 对于亚健康人群,常感倦怠乏力,精神欠佳,睡眠差,精力不济,常易感冒者,也是膏方调理的对象。

3. 康复期患者 如偏瘫、手术、产后需要调养之人。

4. 不同体质偏盛偏衰者 如有些平素体质属于阴虚或者阳虚,还有属于脾虚、肾虚或有痰湿、血瘀体质者,均可使用膏方调治以纠偏。

沈师强调,人体阴阳气血协调平衡是健康的标志。"一阴一阳之为道。"膏方之制重在调节人体气血阴阳之偏颇。补虚是纠偏的一种手段,但泄实也可达到目的。为此沈师强调膏方并非完全为补法,也可作为调畅阴阳气血,纠正偏盛偏衰方法之一,且认为膏方不仅限用于冬令季节,虚损者只要能受补,一年四季均可服之。因为夏天有因暑邪伤及阳气而致阳虚者,或因暑邪伤及阴液致阴虚者。又乌鲁木齐地处新疆北部,炎热夏季为时甚短,早晚温差大,气候也凉爽,又现代有冰箱贮存膏方,故沈师认为只要辨证精确,用药配伍严谨,一年四季均可服用膏方。

二、临证注重辨证施治,用药讲究君、臣、佐、使

沈师强调,膏方虽然多用于补虚,方中所列药味也较多,但并非补药堆砌,而应严谨配伍。一般每剂膏方少则二十余味、多则三五十味,无论药味多少,必须讲究配伍,主次有序,严格按照君、臣、佐、使的原

则进行组方。君药以补药为主,根据患者体质的寒热虚实,阴阳气血偏胜选配其他药物,在任何时候当注意辨证用药。沈师在临证中,善于抓住主要矛盾以及某矛盾的主要方面,根据不同年龄、病史、症状、体征及实验室检查等资料,详细分析患者的病因病机,判断病位的深浅,脏腑气血阴阳的盛衰,探求疾病的根源,按照阴阳、表里、寒热、虚实、脏腑、气血等辨证方法精确辨证,做到一人一法一方。如治疗冠心病,谨守张仲景"阳微阴弦"的病机,根据是以阳微为主,还是阴弦为主而选方。如是外邪侵袭或情志、饮食失常,常易导致肺脾损伤,胸痹胸阳不振,津液输布失常而生痰生瘀。若以阳气虚为主者,多以益气温阳之治;偏肾阳虚则治之以金匮肾气加味;偏脾虚者可以应用归脾汤合补中益气汤及六君子汤化裁;病症属血瘀为主者以血府逐瘀汤加减;属气虚血瘀者则用补阳还五汤加味;当痰浊壅阻者则必伍以健脾化痰、祛湿通络之品;如属痰瘀同病,则自拟心痛宁方加减治之。再如治疗老年肺源性心脏病,在稳定期应用膏方进行辨证调治,则充分体现沈师学术思想。肺源性心脏病多是慢性支气管疾患或其他胸肺疾病久而发展而成,属难以根治之疾。其缓解期虽然以虚证为主,但往往虚实夹杂,多伴有痰多、下肢微肿、唇紫、胸闷、心悸等痰瘀郁阻之标实证。沈师多采用虚实兼顾、标本同治之法,取用膏方调治,方以人参、太子参、黄芪、白术、茯苓、熟地黄、山药等为君药以健脾补肾;二陈汤(陈皮、法半夏、茯苓、甘草)、苍术为臣,培土生金,助化湿祛痰,以固卫表;益智仁、乌药、玄参、芡实、莲子、龟甲膏为臣,益肾填精,佐以厚朴、枳壳理气化痰,当归、桃仁、郁金等养血活血,化痰通络;使以甘草、陈皮、麦芽以调和诸药。

三、处方用药顾护脾胃,动静结合以衡为期

李东垣在《脾胃论·脾胃虚实传变论》中云:"脾胃之气既伤而元气亦不能充,而诸病之所由生也。"又说:"胃虚则脏腑经络皆无所受气而俱病。""有胃气则生,无胃气则亡。"另外叶天士有"胃以喜为补"之说。沈师强调,由于膏方服用时间较长,不论何种补法,均不能损伤脾胃为原则,要时时固护胃气。无论是补气补血还是补阴补阳,必得胃气资助而方可收效。若补而碍脾胃运化,不但无益,还可能变生诸病。因此,沈师在运用膏方进行调理时,强调首重醒脾护胃。先要了解是否胃有夙疾,若有则先治胃疾,然后再行滋补。若有食欲不振者,以及舌苔腻而痰湿较重、胃肠道消化吸收不良者,则先用保和丸或枳术丸配山楂、麦芽、鸡内金、陈皮、枳壳等醒胃消食。待湿浊渐去,食欲转佳后可应用膏方。脾虚便溏者,予以香砂六君子汤或参苓白术散、补中益气汤加减健脾和胃渗湿,扶中州而实大便。又因膏方大多阴柔滋腻,最易碍胃,且多需久服,故在膏方中都必须伍以健脾和胃之品,俾脾胃气旺则五脏六腑皆养。当膏方中取用熟地黄、山茱萸、白芍等补血生精之物时,每以砂仁、炒麦芽等配之以化湿和胃。若用黄芪、党参等益气补气之类时,多加陈皮、枳壳以理气祛痰、运脾开胃,使膏方补而不滞而利于久服。中老年患者脏器渐衰,大多痰瘀同病,则膏方中加用当归、丹参、白术、半夏、茯苓等活血化瘀、健脾化痰之药物以痰瘀同治。

沈师认为,临床使用膏方时,药味大多质厚味重,静药较多,故需伍以能通、能散、能行、能化、能开的动药使之以达病所,且不致碍气碍血,留邪内闭。根据气血互生、阴阳互根之理,强调配方用药时须动静结合。大凡补气、补阳药多属动药,而补血、补阴药多属静药,故配伍时动中有静,静中有动。由于气能生血,在大量补血药中,加用黄芪、人参、白术等补气健脾药以求气能生血。又由于血能载气,故在大量补气药中加用熟地黄、当归、白芍等养血之品以使气有所根。由于阴阳互根、阳气亏损不能化生阴液,进而出现阴虚,反之亦然,最终均可导致阴阳两虚。沈师临证使用膏方时,尤为注重"阴中求阳"与"阳中求阴",阳虚当益阴以和阳,阴虚则当温阳以滋阴。如治疗肾阴虚之患者,往往在熟地黄、山茱萸、何首乌、枸杞子、龟甲等大队滋阴之静药中配以少量诸如菟丝子、淫羊藿、肉桂等扶阳之动药以使阴得阳升而泉

源不竭,故而阴精生化无穷。如治疗肾阳虚衰时,则补阳之时不忘补阴助阳。如用仙茅、淫羊藿、巴戟天等温肾助阳之大队动药之同时,辅以生地黄、熟地黄、山茱萸、知母等静药以滋阴润燥,助阳生津,如此则阳得阴助而生化无穷。

四、验案简介

（一）冠心病

陈某,男,59岁。2008年11月28日初诊。

患者病已5年,反复发作阵发性心前区闷痛,时有心悸,睡眠不实,畏寒肢冷,身困乏力,心烦气短,进食尚可,腰困重,大便溏,夜尿频,舌体胖大,舌暗淡,苔薄,脉沉细。心电图示:Ⅰ、avL、$V_5 \sim V_6$、ST-T段下移,T波倒置,曾经多方诊治,诊断为:冠心病心绞痛。门诊取用益气助阳、宁心通络方,治疗月余,心绞痛发作减轻,身困有减,要求配膏方调治。证属心肾阳虚,阴寒内盛,瘀阻心络。治宜养心补肾,温经活血通络。

处方:桂枝100 g,制附子100 g,黄芪120 g,炒白术120 g,茯苓150 g,红花100 g,川芎100 g,丹参120 g,郁金100 g,延胡索100 g,瓜蒌皮100 g,薤白100 g,石菖蒲100 g,酸枣仁100 g,首乌藤120 g,远志100 g,枸杞子130 g,熟地黄100 g,杜仲100 g,巴戟天100 g,菟丝子100 g,天冬100 g,益智仁100 g,乌药100 g,牛膝120 g,佛手100 g,砂仁50 g,紫苏梗100 g,陈皮60 g,山楂100 g。

上药浓煎3次,取汁,紫河车粉100 g、三七粉60 g调匀,取鹿角胶100 g、阿胶300 g、冰糖500 g烊化收膏,每日早晚1食匙,温开水冲服。

嘱忌生冷、辛辣,感冒、腹泻、发热停用。

随访:3个月后,心痛未作,精力充沛。

【按语】 冠心病,属于中医胸痹、胸痛、真心痛之范畴,阳气为一身之主宰,本案例平素阳气不足,阴寒内盛,寒则血行迟而少,治当温阳解凝、活血通络,故取温补心肾益气诸药为主,而获温阳散寒之效,配以宁心活血通络之药,标本兼顾,使阳回血活,病多可瘥。

（二）高血压病

张某,男,48岁。2006年12月15日初诊。

患者高血压已多年,血压波动于190～150/100～90 mmHg,时感眩晕头胀痛,眼干涩,耳鸣,夜寐不安,手指麻木,心烦口渴,大便干结,腰膝酸软,舌质暗红,舌边瘀斑,苔薄,脉细弦。证属肝肾阴虚,阳亢风动,络脉瘀阻,取滋水涵木、平肝潜阳法,天麻钩藤饮合二至丸加减,并服降压药卡托普利治疗,血压已降至150～140/80～90 mmHg,眩晕头胀痛、心烦口渴症减轻,配用下列膏方调治。

处方:天麻100 g,钩藤130 g,珍珠母300 g,决明子150 g,龟甲100 g,生地黄、熟地黄各100 g,玄参130 g,女贞子100 g,墨旱莲100 g,丹参130 g,牡丹皮100 g,赤芍、白芍各130 g,桃仁130 g,红花120 g,川芎60 g,首乌藤130 g,酸枣仁100 g,柏子仁130 g,枸杞子100 g,菊花60 g,杜仲100 g,牛膝100 g,益母草100 g,枳实100 g,陈皮60 g,山楂130 g,麦芽100 g。

上药浓煎3次,取汁,取鳖甲胶200 g、阿胶300 g烊化收膏,每日早晚1食匙,温开水冲服。

忌辛辣、油炸制品,卡托普利继续服用。

随访:上方服后2个月,眩晕头胀痛已宁,血压正常且较平稳,120～130/80 mmHg,已无口渴眼干涩、心烦不寐等症,嘱续服以上膏方一料,巩固疗效。

【按语】 高血压病属中医"头痛""眩晕"等范畴。本病例肝肾不足、肝阳偏亢、络脉瘀阻而见头晕痛、心烦、不寐、口渴、肢麻,肝肾亏虚、阴虚为本,阳亢风动瘀阻为标,高血压病均伴有瘀阻之证,因高血压病血管阻力高,外周阻力大,易致血流不畅,故制方中取补肝肾、平阳亢之法外,多参以活血通络之药,使血流通畅也可使诸药达病症之所在。

(三) 缺血性脑卒中后遗症

杨某,男,62岁。2007年11月20日初诊。

患者今年初春晨起突然昏倒在地,急送医院诊治,经CT检查,诊断为"缺血性脑卒中",住院治疗第五日苏醒,但失语,右侧肢体运动功能丧失,经治疗后下肢活动已有较大进步,能持拐行走,右侧上肢能抬举,语言欠清晰。现常感头晕,身困乏力,腰背酸痛,夜尿频繁,溏便,饮食尚可,舌质暗,舌体胖大,苔较腻,脉细。乃年迈花甲,气虚脾不健运,肾气不足,脑络不和。治拟补气健脾壮肾,化痰通络调治以望康复。

处方:黄芪300 g,党参200 g,茯苓150 g,炒白术150 g,炒山药150 g,杜仲100 g,桑寄生150 g,续断150 g,牛膝100 g,益智仁100 g,菟丝子150 g,覆盆子100 g,石菖蒲100 g,乌药100 g,当归100 g,红花100 g,川芎100 g,丹参100 g,郁金100 g,远志100 g,浙贝母100 g,砂仁60 g,陈皮60 g,山楂100 g,鸡内金100 g。

上药浓煎3次,取汁用鹿角胶100 g、阿胶300 g烊化收膏,每日早晚各服1食匙,温开水冲服。忌生冷油炸制品。

随访:3个月后已能弃杖行走,右上肢运动功能还较差,语言已清晰,要求再配服上膏方1料续服。

【按语】 患者脑卒中发病半年余,阳亢风动已平,呈现半身不遂、语言蹇涩、头晕身困乏力、夜尿频、溏便、苔较腻、脉细等,多为脾肾阳气虚损、痰浊瘀阻、脑络不和之证,取补阳还五汤加健脾温肾之药治其本,配伍少许活血化痰药以治标,标本兼顾施治使气足血行,患侧肢体得到气血濡养调畅,半身不遂得以复原。

(四) 神经衰弱

张某,女,30岁。2001年3月1日初诊。

失眠已3年,断续服用西药安眠药或朱砂安神丸等安神催眠,症见神疲乏力,头晕,耳鸣,健忘,烦热、心悸不宁,口渴,手足心热,二便调。纳食一般,苔薄,舌暗红,脉细稍数。乃心肾阴虚,心肾不交,虚热内扰,致心神不安。当滋养心神,宁心安神调治。

处方:生地黄100 g,熟地黄100 g,山茱萸100 g,天冬100 g,麦冬100 g,太子参100 g,玄参100 g,白芍100 g,女贞子100 g,墨旱莲100 g,枸杞子150 g,首乌藤130 g,酸枣仁100 g,柏子仁130 g,五味子60 g,当归100 g,丹参130 g,川芎60 g,赤芍100 g,牡丹皮100 g,知母100 g,黄柏100 g,龙骨200 g,牡蛎200 g,砂仁60 g,陈皮60 g,麦芽130 g,山楂130 g。

上药浓煎3次,取汁用阿胶400 g烊化收膏,早晚各服1食匀,温开水冲服。

忌食辛辣、油炸制品。

随访:3个月后,心悸、烦热、口渴诸症均宁,每晚能安眠4~5小时。

【按语】 《景岳全书·不寐》:"无邪而不寐者,必营气不足也……阴衰于下,不能上奉于心,心火不济,心火独亢,火盛神动,心神失交而神志不宁。"本案例即为心肾不交之失眠症,取知柏地黄丸合二至丸加味填精益髓,清泄相火,配用酸枣仁、柏子仁、五味子、龙骨、牡蛎、首乌藤养心安神、镇心安神诸品。而生麦芽、陈皮、砂仁等药则为鼓舞胃气所设,以防滋腻碍胃。

（五）高脂血症

赵某,男,63 岁。2005 年 10 月 30 日初诊。

发现血脂增高 3 年余,胆固醇 8.4 mmol/L,三酰甘油 2.94 mmol/L,症见手足心热,头晕,口渴,便干,腰酸耳鸣,身困乏力,纳可,便干,舌暗红,苔较腻,脉弦细稍数。此乃为年老肝肾不足,阴虚火旺,灼津为痰,营血瘀凝、痰瘀交阻为患,取滋养肝肾、润燥化痰通络治之。

处方:生地黄 100 g,熟地黄 100 g,枸杞子 130 g,玄参 100 g,天冬 100 g,山药 130 g,制何首乌 100 g,女贞子 100 g,墨旱莲 100 g,黄精 100 g,淫羊藿 100 g,牛膝 100 g,桑寄生 100 g,赤芍 100 g,白芍 100 g,丹参 100 g,当归 100 g,蒲黄 100 g,决明子 150 g,泽泻 100 g,郁金 100 g,紫苏梗 100 g,陈皮 100 g,砂仁 100 g,山楂 150 g,炒谷芽 100 g,炒麦芽 100 g。

上药浓煎 3 次,取汁用阿胶 400 g 烊化收膏,每日早晚各服 1 食勺,温开水冲服。

嘱饮食清淡,忌食辛辣、甜食、油炸制品。

随访:服用膏方半年,注意饮食和体育锻炼,血脂复查已正常,胆固醇 5.3 mmol/L,三酰甘油 1.60 mmol/L,口渴、便干、手足心热诸症均无。

【按语】　高脂血症多见于中老年人,肾虚和肝脾失调是发生高脂血症的基础,该患者经滋养肝肾、健脾化痰通络法,辨证取用经药理药效证实的当归、丹参、生蒲黄、山楂、泽泻、决明子等有降脂功效的中草药,又配合饮食调治和体育锻炼等措施而见显效。

（六）老年便秘

王某,男,72 岁。2005 年 9 月 20 日初诊。

患者便秘已多年,大便 2～3 日一次,大便不干结,但努挣难下,便前肛门坠胀,畏寒肢冷,腰膝酸软,夜尿频,舌暗淡,舌体胖大,苔薄,脉沉细。古稀之年气阳两虚,鼓舞推动肠道之力衰弱而致便秘,取益气温运升清法调治。

处方:黄芪 200 g,丹参 200 g,制附子 100 g,桂枝 100 g,肉苁蓉 200 g,当归 100 g,桃仁 100 g,火麻仁 100 g,瓜蒌 100 g,郁李仁 100 g,核桃仁 150 g,牛膝 100 g,升麻 60 g,柴胡 60 g,枳实 100 g,陈皮 60 g,厚朴 60 g,山楂 150 g,酒大黄 100 g。

共浓煎 3 次,取汁用兑入红人参粉 50 g,再取鹿角胶 100 g、阿胶 200 g、蜂蜜 500 g 烊化收膏,每日早晚各服 1 食匙。

嘱少食生冷,适当散步行走活动锻炼。

随访:服膏方 1 个月后大便已较通顺,2 日一行,服用 3 个月停药,1 个月后大便又不畅,嘱可长期服上方调治,如高热或见病情加重时停服膏方。

【按语】　老年慢性功能性便秘多见气阳两虚或阴血亏虚,可取通补兼施法,不宜峻下,也不宜蛮补。选用益气壮阳或滋养阴血之品,但方药中调畅气机之品不可缺,方中适加升提中气和行气之品,促使腑气通畅,大便顺下。

（七）慢性低血压病

李某,女,32 岁。2005 年 10 月 30 日初诊。

患者 1 年多前人流术后经血不止,经常头晕身困乏力,月经周期后延,经量少,畏寒肢冷,头晕,心悸,胸闷,气短,纳食尚可,经多次诊治血压仍偏低,测血压多在 90～80/50～40 mmHg,舌暗淡,苔薄,脉沉细。证属术后营血亏损,阴损及阳,气阳亦亏虚。治当益气升阳,养血通络之法。

处方:黄芪 200 g,党参 200 g,桂枝 200 g,肉苁蓉 200 g,杜仲 200 g,巴戟天 200 g,淫羊藿 200 g,枸

杞 200 g,熟地黄 100 g,黄精 100 g,桑椹 100 g,女贞子 200 g,赤芍 200 g,白芍 200 g,丹参 200 g,川芎 100 g,大枣 50 枚,葛根 200 g,升麻 50 g,柴胡 50 g,砂仁 60 g,陈皮 60 g,山楂 200 g,炙甘草 100 g。

浓煎 3 次取汁,取汁用阿胶 400 g 烊化收膏,每日早晚各服 1 食匙,温开水冲服。

嘱忌生冷,发热感冒时停服。

随访:4 个月后血压已升为 100~90/60~50 mmHg,无头晕、畏寒肢冷,精神见好。

【按语】 慢性低血压多为先天不足,后天失养,劳倦伤正,久病失治误治而导致虚损。该患者人流术后出血过多而致低血压,故久病虚损为本患者症结所在,故予大剂益气养血升阳之品,醒脾理气通络药为辅,补中寓通而得效。

(八) 更年期综合征

黄某,女,48 岁。2006 年 10 月 20 日初诊。

半年来,患者经来量少,时而衍期,头晕头痛,胸胁闷胀,心烦,难以入睡,时而烘热汗出,口渴,身乏无力,经前尤甚,饮食二便正常,舌质暗红,苔薄脉弦细稍数。证属冲任不足,气阴亏损,相火偏旺,心神不安,肝失条达,气机不畅。治拟益肾安冲,宁心神,补气阴,清虚热,通经脉。

处方:生地黄 120 g,熟地黄 120 g,白芍 100 g,女贞子 100 g,墨旱莲 100 g,生山药 130 g,玄参 100 g,仙茅 100 g,淫羊藿 120 g,知母 100 g,黄柏 100 g,太子参 130 g,黄精 130 g,首乌藤 130 g,酸枣仁 100 g,合欢花 100 g,合欢皮 100 g,浮小麦 200 g,五味子 50 g,当归 100 g,牡丹皮 100 g,川芎 60 g,天麻 100 g,菊花 60 g,紫苏梗 100 g,炒枳壳 60 g,炒谷芽 130 g,炒麦芽 130 g。

上药浓煎 3 次取汁,以阿胶 300 g、鹿角胶 100 g、冰糖 500 g 烊化收膏,每日早晚 1 食匙,温开水冲服,饮食清淡,忌辛辣。

随访:2 个月后复诊,诉精神见好,心烦、头痛、汗出明显见减。嘱上膏方再服 1 料调治。

【按语】 妇女更年期综合征和中医学的脏躁、百合病相似,此病以肾虚肝旺最为多见,本案例取用知柏地黄汤合二仙汤为主,又伍以天麻、菊花养肝平肝息风,玄参、酸枣仁、首乌藤、五味子等宁心安神敛汗,紫苏梗、炒枳壳调畅气机。诸药合力而取效。

(九) 慢性前列腺炎

蔡某,男,63 岁。2006 年 12 月 1 日初诊。

1 年前胃溃疡、胃大部切除术后 1 月余,突然尿血,经膀胱镜、前列腺液常规等检查确诊为"慢性前列腺炎",经治后,已无尿血,但腰酸困,小便频数,排尿无力,尿后余沥不尽,神疲乏力,畏寒肢冷,纳少,食后时有胃胀不适,舌体胖大,苔薄,脉细弱。乃病久术后,脾肾两虚,气阳虚损,不能化水,运化无力,升清降浊失职。取补中益气合济生肾气丸加减。

处方:黄芪 130 g,党参 100 g,炒白术 100 g,茯苓 130 g,升麻 50 g,柴胡 50 g,桂枝 100 g,肉桂 60 g,炮附子 60 g,熟地黄 100 g,山药 130 g,紫苏梗 100 g,制香附 100 g,陈皮 60 g,砂仁 50 g,山茱萸 100 g,仙茅 100 g,牛膝 100 g,枸杞子 130 g,杜仲 100 g,菟丝子 130 g,补骨脂 130 g,乌药 100 g,泽泻 100 g,车前子 100 g,当归 100 g,鸡血藤 100 g。

上药浓煎 3 次取汁,以阿胶 300 g、鹿角胶 100 g、冰糖 500 g,烊化收膏,每日早晚 1 食匙,温开水冲服,嘱忌生冷、辛辣,饮食宜清淡。

随访:3 个月后复诊,精神佳,纳食增,已无腰酸困,排尿畅通,夜尿仅 1~2 次,要求再续配膏方。

【按语】 胃溃疡、胃大部切除术后,患慢性前列腺炎,证属脾肾阳虚,取济生肾气丸合补中益气丸加减,温补脾肾,化气行水,养血通络法治之,脾肾双补、补中寓运而获益。

（十）慢性支气管炎

沈某,男,65 岁。2007 年 7 月 30 日初诊。

咳喘反复发作,病起于 5 年前冬天受凉后,发热多日,咳嗽、黏痰、胸闷、气喘,经中西药治疗近半个月而愈,当不慎受凉,尤以冬季咳喘反复发作,病延 5 年余。现时有咳嗽气喘不甚,然畏寒肢冷,腰膝酸软,纳食欠佳,动则气促,咯少许清痰,舌质暗淡,舌体胖大,苔薄滑,脉细弱。本病初病在肺,久病及脾入肾,取补肺健脾益肾佐以祛痰活血通络法。

处方:红人参(另煎后入)100 g,苍术、白术各 100 g,茯苓 130 g,炙甘草 60 g,干姜 60 g,法半夏 100 g,白芥子 100 g,远志 100 g,厚朴 100 g,陈皮 60 g,桔梗 60 g,炒枳壳 60 g,制附子 100 g,桂枝 100 g,淫羊藿 130 g,补骨脂 130 g,胡桃肉 150 g,熟地黄 100 g,山茱萸 100 g,山药 130 g,五味子 60 g,沉香 50 g(另入),地龙 100 g,当归 100 g,丹参 100 g,郁金 100 g,山楂 130 g。

煎浓汁 3 次取汁,兑入红人参浓汁、紫河车粉 100 g、沉香粉 50 g、胡桃肉 150 g,取鹿角胶 100 g、阿胶 300 g 冰糖,烊化收膏,每日 2 次,每次 1 匙冲服。

嘱忌生冷,饮食宜清淡,发热咳喘痰多时忌服。

随访:服膏方 3 个月来,纳食转佳,咳喘均未见加重,嘱膏方再配制一料原法服用。

【按语】　本病急性发作时重在祛邪利肺,缓解期重在补肾纳气。服用膏方,取冬病夏治之法调治,治则为扶正祛邪,扶正要补肺健脾益肾,尤以补肾为大法,祛邪当痰瘀同治,豁痰逐湿,活血化瘀,而收剿抚兼施之功。

第五节　药 酒 的 配 制

药酒历史悠久,古代药酒的方剂散见于各种医学著作中,有补益调养、保健益寿或防治疾病的疗效。为使药酒服用达到预期疗效,沈师认为,药酒的配制和服用方法甚为重要,以下几点应予注意。

（1）选用药材尽量避免使用草本或矿物质类,因为草本药材质地疏松,要过多吸取浸泡的酒量,当必须取花蕊或草本药材时,可先浓煎后再兑入。而矿物质类药材有效成分不易浸出。

（2）选配药酒的药材要品质优,而且药味不能太多,一般 3～4 味,至多不超过 5～6 味,取其药效专一。

（3）浸泡药材,尽量切碎,越小越好,便于浸出有效成分。

（4）如取药材直接浸泡,一般溶质和溶剂之比为 1∶10 左右,如不影响口感,为了提高功效且按国际规定配制,溶质药材量加大 1 倍以上也可。浸泡时间应 2 周以上。

（5）一般浸泡所用的酒都为 50°左右,药酒服用剂量和方法,有的方书记载"随性饮服,不使致醉为妙",此提法欠妥。服用量应按配制的药品性味和酒的浓度、患者的体质而定。当体质尚可,平时尚能饮用白酒 100 mL 左右而无不适者,可每次 30 mL。如酒量不大,则可先饮用 10～15 mL,1 周后逐渐加大量。一般每日 1 次,晚间饮用为好。

（6）饮用药酒治病,疗程可数月至半年,健身保健药酒可多年饮用。

心脑血管病常用药酒配方举隅:

1. 心血管病

［药物组成］　生晒参 30 g,三七粉 10 g,当归 20 g,瓜蒌 30 g,薤白 30 g,葛根 30 g。

［功效］ 益气养血,宁心通脉。

［配制方法］ 取白酒 1 500 mL,浸泡上药 3 周后取用。

［用量］ 每晚 1 次,每次 30 mL。

2. 脑血管病

［药物组成］ 生晒参 30 g,三七粉 10 g,川芎 20 g,枸杞子 20 g,肉苁蓉 20 g。

［功效］ 益气养血,健脑通脉。

［配制方法］ 取白酒 1 500 mL,浸泡上药 3 周后取用。

［用量］ 每晚 1 次,每次 30 mL。

第六节　开发中药新制剂刍议

中国是世界上少数几个"生物多样性国家"之一,不仅拥有全球物种总数的 10%～14%,而且由于悠久的历史和众多的民族培育了丰富的栽培植物和家养动物品种。作为自然资源中的一部分——中药资源,主要由药用植物、药用动物和药用矿物构成。《中华本草》记载的中药总数有 8 980 种,而《中医方剂大辞典》记载的历代有方名的方剂更达 96 592 首。

沈师认为,21 世纪的今天,具有我国传统文化特色和独特优势的中药,正面临着前所未有的发展机遇和挑战。一方面,随着社会的发展,人类疾病谱已悄然发生改变,医疗模式已由单纯的疾病治疗转变为预防、保健、治疗、康复相结合的模式。另一方面,生存环境的不断恶化,人类"回归自然"的呼声越来越高,使得传统中医药备受青睐。我们的独特优势除了拥有丰富的中药资源,更在于中医药历经几千年的实践与积累,形成了较为完整的理论体系,并有汗牛充栋的文献记载,这些正是我们发现和开发中药新药的源泉。人们对于中药新药开发的原则与要求认识同中有异,沈师对开发中药新药有自己的独特见解。

一、研究开发中药新药的理论原则

(一)中药新药开发当多取复方

中药复方主体内涵主要是指由两味或两味以上的药物组成、具有相对规定性的加工和使用方法、针对相对确定的病证而设、讲究七情和合及君臣佐使的方剂。中药复方数量巨大、历史悠久,现代使用的中药复方有四种类型:一种是定型的传统方,主要以成药形式在使用,数量不是很多;一种是经过变化的传统方,由临床医师在定型传统方的基础上进行加减变化而成,大多以汤剂的形式在使用;第三种是临床医师依据个人临床经验的自拟方和具体医院或科室的协定方,这一类型有汤剂,也有制成胶囊等现代剂型;第四类是现代开发生产的新型中药。

沈师认为,中药复方应该是中药新药开发的主要依据,现行的药品审批法规将新开发的中药新药分为五类,中药复方被列为其中的第三类。以中药复方为基础开发的中药新品种,相对于一类、二类新药而言,符合中医药学的传统理论,具备传统中药的主要特征,相对于四类、五类新药而言,又是全新的产品,是真正意义上的新药。因此,以中药复方为基础进行中药新品种的开发研制,应该是中药现代化的主要途径之一。

(二)临床疗效确切和安全是中药新药制剂开发的前提

中医药学是经过几千年反复临床实践经验的积累,并由此而形成独特的理论体系。实践经验虽然先于理论,但理论又成为再实践的依据。沈师认为,中医的自身理论必须遵循,临床实践经验也不可轻弃,应该意识到人体实验比动物实验更加可靠可信。回顾传统的中药研究程序,实际是以临床疗效为基础,成为制剂后,再经实践检验,最终应用于临床。中药新药来源于中医理论指导下的临床实践,历史悠久的中医学积累了大量宝贵经验,古方、验方通常是千百年来临床经验的总结,许多方剂疗效确切,为研制优质新药提供了极为有利的条件。中药新药组方应该是经人体反复验证产生、来自临床实践的有效方药,以经得起重复的临床疗效为根本。对药物疗效的鉴定是新药开发工作中最基础、最重要的工作,标志着新药选题起点的高低。

(三) 中药新制剂的研制必须以中医辨证论治理论为指导

中药是指在中医理论指导下的用药体系,中成药的开发从制剂到产品整个过程都贯穿着中医辨证论治的诊疗原则。沈师认为,中医药学理论是指导临床应用中药治疗疾病的依据,对中药新药的研制,必须遵循中医辨证论治的诊疗原则,根据组方的君臣佐使、中药的性味归经、升降浮沉、七情和合、配伍宜忌、炮制加工、制剂工艺等理论知识和制药技术,重视药物对机体的整体反应,辨证论治,讲究配伍用药以发挥其减毒增效、扬长避短的作用,才能切合中医临床应用的需要。但纵观现在申报的临床研究资料,与研制的方药貌合神离,有的为医理与方药的脱节;有的为中药药理与方药的脱节。其原因是所订方药缺少理论上的高度认识;制方既不是真正源于理论,也缺乏成熟的临床经验总结,以致组方配药很难体现医理药理的统一性。因而,君臣佐使的排列,七情和合的配伍,脏腑归经的关系,寒热补泻的协调,何能言之有理,持之有据! 故应注意克服这种脱离中医辨证论治理论体系研制中药新药的倾向。沈师正是以中医辨证论治理论为指导研制了系列脉通片(平肝脉通片、化痰脉通片、补气脉通片),应用于临床多年,治疗脑卒中恢复期患者疗效甚佳即为例证。

复方是中医用药的主要形式,中药复方是以中医药理论为指导,以中医的藏象、病因病机、四诊八纲、治则治法和中药的四气五味、升降沉浮、归经等为基础,根据"君臣佐使"的原则,选择适当药物配伍而成,药味药量的增减可改变原有功能主治,一方可化裁为另一方以适应新的病情变化,具有鲜明的规律性,蕴含着深厚的中医药理论。沈师认为,复方中药的研究成果是各种中成药,中成药的缺点是不能加减,不便于辨证论治,一种药往往主治多种证甚至多种病,有违辨证论治的基本原理。如果研制开发系列中成药,每种病的每一中医证型都开发一种中成药,则更符合中医药理论。

(四) 应用现代科学技术,多学科配合研究中药制剂

沈师认为,中药新药的开发主要来源于临床经验方、古方、民间验方,在认真领悟所确立的有效方药前提下,与化学、药学、药效学等学科紧密配合研制而成。要达到现代药物研究和生产所需要的水平,在研究过程中需充分应用新的分离技术与分析仪器,用化学手段了解中药的物质基础,掌握其规律,探明其本质。尤其要加强中药复方的研究开发,从中医长期临床实践中总结出来的君、臣、佐、使的经验出发,探索和运用新的高科技手段,开发出既能发挥多靶点、多途径,同时又具有主次靶点明确、对抗与调节相结合的药物。因此,需要对有效复方所用药材的质量、有效成分、工艺、质量标准、药效、药理、毒理、给药方式和剂量、剂型等进行研究,利用多学科手段,开发出高效、优质、安全、稳定的"三效"(高效、速效、长效)、"三小"(剂量小、毒性小、副作用小)、"三便"(贮存、携带、服用方便)的新型中药制剂。

总结多年来研究开发中药新药的历程,沈师认为,21 世纪的生命科学将成为医药科学发展的带头学科,由于化学合成物的毒副作用,以及其昂贵而耗时长久的新药开发,人们越来越重视天然药物,强调养生保健,这给我国的新药研究开发提供了极好的机遇和发展空间,在传统中医药理论指导下进行中药开发,是继承中医药几千年宝贵的临床经验,将继承与发展密切结合,使我们的研究成果与中医药的伟

大历史一脉相承，必将加速中医药的现代化进程。

二、研究开发中药新制剂成果

沈师带领其学术继承人在数十年的医疗实践过程中，研制开发出新塔花胶囊、心痛宁加味方、西红花康复液、宁心通痹胶囊、系列脉通片等多种特色中药民族药新制剂。

（一）应用传统中草药结合新疆少数民族药材资源，组成天然药物复方制剂

新塔花胶囊是沈师应用新疆民族药唇形科植物新塔花的茎、枝、花、叶研制而成的纯中药制剂，用于治疗稳定型心绞痛。中医认为稳定型心绞痛属胸痹范畴，乃由气虚气机不利、痰瘀阻闭所致。新塔花具有芳香通脉、行气止痛、活血化瘀、益气除痰、安神定志之功，对稳定型心绞痛具有通畅气机、祛瘀除痰、通畅血脉、气血双调的作用。药物化学分析亦表明，新塔花含有治疗心肌缺血的黄酮类成分，能提高超氧化物歧化酶、谷胱甘肽酶的活性，降低丙二醛含量，消除引起细胞损伤衰老的氧自由基，使缺血缺氧、受损心肌细胞恢复。动物实验说明，此药可使实验家兔的冠状动脉流量增加，心肌收缩幅度增加，收缩力增强，脉搏减慢。同时，对实验小鼠心肌、肝、肾中琥珀酸脱氢酶、乳酸脱氢酶、α-酮戊二酸及细胞色素氧化酶活性增加，细胞能量增加，而起到保护与治疗心肌缺血引起心肌细胞与其他细胞损伤的作用。又经临床应用证明，本药无明显毒副作用，对肝肾功能均无损害。临床疗效观察显示，对缓解心绞痛症状疗效总有效率为81.1%，心电图改善的疗效总有效率为64.9%，均显著高于对照组川芎嗪胶囊（总有效率分别为70%、20%）。

心痛宁加味方是沈师根据"痰瘀同治"的治疗原则，在心痛宁方（全瓜蒌、薤白、当归、丹参、红花、川芎、厚朴、桔梗）基础上配伍新疆民族药中化痰通络之品新塔花、阿里红而组方。临床应用疗效显示，心痛宁加味方能有效地减少患者心绞痛发作次数，使发作持续时间缩短，心绞痛程度减轻，患者活动耐量增加，且心痛宁加味方能较好地改善心电图心肌缺血状况，进一步证实其良好的抗心肌缺血作用。药理实验显示，心痛宁加味方可明显提高大鼠急性心肌缺血时一氧化氮（NO）水平，降低内皮素（ET）水平，调节两者的平衡。与复方丹参片对照组相比，心痛宁加味方治疗组可较快地降低心电图 ST 段的抬高程度，其大、中、小剂量三组均能不同程度地降低冠状动脉结扎后大鼠急性心肌缺血时心律失常的严重程度，有效缩小心肌梗死范围。临床观察亦表明：心痛宁加味方对冠心病心绞痛痰瘀互结型患者治疗后，在改善患者心绞痛症状和心电图心肌缺血状况的同时，能显著升高血浆 NO 水平，降低血浆 ET 水平，且均优于复方丹参片对照组。表明心痛宁加味方对内源性血管活性物质和心肌保护物质的代谢起积极调节作用，能有效抑制 ET 分泌，促进 NO 的合成和释放，显示在心肌缺血状态下心痛宁加味方对血管内皮损伤起良好保护、修复作用。提示血管内皮保护效应是该方抗心肌缺血重要机制之一。

（二）依据中医药传统理论，结合现代病因病理认识及中药药效学研究成果，组成现代中药复方制剂

西红花康复液由沈师与新疆药检所民族药学专家刘勇民主任药师共同研制，获新药准字文号投放，市场效益甚好。西红花康复液以西红花（又称番红花、藏红花）和新疆维吾尔医常用的新塔花为主药，辅以枸杞子、肉苁蓉、甘草等新疆地道名贵药材，采用科学方法提炼精制而成的纯天然中药及民族药口服液制剂。西红花康复液中西红花味甘性寒，入心、肝两经，和一般活血类花区别是化瘀通络力量强并有养血、凉血、解毒之功。西红花含番红花苷、番红花苦苷、原番红花素及维生素 B_2 等，实验报道具有利胆、降低胆固醇、降压和延长小鼠动情周期作用。新塔花为新疆当地民族药，维吾尔医称此药为序则，已载入新疆地方药材标准，含挥发油、黄酮类、生物碱及氨基酸、维生素 C 等，味甘辛凉具有强心利尿、清

热解毒功效,临床报道治疗心悸、失眠、高血压病有一定的功效。牡丹皮,入心、肝、肾经,具有清热凉血、活血化瘀功效,含牡丹酚、牡丹酚苷、牡丹酚原苷等,具有镇静镇痛、抗菌降压作用。枸杞子归肝、肾、肺经,具有滋补肝肾、明目润肺的作用,含甜菜碱、胡萝卜素、玉蜀黍黄素烟酸、维生素 B_1、维生素 B_2、维生素 C 及钙、磷、铁、β-谷巢醇等,具有增强特异免疫功能、降血脂、保肝、抗脂肪肝、降血糖和抗凝血活血作用。肉苁蓉归肾、大肠经,温肾壮阳、润肠通便、补益精血。该药含列当素、海胆苷、微量生物碱苷类、有机磷类物质,具有性激素样作用,并有降压和增强免疫功能以及增智益脑作用。甘草性味甘平,归心、肺、脾胃经,具有补脾益气、润肺止咳、清热解毒、调和诸药作用,主要含有甘草次酸、甘草黄酮,对多种药物和毒素有解毒作用,并具有肾上腺皮质激素样作用。临床观察显示,西红花康复液对冠心病、脑血管病、产后病、老年虚证等多种病症平均显效率为 67.36%,平均总有效率为 96.96%,还能有效调整全身功能状态,消除或减轻神疲乏力、心悸、胸闷、失眠多梦、纳呆食少、腰膝酸软、自汗头晕、肢冷畏寒等虚证症状。药效学实验结果显示:西红花康复液使小鼠血清溶血素增多,可提高小鼠脾空斑形成细胞的溶血能力,促进人外周血 T 淋巴细胞的增殖,提高绵羊血红细胞(SRBC)诱导的小鼠迟发型超敏反应,延长小鼠的游泳时间,对正常或去势雄性小鼠可促进腺器官生长,使离体大鼠心脏收缩力显著增强,心率减慢,提高小鼠常压下耐缺氧能力,对静脉注射脑垂体后叶素所致大鼠缺血心肌有保护作用,使小鼠心、肝、脑组织 SOD 活性增强,MDA 含量减少,20 mL/kg 明显降低血黏度和红细胞压积。各项试验结果表明,西红花康复液具有提高机体细胞免疫和体液免疫功能,并有抗疲劳、耐缺氧、抗自由基和壮阳,提高性功能作用,还可抗心肌缺氧、降低血黏度、增强心肌收缩力作用。

宁心通痹胶囊(瓜蒌、薤白、阿里红、丹参、红花、川芎、延胡索、新塔花、桔梗)按"百病兼痰""百病兼瘀""痰瘀同源""痰瘀同治"之说立方,由沈师及我院药剂科主任聂继红共同研制而成。瓜蒌、薤白、桔梗宣痹祛痰,辛开行滞;红花、丹参、川芎、延胡索活血祛瘀通络;维吾尔药阿里红祛痰为主而有通络之效;新塔花强心利尿通络。诸药相伍而获瘀祛痰化、宣痹通络、宁心止痛之效。经药效学实验结果提示,宁心通痹胶囊药理作用特点为:① 增加冠状动脉流量。宁心通痹胶囊能增加麻醉犬冠状动脉血流量,能不同程度升高麻醉犬左心室收缩压和左心室终末舒张压,能升高左心室内压最大上升速率。说明对心脏供血有较好的改善作用。② 抗心肌缺血作用。宁心通痹胶囊对心肌缺血犬的心电图有改善作用,能显著升高心肌缺血犬的冠状动脉血流量和心输出量,改善心肌的供血情况和全身供血,能不同程度地改善心肌缺血犬的心肌酶学指标,对大鼠体外血管有舒张的作用,从而缓解心肌缺血引发的心绞痛症状。③ 改善微循环作用。宁心通痹胶囊能明显拮抗盐酸肾上腺素引起的小鼠耳郭细动脉收缩,可扩张微血管,改善微循环,具有改善小鼠耳郭微血管血液流态的作用。④ 改善血液流变学、抗血栓形成。宁心通痹胶囊能降低血瘀模型大鼠的全血黏度和血浆黏度、红细胞沉降率、大鼠的血小板聚集率,延长大鼠的凝血时间,可见宁心通痹胶囊有改善血瘀大鼠血液流变学的作用,具有活血化瘀、抗血栓形成的功效,对改善心肌缺血有积极作用。可见宁心通痹胶囊能改善心肌的供血状况,改善缺血心肌的酶学指标,降低心肌梗死范围,舒张动脉血管,改善微循环,降低血液黏度,减少血栓形成。具有活血化瘀、治疗心肌缺血的作用。对冠心病、心绞痛或心肌梗死的治疗具有显著的效果。

(三) 依据中医药理论与临床辨治用药经验组成系列中药复方制剂

沈师据痰瘀同治法研制出平肝脉通片、化痰脉通片、补气脉通片等系列中药复方制剂,应用于临床 40 余年疗效显著。

(1) 补气脉通片:由黄芪、当归、红花、川芎、水蛭、地龙、茯苓、半夏、橘红、牛膝、桑寄生、续断等组成,具有益气健脾、化痰通络之功效,主治气虚血瘀、痰阻脉络之中风病恢复期。方中重用黄芪,取其大补脾胃之元气,使气旺以促运化和血行为君药;配以当归、红花、川芎、地龙、水蛭养血祛瘀,茯苓、半夏健脾燥湿化痰为臣药;牛膝、桑寄生、续断活血通络壮筋骨,橘红化痰行气,均为佐使药。诸药合用,使气旺健运,血脉畅通。

(2)化痰脉通片:由天麻、半夏、白术、僵蚕、橘红、石菖蒲、胆南星、远志、浙贝母、水蛭、地龙、郁金等组成,具有燥湿化痰、息风通络之功效,主治风痰瘀血痹阻脉络的中风患者;方中半夏燥湿化痰,僵蚕、天麻息风化痰为君药;以白术健脾燥湿,水蛭散结通络,血行助痰化为臣药;橘红、石菖蒲、胆南星、远志为各类祛痰药,痰瘀同治,痰化血脉通畅,地龙活血利湿,郁金行气通络。诸药合治达到痰化瘀除风平之效。

(3)平肝脉通片:由天麻、钩藤、石决明、水蛭、地龙、夏枯草、栀子、天竺黄、胆南星、浙贝母、郁金等组成,具有平肝息风、清热化痰通络之功,主治肝阳风动、痰热瘀阻的中风病患者。关于研制的系列脉通片(平肝脉通片、化痰脉通片、补气脉通片)治疗脑卒中已 30 余年,疗效甚好,其临床研究资料在本书有关章节已有论述。

总结多年来研究开发中药新药的历程,沈师认为,21 世纪的生命科学将成为医药科学发展的带头学科,由于化学合成药物的毒副作用,人们越来越重视天然药物来治病、养生、保健,这给我国的中药新制剂研究开发提供了极好的机遇和发展空间,我们要在传统中医药理论指导下进行中药开发,继承中医药几千年宝贵的临床经验,将继承与发展密切结合,使我们的研究成果与中医药的伟大历史一脉相承,这样必将加速中医药的现代化进程。

第四章

证 治 挈 要

第一节　心血管疾病

一、冠心病心绞痛

（一）疾病简介

冠心病心绞痛是冠状动脉粥样硬化导致冠状动脉弹性减弱、管腔狭窄，影响冠状动脉供血，引起心肌缺血缺氧的临床综合征，可表现为胸痛、胸闷塞、心悸等症状。根据其临床特点，属于中医胸痹、心痛、厥心痛、心悸等范畴。

本病的发生多与寒邪内侵，饮食不当，情志失调，年老体虚等因素有关。沈师总结多年在新疆地区诊治冠心病的临床经验，认为胸痹心痛主要病机为痰瘀交阻于心胸，窒塞阳气，络脉阻滞，酿成是证。临床亦多见胸闷痛或掣痛，伴有胸闷痞满、泛恶纳呆、身困乏力等症，舌质可见暗红、青紫、红绛，舌体胖大，边有齿痕，苔多见白腻、黄腻、滑腻等，脉可见迟脉、沉脉、涩脉、弦滑或脉结代等血瘀与痰浊交阻之表现。究其病因与新疆地区所特有的地域、环境、民族风俗习惯相关：一是新疆地处祖国西部边陲，气候寒冷干燥，加之患胸痹心痛之人多见素体阳虚，胸阳不振，使阴寒之邪乘虚而入，寒凝气滞，胸阳不展，血行不畅，而发本病；二是本地区居民多喜食肥甘厚味、煎炸炙煿之品，日久损伤脾胃，使运化失司，聚湿成痰，上犯心胸清旷之区，清阳不展，气机不畅，心脉痹阻，遂成本病，或气虚脾运呆滞，痰浊内生，血瘀脉络不畅，气血失和，痰浊久留，痰瘀交阻，亦成本病。另外本病多发于中年之上，年过半百，肾气渐衰，肾阳虚衰则不能鼓动五脏之阳，引起心气不足或心阳不振，血脉失于温煦，鼓动无力而痹阻不通；或年老脾气渐虚，运化失司，津液不得输布，聚而为痰，痰瘀交阻，气血不畅；若肾阴亏虚，不能滋养五脏之阴，可使心阴内耗，心阴亏虚，脉道失润而致心火偏旺，灼津成痰，痰浊痹阻心脉发为胸痹心痛。胸痹心痛为本虚标实之证，标实突出地表现为痰浊和血瘀，而痰浊与血瘀互为因果，痰浊阻滞可使血滞为瘀，若瘀血停积、阻滞脉道，乃使津液难行，聚为痰浊。因此，在治疗胸痹心痛时应注意使经隧通达，气血流通，宜取痰瘀同治之法，按"百病兼瘀""百病兼痰""痰瘀同源"的原则分别进行治疗。

基于中医和西医在病因病理方面都认为冠心病的发生是由于"不通则痛"，沈师取用辨病与辨证相结合的方法，以"通则不痛"为治疗原则，探索出治疗冠心病心绞痛的主方心痛宁方，功效宣痹活血、化痰通络,使气血通畅,胸痛得解。心痛宁方于 20 世纪 80 年代中期登载在《全国名医名方》一书中,1997 年转载于《中国中医药报》。

(二) 临证经验

心痛宁方

[组成] 当归 15 g,丹参 15 g,红花 10 g,川芎 10 g,瓜蒌 15 g,薤白 10 g,延胡索 10 g,厚朴 10 g,桔梗 10 g。

[功效] 活血祛痰,宁心止痛。

[主治] 气血瘀滞,痰瘀交阻,虚实夹杂之冠心病心绞痛。

[方解] 当归辛甘温,养血活络止痛;丹参苦微寒,活血祛瘀通脉;川芎、红花辛温,活血行气止痛;延胡索辛温,理气通络止痛;瓜蒌甘寒,利气化痰,散结宽胸;薤白辛甘温,辛开行滞,甘泄痰浊,温通心阳;厚朴苦辛温,行气祛瘀,宽胸消结;桔梗苦辛平,祛痰并能载药上行。诸药配合,可使瘀祛痰消,脉络通畅,疼痛自止。

[加减] 临证运用心痛宁方治疗胸痹心痛时,首先应辨清病证的标本缓急,按痰浊与血瘀程度的孰轻孰重、证情寒热虚实的不同表现进行加减。痰热偏重者可重用瓜蒌,加竹茹、郁金、炒栀子;痰湿偏重者加桂枝、法半夏、石菖蒲、远志等;血瘀偏重时加生蒲黄、炒五灵脂、乳香等。当心痛胸闷诸症缓解时则应兼顾本虚之证扶正祛邪,气虚者加黄芪、太子参、炒白术、茯苓,阴血虚者加生地黄、沙参、玄参、牡丹皮、赤芍、郁金,阴虚甚则去厚朴、川芎、薤白等。

现代药理研究认为,祛瘀药具有扩张血管、改善心脏供血的功能,可以增加冠状动脉血流量,改善微循环,使血液浓、黏、聚的状态减轻或恢复正常。方中部分化痰药具有镇静、降脂、抗凝的功效。

(三) 验案举隅

案一 刘某,男,56 岁。2011 年 12 月 6 日初诊。

初诊 患者有高血压病史 10 余年,服用尼群地平片降压治疗,血压尚平稳。近 3 年来当劳累或气候寒凉时,心前区时有闷痛或刺痛发作,经外院心电图、运动平板等检查诊断为冠心病劳力型心绞痛,间断服用复方丹参片治疗,疼痛发作较重时服用硝酸甘油片可缓解。近 1 周来因工作劳累,日夜加班,睡眠欠佳,每日心前区疼痛频繁发作 1～2 次,故前来就诊。症见:心前区憋闷疼痛,伴气短乏力,纳食少,睡眠不实,大便略干,两日一行。查体:血压 130/80 mmHg,舌质暗红,苔白较厚腻,脉弦细。血脂:总胆固醇 6.8 mmol/L,三酰甘油 3.6 mmol/L,低密度脂蛋白 4.2 mmol/L;心电图示:窦性心律,左心室肥大,广泛前壁心肌缺血。中医诊断:胸痹(痰瘀互结,痹阻心脉);风眩(痰瘀互结,痹阻心脉)。西医诊断:冠心病,劳力型心绞痛;高血压病 3 级(极高危组)。治以活血祛瘀,化痰通络。方选心痛宁方加减。

处方:当归 13 g,丹参 13 g,红花 10 g,川芎 10 g,桃仁 13 g,全瓜蒌 15 g,薤白 10 g,桔梗 10 g,延胡索 10 g,郁金 10 g,山楂 15 g。

7 剂,水煎服,每日 1 剂。

并嘱患者尼群地平片降压药继续服用,注意休息。

二诊 心痛胸闷已减,纳食已增,大便稍软,一日一行,睡眠转佳,但身乏口渴,脉弦细,苔已转薄腻,舌暗红,稍欠津。

处方:原方加太子参 13 g、葛根 15 g。7 剂,水煎服,每日 1 剂。

三诊 心痛未再发作,口渴诸症均改善,但偶有胸闷气短,苔薄,舌暗淡。

处方:上方去桃仁,加黄芪 13 g、鸡血藤 15 g,加大益气养血通络之力度,巩固调治。1 个月后复查血脂：总胆固醇 5.8 mmol/L，三酰甘油 1.7 mmol/L，心电图改善不明显。

【按语】 本病例为痰瘀互阻、壅塞胸中之胸痹，患者年老体弱，近日过度劳累，《内经》谓"心痹者，脉不通"。张仲景对本病辨治颇重痰浊，从瓜蒌薤白白酒汤、瓜蒌薤白半夏汤等组方中可以看出，痰浊之生，可由瘀血内停，津液涩渗，停而不去所致。《血证论》谓"血积既久，也能化为痰水"。为此沈师初诊时取痰瘀同治法之心痛宁方治之。经治后痰消瘀渐除，复诊时注意标本兼治，加大益气养血通络之力度巩固调治，心痛未见频繁发作，血脂恢复正常，而收效。

案二 吴某，男，61 岁。2012 年 11 月 8 日初诊。

初诊 患者 6 年来反复发作胸闷、心痛、心悸，心电图正常，后经运动平板实验和心脏超声等检查确诊为冠心病（劳力型心绞痛）。长期服用阿司匹林肠溶片、复方丹参片、酒石酸美托洛尔片，心痛发作明显减轻，但劳累时心前区时有隐痛，前来诊治。现症：劳累时心悸，睡眠不实，心前区隐痛，头晕，身乏，气短，喜叹息，口渴喜饮，大便干燥，纳食佳，舌质暗红欠津，苔薄腻而燥，脉细弱稍数。测血压 120/60 mmHg。心电图示：窦性心律，ST-T 异常。中医诊断：胸痹（气阴亏虚，心脉痹阻）。西医诊断：冠心病，劳力型心绞痛。治拟益气养阴，宁心通络。

处方：当归 15 g，丹参 13 g，红花 10 g，川芎 10 g，太子参 13 g，葛根 15 g，生地黄 13 g，首乌藤 13 g，酸枣仁 10 g，柏子仁 13 g，桔梗 10 g，瓜蒌皮 13 g，炙甘草 10 g。

7 剂，水煎服，每日 1 剂。

二诊 口渴减轻，大便通顺，气短乏力诸症也减，心前区隐痛未作，脉细弱，苔薄已润，舌暗，效勿更法。

处方：原方加沙参 13 g、黄精 13 g，加大养阴之力度。7 剂，水煎服，每日 1 剂。上方加减调治 1 月余，诸症悉平，复查心电图：窦性心律，ST-T 未见异常。

【按语】 患者年逾花甲，病久气阴亏虚，心失所养，心脉痹阻，劳累时而致心悸气短、心前区隐痛，证见气阴两虚为主，故取心痛宁方去辛窜较温燥之薤白、厚朴、延胡索；加用郁金理气宽胸；葛根、生地黄养阴生津通络；太子参、炙甘草补养心气；首乌藤、酸枣仁、柏子仁养心宁心，以定心悸。后期加大补益心阴之力度而加用沙参、黄精。治疗过程中注意"补中有通""通中寓补"。沈师认为本案例呈现证候以虚损为主，心痛不甚，故取用心痛宁方时温通之药适减，而加大补益之品来扶正固本，辨证选药得当而获显效。

案三 谭某，男，68 岁。2000 年 11 月 4 日初诊。

初诊 患者有冠心病史两年余，2 个月前因反复出现心绞痛在外院住院治疗，住院期间行冠状动脉造影提示多支冠状动脉血管病变，建议行冠状动脉旁路移植术治疗，但患者不同意手术，故带药出院。出院后近 1 周来反复心前区疼痛，向左肩背放射，每次疼痛持续 5～10 分钟，含服硝酸甘油片可缓解，每因劳累、饱食等原因而诱发，遂前来我院就诊。现症：胸部憋闷疼痛频作，伴气短乏力，下肢困重，纳食少，夜寐欠佳，大便略干，两日一行。舌质暗红，舌苔薄黄腻，脉细。患者既往有高血压病史 4 年，有吸烟史 20 余年，已戒烟 15 年。血脂：总胆固醇 7.08 mmol/L，三酰甘油 1.44 mmol/L，低密度脂蛋白 4.48 mmol/L。心电图：窦性心律，广泛前壁心肌缺血。胸片：心影增大，主动脉迂曲。中医诊断：胸痹（痰瘀互阻，痹阻胸阳）。西医诊断：冠心病（不稳定型心绞痛）。治拟活血化瘀，化痰通络，理气止痛。方选心痛宁方加减。

处方：当归 15 g，丹参 15 g，红花 10 g，川芎 10 g，全瓜蒌 15 g，薤白 10 g，桔梗 10 g，远志 10 g，茯苓 10 g，延胡索 10 g，厚朴 10 g，桃仁 13 g，郁金 10 g，山楂 15 g。

7剂,水煎服,每日1剂。嘱卧床休息,保持大便通畅,半流饮食,调畅情志。

二诊 心痛、胸闷、气短有减,但伴头晕、乏力、汗出口干,大便稍软,日一行,舌质暗红,苔腻渐退,脉细。复诊辨治仍以宣通为主,佐以益气养阴,润燥化痰。

处方:原方加太子参15 g、葛根15 g、酸枣仁10 g,去厚朴、远志、山楂。7剂,水煎服,每日1剂。

三诊 患者诸症已宁,偶感胸闷,时有活动后气短乏困,纳食有味,二便畅调,舌暗红,苔薄白,脉细。视患者腻苔已去,标实证已减大半,故此诊辨治以扶正为主。

处方:前方中加黄芪15 g、白术15 g、首乌藤15 g以益气健脾,养血通络,去郁金,数剂调理,门诊随诊。

【按语】 本病例为典型痰瘀互阻、壅塞胸中之胸痹。沈师认为:依胸痹心痛之特点,治疗应辨清虚实,分清攻补时机,首诊以标实证为主,治则当以通为主,但攻邪要把握尺度,活血之中酌加养血通络之品,如当归,化痰之时要适度添加理气之品,如延胡索、厚朴等,正如古人曰"治痰不行气非其治也"。而二诊时患者主要表现为标实证已大减而本虚证为主,故方中酌加太子参、葛根等补益清润之品,配茯苓、郁金等健脾理气,用以扶正祛邪,达补脾养心、滋阴润脉之功效。该案例已近古稀之年,患者胸痛发作频繁,后住院治疗,近1个月调治,并注意休息、饮食得当而获显效。为此沈师认为:老年患者心绞痛发作频繁,适合手术治疗而又拒绝手术者,必须向患者告知除了注意生活调摄,必须坚持中西药长期调治,一旦疼痛剧烈,必当及时赴附近医院救治。

二、冠心病介入术后

(一)疾病简介

经皮冠状动脉介入干预(PCI)是治疗冠心病的重要方法之一,在临床中被广泛应用。但PCI术后仍面临诸多问题,最突出的问题是冠状动脉介入术后再狭窄。虽然近年来随着新一代药物洗脱支架及相关药物治疗的应用,降低了介入术后的再狭窄率,但再狭窄问题仍未彻底解决,造影发现其再狭窄发生率仍在5%~10%,在合并有糖尿病、弥漫性病变等危险因素时,再狭窄的发生率高达15%~20%,并且部分患者介入术后胸闷、胸痛等心绞痛症状仍持续存在。冠心病冠状动脉支架置入后,虽然短期内能有效地恢复狭窄闭塞部分的冠状动脉血流,但心肌组织再灌注获得血供的同时会引发再灌注损伤,以及远期因冠状动脉血管内皮过度增殖而造成支架内再狭窄的发生,部分患者仍有心绞痛症状频繁发作。为此,近年来诸多医家都在探索中医药有效防治PCI术后再狭窄等并发症的治疗思路与方法,沈师在多年临证中对此进行探索研究取得显著疗效,现总结整理如下。

中医认为冠心病多发生于中老年人,《内经》云:"年四十,而阴气自半也。"一般行PCI术的患者,病史较长,心痛症状反复发作,缠绵难愈,邪气久留,耗伤正气,从而使脏腑功能减退,气血俱虚,心脉失养,运血无力;瘀血内生,也可影响津液输布失调而成痰浊,痰瘀互结,瘀阻心脉,发作心痛。久病为虚,瘀阻痰浊也并非一时能除,取用PCI术施治,球囊支架瞬间的机械压力不仅挤压碎裂狭窄管腔内的斑块,同时也不同程度地损伤了血管的正常组织结构以及影响正常血管内皮的功能,导致脉内微血管破损,离经之血皆为"瘀"。沈师认为该种机械扩张迅速解决瘀滞的方法可看作所谓的破血通络法,而破血则又有耗气伤血之弊,会加重正气的虚损,可见PCI患者术后有时仍见心绞痛发作,甚至伴见心悸、气短、乏力等证候,可见这类患者术后仍虚,术后必留瘀。该病为本虚标实证,正气虚为其本,痰瘀互结为其标。

(二)临证经验

1. 中医药应在早期干预为佳 国内外医学研究认为,PCI术后导致血管损伤和内膜平滑肌细胞增生,一般在术后头 7 日为高峰。而且静止期的血管平滑肌细胞对药物的敏感性是生长迅速期细胞的 1/100～1/50。沈师强调冠心病 PCI 术后患者仍要注意对原发疾病常规西药治疗,又必须及早配用中药治疗,中药可改善虚损症状,又有活血通络功效,这样中西药联合应用防治再狭窄成效显著。

2. 养心通络汤的临床应用 沈师创制了具有益气养血、祛瘀化痰通络功效的治疗冠心病介入术后的养血通络汤。

［组方依据］ 冠心病的病机为虚实夹杂,气阴虚为其本,痰瘀互结为其标。由于 PCI 术后的患者,往往"术后仍有虚""术后必留瘀",故组方治疗应注意取用标本兼治的原则,需用益气养血、祛瘀化痰通络之法。

［组成］ 当归 10 g,丹参 10 g,红花 10 g,川芎 10 g,黄芪 13 g,葛根 10 g,生地黄 13 g,瓜蒌 13 g,薤白 10 g。

［方解］ 本方由三部分组成,当归、丹参、红花、川芎养血活血通络,黄芪、葛根、生地黄益气养阴,瓜蒌、薤白宣痹化痰活血通络。

［加减］ 气虚甚加党参、白术;气阳虚加桂枝、党参、白术,去生地黄;阴虚甚加黄精、麦冬、沙参、太子参;溏便纳差加炒白术、茯苓、砂仁、山楂,去生地黄、瓜蒌;血瘀作痛甚选加延胡索、乳香、九香虫、蒲黄、五灵脂;痰湿重选加石菖蒲、远志、茯苓,去生地黄、葛根;痰热偏重加郁金、炒栀子、天花粉,去薤白。

3. 补气脉通片防治 PCI 术后再狭窄 有的患者外出或术后服汤药有诸多不便,则可取用补气脉通片调治。

补气脉通片主要由黄芪、当归、红花、川芎、水蛭、地龙、茯苓、半夏等药物组成,具有益气养血、健脾化痰通络之功效,该片剂原用来治疗气虚血瘀、痰阻脉络之脑卒中和冠心病心绞痛,多年来,我们也用于治疗 PCI 术后的患者,因为该片剂中的主要药物具有益气强心、活血通络之功效,并有研究证实可抗凝,预防血栓形成和保护血管的内皮功能,从而能够有效地防止血管的再狭窄。

(1)黄芪:有补气活血、托毒生肌之功效,《珍珠囊》"黄芪,温肾……排脓止痛,活血生血,内托阴疽,为疮家之圣药"。研究显示黄芪能够促进损伤动脉内膜的修复,改善血液动力学,黄芪多糖对自由基造成的损伤有良好的保护作用。

(2)当归:补血活血、消肿止痛生肌之功效。《本草纲目》曰:"治头痛,心腹诸痛……排脓止痛,和血补血。"研究证实其有显著扩张冠状动脉,增加冠状动脉流量的作用,能抗心肌缺血,抗心律失常,并可不同程度抑制血管内膜增生,抑制血栓形成和降低血小板黏附,消除氧自由基。

(3)红花:有活血祛瘀止痛功效,治疗心腹瘀痛有效。《本草纲目》曰:"(红花)活血,润燥,止痛,散肿,通经。"研究显示红花有增加冠状动脉流量和心肌营养性血流量的作用,能抗心肌缺血,对心肌缺血再灌注损伤具有保护作用。

(4)川芎:本品温通辛散,既能温血又能行气,广泛用于血瘀气滞所致的胸胁腹诸痛证。《本草汇言》云:"上行头目,下调经水,中开郁结,血中气药……气善走窜,而无阴凝黏滞之态。"川芎嗪是川芎中含有的一种生物碱。川芎嗪可扩张冠状动脉,改善心肌缺氧,抑制血管平滑肌细胞增殖,保护血管内皮细胞,改善血流动力学,抗凝,降低血小板聚集和黏附,抑制自由基生成。

(5)水蛭:有破血逐瘀之功效。《神农本草经》"治恶血瘀血……利水道",水蛭破血逐瘀力强而不伤正。国外研究认为水蛭是迄今为止世界上最强的凝血酶特殊抑制剂,现代研究证实水蛭素对损伤的血管内膜增生有明显的减轻作用,可以显著抑制动脉平滑肌细胞的增殖作用,防止血管再狭窄。

(6)地龙:本制剂取用其和活血化瘀药配伍而具有通络止痛之功效。现代研究也表明,地龙可显著降低血小板聚集性、全血黏度、血浆黏度,增强红细胞膜的稳定性和红细胞变形性,从而改善血液循环。

(7)茯苓、半夏:两药具有健脾利湿祛痰之功效,与活血化瘀药相配伍可取得痰瘀同治之效。研究报道,茯苓又有一定延缓衰老作用,半夏具有降低三酰甘油和低密度脂蛋白的功效。

(三)验案举隅

案一 范某,男,63岁。2010年12月6日初诊。

初诊 患者心前区闷痛反复发作5年余,平素血压、血糖正常,血脂、血黏度增高,2010年11月3日经冠状动脉造影后放置支架两枚,术后常规服用扩冠、降脂、稳斑、抗血小板聚集等药物治疗月余,心前区偶有隐痛,胸闷、气短反复发作,畏寒肢冷,乏力,心悸,故前来就诊。查体:脉细弱,舌质暗淡,舌体胖大。血压120/60 mmHg。血脂:总胆固醇6.8 mmol/L。2010年11月3日冠状动脉造影报告:冠状动脉分布呈右侧冠状动脉优势型,左主干未见明显狭窄,前降支近段40%局限性狭窄,对角支未见明显狭窄,前降支前向血流TIMI 3级,回旋支近段未见明显狭窄,远端闭塞,钝缘支开口及近端弥漫性狭窄,最重90%,回旋支前向血流TIMI0级,右冠近段未见明显狭窄,中段30%局限性狭窄,远段未见明显狭窄,前向血流TIMI 3级,术中开通回旋支远段闭塞并置入支架1枚,于钝缘支近段狭窄处置入支架1枚。中医诊断:胸痹(气阳虚,心脉瘀阻)。西医诊断:冠心病,冠状动脉支架术后。治拟益气温阳,宁心通络。取养心通络汤加减治疗。

处方:黄芪13 g,桂枝10 g,炒白术10 g,瓜蒌13 g,薤白10 g,当归10 g,丹参10 g,红花10 g,川芎15 g,首乌藤13 g,枣仁10 g,炙甘草10 g。

7剂,水煎服,每日1剂,早晚饭后温服。

二诊 上方服后胸闷、气短明显减轻,心痛未作,苔薄,脉细弱,效勿更法。

处方:上方加鸡血藤13 g,14剂。

三诊 患者已无明显畏寒肢冷,也无胸闷痛发作,苔脉同前。

处方:原方去桂枝,加党参13 g、葛根15 g、陈皮10 g、炒枳壳10 g。14剂。

上方适作加减,较长时期调治,有时外出停用汤药,改服具有益气养血、健脾化痰通络之功效的补气脉通片。

经调治1年后,诸症悉平,总胆固醇降至5.6 mmol/L,复查冠状动脉造影未见新的冠状动脉分支狭窄,原报告右冠脉中段已未见30%局限性狭窄。

【按语】 本案患者证属气阳虚,心脉瘀阻,故取"养心通络汤",加桂枝、炒白术益气助阳健脾,首乌藤、酸枣仁、炙甘草养心通络。患者气阳虚为主,阴虚不甚去生地黄、葛根,后期已无阳虚之证,去桂枝,加党参、葛根增强益气养阴通络之力度;加陈皮、炒枳壳宽胸理气和胃,有时服汤药不便时改服补气脉通片调治,经治年余诸症悉平。冠状动脉造影报告显示:冠状动脉介入术后未见支架内再狭窄,原部分冠状动脉狭窄处复见通畅,此方药已应用于临床多年,只要辨证应用确切,疗效显著。

案二 张某,男,73岁。2013年9月20日初诊。

初诊 患者有高血压病史十余年,频发冠心病心绞痛,于2004年经冠状动脉造影后行冠状动脉支架术。术后坚持服用降血压药、辛伐他汀片、单硝酸异山梨酯缓释片、阿司匹林肠溶片等药物治疗,血压平稳,但心前区隐痛不适症状时有发作。1周前因骑车上坡劳累后出现胸闷、心前区隐痛,发作频繁,入我院诊治。查体:精神差,胸闷,气短,乏力,动则诸症加重,夜寐差,入睡困难,梦多,口渴,纳可,二便调。血压130/70 mmHg,心电图正常,舌质暗红,苔薄欠津,脉细弦。中医诊断:胸痹(气阴两虚,心脉瘀阻);眩晕(气阴两虚,心脉瘀阻)。西医诊断:冠心病,冠状动脉支架术后;高血压病3级(极高危组)。

治以养心通络为法,取沈师"养心通络方"。

处方:当归10g,丹参10g,红花10g,川芎10g,首乌藤13g,玄参13g,生地黄13g,太子参13g,瓜蒌皮13g,延胡索10g,郁金10g,陈皮10g,炒枳壳10g,络石藤10g。

7剂,水煎,每日1剂,早晚饭后温服。

二诊 服药后诸症减,心前区隐痛未作,时有口渴,胸闷,舌暗红,苔薄腻,脉细弦,效勿更法。

处方:原方去络石藤,加葛根15g,沙参13g。14剂。上法适作加减调治9月余,诸症悉平。

【按语】 本案虚损之证是气阴两虚而以阴虚为主,且兼有虚热之象,故养心通络方去黄芪、薤白,加用太子参、玄参、首乌藤、延胡索、郁金、陈皮、炒枳壳及络石藤以助宽胸理气、活血通络之效,服药7剂见显效,复诊时仍按原方加葛根、沙参养阴通络,经较长时期巩固,诸虚悉平。

(四)临床研究

沈宝藩名医工作室成员、老年病科赵翠霞主任医师等报告《养心通络汤联合西药治疗冠心病冠脉术后心绞痛46例》一文在2013年"第三届全国中西医结合心血管病中青年论坛"会议上进行交流,沈氏养心通络汤对冠心病冠状动脉术后心绞痛症状改善、治疗有效率达91.30%,心电图改善率达84.78%。

沈宝藩国医大师工作室成员、老年病科省格丽主任医师等2016年报道运用心绞痛量表(SAQ)、运动平板试验等评价沈氏养心通络汤干预130例气阴两虚、血瘀痰阻型慢性稳定型冠心病患者的生命质量,其中观察组65例、对照组65例。经治疗6个月,观察组采用沈氏养心通络汤联合西医常规治疗,患者的心绞痛发作次数、发作时间、发作程度明显减轻,有效改善了心绞痛患者的临床症状和生命质量。观察组患者治疗前后运动平板试验的各项参数比较显示,患者最大负荷量时心率、运动负荷量、平均运动时间、运动ST段压低值较治疗前有一定改善,观察组患者达到最大负荷量时心率、运动负荷量、代谢当量(METs)、平均运动时间、运动ST段压低值较对照组改善更显著。研究结果经修订后以《养心通络汤治疗气阴两虚、血瘀痰阻型慢性稳定性冠心病》发表于《世界中医药》2020年第15期第8卷。

沈宝藩国医大师工作室成员、心内科李超副主任医师等2018年进行的"沈氏养心通络汤预防冠心病介入术后再狭窄的随机对照试验"(国家中医药行业科研专项课题201407001-6A,已结题)研究报道,运用沈氏养心通络汤联合西药治疗冠心病PCI术后患者66例,其中中药组33例,对照组33例,经治疗12个月,中药组支架内再狭窄率3.03%,低于对照组的24.24%,差异有统计学意义($P<0.05$),中药组心绞痛疗效总有效率(87.88%)高于对照组(63.64%),中药组中医证候疗效总有效率(72.73%)高于对照组(36.36%)。研究结果以《沈氏养心通络汤治疗冠心病术后再狭窄的临床疗效观察》发表于《新疆中医药》2020年第38期第6卷。

三、心律失常

(一)疾病简介

心律失常是由心肌本身的病变或电解质紊乱、药物中毒、情志失常以及酗酒等众多原因引起心脏激动的起源部位、频率、节律、传导速度和激动次序等发生异常的临床综合征。心律失常一般常出现心悸的症状,严重时可发生血流动力学障碍,心输出量减少,导致血压降低、心肌缺血、心功能不全、心源性休克,也可影响脑、肾等脏器的血液灌注量,因此心律失常也常伴有胸闷、心痛、头晕、身乏等症状,严重时可发生晕厥、抽搐,甚至猝死。心律失常归属于中医心悸的范畴。

心律失常的病因众多,感受外邪、病邪侵袭涌动气血,心气被扰;饮食不节,内伤脾胃,痰浊内生,脾运失常,气血生化乏源;七情内伤,肝失疏泄,气滞血瘀,痹阻心脉;年老体弱多病,或劳倦日久,气血亏虚等导致心失所养而致心中悸动。

沈师认为本病的性质为本虚标实,本虚为脏腑气血亏虚,外邪(风寒湿热诸邪或温毒热邪)、痰浊、瘀血为标,心律失常的实证多见于风寒湿热或温毒内侵证、痰浊阻滞证、心脉瘀阻证,虚证为气阴两虚证、心脾两虚证、心肾阳衰证。沈师强调临证中还要注意病机的转化,也就是本虚标实的转化。如感受外邪致病的特点是发病急、病程短,此时以标实为主,如失治或误治,病程迁移日久,耗伤心之气血则可转化为本虚为主之证或虚实夹杂证。如原为气阴两虚以本虚为主证之心律失常,当复感外邪,导致肺失宣肃、水液代谢失常、气血失畅,可呈现痰瘀痹阻心脉诸症,而转化为虚实夹杂证。为此临证时必须辨虚实,当虚实夹杂应辨清虚实之程度,是本虚为主还是标实为重。虚证应辨清是气虚或阴血虚或气阴两虚为主,并要定位虚在何脏,是一脏虚损还是多脏虚损,辨实邪还应分清是单一邪实夹杂,还是多种实邪合并夹杂,方能精确制定有效的分型治疗方法。

心律失常的临诊切脉要注意脉的强弱、节律、速率的异常。心律失常的异常脉象可分作两大类,迟脉类通常有迟、缓、涩、结四脉,此四脉的脉率均慢,迟脉来去迟慢,一息三至;缓脉一息四至,脉来怠缓;涩脉迟细而短,往来艰涩;结脉迟缓而时止,止无定数。数脉类通常为数、疾、促、动,此四脉的脉率均快,数脉一息五至以上;疾脉一息七八至,脉来急疾;促脉数而时止,止无定数;动脉滑数有力,脉形如豆,厥厥动摇。另有节律不齐之代脉,代脉为脉代时见一止,止有定数,至于代脉之速率,诸家说法不一,《脉经》云"来数中止",《活人书》谓:"缓动而中止。"可见代脉或兼迟缓或兼数。临床中代脉迟缓多为脏器虚微,当痛证、风证、惊恐等实证代脉则兼数。因此审脉辨病证之虚实,还当结合兼证。一般数脉类(类似于西医的快速型心律失常)多属阳热类证,其形成的关键是"热",多为心脉瘀阻、瘀而化热。迟脉类(类似于西医的缓慢型心律失常)一般多属阴寒类证,形成的关键是"阴寒",多为阳气亏虚,心脉瘀阻。通常认为数脉类所主病证为热证、阳证。但脉数促而沉细或微细之脉象,当伴有面浮肢肿、气喘、唇紫、形寒、肢冷等症状多见西医之心力衰竭、心源性休克诸病,则并非阳热之证,而是虚证为主之虚实夹杂证。脉象迟缓沉细弱多属虚寒证,但缓脉也主热。如《素问·平人气象论》云:"缓而滑,曰热中。"《景岳全书·脉神章》指出:"然实热证,脉缓大有力,多为烦热,为口臭,为腹满,为疮疡,为二便不利,或伤痛,温疟初愈,而余邪未清者,多有此脉。"因此,临证时审脉要结合病史、症状推断来确定脉症从舍。

危重的器质性心脏病病情垂危时,出现恶性心律失常时还当注意辨别中医的十怪脉。此类脉象出现预后多不良,有的出现于临终之前,又有"绝脉""败脉"之称。十怪脉按脉率之快慢分作两类:一类是脉率极快,节律不齐,急促凌乱,忽疏忽密者如雀啄、弹石、解索、釜沸、转豆、麻促、偃刀七种怪脉。雀啄、解索、麻促三脉多见于房室分离伴心动过速,弹石、偃刀、转豆、釜沸脉可见于各种心率较快的心动过速伴多源性期前收缩。另一类是脉率极慢,脉律不齐,似有似无,隐隐约约,很久跳动一次,如屋漏、鱼翔、虾游三种怪脉,此脉象多见于心室自搏性心律。

(二)临证经验

心律失常的诊断必须要采用现代医学的检测手段,以协助明确心律失常的病因,了解是否为心肌本身病变,或是甲状腺疾病、电解质紊乱、药物、贫血等原因所致,这样针对病因的治疗,有的放矢,有利于疗效的提高。借助心电图、动态心电图、心脏电生理检查结合临床症状,有助于鉴别生理性心律失常(如正常人出现的轻度心动过速、心动过缓、期前收缩),还是病理性心律失常(如室性心动过速、室性逸搏、病态窦房结综合征、二度Ⅱ型房室传导阻滞、三度房室传导阻滞、房颤、房扑、室扑、室颤等),这样明确了心律失常的性质,对判断预后、指导治疗是极为重要的。

当严重心律失常伴有血流动力学紊乱时应以西医西药为主,对于不可逆性心动过缓,症状较为严重者,如严重的病态窦房结综合征、三度房室传导阻滞应尽早安装起搏器。快速性心律失常,已出现严重的血流动力学障碍,不论是何种心律失常,当应立即采用电复律急救治疗。沈师强调中医中药的参与治疗,从整体调控着手,多途径作用治疗心律失常,可改善心功能,减少应用抗心律失常西药或安装起搏器后出现的副作用,和西医西药治疗共起协同作用,以提高生活质量,这些都是中医药参与治疗具有的独特优势。

中医中药的治疗应在辨证结合辨病的基础上进行,如属于气阳虚,痰瘀痹阻心脉冠心病、心绞痛、缓慢性心律失常可补气阳为主,辅以活血化瘀法治疗;病毒性心肌炎发病初期的心律失常,多因正气虚复感外邪,内舍于心,痹阻心脉,治疗当重在祛邪。初期热毒偏胜当取用清热解毒法为主,辅以益气养阴药,后期则以益气养阴、宁心安神通络法为主。肺源性心脏病多见心肾阳虚,痰饮血瘀,肺气壅塞,心脉痹阻,多在温补心肾基础上予以温化痰饮、宣肺化痰通络。风湿性心脏病多因心阳气虚或心之气阴亏虚为本,血瘀水停、痹阻心脉为标,治疗取用补气阳或气阴双补为主的基础上辅以活血利水之药。

为此,沈师常选用经药理药效证实具有抗心律失常作用的中药来提高临床疗效。据报道中药抗心律失常可分为以下几种。

(1)阻滞心肌细胞膜钠通道作用:当归、山茱萸、石菖蒲、三七、延胡索、甘松、苦参、莲子心、茵陈、蛇床子、山豆根、地龙、常山。

(2)钙通道阻滞作用的中药:汉防己、钩藤、羌活、藁本、独活、丹参、红花、赤芍、蛇床子、茵陈、五味子。

(3)具有动作电位延长作用的中药:黄杨木、延胡索、黄连。

(4)具有β受体阻滞作用的中药:淫羊藿、葛根、佛手、灵芝、土茯苓、蝉蜕。

此外还有通过抑制心肌细胞膜 Na^+-K^+-ATP 酶而具有抗快速型心律失常作用的中药,适用于心功能不全而具有类似洋地黄强心作用的有葶苈子、北五加皮。

沈师再三强调上述药物应用于抗心律失常的治疗必须熟悉中药的药性,符合主证方能取用,现以沈师常用之甘松、苦参两药为例阐明。

甘松为治疗心律失常有效的中草药,以扶正为主的抗心律失常中成药参松养心胶囊,其成分中即含甘松。经药理研究证实甘松含有缬草酮、马兜铃烯、甘松酮等,具有镇静安神、抗心律失常、抗心肌缺血、抑制扩张支气管的作用,常用于治疗冠心病、心律失常、高血压病。甘松药性辛甘温,温而不热,甘而不滞,辛香而不燥,为舒畅气机、开郁醒脾、行气通络之良药。

苦参20世纪70年代起已用于治疗心律失常,其药性为苦寒,具有清热燥湿、祛风杀虫、利尿之功效。药理药效研究证实,其含有苦参碱及黄酮类成分,具有抗心律失常、抗心肌缺血作用。痰热上扰、下肢水肿的湿热较重之心律失常用之,如为气阳虚、脾胃虚寒者则非所宜。

(三)验案举隅

案一 陈某,男,28岁。2011年11月21日初诊。

初诊 患者头晕、胸闷、气短、心悸半年,加重1个月,半年前外感发热、咽痛,服用维生素C银翘片后体温正常,咽痛除。但1周后时感心悸、头晕、胸闷、气短,曾去外院诊治,发现"心动过缓",心率经常在50次/分左右。曾做阿托品试验,心率最高仅为66次/分,建议安装起搏器,因经济困难拒绝。近1个月来病情加重,心悸甚,胸闷塞,头晕,乏力,畏寒,小便频数,脘腹闷胀,纳食不香。查体:血压120/60 mmHg,舌质暗淡,苔较腻,脉沉缓结代,心率46次/分,律齐。心电图示:窦性心动过缓,心率46次/分,频发房性期前收缩。中医诊断:心悸(脾肾阳虚,心脉痹阻)。西医诊断:病毒性心肌炎后遗症,心律失常,窦性心动过缓,频发房性期前收缩。治拟益气温阳,宁心通络。

处方:黄芪 15 g,桂枝 10 g,细辛 3 g,制附片(先煎 1 小时)10 g,甘松 10 g,砂仁 6 g,淫羊藿 10 g,茯苓 10 g,厚朴 10 g,郁金 10 g,红花 10 g,川芎 10 g,山楂 15 g,炙甘草 10 g。

7 剂,水煎服,每日 1 剂,分 2 次温服。

二诊 上方服用 7 剂后,脘腹闷胀减轻,食欲渐转佳,心悸、胸闷、头晕诸症也有改善,脉率已增至 55～60 次/分,舌暗,苔薄,脉缓。

处方:原方去厚朴、茯苓,加首乌藤 13 g,当归 10 g,加大养血宁心之力度。

三诊 经上方加减调治又一月余,患者已无不适诸症,复查心电图示:窦性心律,心率 64 次/分,偶有房性期前收缩。

【按语】 病毒性心肌炎后遗症患者,并发心律失常,中医诊断为心悸,证属脾肾阳虚,心脉痹阻,取益气温阳、活血化瘀通络法治之。方中黄芪、白术、炙甘草益气健脾;附子、桂枝性温补阳气以温心脉;淫羊藿补肾壮阳、益精气助心脉;红花、川芎、郁金活血通络,除心脉痹阻;厚朴、砂仁行气宽胸醒脾;甘松舒畅气机,开郁醒脾,行气通络,药理研究证实其含有缬草酮是可治疗心动过缓型心律失常的良药。药证合拍而效显著。

案二 张某,男,58 岁。2012 年 10 月 9 日初诊。

初诊 患者时感胸闷、心悸、头晕痛已 10 年,加重 1 个月。10 年前日夜加班工作劳累,突发胸闷、气短、心悸、头晕、头痛,诊断为高血压病、冠心病并发心律失常(频发室性期前收缩),经服用苯磺酸氨氯地平片、倍他乐克片等多种西药治疗,血压平稳,症状有所缓解。1 个月前因劳累诸症复发,前来就诊,就诊时心悸、胸闷、心痛、身乏、口渴,舌质暗稍红,舌体胖大,苔薄,脉弦细结代。查体:血压 136/86 mmHg,心率 70 次/分,律不齐,可闻及期前收缩 10 次/分。心电图示:窦性心律,频发室性期前收缩(二联律、三联律),ST-T 异常。中医诊断:心悸(气阴两虚,心脉痹阻)。西医诊断:心律失常,频发室性期前收缩;冠心病。治拟益气养阴,活血复脉。

处方:太子参 13 g,生地黄 13 g,黄精 13 g,玉竹 13 g,麦冬 10 g,五味子 6 g,酸枣仁 10 g,首乌藤 13 g,丹参 13 g,红花 10 g,川芎 10 g,瓜蒌皮 13 g,延胡索 10 g,炙甘草 10 g。

7 剂,水煎服,每日 1 剂,分 2 次温服。

二诊 服药后口渴减,心悸改善,心痛消失,他症及苔脉同前。

处方:原方加葛根 15 g,14 剂,水煎服,每日 1 剂,分 2 次温服。

三诊 心悸、身乏、气短诸症均有明显改善,舌质暗,苔薄,脉细缓,偶有结代,效勿更方。

处方:原方 14 剂,水煎服,每日 1 剂,分 2 次温服。

四诊 已无明显不适诸症,复查心电图示:窦性心律,ST-T 异常。

【按语】 本案为胸痹、心悸,中医辨证属气阴两虚、心脉痹阻,取益气养阴、活血复脉法治之。方中太子参、生地黄、黄精、玉竹、麦冬益气养阴;丹参、红花、川芎养血活血;延胡索、瓜蒌皮理气活血,宽胸开痹;五味子、枣仁、首乌藤宁心复脉。后期又加用具有降血压、扩张冠状动脉和 β 受体阻滞作用的抗心律失常中药葛根,诸药合用起到益气养阴、活血通络、定悸之功效。

四、病态窦房结综合征

(一)疾病简介

病态窦房结综合征(简称病窦综合征)是由于冠心病、心肌病、风湿性心脏病或其他原因引起的心脏病等造成窦房结及其周围组织缺血或炎症等,导致窦房结起搏及传导功能障碍所致的病变,常见有窦性心动过缓、窦性停搏、窦房传导阻滞、房室交界区自律性和传导功能不全以及快慢综合征(房性快速心律失常终止后出现窦性心动过缓)等。一般临床常见心悸、胸闷、气短、头晕、乏力、四肢不温等症状,严重者出现四肢厥逆、昏仆晕厥等急性循环障碍表现。中医将此病归为心悸、眩晕、胸痹、厥脱、迟脉证等范畴。西医对本病的治疗,目前尚缺乏理想的有效药物,一般患者临时可予阿托品或异丙肾上腺素等缓解症状,严重病例则需安装永久性心脏起搏器。

沈师经临床多年实践观察认为,本病为本虚标实证,心肾阳虚为病之本,邪实以痰浊血瘀为主,创制益气温阳通脉汤治疗病态窦房结综合征,在提高心率,调整节律,改善心脏传导,纠正心脏供血不足等方面均有较好疗效。

(二) 临证经验

沈师创制了治疗病态窦房结综合征的具有益气温阳、宁心通脉功效的益气温阳通脉汤。

1. 益气温阳通脉汤

〔方药〕　黄芪15 g,桂枝10 g,细辛3 g,制附片(先煎1小时)10 g,红花10 g,川芎10 g,丹参13 g,郁金10 g,茯苓10 g,远志10 g,炙甘草10 g。

〔主治〕　心肾阳虚之病态窦房结综合征。

〔功效〕　益气温阳,宁心通脉。

〔方解〕　黄芪益气扶阳,桂枝、制附片、细辛温通心肾之阳、宁心通络,红花、川芎、丹参、郁金养血活血、宽胸行气通络,茯苓、远志健脾化痰、宁心安神,炙甘草益气和中。诸药相伍,获益气温阳、宁心通络之效。

〔加减〕　气阳虚甚欲脱,突然昏倒,汗出肢冷,四肢厥逆,为本虚重症,另加红人参30 g(另煎兑服);痰浊内阻,兼血瘀见胸痛,加当归13 g、延胡索10 g、法半夏10 g、石菖蒲10 g、三七粉4 g(分2次冲服);腹胀纳差,便溏,加砂仁6 g、厚朴10 g、山楂15 g;心烦失眠,加酸枣仁10 g、首乌藤13 g、龙骨30 g、牡蛎30 g。

2. 证治体会

(1) 辨明病因病机,精选治法方药:沈师认为本病发生的内因为正气虚损,外因为邪气入侵。患病年龄阶段不同,本病的发病机制也有所差异。一般来说,老年人发病多见于冠心病,年老肾气渐见虚损,加之劳累思虑过度,耗伤心血,心气虚弱导致心肾亏虚,若外邪乘虚犯心,影响心脉,气血运行不畅,血脉瘀阻,痰瘀互结,心失所养则发为心悸。可见老年人患此病的病机是虚损为本,因虚致实,本虚为心肾阳虚,邪实为瘀血痰浊。青少年的发病多见于病毒性心肌炎、风湿病,多因感受外邪而生,外邪入脏犯心,邪留于心,扰乱心气而致病,病久耗伤气血,说明本病对于年轻人来说,虽然临床表现也为虚实夹杂,但发病过程是由实致虚,和老年人的发病机制有所不同。为此,我们在诊治中需注意辨病和辨证相结合,以诊病为纲,辨证为目,详辨病之所在,必要时配用西药积极治疗原发疾病,可获得较好的疗效。

本病的症状多见心悸,常伴胸闷痛,痛处固定,脉沉迟或涩或结代,舌象为紫暗或见瘀点等证候。此为胸阳不足,气血运行失畅,久之脉络瘀阻所致。然胸阳不足,阴寒偏盛或脾阳不运等,可引起湿从内生,湿聚为痰,气血运行受阻,津液凝滞,因虚而致痰浊内生。当痰瘀互搏,更可导致心阳痹阻。因此沈师认为,治疗此病在取用益气温阳之法的同时,应注意配伍祛瘀化痰药,沈师的益气温阳通脉汤即取用红花、川芎、丹参、郁金、茯苓、远志等痰瘀同治药物。

病态窦房结综合征,常出现脉搏乍迟乍数,迟数交替的快慢综合征,此时心悸发作时呈现数脉,切不可误认为是阳证、热证。我们从临床中观察得知,其数脉也为一过性,此时的数脉为细数而弱,舌质也不甚红,该病的真正本质是阴证、寒证、虚证,故切勿误投寒凉之药,但可适当加用重镇宁心通络之品,如龙齿、琥珀等,脉象转缓时当即撤之。由于本病心肾阳虚者多,故常以益气温阳通脉为主要大法,如有的患者因禀赋体质关系,或病久阳损及阴,呈现阴阳两虚证候时,则应适当配用一些助阴药物:如枸杞子、女贞子、生地黄之类,以获养阴生津、填精固气、阴中求阳、辅阳气之生的功效,又可防附子、细辛等助阳药的辛燥伤阴耗液之弊。

(2) 注意辨证选用药理药效证实的中药:老年人病态窦房结综合征大多为冠心病所致,而中医辨证多为心肾阳虚、痰瘀交阻。益气温阳通脉汤以益气温阳、化痰祛瘀并治为主要大法,使患者阳气恢复、痰化血畅、心脉复振、全身气血健旺。所用药物结合药理药效,一般都具有扩张冠状动脉、增加冠状动脉流量和强心的作用,现将方中常用药物作简要介绍。

黄芪:补气升阳,健脾利湿,配附子能补气助阳,和人参同用补气升阳,有强心作用,具有明显扩张外周血管、冠状动脉血管、脑血管的作用,还可以改善微循环,常用于治疗气阳虚衰之冠心病、心衰、高血压病等。

红参:红参为人参经蒸制后的干燥根和根茎。有大补元气,安神益智之功。宋淑艺曰:"人参治疗心脏疾患,可谓高他药一筹……尤其治疗脉律异常而言,不仅能使脉数变慢,也可使脉缓变快,也可使脉律不齐得到恢复。"红参其性偏温,适用于本病气弱阳虚之证。动物实验表明,人参(包括红参)能增强心肌收缩能力,调节心率,抗心肌缺血,对血压有双向调节作用,也具有扩张冠状动脉和增加冠状动脉流量的作用。

桂枝:本方取其温经通络,通阳化气之功。《伤寒论》中桂枝与甘草相伍辛甘化阳,用于阳虚心悸,针对阳气因寒邪、痰浊、瘀血等困阻而不得畅通之证有显效,因为桂枝辛能通、温能散,故可使寒邪解、痰浊消、瘀血散、阳气通。现代药理药效研究,桂枝有镇静镇痛、抗炎、利尿等作用外,还能增加冠状动脉流量、抗氧化、降血脂、增加心率。桂枝用于治疗病态窦房结综合征起始量可用 13 g,但应逐步加至 15 g、20 g,量不足其效不显。

附子:附子有温阳利水、强心利尿之功。药效实验证实,本品有增强心肌收缩力、加快心率、对维拉帕米所致小鼠缓慢型心律失常有明显防治作用,能改善房室传导,加快心率,恢复窦性心律。

细辛:本品为手少阴引经药,对阳虚型心绞痛和病态窦房结综合征有显著疗效。临床研究表明,细辛可能直接或通过神经调节改善窦房结起搏功能,并有加速房室结及希氏束传导的作用。日本小官卓夫报道,细辛在附子、吴茱萸等温阳祛寒药中去甲乌药碱含量最高,故目前学者都认为细辛是治疗缓慢性心律失常较有前途的药物。细辛用以治疗病态窦房结综合征,一般起始用量均较大,有报道可用至 15 g,但应逐渐加大量,并注意观察。

红花、丹参:均为活血化瘀药,而丹参祛瘀为主更有养血之功效,目前此二药广泛用于冠心病的治疗,它们都能扩张冠状动脉,增加冠状动脉流量,改善微循环和降低血脂。

郁金:活血化瘀药,也为痰瘀同治的药物。《本草汇言》谓其"清气化痰,散瘀血之药",药理药效示其具有降低血液黏度、降低胆固醇及抗动脉粥样硬化的作用,故临床常用于治疗冠心病。

茯苓:利水渗湿,健脾安神,可用于治疗心神不宁、惊悸失眠。《世补斋医书》曰:"为治痰之主药,痰之本水也,茯苓可以行走痰之功也,茯苓又可以行湿。"现代药理药效研究显示,茯苓不仅具有抗肿瘤、抗炎、免疫调节的作用,还具有抗氧化、增强心肌收缩力、抗凝血、降血脂、降血糖等作用。

(三) 验案举隅

案一 沈某,女,49 岁。2007 年 12 月 8 日初诊。

初诊　患者心悸、胸闷、气短时作 3 年余,于年初心悸胸闷加重伴晕厥,入外院诊治确诊为"冠心病""病态窦房结综合征",经治疗症状缓解,未再发晕厥,但时感心悸、胸闷、气短,心前区疼痛时有发作,畏寒肢冷,腰困重,故前来求治。查体:血压 116/70 mmHg,心率 48 次/分,律齐,舌体胖大,舌暗淡,舌边见瘀点,脉迟沉细弱。中医诊断:心悸(心肾阳虚,心脉瘀阻);胸痹(心肾阳虚,心脉瘀阻)。西医诊断:病态窦房结综合征,冠心病。治拟益气温阳,宁心通络。

处方:黄芪 15 g,桂枝 10 g,细辛 3 g,制附片(先煎 1 小时)10 g,红花 10 g,川芎 10 g,丹参 13 g,郁金 10 g,茯苓 10 g,远志 10 g,炙甘草 10 g,延胡索 10 g,瓜蒌 13 g,薤白 10 g。

7 剂,水煎服,每日 1 剂。

二诊　经治 2 周后心痛未作,心悸、胸闷、气短明显减轻,心率增至 56 次/分,舌脉同前,效不更法,以原方再进巩固调治。经上方治疗 3 周,病情渐趋好转,然今上午与他人争吵后心悸、气短加重,胸闷甚,四肢清冷,舌暗淡,舌体胖大,脉沉数而细弱。急查心电图示:窦性心律,Ⅱ、Ⅲ、avF 导联 ST-T 缺血性改变,心率 96 次/分,取益气温阳通脉汤加合欢花皮各 10 g、酸枣仁 10 g、龙齿 30 g。服上方 3 剂后心悸、胸闷、气短明显改善,但身乏、畏寒肢冷,舌象同前,脉沉缓细弱,心率 52 次/分,改用益气温阳通脉汤加红参 10 g(另煎兑服)、淫羊藿 13 g、首乌藤 13 g。

7 剂,水煎服,每日 1 剂。

三诊　上方先后共服 30 剂,无心悸、胸闷、气短发作,身乏、畏寒肢冷缓解,心率稳定在 58～60 次/分,按上法改用膏方调治 2 个月后,随访病愈。

【按语】　病态窦房结综合征患者心悸、胸闷、气短、身乏、畏寒肢冷伴心痛时作,脉沉迟细弱,证属心肾阳虚、心脉痹阻,取用益气温阳通脉汤加延胡索、瓜蒌、薤白,加大宣痹通络力度,经治后病见好转。后因生气吵架后心悸、胸闷加重,四肢清冷,心率增快至 96 次/分,然脉象沉细弱而数,按脉症所现,知其病之本仍为虚证、阴证,病之标为气滞血瘀,心脉失养,故以益气温阳通脉汤酌加疏肝理气、镇心宁心之品,服用 3 剂后心悸减,脉象转为沉迟缓细弱,仍感身乏、四肢清冷,加大补气温肾养心力度,取用红参、淫羊藿,经治 3 个月心率稳定在 58～60 次/分,病遂向愈。

案二　郑某,男,55 岁。2007 年 9 月 30 日初诊。

初诊　患者 4 年来心悸、胸闷、气短时作,伴头晕,某医院诊断为"病态窦房结综合征",曾服用阿托品治疗,疗效不明显。近日心悸、胸闷、气短、乏力、畏寒肢冷加重,有时心前区作痛,故前来诊治。查体:血压 110/60 mmHg,心率 48 次/分,律齐,舌质暗淡,苔薄滑,脉沉迟弱。心电图示:窦性心动过缓,ST-T 缺血性改变;阿托品试验用药前心率为 46 次/分,注射用药后最快心率为 60 次/分。中医诊断:心悸(气阳虚损,瘀阻心脉)。西医诊断:病态窦房结综合征。治拟益气温阳,宁心通络。

处方:黄芪 15 g,桂枝 10 g,细辛 3 g,制附片(先煎 1 小时)10 g,瓜蒌 13 g,薤白 10 g,郁金 10 g,延胡索 10 g,厚朴 10 g,红花 10 g,川芎 10 g,丹参 13 g,茯苓 13 g,远志 10 g,炙甘草 10 g。

7 剂,水煎服,每日 1 剂。

二诊　心痛未作,心悸、胸闷、气短、头晕、畏寒肢冷诸症均有明显好转,苔脉同前,加大益气温阳力度。

处方:原方去厚朴、郁金、延胡索,加党参 13 g、淫羊藿 10 g、补骨脂 10 g。

三诊　经治 1 月余,心率逐渐加快,测心率 60 次/分,原心悸、胸闷、气短、头晕、乏力等不适症状消失,复查阿托品试验,用药后心率达 90 次/分,心电图 ST-T 缺血性改变亦明显改善。

【按语】　本案例病态窦房结综合征,辨证为心肾气阳虚为本,血瘀痰浊为其标的本虚标实证,初治取益气温阳通脉汤加大活血祛瘀、宣痹通阳之力度,加用厚朴、延胡索、瓜蒌、薤白等药,经治心痛诸症消失,后适减行气活血通络之品,取用党参、淫羊藿、补骨脂益气温阳,培补固元,先后经治月余,因药证相符,疗效甚显。

五、肺源性心脏病

（一）疾病简介

慢性肺源性心脏病简称肺心病,是指由胸廓或肺动脉的慢性疾病引起的肺循环阻力升高,导致肺动脉高压和右心室肥大,伴或不伴有右心衰竭的一类疾病。肺心病在我国是常见病、多发病,患者年龄多在 40 岁以上,并随年龄的增长而增高。新疆气候寒冷、干燥,冬季漫长,肺心病的发病率相对于其他疾病而言更是处于前位。肺心病中医属肺胀、喘证、痰饮、水肿范畴。

沈师总结自己在新疆 60 余年的中西医结合临床诊治肺系疾病的经验,认为本病的发生多因久病肺虚,而致痰瘀阻结,肺气壅滞,肺不敛降,气滞肺间,胸膺胀满而成,并逐渐损及脾肾与心。冬春时节,常因复感外邪诱使病情发作或加剧。内伤久咳、久哮、久喘或肺痨等慢性肺系疾患是引起肺胀的原发病。肺病迁延失治,一方面使肺宣降失常,津液不布,或久病肺气虚损,气不布津,津液凝聚为痰浊,或肺阴虚火旺,灼津为痰,痰浊潴留,伏于肺间,肺气壅滞,久则气还肺间,肺气胀满,不能敛降,而成肺胀;另一方面痰浊滞留日久,气滞血瘀,或肺虚不能助心而血行不畅,致痰浊与瘀血互结,痰瘀滞留于心肺,进一步加重肺气胀满,不能敛降,导致肺胀。痰浊与血瘀交互为患是肺心病的重要发病机制。

肺源性心脏病是由多种慢性肺系疾患反复发作,迁延不愈而致,临床以喘息气促,咳嗽,咯痰,胸部胀满,憋闷如塞,或唇甲紫绀,心悸水肿等为主要表现。严重者可出现昏迷、痉厥、出血、喘脱等危重证候。总之,本病病位在肺、心,涉及脾、肾两脏,为本虚标实之证。肺、心、脾、肾脏气亏虚为本,气血津液运行敷布障碍所致痰浊、瘀血为标。

分证论治如下。

1. 痰浊壅肺证

［证候］ 咳嗽痰多,色白或成泡沫,头痛或头晕,胸闷气短,身困肢重,纳少倦怠,夜寐欠安,舌质暗淡,苔白腻,脉滑。

［治法］ 化痰降气,健脾益肺通络。

［方药］ 苏子降气汤合三子养亲汤加减。

紫苏子 10 g,白芥子 10 g,莱菔子 10 g,前胡 10 g,茯苓 13 g,炒白术 10 g,法半夏 10 g,陈皮 6 g,厚朴 10 g,当归 10 g,丝瓜络 6 g。

［加减］ 夜寐不安加石菖蒲、远志;纳少加山楂;恶寒发热加防风、紫苏叶、白芷。

2. 痰热郁肺证

［证候］ 咳逆喘息气粗,痰黄黏稠难咯,胸满烦躁,或身热,溲黄便干,口干但饮水不多,舌红,苔黄腻,脉滑数。

［治法］ 清化热痰,止咳平喘通络。

［方药］ 桑白皮汤合清气化痰汤加减。

法半夏 10 g,胆南星 6 g,枳实 10 g,黄芩 10 g,桑白皮 13 g,瓜蒌皮 13 g,郁金 10 g,桃仁 13 g,连翘 13 g,鱼腥草 13 g,芦根 13 g,生甘草 6 g。

［加减运用］ 恶风发热加荆芥、桑叶、蔓荆子;口干口苦,大便干结加炒栀子、天花粉、冬瓜仁。

3. 肺肾气虚证

[证候] 呼吸浅短难续,语声低怯,甚则张口抬肩,倚息不能平卧,咳嗽,痰白如沫,咯吐不利,胸闷心慌,舌淡或紫暗,脉沉细数。

[治法] 补肺纳肾,降气平喘通络。

[方药] 补肺汤加减。

党参 15 g,五味子 6 g,百合 10 g,炒山药 13 g,熟地黄 10 g,胡桃肉 15 g,款冬 10 g,紫菀 10 g,磁石 30 g,紫苏子 10 g,桑白皮 10 g,当归 13 g,陈皮 6 g。

[加减运用] 气短乏力加黄芪、炒白术、茯苓;痰多、苔腻加茯苓、桔梗、炒白术、远志,去五味子、紫菀、款冬。

4. 阳虚水泛证

[证候] 心悸气短,肢肿,咳喘胸闷,形寒肢冷,唇甲青紫,舌质紫暗,脉细数。

[治法] 温阳利水通络。

[方药] 真武汤合苓桂术甘汤方加减。

熟附子(先煎 1 小时)10 g,桂枝 10 g,茯苓 13 g,炒白术 10 g,黄芪 13 g,防己 10 g,葶苈子(包煎)13 g,当归 10 g,泽兰 10 g,益母草 10 g。

[加减运用] 痰多、胸满闷加干姜、细辛、法半夏、厚朴;肢肿腹胀甚加大腹皮、猪苓、泽泻。

5. 痰蒙神窍瘀闭证

[证候] 神志恍惚,谵妄,烦躁不安,昏迷或肢体瞤动,抽搐,咳逆喘促,咯痰不爽,舌质暗红,苔腻或浊腻,脉细滑。

[治法] 涤痰开窍。

[方药] 涤痰汤加减。

法半夏 10 g,胆南星 6 g,橘红 6 g,枳实 10 g,茯苓 13 g,石菖蒲 10 g,远志 10 g,郁金 10 g,连翘 13 g,陈皮 6 g。

[加减运用] 大便秘结,腹胀满,苔黄腻浊,属痰热郁闭甚,腑气不通时,加服安宫牛黄丸 1 丸,每日 2 次,并加用大黄、厚朴、芒硝(冲服);肢体抽动加全蝎、僵蚕。

6. 肺气耗散,元阳欲脱

[证候] 四肢厥冷,气微喘促,冷汗淋漓或汗出如油,神昏谵语,舌质紫暗,苔薄腻或少苔,脉微细欲绝。

[治法] 益气复脉,回阳救逆。

[方药] 益气复脉汤合参附汤加味。

红人参(另煎兑服)15 g,制附子(先煎 1 小时)10 g,炙甘草 10 g,干姜 10 g,石菖蒲 10 g。另予参附注射液静脉滴注。

(二) 临证经验

1. 辨明标本虚实,采用分期论治为佳 肺心病的治疗一般可以分作急性加重期及缓解期,急则治其标,缓则治本是其基本治则。肺心病急性加重期多以邪实为标,常见于痰浊壅肺、痰热郁肺、痰蒙神窍等症。此时重在清除导致肺源性心脏病加重之诱发因素及其病理产物,一旦标证解除,则为肺心病缓解期,此时治则以治本为主,根据脏腑气血阴阳虚损不同而补益之。治程中当见标实较重者,一般采用先祛邪后扶正的方法,但当邪实诸症已去大半,随即以补养之品调补善后,达到祛邪而不伤正的目的,这样有利于肺心病的好转向愈。缓解期取用固本培元为主的同时,还应注意是否有余邪,在开始进补时,同样应参以利气、化痰、活血通络之品以清余邪,从而收到补虚而不恋邪之功效。

2. 痰瘀同治法贯穿治程之始终 沈师强调,肺心病患者病情复杂,病程较长,此病的病变发展源在肺,病在心,肺系疾患日久不愈,正气虚衰,气虚则血运无力而瘀滞,气虚则气化无权而致痰或饮。又痰瘀互为因果,痰瘀是肺心病的主要病理产物及致病因素,痰瘀的形成及发病常涉及多脏腑,使得缠绵难愈。因此,无论在急性加重期还是缓解期,均应把痰瘀同治法贯穿治疗的始终,其在辨证分型论治肺心病所取方药中,都伍以化瘀祛痰或化饮利湿通络之药。应用痰瘀同治法,还当注意固护胃气,"有胃气则生,无胃气则死",活血化瘀药过用久用易伤胃气,尤其在肺心病急性加重期,当感染严重时,常联合应用抗生素,这些药物均易引起胃肠道反应,故在辨证遣方中加用陈皮、麦芽等祛痰理气和胃药,汤药改为一日多次饭后饮用,固护胃气。

3. 充分发挥中西医之长 肺心病是呼吸系统疾病的晚期表现,反复发作,自然转归严重。因此,急性加重期和缓解期都应采用中西医结合治疗的方法提高临床疗效,充分发挥中西医各有的特长。要及时应用西医的检测方法,如心电图、X线、血常规、血气分析、电解质、肺功能等以了解病情及治疗效果。在急性加重期,以西医对症治疗为主,与中医辨证施治相结合,疗效可明显提高。西医在抗感染、改善呼吸功能和控制其他并发症方面具有较多优势,中医宣肺化痰,扶正益气,健脾和胃,整体治疗中更具有优势。我们对中西医结合的治疗不必拘泥,取两者之长提高疗效。

(三) 验案举隅

案一 崔某,男,71岁。2005年2月7日初诊。

初诊 主诉:咳嗽,咯痰反复发作15年,加重伴发热、气短喘促2日。2日前不慎受凉后,鼻塞,咳嗽,流涕,咯白色黏痰,晨起量多,自服"抗病毒冲剂"未见明显疗效。就诊时:体温38℃,恶寒发热,咳嗽痰多,咳白色泡沫样痰,伴有头痛头晕,胸闷气短,身困肢重,纳少倦怠,夜寐欠安,大便干结,每1~2日一行,小便正常,舌质暗淡,舌苔厚腻,脉浮滑。两肺闻及稍许湿性啰音,其他无异常。血气分析:轻度低氧血症。中医诊断:喘证(痰浊壅肺)。西医诊断:慢性阻塞性肺疾病。治拟疏风散寒,降气平喘,化痰通络。

原患有咳喘痰饮之宿疾,近感风寒外邪,正邪交争故恶寒发热,肺气宣肃失常,痰浊上涌于肺,咳嗽痰多,鼻塞流涕,痰湿困脾,清阳不升则头痛头晕,纳呆,气机失畅致胸闷,大便干结。舌苔厚腻,脉浮滑弦,为外感风寒痰浊壅肺之证。

处方:紫苏叶10g,防风10g,紫苏子10g,白芥子10g,莱菔子15g,法半夏10g,陈皮6g,厚朴10g,茯苓13g,瓜蒌15g,当归13g,桃仁13g,甘草6g。

3剂,水煎服,每日1剂,分2次温服。

二诊 患者已无恶寒发热,体温正常,咳嗽仍较重,痰色黄黏,舌暗红,苔薄黄腻,当下表证已除,转为痰浊壅肺化热之证。

处方:原方去紫苏叶、防风、厚朴,加连翘13g、浙贝母10g、郁金10g。7剂,水煎服,每日1剂,分2次温服。

三诊 咳嗽显减,痰少色白,纳少,苔薄腻,脉弦细。

处方:二诊方去连翘、浙贝母、瓜蒌、白芥子,加紫苏梗10g、制香附10g、炒白术10g、炒山药13g、百合13g、山楂13g。7剂,水煎服,每日1剂,分2次温服。

【按语】 本例患者咳嗽气短喘促已日久,感风寒之邪诱发诸症加重,治以驱邪为主,应用疏风宣肺化痰、定喘通络之法治疗后,表邪已解,体温正常,肺气得以宣降,喘促症减,但咳嗽未宁,咯痰黄黏,舌苔也转为薄黄腻,脉弦滑稍数,因痰湿未清,郁而化热,二诊重在清化痰浊,经治热痰清从而咳嗽减,痰转为清稀少量,故三诊治法为益气健脾调治,以防复发。

案二 钱某,女,72岁。2006年7月5日初诊。

初诊 主诉咳嗽,咳痰反复发作3年余,10日前因感冒发热,在社区静脉注射头孢拉定针,3日后体温已正常,但咳嗽剧烈,痰黄黏稠不易咯出,胸闷气短,心悸心烦,口苦口干,便秘尿赤,舌暗红,苔黄腻,脉滑数。曾外院多次查胸片、心电图、血常规等。中医诊断:咳嗽(痰浊化热壅肺)。西医诊断:慢性支气管炎急性发作,阻塞性肺气肿,肺心病。治拟清肺化痰,止咳平喘。

患者年事已高,肺胀病已多年,经治未愈,近因外感诱发,就诊时体温已正常,已无表证,显示痰浊化热壅肺之诸证,烦咳而喘,大便秘结,痰黄黏,脉滑数。取桑白皮汤合清气化痰丸加减治之。

处方:桑白皮10 g,杏仁10 g,浙贝母10 g,胆南星6 g,黄芩13 g,桔梗10 g,前胡10 g,茯苓13 g,远志10 g,紫菀10 g,瓜蒌皮13 g,郁金10 g,连翘13 g,鱼腥草13 g,芦根13 g,生甘草6 g。

5剂,水煎服,每日1剂,分2次温服。

二诊 经治后咳嗽大减,痰少,胸闷气急已宁,咯黄痰也少,大便已顺畅,然苔仍厚腻,脉细滑。仍宗原法加减治之。

处方:上方去芦根,加桃仁13 g。7剂,水煎服,每日1剂,分2次温服。

三诊 咳嗽气喘偶见,苔薄腻,脉弦细。

原方清热化痰之品减去连翘,瓜蒌皮,浙贝母,酌加固本培元之品。处方加生白术10 g、百合13 g、扁豆15 g、炒山药13 g、当归10 g。7剂,水煎服,每日1剂,分2次温服。

【按语】《医约·咳嗽》云:"咳嗽勿论内外寒热,凡形气、病气俱实者,宜散宜清,宜降痰,宜顺气。若形气、病气俱虚者,宜补宜调,或补中稍佐发散清火。"沈师当见痰热壅肺之肺胀患者,善用桑白皮汤加减,方中桑白皮、杏仁、贝母、桔梗以清热化痰,宣肺止咳;枳壳、远志、郁金、瓜蒌以清热解郁,理气化痰;茯苓健脾化痰;连翘清热散结,二诊时因见患者咳减,黄痰也少,苔厚腻,舌红脉滑,痰浊较重,故弃用芦根、鱼腥草,加用陈皮6 g、桃仁13 g、丝瓜络6 g加强化痰通络之功。经治后,咳宁痰少,苔转薄腻,后期酌加固本培元、健脾养血通络之品,病渐向愈。

案三 陈某,男,58岁。2008年1月6日初诊。

初诊 患者因咳喘、气短、反复发作5年,加重1周而就诊。患者5年前冬季感冒后致咳嗽长达月余,经治而愈。然此后多年来,入冬后受凉即咳嗽气短,反复发作,经中西药多方治疗方能缓解。近1周来,因外感咳喘又作,咯吐白稀痰,小便少,纳呆,心悸,下肢水肿,夜间不能平卧,查体:体温正常,唇色紫绀,颜面微浮,呼吸急促,颈静脉怒张,两肺可闻及细湿啰音,心率102次/分,二尖瓣区可闻及收缩期吹风样杂音,3/6级,肝脏触诊右肋下3 cm,剑突下7.5 cm可触及,中等硬度且有轻度触痛,下肢重度水肿,舌质暗,苔滑腻,脉细弦数。胸片示:右心室段延长膨隆,两肺条索状和斑片状模糊阴影;血常规示:白细胞计数13×10^9/L,中性粒细胞百分比80%;心电图示:肺型P波,顺钟向转位,右心室肥大。中医诊断:喘证(阳虚水泛,肺气壅塞,痰瘀互阻)。西医诊断:肺源性心脏病。治拟温阳利水,化痰通络。

处方:制附子(先煎1小时)10 g,桂枝13 g,猪苓13 g,茯苓13 g,炒白术10 g,葶苈子(包煎)13 g,黄芪13 g,当归10 g,琥珀粉(冲服)2 g,陈皮6 g,炙甘草6 g。

3剂,水煎服,每日1剂,分2次温服。

西医治疗:头孢他啶针2 g静脉滴注,每日2次;呋塞米20 mg酌情静脉推注,西地兰0.2 mg静脉推注。

二诊 经治疗 3 日后,咳喘大减,24 小时排出尿量 2 600 mL,心率 88 次/分,已可高枕卧位,下肢水肿明显消退。

处方:原方去琥珀,加炒薏苡仁 30 g、山楂 13 g。3 剂,水煎服,每日 1 剂,分 2 次温服。

三诊 上法治疗 1 周,患者喘促渐减,咳嗽咯痰明显减少,已能进食,下肢肿消,血常规已恢复正常,舌暗,苔薄腻,脉细弱,停用所有西药,中药中加大益气健脾力度,适减利水之品。

处方:前方去葶苈子、猪苓,加炒山药 13 g、百合 10 g、桔梗 10 g。7 剂,水煎服,每日 1 剂,分 2 次温服。

上法经治 1 周后,咳喘已平,纳食可,夜寐佳,仅感身困乏力,动则气短,舌暗,苔薄,脉细数。上方去制附子,加党参 15 g,再进 7 剂。

【按语】 本例患者因呼吸道感染诱发心衰,因而转为急性加重期。中医辨证施治取真武汤合苓桂术甘汤加减治之。方中附子、桂枝温补心肾之阳;葶苈子利水并具有强心作用;琥珀镇心安神,利水祛瘀通络;猪苓、茯苓、白术健脾利湿,与桂枝相伍通阳化痰利水,黄芪、当归、甘草益气养血活血。该患者年老病久,体虚衰弱,肺心病诱发心衰病情危重,故取中西药合用治疗,抗感染、强心、利尿、改善心功能而获效。

六、扩张型心肌病

(一) 疾病简介

扩张型心肌病是一类以左心室或双心室扩大伴收缩功能障碍为特征的心肌病。临床表现为心脏扩大、心力衰竭、心律失常、血栓栓塞及猝死。可见于病程中任何阶段,病情呈进行性加重,预后差,病死率较高,5 年生存率约 50%,10 年生存率约 25%,男性多于女性(2.5∶1),我国发病率为(13~84)/10 万。

中医对其临床表现有相似的描述,散见于心悸、怔忡、喘证、水肿、昏厥等病证中。

沈师认为扩张型心肌病的发病多因先天禀赋不足、后天受到邪毒侵袭或饮食失调、过度劳倦等因素影响,以致脏腑、气血、阴阳虚损、水湿痰瘀互结而成。外邪入侵,由卫气而入营血,由于失治、误治,邪毒久蕴于心引起心脉瘀阻。血运不畅,心脉瘀阻渐致心体胀大,继而心气耗损,虚衰是本病的核心病机。心主血脉,为君主之官,精神之所舍也。心阳不振,心气涣散,轻则心悸怔忡,失眠多梦,甚则神志昏蒙。心病及肺,肺朝百脉,通调水道,肺气宣肃失常,而喘促、气急、胸痛、咳嗽、咯血。心病及肝,肝失疏泄,气机失畅,血行不畅,瘀阻于肝,则肝脏肿大、胁痛。心病及脾,则运化失司,水湿内停,化为痰饮,肌肤水肿,水谷不化则腹胀纳呆。心病及肾,心气根于肾气,心阳赖肾阳之温煦,心主火,肾主水,心肾阳气虚衰,心阳不振,而见心悸、乏力;肾虚不化则尿少水肿,甚则水气凌心射肺,而见心悸怔忡、咳逆倚息不得卧、咳吐泡沫痰,可见本病虽病位在心,但与肺、肝、脾、肾密切相关,为本虚标实之证,本虚为气虚、阳虚;标实为血瘀、水湿、痰饮。病势由虚致实,虚实夹杂,也即血瘀、水湿、痰饮既是气虚、阳虚的结果,这些又是导致气虚、阳虚虚损加剧的诱因。病之迁延日久,渐由一脏累及多脏,虚损日益加重,内生之邪瘀血、痰浊、水气则也日复加重,危重时气血阴阳失调,阴阳离绝而厥脱。

沈师通常根据扩张型心肌病患者所处疾病不同阶段而呈现的证候,将本病分为以下三型。

1. 气阴两虚证

[证候] 心悸,胸闷,胸痛,气短,神疲乏力,颧红,汗多,失眠多梦,劳则加剧,舌质淡红少津,脉细数或结代。

〔治法〕 益气养阴，宁心通络。

〔方药〕 生脉散合炙甘草汤加减。

太子参 13 g，黄芪 13 g，麦冬 10 g，生地黄 13 g，五味子 6 g，当归 10 g，炙甘草 10 g，大枣 10 枚。

〔加减〕 偏于气虚：加党参、黄精、白术、茯苓；偏于阴虚：加玉竹、玄参、葛根、黄精；脾虚纳呆、便溏：加茯苓、白术、炒薏苡仁、砂仁、山楂；胸闷、胸痛：加三七、川芎、红花、延胡索、郁金。

2. 心肾阳虚证

〔证候〕 心悸，怔忡，畏寒，肢冷，胸闷，气促，倚息不得卧，时有咳嗽、胸痛，水肿尿少，舌质暗，舌体胖大，苔薄滑，脉濡数或促或结代。

〔治法〕 温阳固本，振奋心阳。

〔方药〕 真武汤合四逆汤加减。

黄芪 15 g，人参 13 g，制附子（先煎 1 小时）10 g，干姜 10 g，肉桂 6 g，茯苓 13 g，炒白术 10 g。

〔加减〕 咳逆倚息：加葶苈子、大枣；水肿甚：加大腹皮、泽泻、五加皮；胸痛、唇绀、甲紫、瘀血甚：加三七、益母草、延胡索、泽兰。

3. 水瘀互结证

〔证候〕 心悸，咳喘，气促，倚息不得卧，下肢水肿，胸闷，胸痛，唇绀甲紫，腹胀，纳呆，舌质暗淡或有瘀点瘀斑，舌薄腻或滑腻，脉弦细稍数或结代。

〔治法〕 利水渗湿，活血通络。

〔方药〕 黄芪防己汤、苓桂术甘汤、血府逐瘀汤合方加减。

黄芪 13 g，防己 10 g，桂枝 10 g，茯苓 13 g，炒白术 10 g，葶苈子 10 g，泽泻 13 g，车前草 10 g，红花 10 g，川芎 10 g，郁金 10 g，益母草 10 g。

〔加减〕 胸闷痛甚加三七、檀香、延胡索；痰浊重胸闷如窒，苔白腻加瓜蒌、薤白、半夏、厚朴；纳呆便溏加炒薏苡仁、砂仁、山楂、神曲。

（二）临证经验

由于扩张型心肌病早期诊断仍有着一定的困难，大部分患者就诊时无外感征象，当临床确诊时一般已有心功能不全或心律失常等证候。因此，沈师对此病分证论治时仅分作气阴两虚证、心肾阳虚证、水瘀互结证。当扩张型心肌病患者伴有外感表证而营血不和时，在益气养阴方中可按证选加荆芥、防风、紫苏叶或桑叶、薄荷、牛蒡子以发汗解表，但要选力缓平和之发散药，以达祛邪不伤正、以平为期的原则。

沈师认为扩张型心肌病本虚的主要方面是阳气虚衰，阳气不足，鼓动无力，血行不畅而成瘀。又本病病程较长，久病入络必夹瘀，瘀血阻于肺则咳喘或咯血，瘀阻于肝则见右胁下瘀块，瘀阻于心则见心悸、气短、胸痛，而栓塞为扩张型心肌病的基本特征之一，也是血瘀所致，可见血瘀是本病标实的重要因素。因此该病取活血化瘀为治标之重要方法，应贯穿在扩张型心肌病治疗过程的始末。由于本病是因虚致实，因虚致瘀，活血化瘀药不宜用峻猛之破瘀逐瘀之药，可选用当归、丹参、红花、鸡血藤较平和之活血通络药。沈师在此病治疗中善用三七活血，因为此药有一味功同"四物"之称，具有止血不留瘀，活血而无出血之虞，并具有补虚养血益气的功效。

扩张型心肌病当发展到心功能失代偿期，并发充血性心力衰竭或严重的心律失常，此时西医西药对挽救患者生命，在治疗手段和措施方面有一定的优势。当发生急性充血性心力衰竭时，治疗上应以西医西药为主，根据证情不同辅以生脉注射液或参附注射液等中成药制剂。由于扩张型心肌病患者，心肌细胞广泛受损和心脏明显扩大，其对洋地黄敏感性增加，耐受量降低，极易引起中毒，而长期使用利尿剂疗效降低或容易出现电解质紊乱等副作用,此时中医药参与治疗可减少西药的用量,也可减轻西药的毒副作用。

并发严重的心律失常,也往往是扩张型心肌病危重病证的突变诱因,有的甚至造成"猝死",因此根据病情的不同采用不同的抗心律失常药。对那些急危重症的心律失常如室颤、室速、室扑,需要采用电击复律。若心动过缓引起昏厥或阿-斯综合征可安装起搏器,这是及时挽救生命的重要措施。当病情稳定后,需要改善那些阳气亏虚、血瘀痰浊、水肿等证候,中医药治疗的参与是必不可少的。

(三)验案举隅

案一 黄某,男,32岁。2010年3月18日初诊。

初诊 患者自诉1年来感冒易反复发作,1个月前心悸明显,气促不能平卧,下肢水肿,动则汗出,口唇发紫,在外院住院诊断为"扩张型心肌病急性加重",应用强心、利尿等药物治疗,病情好转出院。现时感心悸、气短、乏力、胸闷,心前区时有隐痛,干咳、动辄气喘汗出,纳食不香,每日服用地高辛片1次半片,每日2次。查体:体温正常,血压120/70 mmHg,脉细数时有结代,舌质暗红,苔薄少津,双肺呼吸音清晰,心界叩诊向左侧扩大,心率88次/分,心律不齐,期前收缩3～4次/分,心音低钝,肝脾肋下未扪及,双下肢无水肿。胸片示:心影增大,心胸比例＞50%,两肺纹理增重;心电图示:窦性心律,ST-T异常,肢导低电压,频发室性期前收缩;心脏彩超示:双侧心腔扩大,以左侧为主,左心室后壁运动减弱,心室壁变薄,左心功能减低。中医诊断:心悸(气阴两虚,心脉瘀阻)。西医诊断:扩张型心肌病,心功能Ⅱ～Ⅲ级。治拟益气养阴,宁心通络。

处方:黄芪15 g,太子参13 g,麦冬13 g,玉竹13 g,五味子6 g,桔梗10 g,远志10 g,川芎10 g,延胡索10 g,郁金10 g,瓜蒌皮13 g,山楂15 g,大枣5枚,炙甘草10 g。

7剂,水煎服,每日1剂,分2次温服。

二诊 干咳、胸闷堵塞、心前区作痛等好转,他症同前,苔脉同前。

处方:原方去远志、瓜蒌皮,加黄精13 g。7剂,水煎服,每日1剂,分2次温服。

三诊 身乏、心悸、气短明显改善,汗出减少。脉细稍数,偶有结代,舌暗淡。

处方:二诊方去延胡索、郁金,加茯苓10 g、酸枣仁10 g,地高辛片改为1次半片,每早1次口服。

四诊 上方按症适作加减调治又1月余,患者告知地高辛片已停用半月余。除有时感身乏,活动稍剧烈时感心悸外,已无其他不适症状。复查心电图示:窦性心律,ST-T异常,无肢导联低电压及室性期前收缩;胸片及心脏彩超结果未见明显变化。嘱患者常服归脾丸调治,并日常注意生活调摄,慎防感冒,勿劳累以防复发。

【按语】 本案为扩张型心肌病,中医诊断为"心悸",证属气阴两虚,心脉痹阻。经益气养阴、宁心通脉方药调治近2个月,心功能明显改善,脉结代、室性期前收缩消除,并停服了强心剂地高辛片,但胸片及心脏彩超复查心脏仍扩大,可见中医中药治疗对患者症状改善及减少应用西药强心药有一定的功效。

案二 沈某,女,32岁。2011年12月3日初诊。

初诊 患者自诉1年来当季节交替时易感冒,近1个月来活动稍多或上楼梯时感心悸、气短、畏寒多汗、神倦乏力,睡眠差,饮食不香,面色灰暗,脚踝水肿,按之凹陷,舌暗淡苔薄,脉沉细稍数。胸片示:心影增大,心胸比例增大,肺纹理增重;心脏彩超示:左心室扩大,左心室后壁运动减弱,左心功能减低;心电图示:窦性心律,偶发房性期前收缩,ST-T异常。中医诊断:心悸(心肾阳虚,饮停瘀阻心脉)。西医诊断:扩张型心肌病,心功能Ⅱ级。治拟温补心肾,温化水饮,活血祛瘀,选四逆汤、真武汤、苓桂术甘汤合方加减治之。

处方：黄芪 15 g,红参(另煎兑服)15 g,制附子(先煎 1 小时)10 g,桂枝 10 g,当归 13 g,川芎 10 g,炒白术 10 g,葶苈子(包煎)10 g,陈皮 6 g,枳实 10 g,山楂 15 g,炙甘草 10 g。

7 剂,水煎服,每日 1 剂,分 2 次温服。

二诊　心悸稍减,汗出减少,他症未减,苔脉同前。

处方：原方加三七粉 4 g(分两次冲服)、泽泻 13 g,以增祛瘀利水之力度。7 剂,水煎服,每日 1 剂,分 2 次温服。

三诊　已无心悸,水肿已消,纳食也增。但仍感身乏气短,苔薄,舌暗淡,脉沉细。

处方：原方黄芪改为 30 g。7 剂,水煎服,每日 1 剂,分 2 次温服。

四诊　上法适作加减调治月余,患者已无明显不适之感。心电图示：窦性心律,ST - T 未见异常改变;胸片和心脏彩超报告同前。

【按语】　本案为扩张型心肌病,中医诊断为"心悸"。患者心悸、气短、面色灰暗、水肿、脉沉细、舌暗淡是心肾阳虚、水饮瘀阻心脉的表现。水气凌心则心悸,水饮犯肺则气短、咳嗽,水饮溢于肌肤则水肿,饮停致瘀而见面色灰暗,舌暗淡。本例治疗,治本为温补心肾之阳,治标为化饮利水,活血祛瘀。取真武汤、四逆汤、苓桂术甘汤合方加减,以大补元气、温阳利水,佐以当归、川芎、三七、山楂养血活血祛瘀、消食通络,伍以枳实、陈皮利气行水,取泽泻、葶苈子以增利水之力度。据报道葶苈子具有强心作用,能使心脏收缩加强,可增加心输出量,降低静脉压而有利尿作用。以上诸药合用颇为合拍,而获显效。

七、病毒性心肌炎

（一）疾病简介

病毒性心肌炎是由病毒感染引起的以心肌细胞变性、坏死和间质炎细胞浸润及纤维渗出为主要病理变化的一种疾病。多发生于儿童和青壮年,小儿尤易罹患。其发病率高,病程长,易受外感、劳累等因素影响而加重复发,临床表现多见有轻重不同的心悸、胸闷、胸痛、气短、乏力等,严重者可发生心力衰竭、心源性休克,乃至猝死。本病早期属于中医学的心悸、怔忡,慢性迁延不愈归属虚劳,垂危属厥脱证范畴。

病毒性心肌炎至今尚无特效的治疗方法,现代医学主要采取对症及支持疗法,采用中医药治疗,在改善临床症状、减少后遗症等方面有一定的优势。

沈师认为病毒性心肌炎的发病是由禀赋不足,正气虚弱,或后天失养,久病体虚,劳倦而不御外邪侵袭。热毒之邪由口鼻而入,首先犯肺,侵袭肺卫,不得宣发,由表及里,侵入心脏。临床多见发热、头痛、咽痛、咳嗽、心悸、胸闷、烦渴、汗出等症状。湿毒之邪,从口而入,侵犯肠胃,累及心脏。症见恶寒、发热、腹痛、腹泻、腹胀、纳呆、恶心、呕吐、困倦乏力、心悸、胸闷。发病早期热毒或湿毒之邪较甚,伤阴耗气,热毒之邪又灼津成痰,而湿毒留着成痰热。痰热、热毒壅盛,导致血流不畅,瘀血随之而生,故病毒性心肌炎早期是毒邪、痰热、血瘀并气阴两虚为主要特性。当正不胜邪,病程迁延日久,则邪毒侵犯心脏愈深,耗伤心之气血愈甚,心气虚衰,帅血贯脉周流于身之力减,则气短、乏力、心悸、汗出,诸症日益加重,日久渐致心阳受损,血运不畅,心血瘀阻更甚,而见心脏扩大,胸闷痛,心悸甚,水肿,畏寒肢冷,面色晦滞,口唇青紫,甲绀,脉细涩或结代。"心动则五脏六腑皆摇",可见心病也可累及脾肾而呈现心脾气虚、心肾阳虚、心肾不交等诸症。

该病的早期主要病机是邪毒阻滞,心气抑遏,耗气伤阴。恢复期病机主要是心气心阴两伤,邪毒滞留,病之垂危期因久病虚衰,复感外邪,痰瘀互结,闭阻心脉愈甚,正不胜邪,阴阳衰败,终致不能相互维系,呈现阳虚欲脱证。

本病的病位在心,由心而涉脾肾诸脏功能失调。正气不足,邪毒侵心是发病的关键。故正虚为本,毒邪、痰浊、瘀血为标,是本虚标实,虚实夹杂之病证。

分证论治如下。

1. 毒邪犯心证

(1)热毒侵心证

[证候]　恶风,发热,咽痛,咳嗽,烦渴,汗出,胸闷,心悸,苔薄,舌红,脉浮数或弦数。

[治法]　清热解毒,宁心通络。

[方药]　银翘散加减。

金银花 10 g,连翘 13 g,牛蒡子 10 g,板蓝根 13 g,桔梗 10 g,玄参 13 g,太子参 13 g,赤芍 13 g,牡丹皮 13 g,生甘草 6 g。

[加减]　咽痛加射干、浙贝母;烦渴汗多加知母、生石膏。

(2)湿毒侵心证

[证候]　恶寒,发热,腹胀,腹痛,腹泻,纳呆,恶心,呕吐,困倦乏力,胸闷,心悸,苔腻或薄黄腻,脉濡数或滑数。

[治法]　清热化湿,宁心通络。

[方药]　甘露消毒丹合三仁汤加减。

藿香 10 g,紫苏梗 10 g,茵陈 10 g,苦参 13 g,黄芩 10 g,黄连 6 g,连翘 13 g,射干 10 g,白豆蔻 10 g,生薏苡仁 30 g,石菖蒲 10 g,丝瓜络 10 g。

[加减]　湿重于热,去黄芩、黄连、射干,加茯苓、厚朴、白扁豆。

2. 气阴两虚,正虚邪恋证

[证候]　心悸,胸闷,气短,乏力,口干,咽燥,汗出,苔薄,舌红,脉细或有结代。

[治法]　补气养阴,清心通络。

[方药]　生脉饮合归脾汤加减。

黄芪 13 g,太子参 13 g,生白术 10 g,麦冬 13 g,茯苓 13 g,丹参 13 g,当归 10 g,酸枣仁 10 g,板蓝根 13 g,炙甘草 6 g。

[加减]　偏于阴虚,加生地黄、玉竹、黄精、白芍;偏于气虚,加党参、山药、大枣;偏于阳虚,加桂枝、细辛、附子;脾虚纳呆、便溏,加炒薏苡仁、白扁豆、山楂、砂仁;胸闷痛,加红花、川芎、延胡索、瓜蒌、薤白;心悸甚,加首乌藤、莲子肉、远志、柏子仁等;心烦、时有低热、咽痛,加牡丹皮、赤芍、连翘、玄参、桔梗。

3. 阳虚欲脱证

[证候]　心悸,气短,口唇紫绀,大汗淋漓,四肢厥冷,脉微细欲绝。

[治法]　回阳固脱。

[方药]　参附龙牡蛎汤加味。

人参(另煎兑服)15 g,制附子(先煎 1 小时)10 g,煅龙骨、煅牡蛎各 30 g,五味子 6 g,炙甘草 10 g。

(二)临证经验

沈师对本病的治疗简化分作 3 型:发病初期的基本病情以邪实为主,多为毒邪、痰浊、血瘀阻滞心脉,心气抑遏,耗气伤阴,治疗以祛邪为急务,佐以益气养阴通络,邪去则正安。当邪已去大半,或即将除尽,基本病情为气阴两伤,邪毒滞留,正虚为主,兼夹标实诸证,当取益气养阴健脾法为主,辅以治标的祛邪通络之药,即文中列出的气阴两虚、正虚邪恋证。由于患者的体质不同,或受邪的性质不同,呈现证候也有差异,因此该证型分别列出了气虚为主、阴虚为主,或兼有脾虚湿困,或仍见低热咽痛等热邪较重,或心悸、心痛,血瘀之症较重者的各型较为详细的加减方法,这是体现了"有是病,即有是药;病千变,药也千变"的中医用药原则。当病久衰损日益加重,复感外邪,正不胜邪,阴阳衰败,终至阴阳不能维系,而呈现阳虚欲脱证,急当回阳固脱救治。

本病初期热毒盛,当取用清热解毒法以祛邪,但切勿过用、滥用一派清热解毒药。由于热毒以致气阴耗损,过用苦寒药导致气阴更伤,亦伤脾胃。如发病初期感受的是湿毒之邪,若纯用清热解毒寒凉药有碍驱除秽浊之邪,而且脏腑的阳气也不可避免地受到一定程度的损伤。阳气伤则秽浊湿邪并伏,反助其胶固之势,郁积日久则更致湿毒越甚。同理,本病初期祛邪要注意不伤正,而当感受邪毒兼有表证时,当宜发汗解表驱邪,但切不可妄汗,因汗为心之液,多汗易损阴损心。

生脉散是益气养阴的代表方剂,据药理药效证实该方具有良好的抗自由基和抗脂质过氧化作用,能有效防止心肌损伤并具有增强心肌收缩力、抗心律失常、改善心功能作用。在发病的初期毒邪甚易耗伤机体之气阴,故适加益气养阴药以助扶正祛邪是恰当的。但把生脉散全方搬用是不合适的,因为五味子酸涩收敛,凡表邪未解又有实热或湿毒不宜用之。沈师认为《用药法象》对生脉散方中五味子的应用已有言明"但有外邪者不可滥用闭其邪气,必先发散而后用之乃良"。当病至恢复期虽有气阴两虚之证候,但以阳虚为主,尤其阳虚湿滞、痰瘀互结的证候取用五味子也非所宜。

总之,病毒性心肌炎的治疗遣方用药以辨证为据,又要灵活多变。

治疗过程中当重视活血化瘀法,发病早期,因毒邪致瘀易痹阻心脉,故方中按证配用清热凉血活血药,这些寒凉药易伤脾胃,应选加陈皮理气和胃或甘草中和药性。后期因虚致瘀,选加养血通络、益气通络、助阳温经的通络药。恢复期取用益气养阴法为主时还得注意调养脾胃,方中应加配健脾醒脾助运药,脾胃不健则气血难补。

本病常见心悸之证候,治疗心悸使用宁心安神药也应按病证选用方能见效。养心安神多选酸枣仁、柏子仁、首乌藤、龙眼肉;清心除烦安神当选灯心草、莲子心、连翘等;解郁宁心安神多选合欢花、合欢皮、郁金等;健脾祛痰安神选用茯苓、远志、石菖蒲等;重镇安神多选牡蛎、龙骨、磁石、朱砂等。

西医对本病的治疗,常用抗病毒药、营养心肌药及对症治疗的方法,但疗效尚不能满意。目前,经药理、药效证实中药中的很多清热解毒药,如金银花、连翘、板蓝根、大青叶、虎杖、射干等具有抗病毒作用;北五加皮、福寿草、三七、刺五加、人参具有强心作用;麻黄、附子、细辛、鹿茸具有提高心率作用;柏子仁、当归、玉竹、石斛、三七、黄精等具有减慢心率的作用;三七、丹参、川芎、人参、刺五加、黄精、黄芪、玉竹、甘松、苦参、金银花、野菊花等具有抗心律失常的作用。我们应该重视实验研究,但要强调西为中用,必须辨证选用方能取得疗效。

当本病出现严重的心律失常、急性心力衰竭、心源性休克等危重症时,必须以西医西药抢救治疗为主,辅以中药。病情稳定后,方可转为中药治疗为主。如果患者就诊时,已在服用激素或抗心律失常药,则不可骤停,可中西药合用,病情好转后再逐渐将西药减量或停用。

(三)验案举隅

案一　郑某,女,23岁。2012年3月28日初诊。

初诊　患者心悸、气短、乏力、咽干痛1周余前来就诊。3月初,因发热、恶风、鼻塞、咳嗽、咽痛在社区卫生所诊断为"上呼吸道感染",给予头孢氨苄等药物治疗3日后,体温正常,咳嗽、咽痛均宁。但近1周来经常心悸、胸闷、气短、身乏,或时有咽干痒或咽干痛,口渴,大便较干结,纳食正常。查体:脉弦细结代,舌质暗红,苔薄,体温36.4℃,心率86次/分,律齐,心音低钝,未闻及病理性杂音。心电图示:窦性心律不齐,频发室性期前收缩。红细胞沉降率28 mm/h;心肌酶:血清乳酸脱氢酶(LDH)460 U/L,血清肌酸激酶(CK)168 U,谷草转氨酶(AST)60 U/L;胸片示心肺正常;心脏超声检查未见心脏扩大等异常。中医诊断:心悸(气阴两虚,正虚邪恋)。西医诊断:病毒性心肌炎。治拟益气养阴,清热利咽,凉血通络。

处方:太子参13 g,党参13 g,玄参13 g,浙贝母10 g,桔梗10 g,连翘13 g,赤芍10 g,丹参13 g,首乌藤13 g,酸枣仁10 g,生甘草6 g。

7剂,水煎服,每日1剂,分2次温服。

二诊 已无咽干痛,口渴减,大便通畅,心悸、气短症状有所减轻,苔薄,脉弦细,偶有结代。

处方:上方去浙贝母,加黄精13 g,继服7剂。

三诊 症状平稳,已无心悸、气短等其他不适症状,脉弦细、苔薄。

处方:二诊方去连翘,加龙眼肉13 g、陈皮10 g,继服14剂。

四诊 治疗2周后复查心肌酶:LDH 230 U/L,CK 100 U,AST 30 U/L;心电图示:窦性心律,均已恢复正常。

【按语】 本案西医诊断为病毒性心肌炎,中医诊断为心悸。发病因感受邪毒,邪毒阻滞,心气抑遏,邪毒留恋,日久耗气伤阴,心之气阴亏损见心悸、气短,因邪毒尚有潜伏,故时见咽干、咽痛。初诊取益气养阴为主,辅以清热凉血、解毒宁心之法。当咽痛除,余邪已清,在后期处方中适当减少清热解毒药,主要以益气养阴、宁心通络法调治。由于治疗过程中注意辨清标本缓急,用药合拍,而获痊愈。

案二 张某,女,29岁。2011年10月13日初诊。

初诊 患者1年来感冒反复发作,半年前发热、恶寒、腹痛、腹泻。至外院门诊予诺氟沙星治疗2日后病情加重,心悸、胸闷、气憋、不能平卧,伴见四肢发凉、大汗淋漓,急诊住院治疗,诊断为"病毒性心肌炎,心力衰竭",经抗感染、强心、利尿等治疗1周后转危为安,病情好转出院,出院后时感心悸、气短、身困、纳差,大便溏薄,劳累或活动较多时伴见胸闷、心前区隐痛,前来就诊。查体:体温36.4℃,血压100/60 mmHg,脉细弱,偶有结代,舌暗淡,舌体胖大,苔薄腻。胸片示:左心室略见扩大;心肌酶谱正常;心电图示:窦性心律,室性期前收缩,偶有二联律。中医诊断:心悸(心脾两虚,痰瘀闭阻)。西医诊断:病毒性心肌炎,心功能Ⅱ级。治拟益气健脾,养心通络。

处方:黄芪15 g,党参13 g,炒白术10 g,茯苓13 g,远志10 g,炒薏苡仁30 g,砂仁6 g,石菖蒲10 g,川芎10 g,丹参10 g,山楂15 g,炒麦芽13 g,炙甘草10 g。

7剂,水煎服,每日1剂,分2次温服。

二诊 纳食稍增,大便成形,身困、气短、心悸、寐差改善不明显,苔脉同前。

处方:原方去炒薏苡仁,加莲子肉15 g,7剂。

三诊 守法按证适作加减,经调治月余后复诊,患者告知已无心悸、气短、乏力诸症,近2个月来气候骤变也不感冒,复查心电图示:窦性心律,正常心电图;胸片报告同前。

【按语】 本案西医诊断为病毒性心肌炎,中医诊断为心悸。患者久病体弱,感冒反复发作。1年前因复感湿热之邪犯心,邪壅心脉,血行不畅,气滞血瘀,湿浊困脾,脾失健运,湿浊内停,痰瘀痹阻,病久迁延,长达一年之久,以致心脾气虚、痰瘀痹阻,取益气健脾、养心活血、化痰通络之法治疗。方中取用养心通脉药外,尤为注重取用益气健脾醒脾药物治疗。因脾属中土为后天之本,气血之源,运湿之枢纽,故本病例治疗过程中注意健脾益气,使生化之源不竭,正气充盛,有利于祛邪除痰,活血通络,因药证相符而获效。

八、慢性心力衰竭

（一）疾病简介

心力衰竭又称心功能不全，简称心衰，传统认识系指正常血液回流情况下，心脏排出血液不足以维持组织代谢需要的一种病理状态。临床上以心排出量不足、组织血流量减少、肺循环和（或）体循环静脉淤血为特征。

《中国心力衰竭诊断与治疗指南 2018》（以下简称《指南》）认为心衰是慢性、自发进展性疾病，神经内分泌系统激活，导致心肌重构是引起心衰发生和发展的关键因素。心肌重构最初可以对心功能产生部分代偿，但随着心肌重构的加剧，心功能逐渐由代偿向失代偿转变，出现明显的症状和体征。

心衰是各种心脏疾病的严重表现或晚期阶段，我国人口老龄化加剧，冠心病、高血压、糖尿病发病呈上升趋势，医疗水平的提高使心脏疾病患者生存期延长，导致我国心衰患病率呈持续升高趋势。据报道，我国 35～74 岁成人心衰患病率为 0.9%，对国内 10 714 例住院心衰患者调查显示：1980 年、1990 年、2000 年心衰患者住院期间病死率分别为 15.4%、12.3%和 6.2%。

本病病因常见禀赋不足，邪毒入侵以及年老体衰，或原有宿疾久病不愈、久患咳喘、心悸及瘿瘤等病证，病势缠绵迁移不愈，附着于心，而外感、情志失常、劳倦、饮食不节、妊娠分娩等常为发作诱因。

本病病位在心，因五脏相关，并不局限于心，常于肺、肝、脾、肾等脏同病，各种病因导致心之气血阴阳受损，脏腑功能失调。心虚无力，鼓动血液运行；肺虚，肺失宣肃，水道失畅；脾虚则运化失调；肾虚不能纳气和行水；肝失疏泄，气血失畅……最终导致血脉瘀阻，痰饮阻滞，水湿内停，发为本病，为虚实夹杂之病证。

（二）临证经验

沈师认为气血脏腑亏损为病之本，痰瘀痹阻为病之标，本虚主要为心气心阳虚衰，标实为痰瘀痹阻，水湿内停。终末期多见心肾阳气虚衰，阳气虚脱于外，阴寒弥漫于内，阴阳相互离绝，出现冷汗，神昏，脉微细无力，甚至死亡。

沈师认为瘀血、痰浊、水饮为本病标实之候，心气不足、心阳亏损为本病的病理基础，益气温阳、通阳利水、化痰祛瘀为治疗慢性心力衰竭的基本治法。沈师之学术继承人、博士生导师王晓峰教授设芪红汤方治之。

1. 芪红汤的临床应用

［药物组成］　黄芪 15 g，红景天 15 g，刺五加 15 g，桂枝 10 g，丹参 15 g，葶苈子（包煎）13 g，泽泻 13 g。

［功效］　益气温阳，利水通络。

［方解］　黄芪，性甘微温，归脾肺经，补气升阳，益卫固表，利水消肿，善补胸中大气，大气旺壮，气行方能行血祛瘀，痰浊则化。桂枝，性甘温，归心、肺、膀胱经，温通经脉，助阳化气，温阳利水，黄芪伍桂枝补气温阳，气行则血运，桂枝配黄芪加强温通经络及行水之功。红景天，味甘性平，强壮作用类似于人参。刺五加，味甘微苦温，可补心、肺、脾、肾之气，活血通脉。丹参，微苦微寒，入心、心包及肝经，《本草纲目》谓其"能破宿血，补新血"。丹参与红景天相伍气血双补，气血互生，又能补气活血。葶苈子，苦辛寒，归肺、心、肝、肾、膀胱经，专泻肺中水饮痰火而平喘咳，含有强心苷，具有强心作用。泽泻，味甘寒，归肾、膀胱经，有渗湿利水消肿，并具有降血脂作用。诸药配伍共奏益气温阳利水，化痰通络作用。

［加减］　气阴亏虚，合生脉饮加味；脾肾阳虚合真武汤；气虚而血瘀甚，合血府逐瘀汤加减；脾肾两

虚,痰浊蕴肺,加用苏子降气汤加减;气阳虚脱加用参附汤。

2. **临床研究结果**　我院心内科 2004—2005 年将此方对慢性心力衰竭患者进行临床观察研究,取 70 例冠心病慢性心力衰竭患者随机分为二组,对照组和治疗组各 35 例,对照组予西医常规抗心衰治疗及运动康复训练,治疗组则取用上法后又另加用芪红汤方辨证加减治疗。经 2 个月治疗,统计结果显示:总有效率治疗组为 85.7%,对照组为 60.6%,显效率治疗组为 28.57%,对照组为 14.29%,以上两组疗效结果比较差异均有显著意义($P<0.05$)。两组治疗后基础心率、6 分钟步行试验、左心室射血分数等改善均优于对照组,并有显著性差异。说明:芪红汤可改善慢性心衰患者的心功能,改善相关症状,促进心衰患者的体能恢复,提高其生活质量,是慢性心衰患者康复治疗有效的辅助方剂。

3. **注意轻重缓急不同分期的辨证治疗**　沈师认为早期或轻度心衰患者病位在心肺两脏,以气虚或气阴两虚为主,兼夹证少,病机单纯,是治疗心衰的最佳时期。治疗上应注重培补,以芪红汤加活血通络之品为基本治法。

中期或中度心衰患者累及脾、肾、肺,除阴阳两虚外,大多兼有痰浊、血瘀、水饮,治疗上以补虚为主的同时取芪红汤,多加用化痰利水祛痰等品。

晚期或重度心衰患者阳气虚衰为主,进一步损及脾肾,多痰、多饮、多瘀兼见,病理变化复杂。随着心衰加重,最终导致阳气竭脱,血脉痹阻,水湿泛溢。阴阳离绝的重危状态当急取回阳固脱法,方中黄芪、葶苈子量加大,更需加用人参、附子益气扶阳救脱之药。

4. **慢性心衰的治疗当五脏兼顾,调补阴阳,以平为期**　心衰患者的证候多见心的阳气虚损,功能失调,血脉运行不畅,从而导致肺、脾、肾、肝等脏器失养,功能失常。调治中注意补养心之气血阴阳的同时,还应当兼顾他脏的调治,阴阳分治。如以温补为主,则勿过温太热,过则易伤阴。总之调补阴阳应注意以平为期。

5. **辨证选用经现代药理药效证实有抗心力衰竭作用的中草药**　李连达院士报道下列中药具有抗心衰的药理作用。

(1) 具有洋地黄样作用的中药:夹竹桃、万年青、福寿草、葶苈子、北五加皮等。这类中药具有洋地黄的强心作用,通过直接作用心肌细胞增强心肌收缩力,增加心搏出量,从而起到治疗心衰的作用。

(2) 非洋地黄类强心中药:人参、制附子、肉桂、鹿茸等。这些中药主要通过 β 受体激动作用和(或)磷酸二酯酶抑制剂作用发挥正性肌力作用,以增加心排出量,降低心脏负荷与心肌耗氧量,缓解心衰症状。

(3) 具有血管扩张作用的强心中药:红花、麦冬、刺五加、钩藤、黄芪等,具有扩张血管,减低外周血管阻力的作用,通过减少回心血量,降低心脏前后负荷,增加心排出量,从而改善心功能。

(4) 具有血管紧张素转化酶抑制剂(ACEI)样作用的强心中药:黄精、豨莶草等具有 ACEI 样作用,红芪、白芍等均有类似血管紧张素受体阻滞作用。这些中药通过扩张血管,改善血流动力学等变化及左心室功能,提高运动耐力,逆转左心室肥厚,起到治疗心衰的功效。

(5) 具有利尿作用的强心中药:茯苓、猪苓、泽泻等均具有利尿作用,其中车前草、半边莲等利尿而有排钠作用;猪苓、茯苓、泽泻利尿作用与它们本身含有多量钾盐以及具有扩张血管作用有关。利尿中药通过水钠排泄,减少体液量与血容量,从而降低心脏前负荷,改善心功能,起到治疗心衰的作用。

(6) 具有改善心脏舒张功能作用的中药:有 30%～40% 的心衰患者存在着心脏舒张功能不全,治疗主要以钙离子拮抗剂和 β 受体阻滞剂为主。肉桂、丹参、当归等药物可以改善心脏舒张功能;钩藤、独活、前胡等中药具有钙离子拮抗作用,蝉蜕、土茯苓等具有 β 受体阻滞样作用,可以控制心室率,增加心室充盈时间,从而改善心衰。

6. 重视中医的外治法和规范心衰的基础治疗　心血管病专家冯绍祥教授专著《常见心脑血管病中医外治法》,介绍了各种针刺疗法、灸疗法、推拿、拔罐、刮痧、导引疗法、音乐疗法。这些外治法对心衰治疗改善症状有良好的疗效,还应重视规范心衰的基础治疗,加强精神护理,适当安排休息和运动,合理调配饮食,去除缓解基本病因,去除或避免诱发因素。

7. 诊治心衰当注意中西医并重

(1)认真学习最新《指南》,积极采用西医的多种实验室检查方法,这不仅为了明确诊断,还可及时科学规范地配合使用西药,以提高临床疗效。

(2)对慢性心衰转为急危重症的患者,应当熟练运用血流动力学监测、心电监护、血气分析以监测生命体征,及时加强中西医的抢救力度。

(3)对于难治性心力衰竭终末期患者,应当请西医心血管医生会诊,必要时当采用腹膜透析、体外超滤、安装人工起搏器(心脏自动除颤器、心脏再同步治疗)、人工呼吸机呼气末正压呼吸、人工心肺辅助装置、连续的静脉输注、正性肌力药物等治疗,甚至安排心脏移植,以最大限度降低病死率。

(4)注意积极采用西医西药治疗,首先考虑引起心功能异常的基础疾病和消除诱发因素,加强如高血压病、冠心病、糖尿病、肥厚型心肌病、扩张型心肌病及瓣膜性心肌病的基础治疗。

(三)验案举隅

案一　刘某,男,70岁。1999年6月24日初诊。

初诊　患者主诉胸痛13年,伴双下肢水肿2个月。经新疆医科大学第一附属医院诊断为"冠心病,陈旧性心肌梗死,心功能不全Ⅲ级"住院治疗,因诸症改善不明显,欲求中西结合治疗,转住我院。查体:血压160/90 mmHg,两肺中下肺可闻及湿啰音,心率96次/分,律齐,双下肢膝以下呈凹陷性水肿。中医症见:眩晕,头重如裹,胸闷不舒,心悸健忘,气短神怯,食少倦怠,夜寐欠安,肢肿肢冷畏寒,大便尚调,小便频数,舌偏暗红,舌体胖大,舌苔薄腻,脉沉细。1986—1989年曾先后3次因"心肌梗死"在外院抢救治疗,既往有高血压病史20多年。辅助检查:尿常规:蛋白(＋＋);胸片示:心脏呈靴形改变;心电图示:窦性心律,完全性左束支传导阻滞。中医诊断:胸痹,心衰(脾肾阳虚)。西医诊断:冠心病,陈旧性心梗,心功能Ⅲ级。治法:益气活血通络,温阳利水。

处方:黄芪13 g,红景天10 g,红花10 g,白术13 g,丹参13 g,茯苓13 g,泽泻13 g,牛膝10 g,葶苈子(包煎)13 g,桂枝10 g,泽兰10 g,大腹皮15 g,防己10 g,干姜6 g。

5剂,水煎服,每日1剂。

二诊(1999年6月28日)　患者经前方治疗后已无畏寒肢冷,诸症明显改善,仅感乏力,尤以双下肢无力为甚,胸闷、心悸、气短时有发作,舌质淡,苔薄腻,舌体胖大,脉细弱。查体:血压130/80 mmHg,两肺底可闻及细小湿啰音,心率75次/分,律齐,下肢水肿明显减轻,仅双下肢足踝部有轻度水肿。效勿更法。

处方:原方去大腹皮、干姜,加当归10 g、陈皮10 g、首乌藤15 g、薏苡仁30 g巩固调治。7剂,水煎服,每日1剂。

【按语】　本案为脾肾阳虚、心脉瘀阻,取益气温阳、利水通络法。该患者虽然胸闷气短,但能平卧,下肢水肿也较轻,心衰诸症不重,故用芪红汤加大益气温阳之品桂枝、茯苓等的用量,未用强心、利尿西药,可见药证相符则疗效甚显。

案二　邱某,男,74岁。2004年10月14日初诊。

初诊 患者主诉胸闷心慌反复发作 30 余年,伴咳嗽咳痰 10 日。患者 2000 年因上症在某院诊断为冠心病,陈旧性正后壁心肌梗死,慢性支气管炎,肺气肿,肺源性心脏病,心功能不全Ⅲ级。平素常服单硝酸异山梨酯片、地高辛等药物。此次因 10 日前感冒致诸症加重,故入院。查体:血压 120/70 mmHg,两肺呼吸音低,肺底均可闻及细小湿啰音,心率 92 次/分,律齐,双下肢轻度水肿。中医症见:咳嗽,咯白色泡沫样痰,胸闷气短心悸,喘憋不平卧,胁肋胀满,夜寐差,尿频,大便干结,舌质暗红,舌苔白腻,脉弦滑。查心脏彩超示:主动脉硬化,二尖瓣关闭不全,轻度肺动脉高压,下壁心肌稍变薄,左心室顺应性减退;颈部血管超声示:双侧颈总动脉粥样硬化斑块形成;血脂示:三酰甘油 2.78 mmol/L,总胆固醇 5.0 mmol/L;血常规正常。中医诊断:胸痹,心衰(痰浊壅塞,痰瘀互阻);喘证(痰浊壅塞)。西医诊断:冠心病,心功能Ⅲ级,慢性支气管炎急性发作。治拟益气活血,温阳利水,降逆平喘。方用芪红汤合苏子降气汤加减。

处方:黄芪 13 g,红景天 10 g,白术 10 g,茯苓 13 g,紫苏子 10 g,厚朴 10 g,莱菔子 13 g,法半夏 10 g,瓜蒌 13 g,陈皮 10 g,桂枝 6 g,杏仁 10 g,葶苈子 13 g,泽泻 10 g,北五加皮 10 g。

7 剂,水煎服,每日 1 剂。

二诊(2004 年 10 月 21 日) 患者诉经上方辨治 7 剂后精神好转,胸闷、气短、憋喘、心悸等诸症明显好转,咳嗽咯痰减轻,但未尽解。查体:肺部听诊未闻及湿啰音,仅呼吸音低,心率 82 次/分,亦较前和缓。

处方:上方去紫苏子、莱菔子等下气降气之品,加当归 10 g、丹参 10 g、首乌藤 13 g 活血养血通络。7 剂,水煎服,每日 1 剂。

【按语】 本例患者属年老气虚,脏腑功能衰减,尤以心脾气虚为甚,脾虚无以运化水湿则聚湿生痰,痰湿壅于胸中,气机不利,心脉瘀阻,又痰浊上阻于肺,则肺失宣肃,故致咳嗽、咳吐白痰量多,痰瘀互阻,邪实和正虚均表现突出,治疗用药上必须标本兼顾。患者病初由脾失健运、心脾气虚、津液不归正化而成,故初期取用芪红汤和苏子降气汤标本兼治。当咳喘有减,痰浊已降大半后,治疗则以扶正为主,原方中去紫苏子、莱菔子,加当归、首乌藤等养血宁心通络。

九、高血压病

(一)疾病简介

高血压病的主要症状为眩晕、头痛,故本病可归属中医学的风眩或头痛范畴。症状以头昏目眩为主者,诊为风眩;以头痛、头胀、项强不和为主者,诊为头痛。

本病的发生常与情志失调、饮食不节、内伤虚损等因素有关。长期精神紧张或恼怒忧思致肝失调达,肝气郁滞,郁久化热,风阳上浮,而致目赤、面红、头晕、头痛;年老肾亏或劳伤过度,肾精亏损,肝失所养,肝阴不足,阴不敛阳,肝阳亢盛,上扰清窍而致头晕、头痛;恣食肥甘、高盐饮食,或吸烟酗酒,损伤脾胃,脾失健运,水液代谢失调,湿浊壅遏,痰浊内蕴,痰生热,热生风,风痰上扰清窍也可致头晕头痛。

高血压患者病程长,舌象多见暗红或暗淡,或见瘀点,其病理改变多见动脉血管狭窄,外周血管阻力增加,气血运行受阻,故和中医血瘀证关系密切。因此,沈师强调诊治高血压病时应注意到该病因血瘀化风为患,又按"痰瘀同源""痰瘀同病"之说,必要时采用痰瘀同治之法。著名中西医结合专家严灿等采用痰瘀同治法治疗高血压左心室肥厚患者,观察其治疗前后左心室重量指数、平均动脉压、血浆肾素活性及血管紧张素Ⅱ浓度等的变化,发现采用痰瘀同治法疗效较好,并有逆转高血压导致的左心室肥厚的作用,提出高血压性左心室肥厚的病理基础在于血瘀痰浊两方面,气血瘀滞、痰瘀阻络是其发病机制。

沈师认为：高血压病的病位在肝、肾、心、脾,病之本为气阴两虚、脏腑亏虚、阴阳失调,病之标为风、火、痰、瘀,是虚实相兼的病证。血瘀为患是高血压病的发病机制。

本病分证论治如下。

1. 肝火亢盛,络脉瘀阻

［证候］　头痛或头晕,目眩,面红,目赤,烦躁,口苦,大便干结,小便黄赤,舌红,苔薄黄,脉弦数。

［治法］　泻肝清火通络。

［方药］　龙胆泻肝汤加减。龙胆草、黄芩、栀子、白木通、车前草、当归、赤芍、牡丹皮、丹参、牛膝等。

［加减］　大便秘结者加酒大黄、枳实;痛痛、眩晕重者加决明子、天麻、钩藤、珍珠母;口干舌燥加麦冬、玄参、石斛;伴见痰热重、苔黄厚腻者去生地黄、当归,加天花粉、郁金、天竺黄。

2. 阴虚阳亢,络脉瘀阻

［证候］　眩晕,头痛,腰膝酸软,耳鸣,五心烦热,口苦咽干,舌红苔薄黄,脉细数。

［治法］　滋阴平肝通络。

［方药］　天麻钩藤饮加减。天麻、钩藤、决明子、生地黄、玄参、怀牛膝、杜仲、丹参、赤芍、牡丹皮、益母草、桑寄生、首乌藤、茯神等。

［加减］　肝肾阴虚甚者加白芍、天冬、麦冬,去桑寄生、杜仲;头晕甚者加枸杞子、菊花、代赭石;大便秘结者加瓜蒌仁、火麻仁、柏子仁。

3. 痰湿壅盛,络脉瘀阻

［证候］　眩晕,头痛,呕恶痰涎,胸闷短气,纳少,舌暗淡,苔白腻,脉弦滑。

［治法］　化痰祛湿通络。

［方药］　半夏白术天麻汤加减。半夏、天麻、白术、茯苓、橘红、红花、川芎、泽泻、牛膝等。

［加减］　若眩晕较甚加白蒺藜、钩藤;头痛甚者加僵蚕、全蝎;痰多者加石菖蒲、远志;痰多黏稠、苔黄者加浙贝母、天竺黄、胆南星、郁金。

4. 阴阳两虚,脉络瘀阻

［证候］　眩晕,头痛,耳鸣,心悸,腰膝酸软,少寐多梦,舌暗淡或暗红,脉沉细无力或细数而弱。

［治法］　滋阴补阳通络。

［方药］　二仙汤加减。仙茅、淫羊藿、当归、黄柏、知母、巴戟天、怀牛膝等。

［加减］　形寒肢冷、肾阳虚甚者去知母、黄柏,加肉桂、杜仲、鹿角胶;手足心热,口燥咽干,舌红少苔,肾阴亏损加天冬、枸杞子、女贞子、龟甲;畏寒肢冷、身水肿、面色㿠白、舌淡红、苔白滑、脉沉细等阳虚水泛者去知母、黄柏,加白术、茯苓、泽泻、猪苓。

（二）临证经验

1. 取中西医之长治疗高血压病　一般而言,治疗高血压病应用中药辨证治疗是有效的。中医药应用于高血压病的治疗,尤其对眩晕、头痛等症状可明显改善。值得注意的是,有的患者单用中药治疗,症状有所改善,可是血压仍不正常,血压长时间不予控制,可以导致动脉硬化加重,而且心、脑、肾等靶器官的损害可持续发展。当病情急剧加重,血压骤高,更需配用西药降压药物,防止气升血逆导致脑脉痹阻或上溢脑脉之外而发生中风,或心脉瘀阻而致胸痹心痛。有的患者在服用西药降压药后,血压虽然下降,症状改善却不明显。有的单用西药治疗,血压骤降使头晕目眩,下肢沉重症状加重,这时加用中医药调治可见良效。因此,本病的治疗应中西药联合,取两者之长。高血压病患者合用中西药还必须注意患者的症情证候变化和药物的性能以及配伍禁忌。药理研究证实具有降血压作用的中药有百余种,我们可辨证选用。如：阴虚阳亢者，选用天麻、钩藤、罗布麻、决明子、玄参；阴阳两虚者取仙茅、淫羊藿、杜仲、何首乌、冬青、牛膝；痰湿壅盛者，选石菖蒲、莱菔子、茯苓、泽泻；血瘀甚者，选当归、红花、丹参等。同理，西药治疗高血压病也强调个体化，应根据患者年龄、病程、血压水平、心脑肾的情况、心血管危险因素（家族史、肥胖、高血脂等），对降压药的反应（卧位与立位血压），有无其他疾病（尤其是糖尿病、肾脏病、肥胖等），选用一种降压药或联合应用。另外，中西药合用时还应注意两者的配伍禁忌，含鞣质较多的中药，如中药饮片大黄，中成药牛黄解毒片、黄连上清丸不宜与含生物碱的复方降压片合用，两者结合可生成难溶解性鞣酸盐沉淀，不易被吸收而降低疗效。中成药酒一般不宜与具有血管扩张作用的降压药如胍乙啶、苯甲胺、复方降压片及噻嗪类降压药物联用，因药酒中乙醇可扩张血管，两者合用有可能促使体位性低血压；利血平和甘草合用影响降压的功效等。

2. 辨证精确，精选方药，提高疗效 高血压病患者若因肝阳上亢、肝内风动而致头痛、眩晕、耳鸣、眼花、震颤、失眠时，常取用天麻钩藤饮加减治疗。现代药理研究显示，此方既有降压作用，又有调节高级神经活动的作用。沈师认为，高血压病见肝阳上亢证者，当重在甘寒养阴，因为肝阳之所以上亢，责之于肝肾阴虚。此类患者阳亢之症只是标实，而阴虚是根本，虽有热证也是虚热之证，故阳亢化火，急当甘寒救阴，取用此方治疗。应将原方中的苦寒药黄芩、栀子祛除。而且苦寒药也不宜多用、久用。苦寒易化燥反致阴伤更甚，苦寒还易伤胃。因此，应将原方中的黄芩、栀子祛除。在原方中可多用玄参、生地黄、鳖甲、龟甲等滋阴潜阳息风之品，肝热较甚可选加夏枯草。老年心脑血管疾病常痰瘀同病，故应痰瘀同治，即可在天麻钩藤饮方中加牡丹皮、丹参和少量川芎用于养血活血，并选加郁金、地龙、天花粉、胆南星等清热或润燥化痰药。半夏白术天麻汤具有健脾祛湿、化痰息风之功效，高血压患者症见风痰所致的眩晕、头痛时常可选用，方中天麻、茯苓等药具有降压作用。沈师取用此方常加用《金匮要略》之泽泻汤方义，在上方中加泽泻，且按痰瘀同治之法选加川芎、牛膝、益母草等活血利湿通络之品以除上蒙之痰浊，达到风平络通之效。

目前市场上治疗高血压病的中成药多达十余种，有的疗效并不好，因为丸药性缓，药量也较小，所以一般仅应用于病情较轻或者后期巩固疗效，主要起调治作用，还应按证情的寒热虚实不同选用中成药。例如，脑立清在治疗肝阳上亢之高血压病时可起平肝潜阳、醒脑安神之效；牛黄降压丸主治肝火上冲之高血压病，可起清心化痰、镇静宁神之效；六味地黄丸用于肾阴亏损、肾精不足之高血压病，有滋补肝肾之效；知柏地黄丸可滋补肝肾之阴，还具有清相火之效，故用其治疗肾阴虚、相火旺之高血压病；《金匮》肾气丸用于阳虚水泛之高血压病。高血压病要坚持长期治疗，因此要求所取药材当丰富，又廉价。维吾尔药苏札，为唇形科植物辛塔花的地上部分，性辛、微凉，具有理气化痰、清热利水通络之功效。沈师早在20世纪90年代初将此药配制成"西红花康复液"，并获新药准字文号投放市场，对防治心脑血管疾病有较好疗效。经药理药效证实其具有降血压、降低血液黏稠度、抗脂质过氧化及改善心功能等作用。

高血压患者辨证多考虑以阴虚为主，也不可忽视阳虚为患。高血压病的治疗一般多用寒凉滋阴药，温热药对其望而生畏。老年高血压患者有时可见到眩晕伴形寒肢冷、身困乏力、腰膝酸软、苔白滑腻、脉濡之证，此为老年命火不足、火不制水、痰湿滋生、湿生风动所致，选用一般的息风化痰法不能见效，非投桂附之类方能奏效。

老年高血压病患者若见脉压差小或波动较甚，多属虚证。波动较甚的高血压患者，虽然具有头痛眩晕等症，脉象虽弦，但不任重按，是为虚的症象。如仅投以金石重镇之类药物，可见收缩压下降，而舒张压不变之状，这样脉压差更小或血压一度稍降，移时上升更甚，此时应取用人参、杜仲、桑寄生等益气补肾之品，可缓缓获效。

3. **重视非药物疗法防治高血压病**　高血压病的临床特点不仅是体循环动脉压升高,且常伴有血脂、血糖、血尿酸和钙的代谢障碍,故认为高血压病是临床综合征,因此对高血压病的防治应注重药物和非药物疗法并重。非药物疗法中对调摄很有讲究,注意饮食调理,少食肥甘厚味之品,可适当增加鱼类、蔬菜、豆类等含有丰富维生素、钙、钾类的食品。应饮食清淡,低盐,忌烟禁酒,控制体重,适量运动,工作生活有规律,注意劳逸结合和精神调摄,防止七情内伤,保持心情舒畅和良好的睡眠,避免大便干燥。这些养生保健措施可以起到药物无法起到的效果,使血压维持在正常的水平。

针灸疗法也是非药物疗法之一,亦是高血压病的一种治疗方法,它对患者具有全面调整心血管功能和脂质代谢,改善血黏稠度以及血液动力学,调节神经递质等作用而取得降压的效果。据报道 25 个医疗单位针灸治疗 2 492 例患者统计分析有效率为 71%～98%。故此疗法值得配用。

（三）验案举隅

案一　张某,男,62 岁,干部。

患高血压病已 10 年,连续服用西药降压药,现头晕目眩,步行不稳,腰酸肢冷,倦怠乏力,下肢沉重,大便不畅,脉沉而滑,苔滑腻,舌暗淡。测血压 200/110 mmHg。中医诊断:眩晕(肾阳虚损,水湿内停,湿浊上蒙,清阳不升)。西医诊断:高血压病 3 级。治拟补肾温阳,化湿通络。

处方:制附子(先煎)10 g,炒白术 10 g,益母草 10 g,肉桂 6 g,防己 13 g,牛膝 13 g,桑寄生 13 g,枳实 9 g,泽泻 15 g,茯苓 15 g,莱菔子 15 g。

7 剂,水煎服,每日 1 剂。

服 7 剂后头晕明显减轻,大便通畅,苔转薄腻,血压 180/100 mmHg,原方加珍珠母 30 g 服用 14 剂后诸症消失,血压降至 150/90 mmHg。患者要求服用中成药,嘱继服《金匮》肾气丸和原服用的降压药巩固疗效,并每周随访观察。

案二　王某,女,52 岁。2000 年 4 月初诊。

初诊　高血压病 2 年,近日眩晕头重,脘腹闷胀,身困乏力,饮食不佳,溏便,现服用复方降压片,血压波动于 140～180/90～100 mmHg。近 1 个月来公务繁忙,不规律饮食,诸症加重,前来诊治。查体:肥胖体形,面色晦暗,舌体胖大,舌质暗淡,苔白腻。血压 170/96 mmHg。中医诊断:眩晕(痰湿中阻,风痰上扰,络脉瘀阻)。西医诊断:高血压病 2 级。治拟息风祛痰,健脾通络。半夏白术天麻汤加减。

处方:半夏 10 g,炒白术 10 g,天麻 10 g,茯苓 13 g,橘红 10 g,石菖蒲 10 g,白豆蔻 6 g,厚朴 10 g,泽泻 13 g,红花 10 g,川芎 10 g,山楂 13 g,丝瓜络 10 g。

7 剂,水煎服,每日 1 剂。

二诊　上方服用 7 剂后,头晕减,脘腹已不闷胀,纳食见好,大便成形,血压 140/90 mmHg,舌暗,苔薄腻,脉弦滑。

处方:原方去白豆蔻、厚朴,嘱西药仍服复方降压片。20 剂,水煎服,每日 1 剂。

三诊　血压 130/80 mmHg,已无头晕,全身轻松,精神食欲佳,苔薄腻,脉弦舌暗。

处方:为巩固疗效,嘱服用具有息风通络功效之"化痰脉通片",每日 3 次,每次 6 片,原西药降压药继续服用。

【按语】　肥胖之体,劳倦过度,饮食不节,损伤脾胃。脾阳不振,健运失司,水湿内停,聚积生痰,风痰上扰,清阳不升,浊阴不降,致使头重眩晕,血压异常,取半夏白术天麻汤加用石菖蒲、厚朴、白豆蔻、泽泻、红花、川芎等药共奏和中祛湿、行气化痰通络之功,经治痰湿瘀积之邪除,脾胃健运,血压平稳。

案三　陈某,女,52 岁。

初诊 高血压已 5 年余,服用尼群地平治疗,血压平稳,近 2 个月来操劳女儿婚事,睡眠不安,头晕,头痛,耳鸣,口渴,心烦,手足心热,大便秘结。血压波动较高,波动于 150~160/90~100 mmHg。查体:舌质暗红欠津,苔薄腻,脉弦细稍数,血压 170/100 mmHg。中医诊断:眩晕(阴虚阳亢,风动瘀阻络脉)。西医诊断:高血压病 2 级。治拟滋阴平肝,潜阳通络。予天麻钩藤饮加减。

处方:天麻 10 g,钩藤 13 g,决明子 15 g,龟甲 13 g,生地黄 13 g,玄参 13 g,赤芍、白芍各 13 g,丹参 13 g,牡丹皮 13 g,川芎 6 g,首乌藤 13 g,酸枣仁 13 g,柏子仁 13 g,怀牛膝 10 g。

14 剂,水煎服,每日 1 剂。

二诊 服药半个月后,头晕痛明显缓解,睡眠转佳,口渴、便干也改善,然胃胀不适,苔薄舌暗红,舌体尚润,脉弦细,血压 140/90 mmHg。

处方:上方去牡丹皮、玄参,加陈皮 6 g、炒枳壳 6 g。7 剂,水煎服,每日 1 剂。

三诊 服药 7 剂后,诸症悉平,血压 130/80 mmHg,舌暗,脉弦细。

处方:初诊方减柏子仁、酸枣仁、牡丹皮、玄参,加陈皮 6 g、麦芽 13 g,嘱服我院自拟的具有平肝潜阳通络功效之平肝脉通片,每日 3 次,每次 5 片,同时继服尼群地平片防血压复升。

【按语】 年过半百,肾精已亏虚,劳心过度,耗伤元阴,而致头晕心烦,睡眠不安,口渴,大便干结,舌暗红少津,脉弦细稍数,阴虚阳亢,风动瘀阻,取天麻钩藤饮加减,弃用黄芩、栀子苦寒伤阴之药,重用生地黄、玄参、白芍、龟甲等咸寒、甘寒潜阳之品,适当加清热凉血、通络安神之药。经治近 1 个月后,阴虚阳亢、风动瘀阻诸症除,血压平稳。

案四 郭某,女,48 岁。

初诊 1 年来经常头晕耳鸣,心烦,睡眠不实,手足心热,阵发面部潮红,口渴咽干,闭经已经 3 月余,血压波动于 140~150/86~90 mmHg,苔薄舌暗红,脉细数。中医诊断:眩晕(冲任脉虚,肝肾阴虚,肝阳上亢)。西医诊断:高血压病 1 级。治拟滋肾,降火,平肝阳调冲任,取二仙汤加减治之。

处方:仙茅 10 g,淫羊藿 10 g,当归 10 g,牡丹皮 10 g,巴戟天 10 g,黄柏 10 g,知母 10 g,天冬 10 g,女贞子 13 g,龟甲 10 g,龙骨、牡蛎各 30 g,怀牛膝 10 g。

14 剂,水煎服,每日 1 剂。

二诊 服上方半个月后,心烦、口渴、面部阵发潮红已明显减轻,仍时有头晕耳鸣,脉弦细,舌暗稍红,血压 140/90 mmHg。

处方:上方去黄柏、知母、牡丹皮,加天麻 10 g、枸杞子 13 g、代赭石 15 g、墨旱莲 10 g。

三诊 服药月余诸症悉平,血压为 130/86~80 mmHg。

【按语】 围绝经期妇女为天癸将竭之际,肾气日衰,冲任脉虚,血海渐枯,肾虚于下,阳亢于上,肝风易动,而发本病,取二仙汤加天冬、女贞子、龟甲、怀牛膝滋养肝肾,又佐牡丹皮、龙骨、牡蛎清热凉血、通络潜阳之品,应用 2 月余降压效果明显,诸症消除。可见二仙汤能滋养肾阴,兼顾肾阳之不足,适加黄柏、牡丹皮,苦泄肝阳,相火之有余,对冲任不调型高血压患者尤为适用。

十、慢性低血压病

(一)疾病简介

慢性低血压病是以体循环动脉血压偏低为主要症状的一种慢性疾病。成人收缩压如果持续等于或低于 90 mmHg,舒张压等于或低于 60 mmHg,并伴有头晕、疲乏、气短等不舒服症状时可诊断为慢性低血压病。现将沈师诊治慢性低血压病的经验整理如下。

沈师强调,不能仅以测量偏低的血压值即诊断为低血压病,因为有的人血压基础值由于某些生理因素就是偏低,如要确诊慢性低血压病,必须多次不同时间检测血压,按照患者出现的证候采用必要的现代医学检测手段,明确其有病理意义的方能诊断为慢性低血压病。慢性低血压病,多见于体质虚弱、神经调节功能降低、营养不良、肾上腺皮质功能减退、甲状腺功能减退、垂体功能减退、希恩综合征、脑动脉硬化等。例如有的患者经检测是由于甲状腺功能减低而引起的血压偏低,予甲状腺素片和益气助阳的方药配合服用,可提高疗效。有的患者经各项检查均无异常,仅为神经调节功能降低或体质虚弱,则中药长期辨证调治,不必采用西药即可获效。

慢性低血压病多见头晕、心慌、困乏、纳呆诸症,因此可归属于中医"虚劳""眩晕""心悸"等病证范畴。本病起病缓慢,病程较长,发病多因先天不足、后天失养、劳倦伤正、久病虚损等所致,故以虚证居多,实证少见。虚证多见为中气不足、气阳两虚、气血两虚或气阴两虚,实证多呈现痰湿内蕴、脾失健运之证。

沈师认为由于慢性低血压病病程长,迁延日久,治疗过程中当注意虚不受补的情况。故方药中应常配用醒脾助运之药物,还应注意治当缓图,故需较长时期的观察调治,方能见显效。

(二) 临证经验

沈师创制了治疗慢性低血压病的升压汤,其具有益气升阳、养血通络之功效。

[组成] 黄芪 13 g,党参 10 g,黄精 10 g,桂枝 6 g,川芎 10 g,当归 13 g,丹参 13 g,陈皮 6 g,山楂 13 g,炙甘草 6 g。

[功效] 益气升阳,养血通络。

[主治] 慢性低血压病。

[加减] 阴虚甚者加生地黄 10 g、麦冬 10 g、玉竹 10 g;痰湿重者加桔梗 10 g、石菖蒲 10 g、白术 10 g、茯苓 13 g,去黄精、炙甘草。

[方解] 黄芪气温,味甘,气薄味厚,具有补气升阳举陷之效,名医祝谌予称其为"补药之长"。黄芪、党参相伍,补元阳,生津养血,气血自充,为主药;桂枝辛甘温配黄精,甘平滋阴,阴阳互补,气血旺,血脉通利;当归养血活血,川芎为血中气药,助升清阳之气,通血脉;丹参归心肝两经,养血宁心安神,通利血脉,炙甘草性甘平,补脾益气,补诸虚;陈皮理气调中,山楂消食通经脉,诸药合用具有益气升阳、养血通络之功效。方中所取的大部分药物经药理药效证实均有明显的升压效果,故该方用于虚证之慢性低血压病是有一定疗效的。

(三) 验案举隅

案一 王某,男,42 岁。2005 年 12 月 4 日初诊。

初诊 两年前胃溃疡并发上消化道出血,急诊手术并调治月余胃痛宁,但是时感头晕眼花,胸闷气短,四肢无力,精神萎靡,面色㿠白,饮食尚好,脉细弱,苔薄,舌淡。血压偏低,常波动在 80～86/50～60 mmHg。中医诊断:眩晕(气血亏虚)。西医诊断:慢性低血压病。治拟益气养血。

处方:黄芪 13 g,党参 10 g,黄精 10 g,白术 10 g,桂枝 6 g,当归 13 g,炒白芍 13 g,川芎 6 g,丹参 13 g,砂仁 6 g,炙甘草 6 g。

7 剂,水煎服,每日 1 剂。

二诊 服药后精神渐好,头晕眼花消失,面色见有红润,测血压 90/60 mmHg,脉细弱,苔薄,舌淡红,效勿更法。

上方加大枣 5 个。14 剂,水煎服,每日 1 剂。

经治月余,诸症全宁,血压稳定在 96～100/50～60 mmHg,嘱可晨服补中益气丸,晚服人参归脾丸,巩固疗效。

【按语】 胃溃疡出血经手术救治虽然出血止,也无胃痛,但已损血耗气,病久失于调治而致气血亏虚,检测血压偏低,治疗宜益气升阳、养血通络功效的升压汤加炒白芍、大枣补气养血,伍以少量砂仁醒脾和胃促健运,经治月余,药证相符而见效。

案二 周某,女,32 岁。2005 年 10 月 30 日初诊。

初诊 患者 2 年前生产时产程中大量出血,流血不止,急诊予以子宫切除术,术中输血先后共约 800 mL。至今头晕眼花,畏寒肢冷,身困无力,腰膝酸软,面色㿠白,纳食不香,舌淡,苔薄白,血压偏低,常波动在 80～84/40～50 mmHg。中医诊断:眩晕(气阳两虚)。西医诊断:慢性低血压病。治拟补阳益气。取升压汤加减治之。

处方:黄芪 10 g,党参 10 g,淫羊藿 10 g,附子(先煎 1 小时)10 g,肉桂 6 g,当归 10 g,川芎 6 g,砂仁 6 g,陈皮 6 g,山楂 15 g,麦芽 13 g,炙甘草 6 g。

7 剂,水煎服,每日 1 剂。

二诊 服上药 7 剂,手足已温暖,精神渐好,食欲有增,血压仍偏低,为 86/50 mmHg,苔脉同前。

处方:上方去淫羊藿、麦芽,加枸杞子 13 g。14 剂,水煎服,每日 1 剂。

三诊 虚损不适诸症均宁,血压渐升至 90～96/50～60 mmHg。

【按语】 产程中大出血,病久失养,阴损及阳致气阳两虚性低血压病,取升压汤加肉桂、附子、淫羊藿补阳药,温补人体阳气,获温阳复脉之效。治程中注意久虚不复,病久失养,食欲欠佳,故在补养方中参以补中寓通、运脾消食和中之山楂、麦芽之品,如此脾运健旺,方能充实气血运化之源,振奋气阳以助血压渐升。

第二节　神经精神系统疾病

一、脑卒中

(一)疾病简介

脑卒中又称中风、脑血管意外,是一种急性脑血管疾病,是由于脑部血管突然破裂或因血管阻塞导致血液不能流入大脑而引起脑组织损伤的一组疾病,包括缺血性和出血性卒中。缺血性卒中的发病率高于出血性卒中,占脑卒中总数的 60%～70%。颈内动脉和椎动脉闭塞以及狭窄可引起缺血性脑卒中,年龄多在 40 岁以上,男性比女性多,严重者可引起死亡。出血性卒中的病死率较高。调查显示,脑卒中已成为我国死亡原因的第一位,也是中国成年人残疾的首要原因。脑卒中具有发病率高、病死率高和致残率高的特点。不同类型的脑卒中,其治疗方式不同。由于一直缺乏有效的治疗手段,目前认为预防是最好的措施,其中高血压是导致脑卒中的重要可控危险因素,因此,降压治疗对预防脑卒中发病和复发尤为重要。应加强对全民普及脑卒中危险因素及先兆症状的教育,才能真正防治脑卒中。

新疆维吾尔自治区中医医院于 20 世纪 80 年代初成立了"脑卒中临床科研小组",开展对脑卒中的临床和实验研究。通过一系列研究工作,认为脑卒中是本虚标实、痰瘀同病的病证,其病之本是气血亏虚、脏腑虚损,其标为风、火、痰、瘀。按"百病兼痰""百病兼瘀""无痰不卒中"之说,将脑卒中辨证分型为：中经络分为风痰瘀血，痹阻脉络；肝阳风动，痰热瘀阻；气虚血瘀，痰阻脉络；阴虚瘀阻风动(或阴虚灼津成痰瘀阻风动)4型。中脏腑分为痰热风火，内闭心窍；痰湿瘀阻，蒙蔽心神；元气败脱，心神散乱3型。上述分型中除了元气败脱、心神散乱型外，其他各型都按证型不同，配用合适的活血通络药，如温经活血药、凉血活血药、益气活血药、养血活血药、破血消瘀药，并按证选用涤痰开窍、清热化痰、温化寒痰、润燥化痰、健脾化痰等药。

本病一年四季均可发生，但与季节变化有关。入冬猝然变冷，寒邪入侵，可影响血脉运行。《素问·调经论》谓"寒独留，则血凝泣，凝则脉不通"，是以容易发脑卒中。现代研究发现，寒冷等环境因素也是导致脑卒中高发的诱因，即古人所谓脑卒中之"外因"，但从临床来看，本病以"内因"为主。脑卒中的主要病机概而论之，有风、火、痰、瘀、虚五端，在一定条件下相互影响，相互转化，引起内风旋动，气血逆乱，横窜经脉，直冲犯脑，导致血瘀脑脉或血溢脉外而发脑卒中。

脑卒中急性期，以半身不遂、口舌歪斜、肌肤不仁为主症而无神昏者，为病在经络，伤及脑脉，病情较轻；初起即见神志昏蒙或谵语者，为病入脏腑，伤及脑髓，病情较重。如果起病时神清，但三五日内病情逐渐加重，出现神志昏蒙或谵语者，则是病从经络深入脏腑，病情由轻转重。反之亦然。通常情况下，若病情由实转虚，为病情趋于稳定；若病情由虚转实，常见外感或复中之证，则提示病情波动或加重。此外，脑卒中后可因气郁痰阻而出现情绪低落、寡言少语等郁证之象，也可因元神受损而并发智能缺损或神呆不慧、言辞颠倒等脑卒中神呆表现，还可因风阳内动而出现发作性抽搐、双目上视等痫证表现。

本病的病变部位在脑，涉及心、肝、脾、肾等多个脏腑。本病的病机演变常见于本虚标实之间。急性期以风、火、痰、瘀为主，常见风痰上扰、风火相扇、痰瘀互阻、气血逆乱等"标"实之象。恢复期及后遗症期则以虚中夹实为主，多见气虚血瘀、阴虚阳亢，或血少脉涩、阳气衰微等"本"虚之征。

1. 中经络

(1) 风痰瘀血，痹阻脉络

[证候] 半身不遂，偏身麻木，口舌歪斜，舌强语謇，头晕目眩或胸脘满闷，或呕恶，痰多，舌质暗淡，苔白腻，脉弦滑或弦或滑。

[治法] 息风化痰通络。

[方药] 天麻，半夏，白术，橘红，茯苓，僵蚕，胆南星，郁金，桃仁，红花，枳实，牛膝。

[加减] 痰湿重者加石菖蒲、远志；瘀重者加当归、川芎、三七粉。

(2) 肝阳风动，痰火瘀阻

[证候] 半身不遂，偏身麻木，口舌歪斜，舌强语謇，头痛眩晕，面如醉酒，胸中烦热，口苦咽干，尿赤便干，舌质暗红，苔薄黄腻，脉弦数。

[治法] 平肝清热，化痰通络。

[方药] 天麻，钩藤，决明子，夏枯草，天竺黄，胆南星，竹茹，浙贝母，郁金，赤芍，牛膝。

[加减] 痰热重加竹沥；腑实者加大黄粉；肝火旺者加龙胆草；瘀重者加丹参、桃仁、三七粉。

(3) 气虚血瘀，痰阻脉络

[证候] 半身不遂，偏身麻木，口舌歪斜，言语蹇涩，面色㿠白，气短乏力，自汗出，舌质暗淡或有瘀点，苔薄腻或白腻，脉细弱。

[治法] 益气活血，化痰通络。

[方药] 生黄芪，当归，赤芍，川芎，桃仁，红花，丹参，地龙，牛膝，半夏，橘红。

[加减] 痰湿重者加胆南星、石菖蒲；气虚甚者加白术、茯苓、党参；语謇者加石菖蒲、郁金、远志。

（4）阴虚瘀阻风动

［证候］　半身不遂，偏身麻木，口舌歪斜，舌强言謇，烦躁失眠，眩晕耳鸣，手足心热，舌质红绛或暗红，少苔或无苔，脉细弦或细弦数。

［治法］　育阴息风通络。

［方药］　生地黄，麦冬，玄参，白芍，龟甲，女贞子，钩藤，天麻，桃仁，丹参，郁金，地龙，怀牛膝。

［加减］　阴虚热重者加知母、牡丹皮、赤芍；灼津炼痰者加瓜蒌、浙贝母、天花粉。

2. 中脏腑

（1）痰热风火，内闭心窍

［证候］　起病急骤，神识昏迷，鼻鼾痰鸣，半身不遂而肢体强痉拘急，项强身热，烦扰不宁，频繁抽搐，或见呕血、便血，舌质红绛，苔褐黄干燥或腻，脉弦滑数。

［治法］　辛凉开窍，清热化痰。

［方药］　安宫牛黄丸 1 粒即服，以后随证情演变随时调整剂量继服。汤药取羚羊角汤。

［加减］　羚羊角粉，钩藤，菊花，夏枯草，石决明，桑叶，牡丹皮，生地黄，僵蚕。肝火重者加龙胆草、黄芩、栀子；痰热重者加天竺黄、胆南星、浙贝母；腑实大便干结者加大黄粉；瘀重者加桃仁、郁金、三七粉。

（2）痰湿瘀阻，蒙闭心神

［证候］　神识昏蒙，半身不遂而肢体松懈瘫软不温，甚则四肢逆冷，面白唇暗，痰涎壅盛，舌质暗淡，苔白腻，脉沉滑或沉缓。

［治法］　辛温开窍，涤痰降浊。

［方药］　苏合香丸 1 粒即服，以后随证情演变调整剂量，继服汤药，取涤痰汤加味，半夏，陈皮，茯苓，制南星，枳实，石菖蒲，郁金，远志，牛膝。

［加减］　瘀重者加桃仁、三七粉。

（3）元气败脱，心神散乱

［证候］　神识昏愦，肢体瘫软，手撒肢冷汗多，重则周身湿冷，二便自遗，舌萎，舌质紫暗、舌苔薄腻，脉沉缓或微弱。

［治法］　回阳固脱。

［方药］　参附汤：人参，附子。

［加减］　如气阴两脱用生脉散；内闭外脱者用涤痰汤合参附汤化裁，权衡闭与脱的主次进行加减。

（二）临证经验

1. 中脏腑中西医结合证治经验　现代医学的急性脑血管病，当出现昏迷证候时，属中医脑中风之中脏腑证型，沈师在抢救中风危重急症方面积累了丰富的经验，其认为救治中风危重症，必须善于运用前辈证治经验，取中西医各家之长，灵活运用才能提高抢救成功率。

（1）出血性脑中风昏迷期，沈师认为，若出血量大，符合手术指征，应手术治疗，可提高存活率。目前有的学者主张采用破血化瘀，泻热醒神，化痰息风法；但也有人认为过早应用破血化瘀药，可使病情加重或引起再出血。沈师的治疗方法较为稳妥，一般认为 24 小时内暂不用破血化瘀药。他从 20 世纪 80 年代初至今，始终坚持沿用三七粉灌服，或使用含有三七皂苷的注射液剂，此类药物既有止血功效，又有祛瘀作用，无论缺血性中风，还是出血性中风皆可用之。辨证属阳闭者可加安宫牛黄丸，阴闭者加苏合香丸。

（2）安宫牛黄丸、苏合香丸均为脑卒中急救的开闭之常用药，但沈师主张服用剂量可为 1 丸或半丸，每日 3～4 次。严密观察症情演变而调整剂量，若服用剂量不足，服药间隔时间过长是缓不济急的。

（3）抢救中随时注意证型演变，应注意闭中夹脱，如：原证候为汗少，小便不多，转为渐见汗多，小便频数或失禁，脉象还未出现微细时，应急用西洋参 15 g，浓煎灌服以防全脱。

（4）中风阳闭见痰火盛，痰热郁结不解，肠腑燥结壅滞，腑气不通，大便秘结，沈师常取用化痰通腑法。急当通腑泻热，取生大黄粉 3～5 g 灌服。如服后大便仍不解，次日再加用枳实 10 g，莱菔子 15 g，浓煎后和大黄粉一起服用，大便即能通解，腑气通畅，气机宣达，才能使痰化热清，瘀血渐消，促进苏醒。现代药理药效研究显示，大黄具有促进血液循环、排出有毒物质和利尿消肿、降低颅内压等功效，从而能改善中风病的危重征象，对降低病死率有积极作用。

（5）脑卒中昏迷危重症救治当取直接给药或多途径给药，因为救治疗效与给药途径关系很大，尤其当出现脑水肿颅内高压时，还必须依靠西药脱水剂静脉给药。在抢救中，必须加用清开灵注射液静脉滴注，剂量可用至 60 mL，每日 2 次，必要时还可用中药保留灌肠，这些都对抢救成功率的提高有积极作用。

（6）脑卒中当见脑水肿时，应用西药脱水剂甘露醇、呋塞米等来防止脑疝的发生甚为重要。应用西药脱水剂的剂量和疗程不必拘于一格，沈师认为只要注意水电解质平衡和肾功能情况，严密观察，随病情演变而严谨调整剂量。沈师在临床中遇有一名脑干出血危重患者，应用甘露醇、呋塞米等脱水剂 1 个月，每日脱水治疗少则 1 次，多则 4～5 次不等，经中西医结合积极抢救，该患者逐渐恢复了自主呼吸，神志渐渐苏醒，生活基本自理，现仍健在。

（7）脑卒中患者病情危重时，常见痰声辘辘或痰液黏稠，不易从咽喉部及时吸出，应加强配用涤痰方药，并及早行气管切开术，同时予以机械辅助呼吸，气管内滴入稀释痰液的西药帮助排痰，这是极为重要的措施。临床实践证明，凡符合气管切开术适应证的患者，应当机立断，及时使用，术后只要护理得当，不但不会并发严重感染，而且对防止窒息，改善机体缺氧状态，促进康复均有积极的意义。我院中风病危重症患者，凡是及时采取气管切开术抢救者基本获得幸存健在。

（8）提高抢救成功率，必须采用现代科学工具。脑卒中昏迷危重症除了及时严密观察舌象、脉象和全身症状、体征，采用传统的有效中药救治外，应用现代医学检测手段和抢救措施甚为重要。如 CT 检查见出血灶甚大，及时采取手术；脑梗死不超过 3～6 小时，符合溶栓适应证者，当及时应用溶栓治疗；中风危重症时，随时可出现多脏器衰竭危重症，入院后及时采用心电、呼吸、血压等监护器，进行血气分析、水和电解质平衡、肾功能等各项监测检查，通过这些检测手段及时采取必要的防治措施，有利于防止严重并发症的发生，治疗中及时给氧，改善脑和全身缺氧状态，出现应激性溃疡并发上消化道大出血、失血性休克时应及时补液、输血；血压骤高者应及时调整血压；呼吸衰竭者紧急气管切开，给予机械辅助呼吸；并发心衰、严重心律失常时，及时采取静脉给药等对症处理措施；昏迷患者插入鼻饲管，保证中药灌入和摄入维持生命的营养物质。

2. 沈师研制系列脉通片治疗脑卒中经验 为提高脑卒中恢复期的疗效，方便治疗，沈师领导新疆维吾尔自治区中医医院中风科研组，经过 20 年来多次药物筛选，研制出系列脉通片，临床已应用万余例次患者，疗效显著，现将组成、功效、主治介绍如下。

（1）补气脉通片

［药物组成］ 黄芪、当归、红花、川芎、水蛭、地龙、茯苓、半夏、橘红、牛膝、桑寄生、续断等。

［功效］　益气健脾，化痰通络。

［主治］　气虚血瘀、痰阻脉络之中风病恢复期患者。

［方解］　方中重用黄芪，取其大补脾胃之元气，以促气旺和血行为君药；配以当归、红花、川芎、地龙、水蛭养血祛瘀，茯苓、半夏健脾燥湿化痰为臣药；牛膝、桑寄生、续断活血通络壮筋骨，橘红化痰行气，均为佐使药。诸药合用，使气血健运，脉络畅通。

［服法］　每日3次，每次4～6片，饭后服用。

（2）化痰脉通片

［药物组成］　天麻、半夏、白术、僵蚕、橘红、石菖蒲、胆南星、远志、浙贝母、水蛭、地龙、郁金等。

［功效］　燥湿化痰，息风通络。

［主治］　风痰瘀血、痹阻脉络的中风患者。

［方解］　半夏燥湿化痰，僵蚕、天麻息风化痰为君药；以白术健脾燥湿，水蛭散结通络，血行助痰化为臣药；橘红、石菖蒲、胆南星、远志为各类祛痰药，痰瘀同治，痰化血脉通畅，地龙活血利湿，郁金行气通络。诸药合用达到痰化瘀除风平之效。

［服法］　每日3次，每次4～6片，饭后服用。

（3）平肝脉通片

［药物组成］　天麻、钩藤、石决明、水蛭、地龙、夏枯草、栀子、天竺黄、胆南星、浙贝母、郁金等。

［功效］　平肝息风，清热化痰通络。

［主治］　肝阳风动、痰热瘀阻的中风病患者。

［方解］　天麻、钩藤、石决明平肝息风为君药。夏枯草清热散结，栀子清热利湿，水蛭散结通经，胆南星清热化痰为臣药。地龙、郁金活血利湿，行气通络；天竺黄、贝母清热化痰散结，均为佐使药。诸药相伍，共奏平肝息风、清热化痰通络之效。

［服法］　每日3次，每次4～6片，饭后服用。

3. 应用经验

（1）加服汤药可增强其疗效：系列脉通片对证型较典型而病情又稳定的中风患者，服用时确实方便有效。但系列脉通片的药物组成是固定的，设计组方是按证型共性而配制，临床中还应按证型的差异调服汤药，辨清痰瘀的孰轻孰重，对化痰药或祛瘀药取用比重加以调整，同理按虚实寒热不同配以相应药物。

（2）治程中随证型变化而更换服用其他脉通片：在治程中，选用一种脉通片治疗一阶段后，当随证型变化应更改脉通片种类。例如，临证时见中风半身不遂患者，表现为痰瘀痹阻脉络型，应用具有息风、健脾、化痰、通络功效的化痰脉通片治疗，治疗月余，风息而痰去大半，患者又可表现为嗜睡、乏力、气短、苔薄腻、舌暗体胖大、脉弦细时，证型变化了，用药当易，应改用补气脉通片调治。

（3）系列脉通片不仅用于治疗脑卒中恢复期，还可以扩大应用范围，治疗其他疾病，体现"同病异治，异病同治"的重要治则。例如冠心病心绞痛的发生常与痰瘀互结有关，为此，我们对冠心病患者症见肝阳动、风痰浊瘀阻心脉，痰浊郁阻，心阳痹阻，或气虚痰浊瘀阻心脉者可分别选用平肝脉通片、化痰脉通片、补气脉通片治疗，同样能够改善症状，取得明显疗效。其他高血压心脏病、病毒性心肌炎当符合脉通片适应证的也可选用。

（三）验案举隅

案一　陈某，男，62岁。1993年9月18日初诊。

初诊　患者诉当日清晨起床时头晕摔倒,神志清楚,然左侧半身不遂,上肢仅能左右移动,下肢萎软无力,不能行走,查 CT 示:右侧基底节区脑梗死。症见:左侧半身不遂,麻木,头晕,口干不欲饮,胸闷,身困,纳呆,夜寐安,二便正常。舌质暗淡,苔白腻,脉弦滑。中医诊断:缺血性中风(中经络,风痰瘀血,痹阻脉络)。西医诊断:右侧基底节区脑梗死。治拟息风化痰,化瘀通络。

处方:天麻 15 g,半夏 10 g,炒白术 10 g,茯苓 15 g,石菖蒲 10 g,胆南星 6 g,当归 15 g,红花 10 g,川芎 10 g,僵蚕 10 g,全蝎 6 g,山楂 15 g,陈皮 10 g,牛膝 10 g,络石藤 10 g。

7 剂,水煎服,每日 1 剂。配服化痰脉通片 6 片,每日 3 次。

二诊　服上方 3 周,肢体麻木,头晕,身困症减,舌暗淡,苔白微腻,脉细滑。

守方连服 2 个月,并配合功能锻炼。

三诊　2 个月后,已无头晕、胸闷,能自主行走,然身困乏力,纳食欠佳,舌暗淡,苔薄白,脉细滑。配合口服补气脉通片 6 片,每日 3 次。

【按语】　初诊时表现为风痰瘀血痹阻脉络,乃因年事已高,气血亏虚,脉络空虚,脾虚痰甚,易致风痰侵袭脉络而发病,予具有息风健脾燥湿功能的化痰通络方配服化痰脉通片,治疗月余,风息而痰去大半,患者又表现出乏力、脉细等气虚血瘀证,就改用益气健脾、化痰通络之法,改服补气脉通片,标本兼顾,使病情获得明显改善。

案二　胡某,男,59 岁。1989 年 8 月 6 日初诊。

初诊　自述 3 年前无明显诱因出现右侧半身不遂,伴有头晕头痛,曾在我院住院,经 CT 检查确诊为左颞叶脑出血,经中西医结合治疗病情稳定。1 周前因生气再次复中,右侧半身不遂加重,头晕头痛,耳鸣,痰多,口干口渴,心烦易怒,夜寐不实,大便干结,3～7 日一行。舌质暗红,舌苔薄黄,脉弦滑。脑 CT:左侧颞叶脑出血陈旧性病灶,左底节区梗死。中医诊断:缺血中风(急性期),出血中风(后遗症期,肝阳上亢,肝风内动,瘀血阻络)。西医诊断:左基底节区梗死,左侧颞叶脑出血后遗症。治拟平肝息风清热,化痰通络。

处方:天麻 15 g,钩藤 13 g,珍珠母 30 g,决明子 15 g,枳实 10 g,竹茹 10 g,当归 15 g,赤芍 15 g,桃仁 10 g,红花 10 g,郁金 10 g,川芎 10 g,牛膝 10 g,酒大黄 6 g,陈皮 10 g。

7 剂,水煎服,每日 1 剂。配服平肝脉通片 6 片,每日 3 次。

二诊　1 周后,头晕头痛减轻,大便通,舌红转淡红,脉已不数。

处方:原方去枳实、竹茹,加全蝎 6 g、丹参 15 g、赤芍 15 g。14 剂,水煎服。平肝脉通片仍配服应用。

三诊　1 个月后,右下肢活动转灵活,无头晕头痛,舌淡红,苔薄腻,脉细弦。

处方:上方去酒大黄,继服。

【按语】　脑卒中患者病已 3 年,发病后未能长期调治,本次发病因生气,肝火偏旺导致复中,取天麻钩藤饮加用清热凉血通络药和清热化痰药,配用酒大黄、枳实、决明子通腑清热泻实而获风平、痰化、热清、瘀消之效。

案三　陈某,男,62 岁。2001 年 9 月 18 日初诊。

初诊　2 个月前无特殊原因突然昏倒,急送至当地县医院就诊,脑 CT 示:右侧内囊出血,伴有左半身不遂,语言蹇涩,经治疗近 2 个月神志已清醒,但肢体活动仍不利而转入我院。入院症见:左侧半身麻木不遂,语言蹇涩,气短,周身乏力,口角时有流涎,饮食尚可,二便正常。舌质暗,舌苔滑腻,脉细滑。复查 CT 示:右侧内囊出血恢复期。中医诊断:中风(中脏腑)恢复期(气虚痰阻,脉络瘀阻)。西医诊断：右侧内囊出血恢复期。治拟益气健脾，化痰通络。

处方：生黄芪 15 g，茯苓 15 g，当归 10 g，红花 10 g，川芎 10 g，地龙 10 g，桃仁 10 g，郁金 10 g，石菖蒲 10 g，橘红 10 g，远志 10 g，牛膝 10 g，络石藤 10 g。

7 剂，水煎服，每日 1 剂。

二诊　服上方半个月后，肢体活动仍差，身困乏力、气短流涎减轻，舌质暗，舌苔滑腻稍退，脉细滑。

处方：黄芪加至 20 g，继服 21 剂。

三诊　1 个月后复诊，已能扶拐杖而行，语言清晰，身困乏力减轻，已无口角流涎，苔薄白，脉仍细弱。

处方：黄芪逐渐加大至 30 g，去橘红、石菖蒲、远志，加白术 10 g、丹参 15 g。

【按语】　经治神志已清，然肢体活动恢复不佳，临证示气虚痰阻、脉络瘀阻。取补阳还五汤加茯苓、石菖蒲、远志、橘红等药以加大健脾化痰力度，经治痰湿除，后期加大黄芪之量，又加用健脾燥湿之白术，经治气旺脾运，气血畅通，患肢已能扶拐而行。

案四　夏某，男，78 岁。2004 年 7 月 12 日初诊。

初诊　半个月前突然头晕明显，且伴头痛，右上肢麻木，手抖，住院治疗，好转出院。今日感上症加重，遂来院就诊。入院查脑 CT：双侧基底节区腔梗。症见：精神疲乏，头晕，以左侧枕部明显，伴右上肢麻木，手抖，口干口渴，多饮，纳可，大便干，夜寐欠安，舌红，苔少，脉细数。中医诊断：中风（中经络）恢复期，消渴（肝肾不足，气阴两虚，阴虚风动，瘀阻脉络）。西医诊断：双底节区脑梗死，2 型糖尿病。治拟滋补肝肾，益气养阴，息风通络。

处方：生地黄、熟地黄各 15 g，山药 15 g，山茱萸 13 g，当归 10 g，赤芍 10 g，丹参 10 g，太子参 13 g，玄参 13 g，女贞子 10 g，天麻 10 g，郁金 10 g，首乌藤 13 g，陈皮 6 g，络石藤 10 g。

21 剂，水煎服，每日 1 剂。

二诊　服上方 21 剂后，头晕、肢麻、口渴减轻，病情稳定，舌红，苔少，脉细数。

处方：加桑寄生、续断各 10 g，全蝎 6 g，白芍 15 g，连服 1 个月，肢麻、手抖等诸证减轻。

【按语】　患者年老肝肾不足，气阴两虚，阴虚风动，血脉瘀阻，未见阴虚灼津或痰火证候，予以六味地黄丸以滋补肝肾为主，补而不滋腻，并配用太子参、玄参、女贞子、天麻加强益气养阴息风之力，经治后气阴虚损之证虽有改善，但手抖风动之证未见改善，加用白芍、全蝎养肝、镇痉息风，标本兼治而获良效。

案五　买某，男，54 岁。于 1986 年 6 月 11 日急诊入院。

初诊　当日清晨猝然昏仆，不省人事，口舌歪斜，右侧偏瘫，喉中痰鸣，口臭面赤，气粗，左手握拳，时而四肢抽搐，大便 3 日未解，舌质暗红，苔黄而燥，脉弦滑数。脑 CT：左侧基底节区出血。中医诊断：中风（中脏腑，痰热风火，内闭心窍）。西医诊断：左侧基底节区脑出血。治拟清肝息风，涤痰开窍，通腑泄热。羚角钩藤汤加减。

处方：羚羊角粉 1 g（分 2 次灌服），钩藤 15 g，决明子 15 g，夏枯草 10 g，桑叶 10 g，胆南星 6 g，僵蚕 10 g，牡丹皮 10 g，浙贝母 15 g，生地黄 10 g，郁金 10 g。

另用大黄粉 3 g 灌服，安宫牛黄丸每次 1 丸，每日 3 次灌服。并静脉滴注清开灵 60 mL，每日 2 次。

药后当晚解大便，抽搐止，神志渐清，舌暗红，苔黄燥渐减，脉弦滑。便解后停用大黄粉，他法勿更续治。

【按语】　此类患者属中风阳闭，痰火内盛，痰热郁结不解，肠腑燥结壅滞，腑气不通，大便秘结，沈师常取生大黄粉鼻饲。如服后大便仍不解，次日再加用枳实、莱菔子，浓煎后和大黄粉一起服用，甚者还可加用元明粉通畅腑气,宣达气机,痰化热清,瘀血渐消,促进苏醒。配清开灵加大剂量,每日 2 次静脉滴注加强清热醒神之功效。

案六 程某,女,72 岁。2001 年 8 月 3 日初诊。

初诊 患者因"昏迷 20 余日,伴双侧肢体瘫痪无力"就诊。20 日前,晨起在早市场买菜时突然诉说头晕痛后即晕倒在地,不省人事,双侧肢体瘫痪,急送新疆维吾尔自治区人民医院急诊入院后,呼吸急促时有停顿,当即行气道切开术,人工机械辅助呼吸。入院后做头颅 CT 示:脑干多发性梗死。经 20 多日抢救治疗,自主呼吸渐恢复,拔去气管插管,然而仍昏迷不醒。因患者经济困难在医院带着胃管、导尿管自行出院。后即邀沈师去其家诊治。症见:神智昏迷,四肢瘫痪,大便偏干,二便不能自控。察其舌质暗淡,苔白腻,脉细滑。脑 CT 示:脑干多发性梗死。中医诊断:中风(中脏腑)恢复期(脾虚痰阻,上蒙清窍)。西医诊断:脑干多发性梗死恢复期。治拟辛温化痰,开窍通络。

先鼻饲灌服苏合香丸,每日 1 丸。拟处方:茯苓 15 g,法半夏 10 g,胆南星 6 g,石菖蒲 10 g,远志 10 g,郁金 10 g,贝母 10 g,天竺黄 10 g,陈皮 10 g,川芎 10 g,桔梗 10 g,当归 10 g,桃仁 10 g,牛膝 10 g,炒麦芽 10 g。

7 剂,水煎服,每日 1 剂。

二诊 每周前去巡诊,当地门诊部配用输液等治疗。按上述证型加减连服 30 剂后,症见痰浊渐除、窍渐开,已苏醒,但不能语,舌质暗淡,苔白薄腻,脉细滑,继改为标本兼治法,治以益气化痰,活血通络法治疗。

处方:原方加黄芪 15 g、白术 10 g。7 剂,水煎服,每日 1 剂。

三诊 2 个月后,已拔除胃管及导尿管,神清,能语,能进食,舌质暗淡,苔白薄腻,脉细弱。

处方:改用补阳还五汤加减,黄芪逐渐加量至 30 g,继服 2 个月,并加强功能锻炼。

四诊 半年后,生活能自理,改服补气脉通片 1 次 6 片,每日 3 次至今。

【按语】 该患者突然昏倒,不省人事,当属中脏腑,且四肢不温,面色不红,痰浊壅盛而不黄,舌暗淡而不红,苔白腻而不黄,当属阴闭。因患者年过六旬,气血已亏,脾虚失运,痰湿内生,风挟痰湿,上蒙清窍,内闭脑窍而致中风诸症。故沈师初诊时尚属急性期,急则治标,予辛温化痰、开窍通络法,当苏醒后痰浊瘀阻诸证已减大半,改用益气健脾、化痰活血通络法治疗,后期加服补气脉通片调治而愈。

多年来,按上述证型、治法,我院中风病科研组按全国中医内科学会中风病科研组制定的诊断及疗效评定标准,总结了 212 例病例,治疗结果为基本痊愈 60 例(占 28.32%),显效 61 例(占 28.77%),有效 73 例(占 34.43%),无效 8 例(占 3.77%),死亡 10 例(占 4.72%),总有效率为 91.5%,无效及死亡率为 8.5%,说明了该辨证分型治法可行,有效。

二、脑出血术后

(一)疾病简介

脑出血是指非外伤性脑实质内的动脉、静脉、毛细血管破例而引起的出血。脑出血在我国占急性脑血管病的 30% 左右,急性期的病死率为 30%~40%,是目前中老年人致死性疾病之一,绝大多数是高血压病伴发的脑小动脉病变在血压骤升时破裂所致。幸存者半数以上留有瘫痪、失语等严重后遗症。本病属中医"中风"范畴。

当前对高血压性脑出血强调采用中西医综合救治的方法,如大量脑出血,血肿占位明显,符合手术适应证者,当采用手术的方法及早清除血肿,可尽快消除占位效应,降低病死率,是极为有效的抢救措施。但更应及早配用中医中药治疗,可争取最大限度地降低病死率和致残率。

急性脑出血属中医出血性中风。脏腑功能失调,气血亏虚是本病的发病基础。劳倦内伤,忧思恼怒,饮食不节,气候骤变为发病的诱因。在此基础上瘀血痰浊内生或阳化风动,气血逆乱,导致血液溢于脑脉之外,病发为出血性中风。血液于脉外稽留,聚而生瘀肿,血瘀水肿,津液必外渗而疏布失调,化水生痰,痰瘀郁久,久必化热生火,火动生风,风火痰瘀,邪气亢盛,郁积体内,即转化为"毒",产生瘀毒、痰毒、热毒。毒害脑髓,神机受损,而致窍闭神昏。脑出血采用手术法清除血肿,但瘀血仍必有残留,而术中也必伤络脉而致瘀。痰瘀同源,痰瘀互为因果,因瘀滋生痰浊,变证丛生而影响脑窍。故治疗方法当取活血化瘀、祛痰、息风、醒脑开窍法。

本病的病位在脑,与心、肾、肝、脾密切相关。病性是本虚标实,上盛下虚。在本为肝肾阴虚,气血亏虚;在标为风火相煽,痰湿壅盛,气血逆乱,络破血溢。属本虚标实,虚实夹杂之病证。

本病分证论治如下。

1. 风火痰盛(阳闭证)

[证候] 突然昏扑,不省人事;牙关紧闭,口噤不开,两手握固,大小便闭,肢体强痉,兼有面赤身热,气粗口臭,躁扰不宁;舌苔黄腻,脉弦滑而数。

[治法] 活血化瘀,祛痰,息风,醒脑开窍。

[方药] 醒脑开窍汤加减。

三七粉 4 g(分 4 次冲服),当归 13 g,丹参 13 g,红花 10 g,川芎 10 g,郁金 10 g,浙贝母 10 g,远志 10 g,代赭石 15 g,牛膝 10 g,陈皮 6 g,炒麦芽 13 g。

[方解] 本方三七粉、当归、丹参、红花、川芎活血祛瘀,除脑内瘀肿而止血散瘀,促醒神开窍,浙贝母、郁金、远志清热化痰开窍,代赭石镇肝息风,牛膝祛痰通络,引血下行,陈皮、麦芽和胃而调畅气机,以助祛瘀而除痰浊。诸药合用,共奏活血化瘀、祛痰、息风、醒脑开窍之效。

[加减] ① 加羚羊角 1 g(分 3 次冲服)、天麻 13 g、胆南星 6 g、天竺黄 10 g。② 当腑气不通,大便秘结加用大黄粉 3 g(冲服)通便后即可停服。③ 配服安宫牛黄丸半丸,每日 3 次。④ 加用清开灵 40 mL 溶于 0.9%氯化钠注射液 100 mL 静脉滴注,每日 2 次。

2. 风痰湿盛(阴闭证)

[证候] 突然昏倒,不省人事;牙关紧闭,口噤不开,两手握固,大小便闭,肢体强痉;面白唇暗,四肢不温,静卧不烦;舌苔白腻,脉沉滑。

[治法] 活血化瘀,祛痰,息风,醒脑开窍。

[方药] 醒脑开窍汤加减。

三七粉 4 g(分 4 次冲服),当归 13 g,丹参 13 g,红花 10 g,川芎 10 g,郁金 10 g,浙贝母 10 g,远志 10 g,代赭石 15 g,牛膝 10 g,陈皮 6 g,炒麦芽 13 g。

[方解] 本方三七粉、当归、丹参、红花、川芎活血祛瘀,除脑内瘀肿而止血散瘀,促醒神开窍,浙贝母、郁金、远志清热化痰开窍,代赭石镇肝息风,牛膝祛痰通络引血下行,陈皮、麦芽和胃而调畅气机以助祛瘀而除痰浊。诸药合用共奏活血化瘀祛痰、息风、醒脑开窍之效。

[加减] ① 加石菖蒲 10 g、制南星 6 g、法半夏 10 g、僵蚕 10 g。② 腑气不通,大便秘结加酒大黄 10 g、桃仁 13 g、莱菔子 15 g、枳实 10 g。③ 配服苏合香丸半丸,每日 3 次。

颅脑外伤血肿清除术后昏迷患者:加水蛭粉 1.5 g 分 3 次冲服,加仙鹤草 13 g、蒲黄 10 g。

以上各类病证当伴见正虚较甚,防闭证向脱证转化可另煎西洋参 15 g,分多次灌服。

（二）临证经验

1. 取中西医之长，提高救治率　脑出血为急危重证，必须采取中西医结合有效的综合措施，才能取得最好的疗效，中西医各有长处和优势，必须相互为用，取长补短，以发挥更大的救治效果。脑出血的主要临床病理过程与出血量和出血部位有关。这样可采用脑 CT、磁共振等检查手段来确定脑卒中的性质并能定位，符合手术指征者必须及时采用手术疗法清除血肿，又配用甘露醇等能够较好地缓解血肿的占位效应以挽救生命，也为争得时间配服中药，发挥中医药辨证论治的优势。因为中医药的治疗可切中病因，扶正祛邪，发挥醒脑开窍的整体调治优势。总之中医与西医，急救与康复相结合，多学科合作，全方位地采取综合治疗措施，发挥综合效能，方能提高救治的疗效和减少并发症的发生。

2. 中医药治疗应及早干预为佳　醒脑开窍汤适用于术后昏迷患者，也可应用于不宜手术或术前昏迷的患者。因为颅内实质的出血过程即是颅内瘀肿逐渐形成的过程。"离经之血便是瘀"，脑出血也属于中医的血证范畴。脑中蓄血，血瘀成风，"治风先治血，血行风自灭"。又痰瘀互为因果，导致痰瘀同病，唐容川谓"血积既久，也能化为痰水"，张景岳言"津液血败，皆化为痰"，由此可见，脑出血急性期标实证，中医药的治疗当及早应用，这时当以祛邪为主，使邪去正安。为此脑出血应及早采用平息肝风、活血化瘀、祛痰开窍之治法。昏迷患者无论阳闭或阴闭，活血祛瘀法为重中之重的大法。因为瘀不除，血不止，变证丛生。目前大多数学者临床观察到脑出血患者于发病后有继续出血的倾向。近年来研究发现起病 1 小时后出血仍可继续，血肿范围的继续扩大发生在病后 24 小时内，脑出血后除了血肿本身的占位性损害外，尚有周围脑组织血液循环障碍、代谢紊乱、血脑屏障受损及血液分解产物释放多种生物活性物质对脑组织的损害。当前公认脑出血单纯应用止血药无效，真如中医学理论所指"出血休止血"，因此当注意取用祛瘀结要，由此可见中医药的治疗方法应及早干预。本方设计中以活血祛瘀法为主，取用化瘀药较多，而其中三七粉，既能祛瘀而又具有止血功效，尤其当指出的脑出血量极大应及早采用手术清除血肿之方法，这是提高救治率的必要的治疗手段。但"术后必留瘀""术后必伤气"，因此我们强调醒脑开窍汤在术后应及早应用，可以发挥祛邪扶正、标本兼治调控整体优势的作用，为提高救治疗效，降低致残程度，促进康复是十分必要的。

3. 重视早期康复和病因治疗　脑卒中血肿清除术后的昏迷患者当及早进行中西医结合的早期康复治疗和重视病因的治疗，这对减少并发症、促进早日苏醒和降低致残率、减轻致残程度、提高生存质量是十分必要的。一般认为脑出血患者的救治工作，康复及病因治疗必须同步进行，早期康复治疗有助于建立脑的侧支循环和改善脑的血液循环及供氧状态，促进自我调节功能的正常恢复，避免各种并发症的发生。大量临床和基础研究说明，脑功能恢复在中风发生后的前 3 个月最快，因此康复治疗也应尽早开始应用。早期康复的训练时间，多数学者认为在患者生命体征稳定，神经学缺陷不再发展后 48 小时后开始康复治疗。除了经典的运动作业、语言训练等康复手段，中医药整体辨证综合治疗当予更多的重视。多年前由中国康复中心牵头的国家"九五"攻关课题组验证指出包括药物内服、针灸、药物外治、按摩理疗等在内的中医药整体思维的康复等疗法是十分有效的。总之及早采用康复疗法，对于改善中风病术后出现的偏瘫、痉挛、失语以及吞咽、二便功能障碍、情志忧郁等都有明显的疗效。

值得指出的是，无论在急救治疗还是康复治疗过程中都不可忽视对病因的治疗。高血压病患者服用西药降压药稳定血压，提高血压谷峰比值，提高血压平滑指数，改善高血压晨峰现象是稳定血压的重要指标。糖尿病患者注意应用降糖药，控制并稳定血糖，总之对原发病因的控制，这不仅有助于醒脑开窍也是预防复中必不可少的治疗措施。

（三）验案举隅

案一 阿某，男，62岁。2009年12月10日初诊。

初诊 患高血压病已10余年，间断服用降压药，2日前午后回家在门口突然昏倒于地，伴剧烈呕吐，急送某院住院诊治，血压200/110 mmHg。脑CT示：左侧基底节区出血病灶，出血量约40 mL，诊断为高血压性脑出血，取用西药降压药，降颅内高压药治疗，病情加重，深夜即行开颅血肿清除术，术后第二日邀中医会诊。诊示：神识昏迷，面色潮红，鼻鼾痰鸣，项强身热，半身不遂，肢体强痉拘急，下肢时有抽动，大便已3日未行，苔黄腻而燥，舌质暗红，脉弦滑数。中医诊断：出血性中风-风火痰盛证（阳闭证）。西医诊断：脑出血术后。治拟辛凉开窍，祛瘀清热，化痰息风通络法。予醒脑开窍汤加减。

处方：羚羊角粉1 g（分3次冲服），当归13 g，三七粉5 g（分3次冲服），丹参13 g，红花10 g，川芎10 g，胆南星6 g，天竺黄10 g，郁金10 g，浙贝母10 g，远志10 g，生地黄10 g，夏枯草13 g，代赭石15 g，牛膝10 g，陈皮10 g，炒麦芽13 g。

3剂，水煎服，每日1剂，分2次温服。

另：大黄粉3 g每日1次冲服（便通后停用），安宫牛黄丸半丸，每日3次。清开灵注射液40 mL溶于0.9%氯化钠注射液静脉滴注，每日2次。

二诊 神识昏迷，下肢已不抽动，鼻鼾痰鸣消失，无呕吐，大便已通畅，脉弦滑，苔微腻而黄，舌质暗红。

处方：原方去大黄粉、竹茹、代赭石。3剂。安宫牛黄丸、清开灵注射液仍按原法继用，并可加用针刺和推拿治疗。

三诊 昏迷周余，昨已苏醒，然失语、半身不遂、大便2日一行，苔薄腻而微黄，脉弦滑。

处方：复诊方去羚羊角粉、制南星、天竺黄，7剂。停服安宫牛黄丸。清开灵注射液改为40 mL每日1次，用5日病情稳定后停用。

四诊 住院1个月后坐轮椅前来门诊治疗，血压150/90 mmHg时感头晕、头痛，语言謇涩，右半身不遂，脉弦，苔腻，取天麻钩藤饮方加减治之。

处方：天麻10 g，钩藤13 g，珍珠母30 g，决明子15 g，生地黄13 g，赤芍13 g，白芍13 g，红花10 g，川芎10 g，郁金10 g，浙贝母10 g，远志10 g，陈皮6 g，炒麦芽13 g，牛膝10 g。

7剂，水煎服，每日1剂，分2次温服。

配合针刺、推拿、中药长期调治，血压每日监测，降压药不得随意停用，并请康复科配合治疗。

案二 芦某，男，59岁。2008年11月20日初诊。

初诊 患高血压病已10余年，2周前于他院诊断为高血压性脑出血，行右侧基底节区血肿清除术2周后来我院治疗。诊示：神识时清时醒，昏睡状，语言謇涩，常见呛咳、口渴、汗多、大便干结，全身皮肤湿潮，左上肢肌力0级，左下肢肌力Ⅰ级，日常生活活动能力（ADL）量表0分，脉弦细，苔薄腻，舌暗稍红，舌体胖大。中医诊断：出血性中风-风痰湿盛证（阴闭证）。西医诊断：脑出血术后。治拟活血祛瘀通窍和益气养血标本兼治。醒脑开窍汤合玉屏风散加减。

处方：当归13 g，丹参13 g，赤芍10 g，石菖蒲10 g，浙贝母10 g，黄芪13 g，生白术10 g，防风10 g，生地黄13 g，玄参13 g，葛根13 g，陈皮10 g，炒枳壳6 g，牛膝10 g。

7剂，水煎服，每日1剂，分2次温服。

康复科治疗并配合针灸、推拿治疗，加强肢体运动，语言功能康复训练，西药降压药坚持服用，平稳血压，上法加减治疗2月余已能站立，语言欠利，左上肢肌力Ⅱ级，左下肢肌力Ⅲ级。5个月后左上肢肌力Ⅲ级,左下肢肌力Ⅴ1级,ADL量表85分。3年后前来门诊治疗感冒,见患者自行走动,左上肢肌力Ⅳ级,左下肢肌力Ⅴ级,生活已基本自理。

三、短暂性脑缺血发作

(一)疾病简介

短暂性脑缺血发作(TIA),又称一过性脑缺血发作,是由颅内血管病变引起的,可反复发作的脑或视网膜局灶功能障碍,导致短暂性神经功能缺失的一种临床综合征。临床表现常见有一过性眩晕、一侧肢体乏力、偏身麻木、失语、复视、偏盲或双侧视觉丧失、共济失调、构音障碍、面部麻木。临床症状一般持续十几分钟或1~2小时,最长不超过24小时。常不遗留神经功能缺损症状和体征,根据TIA临床表现,可将其归属于中医学中的中风先兆、小中风之范畴。

TIA多见于老年人,其发生率随年龄渐增,在65岁以下人群中一般为31/10万,至65岁以上人群中可高达2‰。据统计曾患有TIA的患者,在以后1年、5年、10年、15年和20年,完全性脑卒中发病率分别为12.6%、21.2%、30.3%、45.3%和66.3%。TIA反复发作者占21.6%~30%,可见对TIA加强防治措施,无疑有助于预防脑卒中的发生。

TIA中医一般都归属于中风先兆征,历代医家对中风先兆征颇有见识。《素问·调经论》中记载的"微风"是关于中风先兆征的最早记载和描述。"形有余而腹胀泾溲不利,不足则四肢不用。血气未并,五脏安定,肌肉蠕动,命曰'微风'。"朱丹溪谓:"脑晕者,中风之渐也。"元代罗天益曰:"凡大拇指或次指麻木或不用者,三年有中风之患。"明代张三锡指出中风必有先兆,中年人但觉大拇指麻木或不仁,或手足少力,或肌肉微掣,三年内必有暴病(指的是突然昏仆不遂)。王清任《医林改错》记录了34种中风先兆症状,有偶尔一阵头晕者,有耳内无故一阵风响者,有无故一阵眼前发直者,有睡卧口流涎沫者,有平素聪明忽然无记性者,有两手常战者,有胳膊无故发麻者,有肌肉无故跳动者,有腿无故抽筋者……清代李用粹《证治汇补》曰:"平人手指麻木,不时眩晕,乃中风先兆,须预防之,宜慎起居,节饮食,远房帏,调情志。"清代姜天叙确认中风卒病病理演变有一个渐进以致质变的过程,其云"或十指麻痹,或肌肉蠕动,或语言謇涩,或肢体不遂,或平时脉滑大不和,弦紧无根,诸多隐微见于一二年前,人多不觉,直至一时触发,忽焉倒仆"。近代名医张锡纯对中风先兆也曾有详细的论述,指出中风先兆有五:"一、其脉必弦硬而长,或寸盛尺虚,或大于常脉数倍,而毫无缓和之意。二、其头目时常眩晕,或觉脑中昏愦,多健忘,或常觉痛,或耳聋目胀。三、胃中时觉有气上冲,阻塞饮食不能下行或有气自下焦上行作呃逆。四、心中常见烦躁不宁,或心中时发热,或睡梦中神魂飘荡。五、舌胀,言语不利,或口眼歪斜,或本身时有麻木不遂,或行动不稳,时稳,时欲眩仆,或自觉头重足轻,脚底如棉絮。"以上论述都非常符合临床实际,对指导中风先兆的防治有重要意义。

中老年人渐现脏腑功能失调,气血亏虚,又由忧思恼怒,饮食不节,恣酒,嗜甘肥美之食或劳累过度,或房室所伤,或气候骤变,以致瘀血、痰浊内生或阳化风动,血随气逆,脑髓受损而发病。为此沈师认为,此病为本虚标实证,脏腑功能失调,气血亏虚是本虚,为发病的基础,标实为风、火、痰、瘀,乃发病的动因。中风先兆征发病的主要动因为"风",而风为"内风""虚风",风动在血脉之中。当风动不已,风夹痰瘀,愈结愈甚,上蒙清窍,阻滞络脉,中风先兆发作。当久留不去,难以消散,短期内难以恢复,病情进一步恶化,发为中风病。可见从中风先兆征到中风病发生,也即中医学所谓之"微风",演变为中风病的发生的过程,说明中风先兆征与中风病的关系是量变与质变的关系,其病因病机大体相同,而中风先兆征发病时间短暂,临床症状较轻,一般呈现中经络之症状。

我院中风病科研组在沈师指导下按"百病兼痰""百病兼瘀"之说将中风先兆征分为以下 4 型治疗。

1. 风痰瘀血，痹阻脉络

［证候］　一过性头晕目眩、肢体麻木、舌强语蹇、口舌歪斜、半身不遂，经常伴见胸脘满闷，或呕恶，痰多，舌质暗淡，苔白腻，脉弦滑或弦或滑。

［治法］　息风化痰通络。

［方药］　天麻 10 g，半夏 10 g，炒白术 10 g，茯苓 13 g，石菖蒲 10 g，制南星 6 g，当归 10 g，红花 10 g，川芎 10 g，僵蚕 10 g，全蝎 6 g，山楂 15 g，陈皮 10 g，牛膝 10 g。另三七粉 4 g，分 2 次冲服。

［加减］　痰湿重者加石菖蒲、远志；瘀重者加当归、川芎；语蹇者加石菖蒲、远志、郁金、桔梗。

2. 肝阳风动，痰热瘀阻

［证候］　一过性头痛眩晕，肢体麻木、舌强语蹇、口舌歪斜、半身不遂。经常面如醉酒、胸中烦热、口苦咽干、尿赤便干、舌质暗红，苔薄黄腻，脉弦数。

［治法］　平肝息风，清热化痰通络。

［方药］　天麻 10 g，钩藤 13 g，珍珠母 30 g，决明子 15 g，夏枯草 10 g，天竺黄 10 g，胆南星 6 g，竹茹 10 g，浙贝母 15 g，郁金 10 g，赤芍 10 g，牛膝 10 g。另三七粉 4 g，分 2 次冲服。

［加减］　痰热重加竹沥、天花粉；腑实大便秘结者加大黄粉冲服；肝火旺者加龙胆草；瘀重者加丹参、牡丹皮、三七粉（冲服）；口渴舌质红而欠津者加玄参、生地黄。

3. 气虚血瘀，痰阻脉络

［证候］　一过性头晕目眩、肢体麻木、舌强语蹇、口舌歪斜、半身不遂。经常面色㿠白、气短乏力，自汗出，舌质暗淡或有瘀点，舌体胖大，苔薄腻，脉细弱。

［治法］　益气活血，化痰通络。

［方药］　黄芪 15 g，当归 10 g，赤芍 15 g，山药 13 g，桃仁 10 g，红花 10 g，丹参 15 g，地龙 10 g，牛膝 10 g，陈皮 10 g。另三七粉 4 g，分 2 次冲服。

［加减］　痰湿重者加半夏、制南星、石菖蒲；气虚甚者加白术、茯苓、党参；语蹇者加石菖蒲、郁金、远志。

4. 阴虚瘀阻风动

［证候］　一过性眩晕耳鸣、肢体麻木、舌强语蹇、口舌歪斜、半身不遂。经常烦躁失眠，手足心热，舌质红绛或暗红，苔薄，脉细弦或弦细数。

［治法］　滋阴息风通络。

［方药］　生地黄 15 g，麦冬 15 g，玄参 15 g，龟甲 13 g，女贞子 13 g，钩藤 13 g，天麻 10 g，赤芍 10 g，丹参 10 g，郁金 10 g，地龙 10 g，怀牛膝 10 g。另三七粉 4 g，分 2 次冲服。

［加减］　阴虚热重者加知母、黄柏、牡丹皮；灼津炼痰者，苔较腻欠津加瓜蒌、浙贝母、天花粉；语蹇者加桔梗、浙贝母、远志。

当一过性症状平复，上列风痰瘀血痹阻脉络证；肝阳风动，痰热瘀阻证；气虚血瘀，痰阻脉络证可分别选用沈师研制的系列脉通片巩固调治，以防复发。

（二）临证经验

1. 研制系列脉通片　参见 P83 至 P84 相关内容，此处不再赘述。

2. 集中西医之长，加强对 TIA 的防治　TIA 是一种多病因的综合征，绝大多数与颅脑动脉粥样硬化有关，为此必须充分运用现代检测手段，利用影像技术和超声技术定期检查，重点对血糖、血压、血脂、血液流变学长期监测,采取各种有效措施积极防治高血压病、糖尿病、高脂血症、高黏血症、颈椎病和心血管疾病。而西医西药对于平稳血压、降低血糖、血脂和抗血黏度确实是十分有效的,如果再结合中医中药以辨病和辨证相结合的方法进行诊治,这样对提高疗效、改善临床症状比单一西医西药为更好。

防治 TIA 还要警惕"H 型高血压",近年来国内外医学界科研发现,它是一种在高血压基础上又合并有血浆同型半胱氨酸(英文缩写 HCY)升高的特殊类型高血压。现在通常称为"H 型高血压",有人认为 HCY 是动脉粥样硬化血栓形成的"启动器"和"加速剂"。欧美国家的学者称为"21 世纪的胆固醇",中华医学会心血管病分会的专家根据 2 万余名原发性高血压患者的中国脑卒中一级预防研究结果,指出高血压是脑卒中的首要危险因素。这其中 75% 的高血压患者是"H 型高血压",这种高血压引发脑卒中的风险比单纯性高血压要高出 5~8 倍,比正常人高出 25~30 倍。还有学者报道若 HCY 浓度每降低 3 个单位,可减少脑卒中风险约 24%,因此对"H 型高血压"患者应及早检出,积极采用药物干预。我们要努力研制出既能降压又能降 HCY 的药物进行长期干预,如此可有效控制 TIA。

3. **辨证选用经药理药效证实的中草药**　沈师认为当辨证选用经药理药效证实有相关作用的中草药来有效地控制高血压病、高脂血症、糖尿病。这对诊治 TIA 有重要作用,现选列以下各类药物供临床应用。

(1)降血脂及抗动脉粥样硬化:草决明、车前草、泽泻、山楂、陈皮、银杏叶、灵芝、何首乌、杜仲、桑寄生、菊花、黄精、玉竹、芡实、黄芪、当归、三七、白蒺藜、姜黄、郁金、石菖蒲、五爪龙、柿子叶、荷叶、金银花、海藻、槐花、大蒜、女贞子、丹参、甘草、地骨皮、蒲黄、柴胡、桑叶、川芎、栀子、小蓟等。

(2)抗高血压病:汉防己、葛根、黄芩、牡丹皮、黄连、栀子、莲子心、夏枯草、天麻、钩藤、决明子、石决明、地龙、全蝎、罗布麻、毛冬青、红花、山楂、野菊花、茵陈、槐花、大蓟、荠菜、连翘、益母草、桑白皮、猪苓、茯苓、泽泻、车前草、荷叶、玉米须、瞿麦、杜仲、桑寄生、怀牛膝、枸杞子、地骨皮、淫羊藿、仙茅、肉苁蓉、巴戟天、制何首乌、川芎、酸枣仁、吴茱萸、独活、昆布、罗布麻、地榆、玄参、黄芪、黄精、山茱萸、大黄、大蒜、川贝母、木通、五味子、牛黄、升麻、石菖蒲、冬虫夏草、半枝莲、当归、肉桂、延胡索、苍耳草、辛夷、青蒿、苦参、虎杖、金钱草、黄柏、细辛、厚朴、香附子、熊胆、蒲黄、羚羊角、雪莲、莱菔子、姜黄,此外人参、刺五加、黄芪、天麻对血压有双向调节作用。

(3)降血糖:刺五加、玉竹、山药、麦冬、苍耳子、人参、桑叶、苦瓜、虎杖、五味子、黄连、地骨皮、汉防己,而黄芪对血糖有双向调节作用。

4. **注意善用平息内风,祛瘀化痰通络治法的应用**　本病的特点为风象突出,体现在起病和加重的过程中,故治疗中当注意平息内风,按证选用镇肝息风、滋阴潜阳息风、清肝息风药。又本病易反复发作,病程较久,虚风不息、扰逆窜动,影响气化水道不畅,经气受阻、气血瘀滞、水凝痰浊滋生、痰瘀交阻、更使内风暗煽、风动尤甚、瘀阻痰凝愈甚。从而肝风、瘀血、痰浊相互为患而致病情加重。因此在取用平息内风法的同时还当注意痰瘀同治。活血祛瘀药可按证型不同选用养血活血、清热凉血活血、益气活血通络、温经活血通络药,祛痰药可选用涤痰开窍、健脾化痰、清热化痰、温化寒痰、润燥化痰、燥湿化痰药。

5. **采用综合防治措施**　沈师强调对 TIA 的防治,非药物疗法也不可忽视,尤其是针灸和推拿疗法。针灸疗法是在经络学说与中医理论的指导下,运用针刺和艾灸等方法对人体一定的穴位进行刺激,可以起到疏通经络、调节脏腑、行气活血的作用,是治疗中不可缺少的手段之一,有很重要的作用。

推拿疗法是以推拿手法作用于经络系统,通过刺激腧穴,激发经气,推动气血运行而实现平衡阴阳、疏通经络、活血化瘀、调和脏腑的作用,可见推拿疗法参与对 TIA 的防治也应予以重视。

防治中风先兆的发作,精神调摄也十分重要,保持精神清静,首先要避免喜、怒、忧、思、悲、惊、恐七情的突然强烈或长期持久的刺激。人体在情绪紧张焦虑的情况下，可造成肾上腺素、儿茶酚胺等分泌增加，使心率加快，血压升高而易诱发中风先兆。当 TIA 发作时要做好患者的思想工作，以解除患者的心理恐惧与不安，使患者有安全感。促进病情的缓解，如有糖尿病、高血压病、血脂代谢异常、高黏血症等基础疾病患者应有效控制上述疾病，同时要注意生活调理，戒烟戒酒，饮食有节，饮食宜清淡，少食肥甘之品，生活规律，适当多参加体育锻炼。

（三）验案举隅

案一　关某，男，58 岁。2010 年 11 月 4 日初诊。

初诊　患高血压病已 10 年，服用卡托普利片治疗，血压尚稳定。近日因工作繁忙，头晕头痛时作，血压波动于 140～150/90～100 mmHg，今上班时与同事争吵时头胀痛甚，右侧肢体麻木，舌强语蹇，走路不稳，前来诊治。查体：血压 160/100 mmHg，面色潮红，脉弦稍数，舌暗红，苔薄腻稍黄，颈软，两侧巴氏征阴性，留院观察治疗，急查脑 CT 报告，无明显出血病灶等异常所见。中医诊断：中风-肝阳风动，痰热瘀阻。西医诊断：短暂性脑缺血发作、缺血性脑卒中？高血压病。治拟平肝息风，清热化痰，开窍通络。

处方：天麻 10 g，钩藤 13 g，珍珠母 30 g，代赭石 15 g，决明子 15 g，红花 10 g，川芎 10 g，丹参 13 g，郁金 10 g，浙贝母 10 g，远志 10 g，陈皮 10 g，炒枳壳 10 g，牛膝 10 g。

3 剂，水煎服，每日 1 剂，分 2 次温服。另三七粉 2 g，每日 2 次冲服；卡托普利片 25 mg，每日 3 次。

二诊　上药服后第 2 日，患者血压已平稳，血压 140/80 mmHg。头痛宁，语言已清晰，肢体活动正常，但睡眠欠佳。舌暗红，苔薄，脉弦。

处方：服药 3 剂后原方去郁金、浙贝母、远志，加赤芍 13 g、白芍 13 g、首乌藤 13 g、酸枣仁 10 g、玄参 13 g。带药 7 剂出院，巩固调治。并嘱汤药服完后改用平肝脉通片，每次 5 片，每日 3 次口服。卡托普利片降压药仍当继续服用。

【按语】　高血压病患者突发右侧肢体麻木，握力差，走路不稳，舌强语蹇，脑 CT 检查正常，经治 24 小时后，诸症消失。故诊断高血压病并发短暂性脑缺血发作无疑。患者发病因恼怒伤肝，结合证候所见，证属肝阳风动，痰热瘀阻脑窍，取用平肝息风、清热化痰、开窍通络法治疗。方取天麻钩藤饮加减为主方，加用郁金、浙贝母、远志清热化痰开窍，并加服三七粉、化瘀止血药，所取方药对证，治疗及时，又病为短暂性脑缺血发作，故连获临床痊愈。

案二　刘某，男，2010 年 12 月 12 日初诊。

初诊　清晨起床时站立不住，摔倒在地，神志清，右手握力差，下肢萎软无力。症见：肥胖体型，右半身不遂，头晕，脘腹闷胀，身困、纳呆，口干不欲饮，溏便，苔白腻，舌质暗淡，脉弦滑。测血压：126/80 mmHg，既往无高血压病，患有颈椎病和高脂血症，急收住留观，急查脑 CT 无明显异常。中医诊断：中风-风痰瘀血，痹阻脉络。西医诊断：脑梗死急性期。治拟息风化痰，祛瘀通络。

处方：天麻 10 g，炒白术 10 g，法半夏 10 g，茯苓 13 g，炒薏苡仁 30 g，厚朴 10 g，石菖蒲 10 g，制南星 6 g，泽泻 13 g，红花 10 g，川芎 10 g，山楂 15 g，牛膝 10 g。

3 剂，水煎服，每日 1 剂，分 2 次温服。另三七粉 2 g，每日 2 次，温水冲服。

二诊　入院第二日，患肢功能已恢复正常，头晕，脘腹闷胀诸症均有明显改善，磁共振检查报告无明显异常。苔较腻，舌暗，脉弦滑。

原方去三七粉、制南星，加陈皮 10 g，带药 7 剂出院，嘱今后可常服化痰脉通片，每次 5 片，每日 3 次，巩固调治。

【按语】　沈师治疗急性脑血管病,不论出血性还是缺血性脑卒中,在发病 1 周内常加用三七粉,此药既有止血功效又有活血祛瘀作用。《本草纲目》指出该药具有"止血、散血、定痛"功效。现代药理药效证实其水溶性成分中的三七氨酸为三七的主要止血成分,而三七又有活血作用,能降低全血黏度。三七总皂苷能抑制血小板聚集以及抑制血栓形成,或降低全血黏度,并具有补血降糖降脂的作用,故其为治疗心脑血管疾病的良药。

四、中风病康复

(一) 疾病简介

中风病已成为危害我国中老年人身体健康和生命的主要疾病。卫生部统计中心发布的我国人群监测资料显示,在我国,中风病的年发病率为 150/10 万,病死率为 120/10 万。城市居民脑血管的病死率已上升至第一位,在存活的患者当中约有 75% 的患者不同程度地丧失劳动能力,其中重度致残者约占 40%。又有报道中风病后如不注意康复治疗,5 年内复发率高达 70%,可见中风病具有发病率高、病死率高、致残率高、复发率高等特点。近年来,通过临床实践证明,康复医学的早期介入使得各种后遗症的恢复率和 10 年存活率均有明显的提高,因此我们要重视中风病的康复治疗。

中风病的治疗目标在 20 世纪五六十年代是要求活下去,20 世纪七八十年代是要求能动起来,现在已进入 21 世纪的目标要求是给予实施全程系统的综合康复医学工程,要求患者在肢体功能、语言、心理、智力等方面最大限度地提高生存质量,实现日常生活或部分自理,使患者尽早回归社会。因此,对中风病患者及早进行康复治疗显得尤为重要。

脑的可塑性和脑功能可重组性是神经康复的重要理论基础。通过实验神经生物学、神经生理学、神经发育学等大量的研究证实,脑损伤后,经过系统的综合康复治疗,脑功能可以重新塑造。因为大脑可通过神经树突侧枝和树突数量增加产生新的神经连接,通过病灶周围神经细胞功能代偿和对侧大脑半球代偿,轴突上离子通路改变来代偿坏死的脑组织的功能,这样早期的康复运动训练可输入正常的运动模式,给予尽可能多的良性感觉和运动刺激,促进大脑功能的代偿和重建。已有动物实验证明:运动训练能促进大脑皮层神经纤维发芽,刺激突触发芽增生,使大脑皮层血管增生。这些都说明脑损伤后,康复治疗愈早愈好。治疗过迟,会形成异常的运动模式,且可能造成肌肉萎缩、关节僵硬挛缩,严重影响康复治疗效果。

大量的临床和基础研究也表明,脑功能的恢复在中风发生后前 3 个月最快。据世界卫生组织 1989 年发表的有关资料,中风患者经康复治疗后,第一年末约 60% 可达到日常生活自理,20% 需要一定的帮助,仅 5% 需要全部的帮助,且 30% 工作年龄的患者在病后一年末可恢复工作。这在欧美等发达国家,特别是美国和加拿大以及我国已实现了急性脑卒中三级康复体系网,发病后康复医学及早介入使中风者的致残率大大下降。我国康复医学工作者也十分重视中风病的早期康复问题。在我国"九五"国家科技攻关课题"急性脑卒中的早期康复研究"的研究结果表明,脑卒中发生后 14 日以内进行康复训练是比较合适的时间,但如果条件许可,病情平稳后 3 日也可进行康复治疗。

王茂斌教授在《脑卒中的康复医疗》中提出了中风病早期介入康复治疗的具体条件:① 患者病情稳定、体温正常、生命体征平稳,原发神经病学疾患和其他并发症、并发症病情无变化,前 48 小时内治疗方案不需改变,尤其是神经系统缺陷无加重或有所改善。② 患者可以从口中摄取足够的营养或鼻饲,静脉营养途径已建立。③ 患者有一定的认知功能可以完成学习活动。④ 患者有一定交流能力,可以和治疗师完成交流性活动。⑤ 患者有维持主动性康复治疗所需的最基本的体力。

为了达到康复治疗预期疗效,我们参照《中国脑血管病防治指南》对脑中风进行康复治疗提出应注意以下几点。

1. 重视早期康复　早期康复治疗对于预防并发症,改善功能,使其及早恢复非常重要,特别是早期床旁的康复治疗如患肢的保护、被动活动等。

2. 强调持续康复　有些功能障碍要遗留很长的时间才能恢复,甚至终身。因此我们要建立起医院负责急性期直到社区医疗的持续康复体系,使患者享受完整衔接的康复治疗。

3. 重视心理康复　脑血管病患者的心理疾患非常突出,忽视了心理疾患的治疗,对患者功能的恢复非常不利,我们当予高度重视。

4. 重视家庭成员的参与　家庭成员对康复治疗的积极参与,对疾病的康复起着非常重要的作用。参与过程中应该让家庭成员充分了解患者的病情,包括功能障碍的程度和心理问题,以便相互沟通和适应,还应掌握一定的简单康复手段,帮助患者进行必要的康复训练。

5. 重视中西医结合的手段进行康复治疗　以上四点为《指南》中所提,沈师认为无论西医还是中医,各种康复治疗方法均具有不同的治疗范围和优势,如果把这些方法综合起来发挥各自优势,以取得更好疗效。正如《素问·异法方宜论》提倡的"圣人杂合以治,各得其所有,故治所以异而病皆愈"。我院康复科姜迎萍主任就是按以上原则对中风病恢复期患者不同功能障碍采用了中西医结合的康复治疗措施(我院康复科中风病康复治疗方案附文后)。

(二) 临证经验

中风病恢复期功能障碍中医药康复治疗举隅。

1. 睡眠障碍

(1) 不寐:中风病后的不寐之症,虚实兼有,以虚为主。中风病患者平素气血亏损,风火交织,更耗伤阴血,心神失养,心神不安,此为虚证不寐的发病机制。实证不寐之病机多为中风后痰浊瘀阻,中焦升降不利,浊气不能下降,上扰清窍所致。因此不寐之治疗沈师强调要调整阴阳气血,以"补其不足,泻其有余,调其虚实"为总则。沈师治疗中风不寐常取用以下两方加减治疗。

1) 养心安神汤

[方药]　当归 15 g,丹参 15 g,首乌藤 13 g,茯苓 10 g,五味子 10 g,酸枣仁 15 g,柏子仁 15 g,川芎 10 g,合欢皮 10 g,生龙骨 30 g,生牡蛎 30 g。

[功效]　养心安神。

[主治]　气血亏损之心神失养,心肾不交之虚烦失眠多梦等症。

[方解]　当归、丹参、首乌藤皆能补养气血,养血活血通络,宁心安神;茯苓益心脾而宁心安神;五味子宁神敛阴,宁心安神;酸枣仁、柏子仁养心安神;合欢皮善解肝郁,能使五脏安和,心志欢悦,以获安神解郁之效;龙骨、牡蛎重镇潜阳安神。可见本方善治气血亏损之心神失养或心肾不交之虚烦失眠多梦等症。

[加减]　气虚甚加黄芪、太子参、黄精、炙甘草、生白术;阴血虚甚加熟地黄、白芍、龙眼肉;纳呆加砂仁、山楂、麦芽、鸡内金。

2) 清痰安神汤

[方药]　枳实 10 g,竹茹 10 g,茯苓 13 g,法半夏 10 g,远志 10 g,胆南星 6 g,郁金 10 g,石菖蒲 10 g,连翘 13 g,龙骨 30 g,生牡蛎 30 g。

[功效]　清化痰热,安神定志。

［主治］　痰热上扰之失眠。

［方解］　枳实消瘀行气活血,竹茹清热化痰,二药合用降气清化痰热而除烦;法半夏燥湿化痰,茯苓益心健脾,宁心安神;石菖蒲宣气除痰,《重庆堂随笔》云"石菖蒲舒心气,畅心神,怡心情,益心志妙药也";远志祛痰开窍,安神定志,郁金清心安神解郁,连翘长于清心火,除烦热;龙骨、牡蛎相须为伍而镇惊安神。全方诸药相伍,具有清化痰热、镇惊安神、定志之功,善治痰热上扰之失眠、心悸诸症。

［加减］　目赤口苦,急躁易怒,舌红脉弦数选加龙胆草、夏枯草、黄芩、牡丹皮;心烦、尿赤、口舌生疮加莲子心、竹叶、白木通;胸闷、身困、脘腹闷胀、苔腻厚、脉弦滑、痰湿重,加厚朴、石菖蒲、橘红、制南星,去连翘、竹茹、陈皮;失眠甚者加磁石、龙骨。

(2)嗜寐:嗜寐多因发病后,元气大虚,不能振奋元神所致,但有少数患者多因风痰瘀阻脑窍以致气血运行不畅,阳气痹阻,元神不振。故常取用以下二方加减治疗。

1)养心汤

［方药］　黄芪 15 g,党参 15 g,白术 15 g,当归 10 g,川芎 10 g,石菖蒲 10 g,远志 10 g,郁金 10 g,肉桂 6 g,炙甘草 10 g。

［功效］　补气血,养心肾,益脑开窍。

［主治］　气血亏虚之嗜寐症。

［方解］　本方由三部分组成,黄芪、党参、白术、茯苓、当归、肉桂、炙甘草补气血,养心肾;石菖蒲、郁金、远志醒脑开窍;川芎活血通络引诸药直达脑窍。诸药相伍有补气血,养心肾,通脑窍,振奋元神之效。

［加减］　畏寒肢冷者加桂枝、鹿角胶、桑枝;纳呆加砂仁、山楂、麦芽。

2)苓桂术甘汤加味

［方药］　茯苓 13 g,桂枝 10 g,炒白术 10 g,法半夏 10 g,石菖蒲 10 g,远志 10 g,郁金 10 g,川芎 10 g,陈皮 10 g,炙甘草 6 g。

［功效］　温阳健脾化痰,醒脑通窍。

［主治］　痰浊上扰嗜寐症。

［方解］　苓桂术甘汤本为温阳化饮、健脾利湿之方,为加强化痰行气之力度而加用法半夏、陈皮,又取用石菖蒲宣气祛痰浊而有开窍之效,川芎活血祛瘀引诸药上行,上达脑窍而除脑脉之痰瘀痹阻,以获醒脑之效。

［加减］　若口苦心烦,大便秘结,苔黄腻,脉滑数;郁而化热去桂枝、炒白术,加枳实、竹茹、连翘、炒山楂、胆南星、丝瓜络;纳呆加砂仁、山楂、麦芽、鸡内金。

2. 肩手综合征　肩手综合征又称反复性交感神经性营养障碍,是指脑血管病患者在恢复期,患手突然水肿、疼痛以及肩部疼痛,并使手的运动功能受到限制,这是中风病常见的并发症,一般在发病后1～3 个月发生,最早有的在病后第 3 日发生,是偏瘫手致残的主要原因。临床分为 3 期,Ⅰ期表现为患侧手腕以下突然红肿热痛,手下垂时呈紫暗色,患侧肩及腕关节疼痛,活动受限;Ⅱ期表现为肩痛,运动障碍和手的肿胀减轻,伴手指骨间肌萎缩;Ⅲ期则疼痛消失,但患侧上肢呈固定特征性畸形,造成永久性残疾。此病证多因中风后,气血亏损,卫外不固,风邪乘虚而入。经络闭塞,气血运行不畅,经脉失养,经络拘急,而致患者突然水肿、疼痛以及患侧肩部疼痛,并使手的运动功能受到限制。关于肩痛的现代医学治疗方法,除物理因子治疗外,尚可用解热镇痛药及小量激素,但疗效欠佳。沈师常取用其原治疗妇女产后身痛的补虚除痹方进行加减治疗。

[方药] 黄芪 15 g,桂枝 10 g,白芍 19 g,桑枝 15 g,熟地黄 10 g,当归 15 g,秦艽 10 g,威灵仙 10 g,防风 10 g。

[功效] 补气血,养肝肾,调营卫,祛风通络。

[主治] 中风病并发肩手综合征。

[方解] 黄芪、当归、熟地黄补养气血;桂枝辛散温通,配白芍调和营卫,透达营卫;桑枝具有祛风通络利关节作用;防风为治风通络之品;秦艽为散风之润药而不伤血;威灵仙祛风邪,其性较辛窜而峻利,但止痛作用较强,和秦艽相伍,既可祛风止痛又无温燥伤阴之弊。

[加减] 起病急,局部发热,口渴,患手红肿热痛,舌暗红,脉浮数加葛根、知母、生石膏、忍冬藤、赤芍;病程较长,患肢疼痛剧烈,肿胀及发凉,皮色紫暗,舌质暗脉弦涩,加红花、川芎、鸡血藤、蜈蚣、川乌;关节挛缩者加木瓜、白芍、蜈蚣、全蝎。

3. 偏瘫肢体的弛缓和痉挛　中风后偏瘫肢体早期多见弛缓瘫痪(软瘫)而在恢复期和后遗症期有时出现硬瘫(偏瘫肢体的痉挛)。软瘫出现在中风病急性期,可严密观察。当患者随着大脑功能的复苏均可在 1～2 周肌张力自行恢复,并很快转为增强。一般不需特殊处理,但要注意患肢保暖,避免关节及软组织损伤。但有一部分患者大脑损伤严重,大脑休克期延长,导致软瘫期延长,可达 1 个月以上。这类患者预后不良,其运动功能恢复延缓或很难恢复,当引起重视,应积极采取措施进行康复治疗。沈师认为软瘫期延长的主要病机为气阳不足,络脉瘀阻,方药中当重用补气助阳药,活血化瘀药多取用养血活血药,常取补阳还五汤加桂枝、鸡血藤、炙甘草等药并配合电针,针刺和推拿治疗。

中风恢复期患侧肢体痉挛是常见的且长时间存在的一种症状,多因肌张力过高,可引起一系列病理运动模式。若不及时处理,可造成痉挛加重,则使肢体运动功能障碍加重,甚则肌张力过高而致关节挛缩,加大了康复的难度,致使患者永久性残废。沈师认为在中风病急性期就出现肌张力过高,临证中多见为肝风夹痰、风火上扰清窍之证,当以凉肝、息风养阴、止痉通络法治疗,取羚角钩藤汤加地龙、僵蚕等药治疗。而在中风病恢复期出现痉挛,多为气血亏虚,内风较甚,筋脉失养所致,当取益气养血、滋补肝肾、息风止痉法治疗,取大定风珠加太子参、天麻、木瓜。可配合针刺、推拿、中药熏蒸疗法,用综合治疗方法方可取得较好的疗效。

临证中无论软瘫或硬瘫,病程较长者,当辨证选用虫类药如全蝎、蜈蚣、水蛭、地龙、乌梢蛇来加强搜风通络之疗效。沈师指出虫类药易耗气伤血伤胃,因此,应用时当配用益气养血和理气和胃药。

附:新疆维吾尔自治区中医医院康复科制定的中风恢复期的康复治疗方案

(一) 治疗方案

根据中风病患者不同功能障碍采用不同的康复治疗方法。

1. 运动功能障碍

(1) 软瘫期:相当于 Brunnstrom 偏瘫功能分级的Ⅰ～Ⅱ级。其功能特点为中风患者肢体失去控制能力,随意运动消失,肌张力低下,腱反射减弱或消失。软瘫期的治疗原则是利用各种方法提高肢体肌力和肌张力,诱发肢体的主动活动,及早进行床上的主动性活动训练。同时注意预防肿胀、肌肉萎缩、关节活动受限等并发症。

1) 功能训练

运动治疗:只要患者神志清醒,生命体征稳定,应及早指导患者进行床上的主动性活动训练,包括翻身、床上移动、床边坐起、桥式运动等。若患者不能做主动活动,应尽早进行各关节被动活动训练。

作业治疗：配合运动治疗、物理因子治疗等手段，提高患者躯干及肢体的肌力和肌张力，使其尽快从卧床期过渡到离床期，并能独立地完成一部分的日常生活活动，如使用单手技术的方法完成穿脱衣、穿袜、进食、个人卫生等，恢复一定的自理能力，从而建立和增强回归家庭、重返社会的信心。

对患者及其家属的宣教，尤其是良肢位的摆放，在床上坐位及轮椅坐位时将患侧上肢前臂负重置于身前视野范围内。指导患者完成自我辅助的双上肢活动训练方法，维持肩关节活动范围，避免日后肩部的并发症。

2）巨刺法：即健侧取穴的方法。具体选穴、操作方法如下。

基本穴位：选取健侧上、下肢阳明经腧穴，如手三里、外关、合谷、梁丘、足三里、解溪。

操作方法：选用 1.5 寸 30 号毫针直刺，按对穴连接电针仪，采用低频 5 Hz 连续波，输出强度以患者耐受为度，刺激 20 分钟。

3）头针：取顶颞前斜线，顶旁 1 线，顶旁 2 线；或采用于氏头穴丛刺针法，取顶区、顶前区。

操作方法：采用长时间留针间断行针法，可留针 3～4 小时。一般选用 28～30 号毫针，常用 1～1.5 寸，常规消毒后，常规进针法刺至帽状腱膜下，针后捻转，200 次/分钟，每根针捻转 1 分钟，留针期间进行肢体的功能训练，开始每隔 30 分钟捻转 1 次，重复 2 次，然后每隔 2 小时捻转 1 次，直至出针。

4）推拿治疗：首选叩击法或拍法作用于患侧，叩击或拍打时手掌应尽量放柔软，慢拍快提，顺序从下到上，频率约 100 次/分，以皮肤发热潮红为度。若伴有患侧上肢肿胀，可选用搓法治疗，顺序从下到上。

注意：各关节特别是肩关节、腕关节不宜使用拔伸法、扳法、抖法，以免造成韧带、肌肉损伤，甚至引起关节脱位。

5）物理因子治疗：神经肌肉电刺激疗法、功能性电刺激疗法、肌电生物反馈、中药封包治疗均可选用。

（2）痉挛期：此期相当于 Brunnstrom 偏瘫功能分级的 Ⅱ～Ⅲ级。此期的功能特点为肌张力增高、腱反射亢进，随意运动时伴随共同运动的方式出现。治疗重点在于控制肌痉挛、促进分离运动的出现。

1）功能训练：抑制协同运动模式，训练随意的运动，提高各关节的协调性和灵活性，帮助患者逐渐恢复分离运动。

运动治疗：① 抗痉挛手法，内容包括良肢位的摆放、抗痉挛模式（RIP）训练、关节活动度的保持以及痉挛肌肉的静态牵张等。针对痉挛可采用牵拉、挤压、快速摩擦等方法来降低患者上肢的肌张力。② 感觉刺激，根据 Rood 技术，可以通过各种感觉刺激抑制痉挛，如轻轻地压缩关节，在肌腱附着点上加压，用坚定的轻的压力对后支支配的皮表（脊旁肌的皮表）进行推摩，持续的牵张，缓慢地将患者从仰或俯卧位翻到侧卧位，中温刺激，不感觉热的局部温浴、热湿敷等。

治疗性训练：坐位平衡训练、站立位平衡训练、步行训练、上下楼梯训练等。

作业治疗：利用负重练习或在负重状态下的作业活动降低患侧上肢的肌痉挛，进行如持球、持棒等动作进行针对协同运动的练习。此外，还可选择抗痉挛的支具。其中常用支具有针对手指屈曲、腕掌屈曲痉挛的分指板，还有充气压力夹板。指导患者将所学的动作应用于日常生活活动，如患侧上肢负重时健侧上肢的洗漱动作、转移动作（从床上坐起、从卧位坐起等）、进食时患侧手固定腕等。加强双上肢活动训练，促进患侧上肢功能改善，提高双上肢协调能力。

2）针刺：以"拮抗肌取穴"为基本原则。上肢可取手三里、外关（使手腕伸展或手指伸展）；天井、臑会穴（使肘部伸展，肘外旋）；肩髃、臂臑穴（使臂外展）。下肢可取阳陵泉、悬钟（使足背屈、踝外翻）；解溪、丘墟穴(使趾伸展、足背屈);承扶、委中(使膝关节屈曲);风市、膝阳关(使髋外展)。操作方法:患者取卧位,皮肤常规消毒后,以28号1.5~2寸针灸针进行针刺,得气后在针柄上连接脉冲针灸治疗仪,痉挛期采用密波,频率以100次/分为宜,刺激强度以患者能耐受为度,每次治疗20分钟,每日1次。

3)头针:针刺取穴与操作方法同软瘫期。

4)推拿治疗:不同的肌群部位采用不同的手法,可以调节患肢肌肉和神经功能,诱发正常运动模式的建立,有利于促进主动运动和分离运动的完成,提高整体功能的恢复。

弹拨法:弹拨肱二头肌、肱桡肌、肱骨内上髁的肌腱附着处,以酸胀为度,每处1~2分钟,可以缓解优势侧的肌痉挛。

擦法:用快速掌擦法擦上肢的后侧(相当于肱三头肌和前臂伸肌肌群),每处1~2分钟,频率为120次/分左右,局部发热为度。

运动关节法;缓慢伸肘、伸腕和伸指关节后屈肘、屈腕和屈指关节,1~2分钟。

5)物理因子治疗:神经肌肉电刺激疗法、功能性电刺激疗法、肌电生物反馈、中药封包治疗均可选用。

(3)相对恢复期:相当于Brunnstrom偏瘫功能分级的Ⅴ~Ⅵ级。此期的功能特点为肌痉挛轻微甚至完全消失,能进行脱离协同模式的自由运动,甚至能进行协调的单关节运动。治疗上应在继续训练患者肌力肌耐力的基础上,加强身体协调性的训练和日常生活活动能力的培养,鼓励小组训练的方式积极参与社会活动。如果放弃或减少功能锻炼,已有的功能极易退化。

1)功能训练:在继续训练患者肌力肌耐力的基础上,以提高身体的协调性和日常生活活动能力为主要原则。训练内容有提高协调性、速度的作业治疗(训练活动与日常生活活动相结合,增加患侧上肢和手的使用量,减少废用对患侧上肢和手的影响)和增强肌力、肌耐力的运动治疗。

2)针刺:可按照"治痿独取阳明"理论选穴。上肢取肩髃透极泉(下1寸)、曲池、外关、手三里、合谷等。下肢取风市、伏兔、足三里、丰隆、解溪、阳陵泉、悬钟、三阴交、太冲等。操作时按常规操作进行。

3)头针:针刺取穴与操作方法同软瘫期。

4)推拿治疗:采用运动关节类手法及按揉法、拿法、搓法等,以防止关节挛缩、解除功能锻炼或针灸后的肌疲劳,增强本体感觉的刺激,促进运动模式的发变。

2. 语言功能障碍

(1)语言功能训练:首先区分失语症还是构音障碍。失语症主要表现听、说、读、写障碍,应针对这四方面障碍选择不同的训练内容。构音障碍的治疗目的是促进患者发说话,改善构音器官的功能,如呼吸训练、发音训练等。

(2)针刺治疗:取顶颞后斜线下2/5、颞前线。操作方法采用长时间留针间断行针法,可留针3~4小时。一般选用28号毫针,常用1~1.5寸,消毒后,常规进针法刺至帽状腱膜下,针后捻转,100次/分钟,每根针捻转1分钟,留针期间进行语言功能训练,开始每隔30分钟捻转1次,重复2次,然后每隔2小时捻转1次,直至出针。

3. 吞咽功能障碍

(1)功能训练:吞咽功能训练包括间接训练和直接训练。间接训练是针对那些与摄食—吞咽活动有关的器官进行功能训练,包括:呼吸训练、颈部训练、唇部练习、舌肌和咀嚼肌训练法等,同时配合冰刺激、吞咽电激治疗仪刺激咽部肌群。直接训练则是使用食物同时并用体位、食物形态等补偿手段进行的摄食训练。

（2）针刺治疗：以下两种方法均适用，根据临床实际选择适宜的针刺方法。取穴：上廉泉。操作方法：选用 2 寸 30 号毫针由上廉泉穴向舌根部透刺 1.2～1.5 寸（以患者感舌根部酸胀感，并以手示意为度）得气后不留针。假性延髓性麻痹以项针治疗为主。取穴：取双侧的风池、天突、人迎、廉泉、头针运动区的中下 1/3。操作方法：风池，针向喉结方向进针 1.5 寸，胀感传至咽部。人迎，直刺 1.5 寸，取得窒息样针感为佳。廉泉，当前正中线上，喉结上方，舌骨上缘凹陷处，取得窒息样针感为佳。余穴进针后以得气为度，依照辨证虚实进行补虚泻实操作。

4. 认知功能障碍

（1）认知功能训练

1）注意力训练：主要运用刺激-反应法。如从数字或字母中选择指定的符号及数字，图像或汉字中找不同，从电话号码本中找出需要的电话号码，从菜单或分类广告找到指定内容以提高注意力的选择性；随治疗师口令转变两种不同的作业以提高注意力的转移性等。

2）记忆力训练：先将 3～5 张绘有日常生活中熟悉物品的图片卡放在患者面前，告诉患者每张卡片可以看 5 秒，看后将卡收去，让患者用笔写下所看到的物品的名称，反复数次，成功后增加卡的数目；反复数次，成功后再增加卡片的数目。

3）计算力训练：包括数字认识、数字游戏或作业等。

4）视觉空间结构能力训练：如临摹各种平面与立体图形，拼七巧板，按图拼积木等。

5）单侧忽略的训练：① 视觉扫描训练，通过促进对忽略的视觉的搜索，来改善忽略。② 交叉促进法，健侧上肢越过中线在患侧进行作业。③ 感觉输入法，对忽略侧进行深浅各种感觉输入刺激。

（2）针刺治疗

1）取穴：百会、四神聪、智三针（神庭及其左右两本神穴）。

2）操作方法：四神聪、百会、智三针进针 0.8～1.0 寸，捻转得气后留针 30 分钟，每隔 10 分钟行针 1 次。

5. 肩痛的治疗

（1）预防：良肢位的摆放；早期在做肩关节被动运动时关节活动度应在 90°～120°；防止不当运动的损伤。

（2）治疗：对已发生肩痛的患者，可采用以下方法处理。

1）早期活动：早期适当地对关节活动范围内的肩关节进行被动活动，可防止因制动引起的关节粘连性病变，肌力达Ⅱ级以上的患者督促其做主动运动。

2）腕踝针：患侧取腕 4、腕 5 为进针点，长时间留针，亦可带针回家。留针期间可配合患侧肩关节被动活动等。

3）对于肩手综合征引起的肩痛，还可采取缠指法、气压治疗等。应注意预防手肿及受损（避免腕关节屈曲、患肢输液、不当牵扯等）。

4）对于肩带痉挛引起的疼痛还可采用肩带松弛法治疗：治疗师先把一只手放在患侧胸大肌部位，另一只手放在肩胛骨下角，双手夹紧，上下左右活动肩胛骨；治疗师再将一只手放在患侧肩前部，另一只手放在肩胛骨脊柱缘近下角部，按住肩胛骨，用力向上、向外、向前方持续牵拉。做完上述治疗后，再以搓法、揉法从患侧远端向近端治疗。每日治疗 2 次，每次 20 分钟。

对于肩关节半脱位引起的疼痛应采用肩关节外固定、肩胛骨姿势的矫正、电刺激兴奋肩关节周围肌等方法。

5）物理因子治疗：低中频电疗、电针治疗仪应用。

（二）分证论治

1. 风痰瘀阻证

［治法］　搜风化痰，祛瘀通络。

［方药］　解语丹加减。天麻，胆南星，天竺黄，半夏，陈皮，地龙，僵蚕，全蝎，远志，石菖蒲，稀莶草，桑枝，鸡血藤，丹参，红花。

2. 气虚血瘀证

［治法］　益气养血，祛瘀通络。

［方药］　补阳还五汤加减。黄芪，桃仁，红花，赤芍，归尾，川芎，地龙，牛膝。

3. 肝肾亏虚证

［治法］　滋养肝肾，祛瘀通络。

［方药］　左归丸合地黄饮子加减。干地黄，何首乌，枸杞子，山茱萸，麦冬，石斛，当归，鸡血藤。

（三）静脉滴注中药注射液

可选用具有活血化瘀作用的中药注射液静脉滴注，如丹参川芎嗪注射液、三七总皂苷注射液、灯盏花素注射液等。

（四）中药热敷包治疗

根据病情需要选择活血化瘀通络方加减做成中药热敷包，可用当归、红花、乳香、没药、伸筋草、透骨草、路路通、䗪虫、片姜黄、白芷、土茯苓、细辛等。

（五）内科基础治疗

内科基础治疗主要包括并发症的预防和治疗、对血压血糖的调整、合并感染及发热的处理。参照2010年中华医学会神经病学分会脑血管病学组制定的《中国急性缺血性脑卒中诊治指南（2010）》。

（六）护理

（1）良肢位的摆放。

（2）给药护理：中药汤剂一般宜温服，每日1剂，分2次服用。

（3）饮食调护：根据中风病中医证候进行。

1）风痰瘀阻：宜食黑大豆粥、香菇藕片粥等清淡少油腻之品。

2）气虚血瘀：宜食山药薏苡仁粥、黄芪粥、冬瓜白菜粥等益气、健脾通络之品。

3）肝肾亏虚：宜食百合莲子薏苡仁粥、甲鱼汤、芹菜黄瓜汁等以滋养肝肾。

（4）健康宣教：通过各种途径进行康复健康宣教，包括小手册、宣传板、图像、导引操等，且每周集中进行一次具有中医特色的健康教育，包括生活起居、情志、饮食、服药、康复等多方面。出院时，发放具有中医药特色健康教育宣传资料。

（七）疗效评价

1. 评价标准

（1）运动功能恢复评价：根据 Brunnstrom 运动功能恢复分期，改良 Ash-worth 痉挛评定量表评价肌张力，徒手肌力测定（MMT）。

（2）言语功能恢复评价：软件失语症评定与训练。

（3）吞咽功能恢复评价：采用洼田饮水试验。

（4）认知功能恢复评价：采用 MMSE 评价。

（5）肩痛恢复评价；疼痛视觉模拟评分法。

（6）日常生活能力评价：采用改良的 Barthel 指数量表。

2．**评价方法** 可在患者不同入院时间根据不同的功能障碍，选用不同的评价量表进行评价。

（1）入院后 1～2 日：可选用 Brunnstrom 分期、改良 Ashworth 痉挛评定量表、徒手肌力测定（MMT）评定量表、改良的 Barthel 指数量表、软件失语症评定与训练、简易精神状态检查（MMSE）、疼痛视觉模拟评分法等进行评价。

（2）入院后 22～24 日：可选用 Brunnstrom 分期、改良 Ashworth 痉挛评定量表、徒手肌力测定（MMT）评定量表、改良的 Barthel 指数量表、软件失语症评定与训练、MMSE、疼痛视觉模拟评分法等进行评价。

五、颈动脉狭窄植入支架术后

（一）疾病简介

颈动脉是脑的重要供血血管，颈动脉狭窄是严重脑卒中和死亡的重要病因。脑卒中是中国城乡居民的首位死因。而缺血性卒中约占脑卒中患者的 80%，其中 25%～30%的缺血性脑卒中与颈动脉狭窄有着不可分割的关系。一般颈动脉狭窄患者大部分早期没有临床症状，中-重度狭窄者，可表现为眩晕和头痛、一过性眼前黑矇或视野缺失、言语障碍、一过性肢体麻木或活动无力，大部分患者在数分钟内即可恢复；严重者表现为脑梗死，表现为病变对侧肢体偏瘫、失语等神经功能缺失症状，主要病因是动脉粥样硬化，约占 90%以上。当重度颈动脉狭窄眩晕、头痛症状发作频繁，服用药物治疗效果不佳时，在严格内科药物治疗基础上可采用手术治疗，其方法有颈动脉内膜剥脱术（carotid endarteretomy，CEA）或颈动脉球囊扩张成形及支架植入（carotid artery stenting，CAS）。这对改善症状、降低脑卒中病死率、发生率有一定疗效，但有些患者 CEA 或 CAS 术后，原本机体虚损症状改善不明显，又有可能术后见一些并发症。如脑卒中与死亡、脑高灌注压综合征、颅神经损伤、脑内血肿、支架内血栓形成与再狭窄等。为此，近年来许多医家都在探索中医药如何有效防治上述并发症，本文重点介绍沈师多年来在防治 CAS 术后再狭窄发生的治疗思路和方法。

（二）临证经验

1．**CAS 术后发生再狭窄的病理基础和中医的认识** 《内经》云："年四十，而阴气自半也。"一般行 CAS 的患者，病程较长，加之久病原有虚损症状也未能改善，这种手术方式取用机械外力挤压管腔内的斑块，同时不同程度损伤了血管正常组织结构，血管内皮细胞也受损，使得正气的虚损加重，术中必然损伤血管内膜细胞，必然微血管受损，血液外渗，离经之血皆为"瘀"。为此我们认为此手术解决了原有大斑块造成的瘀积，但又有可能产生新的瘀积。综上所述，我们认为 CAS 患者由于术后仍有"虚"，术后必留"瘀"，故其病证特点显示为本虚标实证，正气虚为其本，痰瘀互结为其标，当取标本兼治的治则，及早采用益气养血通络法创制养脑通络汤进行治疗。

2．**颈动脉狭窄支架术后的中医药干预方法**

（1）中医药应在早期干预为佳：国内外医学研究认为，CAS 术后血管损害后内膜平滑肌细胞增生，一般在前 7 日为高峰，而且静止期的血管平滑肌细胞对于药物的敏感性是生长迅速期细胞的 1/100～1/50。为此，我们认为 CAS 术后患者及早采用中医药治疗是十分必要的。

（2）养脑通络汤的临床应用

［方药］ 三七粉 5 g（分 2 次冲服），当归 15 g，丹参 15 g，红花 10 g，川芎 10 g，黄芪 15 g，葛根 15 g，

生地黄 10 g,桔梗 10 g,浙贝母 13 g。

〔方解〕 本方由三部分组成,三七粉、当归、丹参、红花、川芎养血活血;黄芪、葛根、生地黄益气养阴血;桔梗、浙贝母化痰散结,桔梗兼能引药上行之效。

〔加减〕 气虚甚加党参、白术;气阳虚加桂枝、党参、白术;阴虚甚加黄精、玄参、沙参;血瘀甚加延胡索、五灵脂、水蛭;痰湿重去葛根、生地黄,加石菖蒲、远志、茯苓、陈皮;痰热偏重去葛根、生地黄,加天花粉、炒栀子、瓜蒌、郁金。

(3) 必须控制原发病:颈内动脉狭窄的主要病因是动脉粥样硬化,同时动脉粥样硬化与高血压、糖尿病、高脂血症息息相关。为此,治疗中仍要注意取用相关西药稳定血压、血糖,降低血脂和抗血小板药物。

(4) 方药辨证选用经药理药效证实具有既有补养功效,又能增加脑血流量,降低血小板活性,抑制血小板聚集,可防止血栓形成的药物。例如三七善化瘀血,化瘀而不伤新血,又善止血妄行,能抑制血小板聚集,促进纤溶,与人参同属五加科植物,也有一定的补养功效。《本草新编》云:"止血兼补虚。"《本草纲目拾遗》云:"人参补气第一,三七补血第一。"黄芪具有补气活血、托毒生肌功效,相关研究指出其能促进动脉内膜的修复,改善血流动力学等。黄芪多糖对于自由基造成的损伤,有良好的保护作用。

(5) 治当缓图:CAS 的患者,常因病久入络,痰瘀同病,痰瘀痹阻,病程长,顽症多,故难取速效,治当缓图。治疗中辨证选用处方用药得当,当注意效勿更法,守法守方,谨慎观察治之。

(6) 重视非药物治疗预防颈动脉狭窄及 CAS 术后再狭窄:① 起居有常、饮食有节,注意生活规律及调整饮食结构。饮食以粗粮素食为主,要清淡,少食肥甘辛辣,低盐低脂、低胆固醇。可取用高蛋白、高维生素、高纤维饮食,禁忌暴饮暴食,戒烟限酒,且要控制膳食总热量,尤其对于超重肥胖当注意积极采用综合的减肥措施。② 畅情志、适当体育锻炼。消除患者紧张、恐惧、郁闷等情绪引起的心理障碍。鼓励患者增强战胜疾病的信心,适量运动可采用户外散步、太极拳、八段锦、慢跑等运动,在运动中注意不要进行过度低头、转颈、按摩颈部等。③ 有条件配合针灸、气功等治疗。

(三) 验案举隅

案一 陈某,男,61 岁。2018 年 12 月 10 日初诊。

初诊 患者有糖尿病,血糖已控制在正常范围。患者于 3 个月前因头晕、头痛发作晕倒,在他院服用中西药治疗未见改善,行颈动脉超声检查提示:右侧颈内动脉起始部狭窄(约 80%),局部麻醉下行右侧颈动脉支架植入血管形成术,术后头晕、头痛有所缓解,但身乏、口渴、大便干结,数日一行,小腹胀满,时有头晕、头痛,尤以劳累时常有发作,纳可。舌苔薄,舌暗红欠津,脉弦细稍数。中医诊断:眩晕(阴虚瘀阻脑脉证)。西医诊断:颈动脉狭窄植入支架术后。治拟养阴活血通络。

处方:三七粉 5 g(分 2 次冲服),当归 15 g,丹参 15 g,红花 10 g,川芎 10 g,赤芍 15 g,白芍 15 g,生地黄 15 g,玄参 15 g,葛根 15 g,太子参 15 g,桔梗 10 g,枳实 10 g。

7 剂,水煎服,每日 1 剂,饭后分 2 次服,嘱原降血糖药继用。

二诊 大便已每日一行,少腹已不胀,口渴、头晕、头痛诸症均有改善,饮食佳,舌脉同前,效勿更法。

处方:原方加鸡血藤 15 g、黄精 15 g。

经上法加减调治近 1 年,头晕、头痛已很少发作,已无口渴,舌已不暗红而润,脉弦细。颈部各项检查和术后出院时复查无明显狭窄加重。

【按语】 该患者行 CAS 术后显示阴血亏虚、脑脉瘀阻证,处方取三七、当归、丹参、红花、川芎、赤芍、白芍等养血通络;生地黄、玄参养阴,而生地黄不仅可养阴兼有逐血痹之效;葛根养阴生津,并有将诸药升提上行脑络之功,其含有葛根酮而具有扩张动脉之功效。桔梗引药上行,也有除痰之效,太子参益气生津,枳实行气化痰除痞,气行则通而助通脉之效,气利则后重除,大便通畅,诸药相伍,标本兼治,药物调治1年,确见成效。

案二 王某,男,62岁。2019年11月5日初诊。

初诊 高血压病患者,2019年8月行颈动脉支架术后,术后3个月以来,一直服用西医降压药、抗血小板聚集及降脂药,治疗中血压平稳,但术后头晕、头痛发作频繁,尤当劳累活动时加剧。胸闷气短乏力,畏寒肢冷,溏便一日两次,纳食尚可,脉沉细,苔薄,舌体胖大,舌暗淡。中医诊断:眩晕(气阳虚,脑脉瘀阻证)。西医诊断:颈动脉狭窄植入支架术后。治拟益气温阳,健脾通络。养脑通络汤加减治之。

处方:三七粉5g(分2次冲服),黄芪15g,桂枝10g,炒白术10g,茯苓13g,炒山药15g,葛根15g,当归10g,丹参13g,红花10g,川芎10g,桔梗10g,陈皮10g,山楂15g,炙甘草10g。

14剂,水煎服,每日1剂,嘱西药勿停用。

二诊 大便已成形,畏寒肢冷明显改善,纳可,头晕、头痛仍有发作,胃部时有闷胀不适,嗳酸,血压正常,苔脉同前。

处方:原方去山楂、炒山药,加木香6g,砂仁6g。14剂,水煎服,每日1剂。

经上法约调治半年余,诸症悉平,于2020年6月初当地医院复查,原支架植入处未见明显狭窄加重。

【按语】 该患者行CAS术后多月,头晕、头痛未见改善,伴见畏寒、肢冷、身困、乏力、溏便诸症。此乃病久脑脉重度狭窄,脑失所养,当时行CAS,但术后气阳虚损诸症未能改善。当虚损加重日久,如不及时治疗,气血又会运行受阻,脑脉可导致严重再狭窄,故术后取养脑通络汤加桂枝、茯苓、白术等温补健脾益气之品标本兼治,不仅取得虚损症状改善,还能防止再狭窄的发生。

六、老年呆病

(一)疾病简介

老年呆病通常包括阿尔茨海默病(老年性痴呆)、血管性痴呆(多发性梗死痴呆及脑出血、脑栓塞后痴呆)及混合性痴呆、脑叶萎缩症、常压性脑积水等。本病通常归属于中医的痴呆、呆证、善忘、文痴、郁证、癫证等范畴。

老年呆病中最为常见的类型是阿尔茨海默病和血管性痴呆。

阿尔茨海默病是一种中枢神经系统原发性退行性变性疾病,是老年人在衰老过程中的一种神志异常的疾病。中医认为与肾气虚衰有密切的关系。早期以虚证为主,年老肾气衰、天癸竭,五脏虚衰气血不足,髓海失充,脑失其养,脑萎缩,而致神明欠清。随着病情的发展,往往由虚变实。因肾虚生化无源,气虚运化无力,痰浊血瘀痹阻脑窍,元神损伤,导致遇事善忘,精神懈怠,神情呆钝,言语蹇涩或错乱等痴呆病证发生。

血管性痴呆,起病与脑卒中有关,中风日久,病久入络,脑络瘀阻,气滞血瘀,津液运行失畅,水湿内停,津液积聚而成痰浊。痰瘀交结,痹阻于脑窍,脑络失和,阻蔽神明,日久气血暗耗,真阴真阳不能上承充于元神而导致痴呆,可见血管性痴呆发病早期以实证为主,通常呈现先实后虚,虚实夹杂的证候。

阿尔茨海默病和血管性痴呆证候演变规律虽有所不同,但就其病情分析有共同点,病位均在脑,其病因不外虚、瘀、痰三方面。肾气亏损,肾精失充,脑髓失养,气血痰瘀互阻,蒙蔽清窍,痴呆遂生为基本证型,其病理性质是本虚标实,肾虚为本,痰浊血瘀为标,临床证候特点多为虚实夹杂。

(二) 临证经验

1. 创立益智治呆方治疗老年呆病　沈师按老年呆病虚实夹杂为多见的特点,分清虚实主次,辨证和辨病相结合,取补肾健脑为主治虚,祛瘀化痰治邪实,以标本兼治的方法拟益智治呆方。

〔方药〕　熟地黄 13 g,山茱萸 13 g,益智仁 15 g,鹿角胶(烊化)15 g,黄芪 13 g,石菖蒲 10 g,远志 10 g,郁金 10 g,当归 10 g,川芎 10 g,酒大黄 6 g。

〔功效〕　滋肾益气,祛瘀化痰,开窍通络。

〔用法〕　水煎服,每日 1 剂,分 2 次服用。

〔加减〕　头晕目眩,耳鸣耳聋,颧红,盗汗,舌红,脉细数,加生地黄、白芍、制何首乌、龟甲;畏寒肢冷,腰膝酸软,尿频不禁,耳鸣耳聋,舌质暗淡,脉沉细,加肉桂、淫羊藿、仙茅、益智仁、乌药;神疲乏力、胸闷气短、面色㿠白,加党参、白术、黄精、茯苓,配服补气脉通片(药物组成为黄芪、当归、水蛭、地龙、红花、川芎、牛膝、桑寄生、茯苓、半夏、橘红等);倦怠思卧,不思饮食,脘腹胀满,口多流涎,苔厚腻,脉弦滑,去熟地黄,加法半夏、橘红、制南星、厚朴,配服化痰脉通片(药物组成为天麻、半夏、白术、僵蚕、水蛭、地龙、橘红、石菖蒲、制南星、远志、浙贝母、郁金等);双目黯晦、肌肤甲错、肢体麻木不遂,舌质暗,或有瘀点,脉细涩,加桃仁、红花、丹参、赤芍、地龙;头晕痛,眼胀目涩,手足抖动,舌暗红,脉弦,加天麻、钩藤、决明子、全蝎、僵蚕,配服平肝脉通片(药物组成为天麻、钩藤、石决明、夏枯草、水蛭、地龙、栀子、天竺黄、胆南星、浙贝母、郁金等);多言冒语、喋喋不休、性急多怒、躁动不安、大便干结,舌红苔黄腻,脉弦滑数加生大黄、黄连、枳实、胆南星、磁石,去酒大黄,配服牛黄清心丸。

2. 临床治疗注意事项

(1) 老年呆病的治疗当注意辨证与辨病相结合。血管性痴呆和阿尔茨海默病早期虽然都呈现智力下降、善忘、记忆障碍的症状,但两者在起病时痴呆的各种症状进展的严重程度是不同的,因此临证中除了要注意两者证候演变规律的不同,并要采用脑 CT、磁共振、脑电图和其他检查给予鉴别。通过辨病,明确诊断,便于指导治疗以提高疗效。阿尔茨海默病往往在疾病的早期阶段以虚证为主,常以补肾精治虚为主兼顾祛邪来改善病情。而血管性痴呆的早期治疗还应充分注意中西医有效措施,控制血压、血脂、血糖,多采取祛痰活血通络为主的治疗方式,防止脑血管病加重,也可防止痴呆症状的加重。因为血管性痴呆往往为局灶型痴呆,若不进行有效治疗措施,到了晚期会演变成全面性痴呆。这个晚期阶段就无法和阿尔茨海默病相鉴别,而且治疗效果也受到了影响。

(2) 老年呆病的治疗当注意痰瘀同治。老年呆病的本质是脑萎缩。脑衰老的变化是脑失其养所致,脑脉失养和痰瘀阻于脑窍有关。因为痰瘀互结,胶着难化,痹阻气血,脑脉不通,这也是形成本病缠绵难愈的重要因素,因此祛瘀化痰在老年呆病的治疗中显得十分重要。即使在病程中见肾虚诸证甚显时,也应在补虚为主的同时,注意痰瘀为患的病理因素,适当配用祛除痰浊和活血通络药。这样配用了化痰和中药,使中焦健运,痰源乏竭,用养血活血通络药促使脉络通畅,痰化瘀消,血行通畅,清窍得气血之荣,脑髓渐充,痴呆诸症渐见改善,因此应将痰瘀同治法应用于本病治程之始终。采取痰瘀同治法还得分清标本主次,痰瘀和虚证之孰轻孰重,随证加减,方得其效,沈师拟益智治呆方按证型不同进行加减治疗即为此理。

(3) 老年呆病的病理机制是痰瘀阻于脑窍和虚损日久,故补益虚损当取血肉有情之品,充其脑髓。痰瘀深留脑脉,非一般祛痰通络之品能达病之所在。沈师常取用水蛭、地龙、僵蚕等虫类药,结合补虚之品用之。沈师研制的补气脉通片、化痰脉通片和平肝脉通片原用于治疗脑卒中后遗症,现同样适用于某些证型的老年呆病,因为这些制剂中都含有水蛭、地龙。沈师治疗老年呆病善用大黄,因为大黄不仅是泻下通络药,而且也是祛痰药。《本草正义》谓:"破积聚,涤实痰。"在呆病治疗中除了痰火瘀阻脑窍取用了生大黄,一般都用酒大黄,通过酒制后降低寒凉之性,增强活血祛痰之效。益智治呆方中取用石菖蒲,其味辛苦温,入心肝二经,具有化痰透气、启闭开窍醒神之效。《神农本草经》曰:"开心孔,补五脏,通九窍,明耳目,出声音……"老年呆病痰浊瘀阻,导致耳目不聪,非此清利不能宣通。方中的郁金,味辛,苦寒,入心脾、肝三经,具有行气祛瘀、清气化痰解郁之效。沈师认为老年呆病见有精神神志改变者,当与石菖蒲配伍,为痰瘀并驱之剂,用之多有效。

(4) 老年呆病的治疗,由于病因病机复杂,病程又久,不能仅靠中药治疗,必须联用针灸、推拿、食疗,还当注意调护,尤其注意患者情志调摄,鼓励治病信心,这样患者、家属、医护人员积极配合,方能提高疗效。

(三) 验案举隅

案一　张某,男,68岁,退休工人。2003年5月10日初诊。

患者1年前畏寒肢冷,头晕耳鸣,腰膝酸软,尿频不禁,倦怠乏力,遇事善忘,步履不稳,神情呆滞,经某医院CT检查示双侧脑萎缩,脑室扩大,经服都可喜、脑复康药物治疗半年来症状改善不明显,反应迟钝,多疑善忘,经常呆坐,或哭笑无常,渐见痴呆面容,舌暗淡红,脉沉细。中医诊断:痴呆(肾精亏虚,脑脉痹阻证)。西医诊断:老年呆病。治拟滋肾益气,祛瘀化痰,开窍通络。

处方:益智治呆方加肉桂末4 g(冲服)、仙茅15 g、益智仁15 g、乌药10 g。每日1剂,配服补气脉通片每日3次,每次5片。服半个月后,畏寒肢冷,小便异常症状有所改善,原方随证加减又调治1年,反应灵敏,记忆力增强,神情自若,生活能自理。

案二　李某,男,72岁,退休干部。2002年7月12日初诊。

初诊　患者多发性脑梗死已5年余,近年来,头晕嗜睡,健忘,经他院多次诊治,诊断为"血管性痴呆",住院求治于沈师。入院时患者精神差,嗜睡,面容呆滞,反应迟钝,常找不到家门,头晕较甚,双下肢沉重乏力,畏寒肢冷,大便溏,舌暗淡,苔滑腻。中医诊断:痴呆(肾气亏虚,痰湿困脾证)。西医诊断:老年呆病。治拟益气补肾,健脾化痰通络,开窍益智。

处方:益智治呆汤加茯苓、白术、菟丝子,去熟地黄、山茱萸。7剂,水煎服,每日1剂。

二诊　服7剂后,大便溏稀已改善,头晕减轻,他症未见改善,舌暗不红,苔厚腻,脉细滑。

处方:原方加肉桂6 g、仙茅13 g、制南星6 g以加强温肾化痰开窍之力,每日1剂,住院1个月后带原方出院,配服化痰脉通片,每日3次,每次5片,继服4月余,表情淡漠已改善,能认识家门,苔较薄腻,守前方黄芪加大至30 g,加补骨脂13 g配服补气脉通片,每日3次,每次5片,又调治半年余,患者神情佳,痴呆诸证明显减轻。

七、帕金森病

(一) 疾病简介

帕金森病又称震颤麻痹,病因迄今尚未明确,是一种常见于中老年人的黑质和黑质纹体通路变性的神经系统疾病。多发生于脑炎、脑血管病、脑外伤、中毒或长期应用某些药物(如利血平、各种抗精神病药等)过程中出现的以静止性震颤,运动减少,运动迟缓,肌强直和姿势步态异常为主要的临床特征,有的还伴有智能减退、行为情感异常、言语错乱等其他并发症。本病多缓慢起病,逐渐加重,病程长。按该病的临床表现属于中医的颤证、振掉、痉证等范畴。至今尚无根治帕金森病的药物,中西医多种疗法综合治疗有望延缓该病的病程进展,现将我师沈宝藩教授治疗帕金森病的经验与体会简介如下。

沈师认为帕金森病的发生主要因年老体虚、情志过极、饮食不节、劳逸失当等,引起风阳内动,或痰热动风,或瘀血夹风,或虚风内动,或肾精气血亏虚,进而筋脉失养或风邪扰动筋脉而发。颤证的主要病机概而论之,有风、火、痰、瘀四端,在一定条件下相互影响,相互转化,引起气血阴精亏虚,不能濡养筋脉;或痰浊、瘀血壅阻经脉,气血运行不畅,筋脉失养;或热甚动风,扰动筋脉,而致肢体拘急颤动而发。

本病的病机演变常见于本虚标实。本为气血阴阳亏虚,其中以阴津精血亏虚为主;标为风、火、痰、瘀为患。标本之间密切联系,风、火、痰、瘀可因虚而生,诸邪又进一步耗伤阴津气血。风、火、痰、瘀之间也相互联系,甚至可以互相转化,如阴虚、气虚可转为阳虚,气滞、痰湿也可化热等。颤证日久可导致气血不足、络脉瘀阻,出现肢体僵硬、动作迟滞乏力的现象。

本病的病变部位在筋脉,与肝、肾、脾等脏关系密切。

沈师认为本病的突出症状是震颤,属肝风内动的本虚标实证。肝肾虚损为本虚,气血失衡产生瘀血、痰浊、风动证候为标实。初期多以邪实为主,以痰热内阻,血瘀动风之证较为明显,因此临证当辨清肝风、痰热、瘀血为患的偏盛。病程发展至中晚期,病情渐见加重,气血也已亏虚,震颤强直往往累及双侧肢体,甚至出现智能减退、情志异常等。随之肝肾不足,气血亏虚,血瘀动风之象也日益加重,此时辨证时应注意气血亏虚、肝肾精亏、肝风内动之轻重缓急。为此,本病可分为以下四类证型治疗。

1. 痰热风动

[证候]　肢体震颤,头晕头昏,胸脘痞闷,大便秘结,小便黄赤,舌质黯红,苔薄黄或黄腻,脉弦数或滑数。

[治法]　清热化痰,息风止痉通络。

[方药]　黄连温胆汤加减。

枳实10 g,竹茹10 g,茯苓13 g,法半夏10 g,黄连6 g,炒栀子10 g,地龙10 g,郁金10 g,赤芍13 g,天麻10 g,牛膝10 g。

[加减]　热盛风动加羚羊角、钩藤;大便秘结加瓜蒌仁、莱菔子、酒大黄。

[针刺处方]　① 头针:顶颞前斜线。② 体针:百会、风池、合谷、外关、阴陵泉、丰隆、太冲、内庭、公孙。

[针法]　平补平泻,得气后留针30分钟,头针接电针,频率200次/分,强度以患者感觉适宜为度。

2. 痰瘀互阻

[证候]　肢体震颤拘紧,头晕,头痛,身困重,纳少,或时有心前区闷痛,心悸,苔较腻,舌黯淡见瘀点或瘀斑,脉弦滑或脉弦结代。

[治法]　健脾化痰,息风通络。

[方药]　二陈汤合桃红四物汤加减。

法半夏10 g,茯苓13 g,陈皮10 g,制南星6 g,白附子10 g,天麻10 g,僵蚕10 g,当归10 g,桃仁10 g,红花10 g,川芎10 g,丝瓜络10 g。

[加减]　气虚身困乏力加黄芪、炒白术;纳差,脘腹胀闷,痰湿重加砂仁、石菖蒲、苍术、山楂;心前区闷痛加瓜蒌、薤白、郁金、延胡索、厚朴。

[针刺处方]　① 头针:顶颞前斜线。② 体针:百会、合谷、中脘、丰隆、三阴交、血海、阴陵泉、膈俞。

[针法]　平补平泻,得气后留针30分钟,头针接电针,频率200次/分,强度以患者感觉适宜为度。

3. 肝肾不足

[证候]　肢体颤动麻木,头晕耳鸣,腰膝酸软,舌黯红,脉弦细或滑数。

[治法]　滋补肝肾,息风通络。

[方药]　大补阴丸加减。

生地黄 15 g,熟地黄 15 g,玄参 10 g,女贞子 10 g,山茱萸 13 g,龟甲 13 g,枸杞子 13 g,丹参 15 g,赤芍 13 g,白芍 13 g,天麻 10 g,钩藤 13 g,牛膝 10 g。

[加减]　肢麻震颤,肝肾精亏甚加鳖甲、鹿角胶、木瓜;五心烦热口渴甚加知母、黄柏、牡丹皮;大便秘结加何首乌、枳实、酒大黄。

[针刺处方]　① 头针:顶颞前斜线。② 体针:百会,风池,合谷,阳陵泉,三阴交,太冲,太溪,照海,肾俞,肝俞。

[针法]　三阴交、太溪、肾俞、肝俞用补法,余穴平补平泻,得气后留针 30 分钟,头针接电针频率 200 次/分,强度以患者感觉适宜为度。

4. 气血两虚

[证候]　肢体震颤,肢体拘挛,项背强直,神昏懒言,气短乏力,面色㿠白,自汗动则尤甚,头晕眼花,舌质黯淡,脉细弱。

[治法]　益气养血,息风通络。

[方药]　八珍汤加减。

党参 15 g,白术 10 g,茯苓 15 g,当归 15 g,赤芍 13 g,白芍 13 g,川芎 10 g,丹参 13 g,天麻 10 g,钩藤 15 g,牛膝 10 g。

[加减]　气虚甚加黄芪、太子参、山药;血虚甚加何首乌、熟地黄、女贞子;纳食差加砂仁、山楂、麦芽;神呆,流涎,痰浊重加石菖蒲、远志、制南星;血瘀重加桃仁、红花、水蛭。

[针刺处方]　① 头针:顶颞前斜线。② 体针:百会,合谷,内关,血海,足三里,气海,关元,三阴交,膈俞。

[针法]　足三里、血海、气海、关元、膈俞、三阴交用补法,余用平补平泻,头针接电针。频率:200 次/分,强度以患者适宜为度。

(二) 临证经验

1. 平息内风,祛瘀通络化痰的治法应贯穿治疗的全过程　本病以震颤、肢体拘挛、肌强直为主症,为风邪内动之象。符合《证治准绳·杂病》曰:"颤,摇也,震动也。筋脉失束不住而莫能任持,风之象也。"故治程中当注意平息内风,按证选用镇肝息风、养血柔肝息风、滋阴潜阳息风、清肝息风药。本病病程较久,常因虚风不息,扰逆窜动,影响气化水道不畅,经气受阻,气血瘀滞,水凝痰浊滋生,痰瘀交阻,内风暗煽,风动尤甚,瘀阻痰凝愈深,肝风、瘀血、痰浊相互作用,病情加重。尤其本病如与高血压病或动脉硬化、冠心病、糖尿病、高脂血症同时存在时,要注意痰瘀为患,因为这些疾病常伴见痰瘀痹阻之诸类证候,故在取用平肝息风法的同时,当注意痰瘀同治。活血祛瘀药可按证型不同选用养血活血、清热凉血通络、温经通络、养血通络药。同理祛痰药可选用健脾化痰、清热化痰、润燥化痰、温化寒痰、涤痰开窍药。故治疗帕金森病应把息风祛瘀化痰法贯穿治程之始终。

2. 集中西医之长,采用多种疗法,综合治疗,提高疗效　本病迄今尚无根治的药物,有时取用某些西药对缓解症状较为明显,从而改善患者生存质量,但不能改变疾病的进程,在较长的西药治疗过程中,往往剂量要逐渐加大,随之而来的副作用也增多,有的患者因为副作用反应大而难以坚持治疗。而中药的应用对症状的缓解,虽然不如西药快,但副作用较少,在发病早期尤其仅仅以单侧肢体震颤为主时,当尽早采用中药配合针刺治疗,还是有一定疗效的。较重的震颤、肌僵直累及多肢体,应该采用中西医综合治疗,在西药应用的同时,有中医中药的参与治疗,可减少西药的副作用。这样有利于患者坚持服用西药,又可能增加西药的有效时间,减少西药的治疗剂量,这样也可减少西药副作用的发生。有些患者药物治疗无效,采用手术治疗,有的可改善症状,但疗效不易巩固。集中西医之长的方法有利于改善患者全身功能和减少合并症。帕金森病的治疗,应当采取多种疗法。经临床试验研究证实,针灸、推拿、磁疗、气功、康复训练应尽早参与,可减少药物的副作用,延缓病程的进展,增进疗效。

案一 郑某,男,68岁。2003年9月10日初诊。

初诊 患者5年前因脑梗死后半身不遂,经治疗右侧肢体活动改善,能自行走动。近两年来四肢颤抖,肌僵直,左侧尤甚。步履艰难,头晕痛,失眠,口角流涎,大便干结。曾服用多巴丝肼或苯海索,服药后恶心呕吐甚而停服,前来求治。查体:血压130/60 mmHg,脉弦细,苔厚腻,舌暗红。双手震颤,肌张力增高,左侧较重。脑电图波示:α指数为26%。中医诊断:颤证(痰热风动)。西医诊断:帕金森病。治拟平肝息风,清热化痰通络。

处方:羚羊角粉2 g(冲服),天麻10 g,钩藤13 g,珍珠母30 g,石菖蒲10 g,胆南星6 g,郁金10 g,天竺黄10 g,炒栀子10 g,丹参13 g,赤芍10 g,枳实10 g,牛膝10 g。

7剂,水煎服,每日1剂。

二诊 先后服药14剂后,口渴头痛明显减轻,大便仍干结,颤动诸症改善不明显,苔脉同前。

处方:原方加全蝎6 g,僵蚕10 g,酒大黄10 g,嘱门诊配合针刺治疗,针药并治,上方随证适作加减。

服药1个月,四肢颤动明显减轻,肌强直改善,走动较灵活,大便通畅,口角已不流涎。复查脑电图α波指数增为50%,嘱常服平肝脉通片每日3次,每次6片,巩固疗效(该片为院内制剂,由天麻、钩藤、石决明、夏枯草、水蛭、地龙、栀子、胆南星、浙贝母、郁金等组成,具有平肝息风、清热化痰、通络之效),1年后随访,肢体颤动诸症未见加重。

【按语】 患者脑中风病多年,病久气血亏损,血运不畅,致痰瘀痹阻化火化风,经脉失于濡养而致头晕头痛,震颤发作,取羚羊角、天麻、钩藤、珍珠母等镇痉清热息风药,伍以全蝎、僵蚕等虫类药搜风剔邪、祛痰镇痉息风并加用化痰清热通络之石菖蒲、胆南星、天竺黄、炒栀子、酒大黄、枳实、郁金、赤芍、丹参。诸药共奏平肝镇痉息风、清热化痰、活血通络之效,因而震颤明显改善。后期服用具有息风清热、化痰通络功效的平肝脉通片巩固疗效。

案二 刘某,男,76岁。2007年11月10日初诊。

初诊 多年患高血压病,平素恣食肥甘,喜饮酒,时感头晕,胸脘满闷,服用卡托普利片降压药治疗,血压尚平稳。近半年来,头晕加重,纳差,颈项及双手震颤,四肢动作笨拙,多处医院诊治诊断为:帕金森病。曾服苯海索、左旋多巴等药物治疗症状改善不明显。查体:血压130/80 mmHg,面容呆滞,步态慌张而迟钝,口角流涎,痰多,脉弦滑,苔厚腻,舌黯。中医诊断:颤证(痰瘀互阻)。西医诊断:帕金森病。治拟祛瘀化痰,息风通络。

处方:苍术10 g,厚朴10 g,法半夏10 g,橘红6 g,茯苓13 g,石菖蒲10 g,远志10 g,制南星6 g,郁金10 g,天麻10 g,钩藤13 g,僵蚕10 g,川牛膝10 g,山楂15 g,丝瓜络10 g。

7剂,水煎服,每日1剂。

二诊 纳食明显增加,胸脘满闷也减,他症同前。嘱配合针刺治疗,中药守法原方又治2个月,经针药合治后,口角已不流涎,咯痰也少,左手和颈项颤动已明显减轻,苔转为薄腻。

处方:效勿更法,原方去苍术,加炒白术 10 g,当归 10 g 健脾燥湿、养血通络药,巩固调治。3 个月后随访,颤动诸症改善甚为明显。肢体活动也较灵活,嘱西药降压药续用,长期服用具有燥湿化痰、息风通络之效的化痰脉通片(由天麻、半夏、炒白术、僵蚕、水蛭、地龙、橘红、石菖蒲、制南星、远志、浙贝母、郁金等组成),注意饮食清淡,饮酒适度。

【按语】　老年高血压病患者,脏腑功能已虚损,又平素饮食不当,恣食肥甘,喜饮酒而伤脾。脾失健运,痰浊滋生,脉络瘀阻,痰瘀交阻生风而发颤病。取化痰通瘀息风法调治,针药并治数月,症状明显改善。但本病病程缓慢,诸症全除,非朝夕之功,嘱注意饮食调摄,长期服用健脾化痰、息风通络之化痰脉通片巩固疗效。

八、癫痫

(一) 疾病简介

癫痫又称羊痫风,是一种发作性、神志失常、脑功能暂时失调的疾病。其临床表现为发作性精神恍惚,甚则昏扑,不省人事,两目上视,口吐涎沫,四肢抽搐,或有怪叫声,移时苏醒,醒后如常人。本病在中医学属于“痫证”的范畴。此病缠绵难愈,根治较难。长期使用抗癫痫西药,虽然有的能控制其发作(有时也难于控制),但停药后易复发,有的服用后副作用较大。为此,医家都在探索对该病证的有效诊治方法,现将我师创制的定痫汤治疗癫痫的经验做扼要介绍。

沈师认为,风、惊、痰、瘀是癫痫发作的基本病理因素,癫痫发作急骤如风之急起,发作时的四肢抽搐、牙关紧闭等症责之于风。癫痫的发作多由七情内伤、恼怒惊恐、气机逆乱所致。《证治汇补·痫病》云:“或因卒然闻惊而得,惊则神出舍空,痰涎乘间而归之。”癫痫之所以容易复发,病程长而难于根治,是因其体内有伏痰所致。古人有“无痰不作痫”之说,可见痰与癫痫的发生密切相关。《临证指南医案·癫痫·龙商年按语》曰:“痫病或由饮食不节,或由母腹受惊,以致内脏不平,经久失调,一触即痰,厥气内风,猝然暴逆,莫能禁止,待其气反然而已。”可见惊、痰、风和癫痫的发作密切相关。癫痫发作之时气血不畅,易滋生瘀血,久发不愈当考虑有瘀血内滞,经脉失养则致筋脉拘挛、癫痫发作。尤其癫痫由脑外伤、脑炎或脑卒中后继发则更应注意因瘀致痫。唐容川《血证论》指出:“瘀血攻心,头痛头晕,神气昏迷,不省人事。”王清任《医林改错》曰:“抽风之症,气虚无疑,元气即虚,必不能运于血管,血管则无气,必停留而瘀。”

综上所述,癫痫的各种发病因素可以单独致病,也可相互作用联合致病。癫痫初期频繁发作时风痰血瘀闭阻扰神,为实证多见;久病不愈,反复发作必致脏腑气血虚损,故以虚证为主,或虚中夹实。病位在脑,与心、肝、脾、肾等脏密切相关。病理因素涉及风、惊、痰、瘀等,尤以痰邪作祟最为重要。

(二) 临证经验

沈师制定的定痫汤按证情不同适当做加减治疗,频繁发作期以治标为主,加大豁痰息风、开窍通络之力度。间歇期以扶正为主,通常选加补益肝肾或益气健脾通络之品,以防癫痫复发。

1. 创立定痫汤

[组成]　全蝎 4 g(分 2 次冲服),僵蚕 10 g,地龙 10 g,川芎 10 g,郁金 10 g,石菖蒲 10 g,法半夏 10 g,枳实 10 g,牛膝 10 g。

[功效]　定痫,息风止痉,涤痰通络。

[主治]　癫痫病。

[方解] 全蝎息风止痉,僵蚕息风祛痰,地龙平肝息风定惊,三药合用取息风止痉、祛痰通络之效;川芎、郁金、牛膝活血祛痰通络,川芎辛窜上行头目,郁金行气祛痰通络,牛膝活血通络,引血下行补肝肾;石菖蒲、法半夏、枳实均可祛痰,石菖蒲豁痰醒神,开窍健脑,法半夏化痰降逆,枳实理气涤痰。以上诸药相伍获息风止痉、祛痰通络之功效,用于治疗癫痫。

[加减]

(1) 发作期:① 痰火偏重,癫痫频繁发作,面色红赤,平素大便干结,尿黄赤,舌苔较腻或黄腻、舌质暗红,脉弦或滑而数,可选加羚羊角、龙胆草、磁石、钩藤、胆南星、山楂、赤芍等。② 痰湿偏重,病发时症见面色晦暗,手足发冷,口吐涎沫,舌质暗淡苔白腻,脉弦或弦滑。定痫汤选加天麻、蜈蚣、橘红、胆南星、当归等。

(2) 休止期:① 心脾两虚为主,症见神疲乏力,心悸失眠,纳呆,大便溏稀,舌淡或暗淡,脉细弱,定痫汤去牛膝、枳实,选加党参、炒白术、茯苓、炒薏苡仁、远志、当归、山楂等。② 肝肾阴虚为主,症见头晕目眩,眼花干涩,健忘,失眠,腰膝酸软,大便干燥,舌红或暗红,脉弦细。定痫汤去法半夏、石菖蒲、僵蚕,选加天麻、龟甲、鳖甲、赤芍、丹参等。③ 脑外伤或脑血管病后继发癫痫,定痫汤选加养血活血通络药,如当归、川芎、丹参、红花、桃仁、鸡血藤等。④ 儿童癫痫,定痫汤选加杜仲、山药、枸杞子、石菖蒲等益肾填精、补髓健脑、安神定志药。

2. 集中西医之长,提高临床疗效 癫痫的病因病机复杂,根治较难。临床必须辨病和辨证相结合,采用现代医学诊断工具,分清癫痫为原发性或继发性。确定病因后采用恰当的治疗方法,提高临床疗效,特别是继发性癫痫,当确诊为脑寄生虫或其他脑部囊肿性良性占位性病变,手术治疗后可停止癫痫发作。因脑血管病继发者,加大活血化瘀力度可提高疗效。当癫痫频繁发作,而且持续时间较长不缓解者,除了采用中医中药和针刺治疗外,必须采用静脉滴注抗癫痫药和防止脑缺血加重而并发脑水肿,保持水和电解质平衡等有效的治疗措施。否则癫痫持续状态不解除,轻者可造成脑不可逆性损害,重者可危及生命。

应用中医中药当辨证确切,用药精选,长期坚持服药,对控制癫痫复发、减少西药副作用或逐渐减少西药用量是有一定效果的,尤其在发作期配合针刺治疗对促进苏醒和停药抽搐有很大作用。

3. 抗癫痫西药不能骤减骤停 癫痫在短期内是较难治愈的疾病,中西药联合应用是目前较好的治疗方法。中医辨证选药要精确而且要坚持数年的长期服药,尤其要注意在治程中配用中药后即便症状改善明显,也切勿骤减骤停配用的西药。目前对停用西药的指征要求很严格,癫痫停发3年以上脑电图所示有好转迹象方可适当逐渐减量,癫痫5年不发作才可停药。如在停药或减药过程中癫痫复发则用药剂量又当调整为原来可控制癫痫发作的始用剂量。儿童在服药期间,随年龄体重增长而适当增加服用剂量。

4. 注意调摄,防止复发,巩固疗效 调畅情志对防止癫痫甚为重要,因为得病后患者心理负担沉重有自卑心理,治程中要开展心理治疗,鼓励患者树立战胜疾病的信心,保持乐观安定的情绪。因为恼怒、惊恐、紧张等情志因素可以诱发癫痫,也要劝阻患者勿参加竞争性文娱体育活动,保持平静坦然安详的心理环境。患者的饮食调理也较为重要,辛辣、刺激性食品如咖啡、浓茶、辣椒之类以及饮酒、暴食也可诱发癫痫,也当忌用。

(三) 验案举隅

案一 患者,男,35岁,建筑工人。

初诊 3年前工地摔跌后昏迷约1小时苏醒,1周后突然两目上视,口吐白沫,四肢抽搐,10分钟后苏醒,醒后如常人,此后每隔 2～3 个月癫痫反复发作。患者断续服用西药苯妥英钠治疗。近 1 个月来病情加重,反复发作频繁,就诊前 1 日癫痫又作。刻下症见头晕,心烦,口苦,大便干结,苔腻微黄,舌暗红,脉弦细稍数。中医诊断:痫证(发作期,痰火偏重)。西医诊断:癫痫。治拟镇肝息风,清热化痰通络。

处方:全蝎(分 2 次冲服)4 g,珍珠母 30 g,僵蚕 10 g,地龙 10 g,赤芍 10 g,桃仁 10 g,川芎 10 g,胆南星 6 g,郁金 10 g,枳实 10 g,炒栀子 10 g,牛膝 10 g。

二诊　服药 1 个月后癫痫未作,大便已通顺,时感头晕,苔转薄腻,舌仍暗红,脉弦细。

处方:原方去珍珠母,加天麻 10 g。

三诊　上方服药 2 月余,癫痫未见大发作,偶有面部小抽动,时有头晕,无其他不适。

处方:初诊方去珍珠母、磁石、胆南星、石菖蒲、炒栀子,加天麻 10 g、白芍 10 g、首乌藤 13 g、鸡血藤 15 g、龟甲 10 g。嘱坚持长期服药调治。

随访:2 年后随访告知,病未复发,已 2 个月未服药,一切安好,嘱患者进一步脑电图检查,并坚持服药调治。

【按语】　癫痫的临床表现错综复杂,但其病因病机不外惊、风、痰、瘀。本例因摔跌后脑部挫伤受到惊吓,气机逆乱,痰浊瘀阻化火、风火痰蒙心窍所致。就诊时癫痫发作频繁,取定痫汤加钩藤、珍珠母、胆南星、炒栀子、赤芍、桃仁等加大镇肝息风、清热涤痰、息风通络之力,服药 1 个月后初见成效。二诊、三诊时痰热已清、风动已平后,适减治标之息风祛痰清热之药,治法中注意扶正,防止癫痫发作,加用滋养肝肾之品,长期调治而获显效。

案二　陈某,女,30 岁。

初诊　5 年前在火车上夜间突发四肢抽搐、口流白涎、小便失禁约 10 分钟苏醒,醒后感乏力头痛,纳食不香,后每隔 1～2 个月上述症状反复发作,经各地医院脑电图检查确诊为癫痫。患者断续服用西药苯妥英钠治疗。近半个月来工作繁忙,睡眠不实,癫痫频繁发作,1 个月来已发作 2 次。就诊时症见面色晦暗,纳呆,睡眠差,头晕沉,溏便,苔白腻,脉弦细滑。中医诊断:痫证(发作期,痰湿偏重)。西医诊断:癫痫。治拟息风涤痰,健脾通络。

处方:全蝎(分 2 次冲服)4 g,僵蚕 10 g,地龙 10 g,石菖蒲 10 g,法半夏 10 g,远志 10 g,茯苓 10 g,制南星 10 g,橘红 10 g,郁金 10 g,川芎 10 g,山楂 13 g,丝瓜络 10 g。

二诊　服药 1 个月后复诊,饮食睡眠见好,大便成形,癫痫在就诊前 1 日又作,现身乏气短,苔较腻,舌暗,脉弦细。

处方:上方加蜈蚣 1 条。

三诊　服药 2 个月后复诊,癫痫未作,饮食睡眠均可,但气短乏力,苔薄腻,脉弦细。

处方:初诊方加蜈蚣 1 条、党参 13 g、炒白术 10 g、当归 10 g,去郁金、远志、丝瓜络。嘱坚持长期服药。

四诊　服药 9 个月来,诸证已平。

处方:上方改制成丸药,长期巩固调治。

【按语】　本例为久病脾虚,肝风挟痰上扰,蒙塞心神之阴痫,病证显示痰湿偏重,取定痫汤去牛膝、枳实,加茯苓、制南星、橘红、山楂、丝瓜络,加大燥湿健脾、化痰通络之力,后又加用息风止痉通络之蜈蚣,经治 3 个月后癫痫未作。因病久气血亏损,后期适加益气健脾、养血通络之党参、炒白术、当归等扶正药,经调治 9 个多月诸证已平,原汤药方改制成丸药,嘱患者长期调治。

九、面神经炎

（一）疾病简介

面神经炎又称面神经麻痹，系茎乳突孔内急性非化脓性炎症引起周围性面神经炎，也称贝耳麻痹。本病的病因尚未明确，激发因素可能为受风吹或着凉，病毒感染和自主神经不稳引起局部神经营养血管的痉挛，导致神经缺血水肿、脱髓鞘，甚至轴突变性等。常呈急性起病，绝大多数为一侧面部表情肌突然瘫痪，双侧者很少见。此病任何年龄均可发病，以20～40岁最多见，男性多于女性。本病患者可表现为病侧面部运动、表情丧失，额纹消失，不能皱眉与闭目，鼻唇沟变浅，口角下垂向健侧歪斜，讲话、哭笑或露齿动作时更加明显，鼓腮漏气，发爆破音困难，进食可有口角漏液现象。

面神经炎归属于中医学中的口僻、面瘫等范畴。

沈师认为面神经炎是以虚、风、痰、瘀四者为病理基础的本虚标实之证。正气亏虚是发病的前提，邪气入侵多以风邪为先导，风邪入中，经络气血运行不畅，气津因之不行，风痰瘀血痹阻，筋脉失养，发为口僻。

本病的病位在经络筋脉，急性期以实为主，后遗症期以虚为主。

在病之早期以风痰瘀血痹阻经络为主，属实证，一般在发病1周左右属于病之早期或称之为急性期，此期必须辨清风邪所夹，即风寒袭络、风热袭络或风痰袭络之不同证候，分别施治。按"治风先治血，血行风自灭""百病兼痰""痰瘀互结"之理论，在方药上常选用川芎、僵蚕等行血祛风痰之药。活血化瘀药按证型不同，可选用温经活血药、凉血通络药、养血活血药，同理祛痰药可选用温化寒痰药、清热化痰药、燥湿化痰药配用在各证型的治疗方药中。早期治疗用药，切忌过于寒凉，即使风热袭络证也当注意，以免风痰滞留经脉，延误病机。发病2周至1个月，此为治疗的关键性阶段，由于本病之发生多由脉络经气虚弱所致，治疗中在加大搜风祛痰、活血化瘀之力度的同时，还要注意补气养血，促使气血流畅，这样经脉得以濡养，促使面瘫全面复正。后遗症期一般指发病3个月以上，此时风痰瘀血胶着不去，正气已虚，多为虚中夹实之证，应注意在补气养血的同时，多选用虫类搜风涤痰通络药，如全蝎、僵蚕、蜈蚣、地龙等，同时适加健脾和胃药，以防脾胃之损伤。

（二）临证经验

沈师经多年来临床实践观察，认为面神经炎的发病，正气虚为病之本，风、痰、瘀为病之标，因而根据面瘫的发病机制，立祛风化痰、活血通络为其治疗大法。自拟面瘫宁方，按证型不同进行加减治之。

〔方药〕　全蝎6 g，白附子10 g，僵蚕10 g，天麻10 g，川芎10 g，丝瓜络10 g。

〔功用〕　祛风化痰，止痉通络。

〔主治〕　面神经炎。

〔方解〕　方中白附子性味辛温，功能祛风化痰，长于治头面之风；全蝎、僵蚕祛风止痉，其中全蝎长于通络，而僵蚕还兼有化痰作用；天麻有息风止痉、祛风通络作用，既可祛内风又可祛外风；川芎可活血行气，祛风止痛，为"血中气药"，其辛温升散，能"上行头目"；丝瓜络能祛风通络，解毒化痰。诸药相合，而获祛风痰止痉通络之效。

〔加减〕　感受风寒甚者，加防风10 g、白芷10 g、细辛3 g；风热重者，选加葛根13 g、蔓荆子10 g、升麻6 g、黄芩6 g、地龙10 g；当热毒重，可去白附子，加金银花10 g、连翘13 g、板蓝根13 g、赤芍10 g、牡丹皮10 g等；风痰阻络较甚者，选加羌活10 g、防风10 g、苍术10 g、白芷10 g、白芥子10 g、细辛3 g；痰热较重者，选加蔓荆子10 g、天花粉10 g、浙贝母10 g、郁金10 g、胆南星6 g、升麻10 g、炒栀子10 g。后期痰瘀阻络瘀血证重者，选加红花10 g、丹参10 g、郁金10 g、穿山甲10 g、地龙10 g、蜈蚣1条；痰浊偏重者,加白芥子 10 g、制南星 6 g、姜半夏 10 g、石菖蒲 10 g、橘红 10 g、桔梗 10 g;气血亏虚气虚甚者,选加黄芪 15 g、白术 10 g、升麻 6 g、鸡血藤 15 g、当归 15 g;血虚甚者,选加当归 15 g、鸡血藤 15 g、白芍 10 g、枸杞子 10 g、葛根 13 g、太子参 15 g等。

此外,沈师认为此病必须采用综合疗法方能提高疗效,而针灸疗法尤当重视。沈师强调对本病的治疗,除内服药外,应配合其他疗法,如针灸治疗、药物贴敷、穴位注射、推拿等疗法,促进早日康复。其中针灸治疗尤应重视。有人不主张面神经炎在早期(发病后 20 日内)采用针刺治疗,认为针刺后可促使面神经的炎症水肿加重与变性,影响面瘫恢复。但国内大部分学者认为面神经炎及早应用针刺治疗是治愈本病的关键。早期治疗可以控制炎症发展,减轻神经缺血、水肿、变性,不使其发展到完全致损,是十分重要的治疗措施。而只要正确掌握针刺的刺激量可以有效提高神经的兴奋性,使气血通畅,改善面部营养代谢,加速恢复面部肌肉、神经功能,促使面神经炎的早日恢复,能够明显缩短疗程,提高治愈率,减少后遗症的发生。北京协和医院神经内科李舜伟教授提出急性期的治疗方法,主张采取综合措施,除了应用激素和 B 族维生素营养神经外,提出了应该取用中医的针灸疗法。故沈师综合各家意见认为:早期急性期应用针刺疗法是可取的,治疗方法应注意以循经取穴为主,面部患处取穴要少和轻浅刺激,手法不宜过重,留针时间不宜过长,急性期不能加用电针,以免恢复期出现患处肌肉痉挛,影响康复。

(三) 验案举隅

案一　刘某,男,30 岁。2009 年 7 月 21 日就诊。

初诊　患者 3 日前不慎外感风寒后出现左耳疼痛,随即出现左侧口眼㖞斜,前往我院神经内科门诊,经有关检查确诊为面神经炎,给予泼尼松片、甲钴胺、维生素 B₁ 口服,经治 5 日后,症状改善不明显,故收住入院。刻下症:神志清,精神可,左侧口㖞斜,进餐夹食,迎风流泪,诉时有左耳后疼痛,纳寐可,二便调,舌质淡红,苔薄腻,脉浮。患者既往体健,无特殊病史。入院后查肌电图提示:面神经损害(重度),余无异常。中医诊断:面瘫(风寒袭络证)。西医诊断:左侧面神经炎。治拟疏风散寒,温经通络。面瘫宁方加减配合针灸治疗。

中药处方:全蝎 6 g,僵蚕 10 g,白附子 10 g,天麻 10 g,川芎 10 g,防风 10 g,白芷 10 g,细辛 3 g,丝瓜络 10 g。

7 剂,水煎服,每日 1 剂。

针刺处方:下关,合谷,足三里,太冲(以上面部取穴均为患侧,余为双侧)。

针法:下关温针灸,余穴平补平泻,均采用轻、浅刺激量。并嘱患者避风寒,不要过度刺激面部肌肉。

二诊　针药并治 1 周,患者左侧口眼㖞斜变化不大,进餐仍夹食,而迎风流泪减轻,左耳后疼痛有减,纳寐可,二便调,舌质略红欠津,苔薄微黄,脉浮。

原方去白附子、细辛,加天花粉 10 g、浙贝母 10 g、郁金 10 g、红花 10 g、升麻 10 g。

中药处方:全蝎 6 g,僵蚕 10 g,天麻 10 g,川芎 10 g,红花 10 g,防风 10 g,白芷 10 g,天花粉 10 g,浙贝母 10 g,郁金 10 g,升麻 10 g,丝瓜络 10 g。

7 剂,水煎服,每日 1 剂。

针刺处方:下关,阳白,颧髎,上迎香,颊车,地仓,人中,承浆,曲池,合谷,足三里,太冲(以上面部取穴均为患侧,余为双侧)。

针法:平补平泻,留针 30 分钟。

三诊　患者左侧口眼㖞斜明显好转,已无进餐夹食,迎风流泪消失,左耳后疼痛消失,纳寐可,二便调,舌质淡红,苔薄,脉浮。患者热象已去,表证已除。

处方：在前方中去防风、白芷，加当归 13 g、鸡血藤 13 g、白芍 10 g、太子参 15 g,以加强益气养血通络之力。

中药处方：全蝎 6 g,僵蚕 10 g,天麻 10 g,川芎 10 g,红花 10 g,当归 13 g,鸡血藤 15 g,白芍 10 g,太子参 15 g,天花粉 10 g,浙贝母 10 g,郁金 10 g,升麻 10 g ,丝瓜络 10 g。

7 剂,水煎服,每日 1 剂。

针刺处方：下关、阳白、颧髎、上迎香、颊车、地仓、人中、承浆、气海、血海、合谷、足三里（以上面部取穴均为患侧,余四肢穴位为双侧）。

针法：平补平泻,留针 30 分钟,配合电针。

经治 20 余日后诸症痊愈。

【按语】 本患者为面神经炎急性期入院,辨证为风寒袭络所致,以面瘫宁方加防风、白芷、细辛等辛温疏风之药,并配合针灸治疗,经治后,风寒去,证候见稍有化热之势,故原方适减辛温之品,加用清热化痰药物,再诊患者热象已去,表证消失,面瘫诸症改善。

十、三叉神经痛

（一）疾病简介

三叉神经痛又称痛性抽搐,是指累及面部,限于三叉神经的一支或几支分布区反复发作的阵发性短暂剧痛,有时伴有面肌痉挛,多发病于 40 岁以上患者,多数病患为单侧性。本病属于中医学面痛、偏头痛、头风、面风、齿槽风范畴。现将沈师诊治三叉神经痛的经验整理如下。

一般可分为外感、内伤两类。若感受风、寒、湿、热等六淫之邪,上犯巅顶,阻遏清阳;或内伤诸疾,导致脏腑功能失调,气血逆乱,痰瘀阻窍;或外伤久病,导致气滞血瘀或气血亏虚,脑脉失养,皆可引发头痛。另外,若跌扑闪挫损伤脑脉,或久病入络,皆可导致脑络瘀阻,临证多见头痛如刺,固定不移,经久不愈。其主要病机概而论之,外感多责之于风、寒、湿、热,内伤多关乎气、血、痰、瘀、虚,其既可单独为因,也可相兼为害,导致经气不通,不通则痛,或经脉失养,不荣则痛。

本病病位在脑,常涉及肝、脾、肾诸脏。外感头痛一般起病较急,痛势剧烈,病程较短,多属实证,预后较好。内伤头痛多因脏腑功能失调所致,常起病较慢,痛势较缓,病程较长,临床有实证、有虚证,且虚实在一定条件下可相互转化。若头痛日久不愈,则可由实转虚或见本虚标实、虚实夹杂证候。内伤头痛还常常因情志、劳倦、饮食等诱因而反复发作,缠绵不愈。各种头痛若迁延不愈,可致久病入络,多见本虚标实之瘀血头痛。

分证论治。

1. 风寒伤络

［证候］ 颜面阵发性剧痛,常因偶受风寒引发,惧怕风冷刺激,得热痛减,舌质淡苔薄白,脉浮紧或弦紧。

［治法］ 祛风散寒,通络止痛。

［方药］ 川芎茶调散加减。

川芎 15 g,荆芥 10 g,白芷 10 g,羌活 10 g,细辛 3 g,防风 10 g,蔓荆子 10 g,露蜂房 6 g,甘草 10 g。

［加减］ 阳虚恶寒较甚加麻黄、制附子;夹痰湿者加姜半夏、制南星、白附子;颜面肌肉抽搐者加全蝎、蜈蚣、僵蚕。

［针刺处方］ 额部痛：攒竹、阳白、头维、率谷;上颌痛：四白、颧髎、上关、迎香;下颌痛：承浆、颊

车、下关、夹承浆。另加合谷、太冲、翳风、曲池、外关、风池、大椎。

[针法]　平补平泻,留针 30 分钟。

2. 风热伤络

[证候]　颜面阵发性剧痛,有灼热感,常因遇风得热而诱发,口苦口渴,便干溲赤,舌边尖红,苔薄黄,脉浮数或弦数。

[治法]　祛风清热,通络止痛。

[方药]　芎芷石膏汤加减。

川芎 15 g,白芷 10 g,生石膏(先煎)15 g,细辛 3 g,菊花 10 g,荆芥 10 g,薄荷(后下)10 g,蔓荆子 10 g,丝瓜络 10 g,甘草 10 g。

[加减]　热象较甚加连翘、黄芩、炒栀子;口渴便干结者重用石膏,加玄参、天花粉、酒大黄;抽搐甚者加羚羊角、全蝎、僵蚕。

[针刺处方]　额部痛:攒竹、阳白、头维、率谷;上颌痛:四白、颧髎、上关、迎香;下颌痛:承浆、颊车、下关、夹承浆。另加合谷、太冲、翳风、内关、三阳络、风池。

[针法]　平补平泻,留针 30 分钟。

3. 风痰袭络

[证候]　颜面阵发性剧痛,面颊麻木作胀,头重昏蒙,胸脘满闷,口角流涎,苔白腻,脉弦滑。

[治法]　祛风化痰,通络止痛。

[方药]　芎辛导痰汤合半夏白术天麻汤。

川芎 15 g,细辛 3 g,制南星 6 g,半夏 10 g,白附子 10 g,炒白术 10 g,天麻 10 g,僵蚕 10 g,全蝎 6 g,丝瓜络 10 g。

[加减]　颜面肌肉抽搐甚加蜈蚣、地龙;病久入络瘀重加桃仁、红花、鸡血藤;纳食差加山楂、神曲、麦芽。

[针刺处方]　额部痛:攒竹、阳白、头维、率谷;上颌痛:四白、颧髎、上关、迎香;下颌痛:承浆、颊车、下关、夹承浆。另加合谷、太冲、风池、丰隆、阴陵泉、足三里。

[针法]　平补平泻,留针 30 分钟。

4. 胃火上炎

[证候]　常因过食辛热炙煿食物诱发,颜面阵发剧痛,面部灼热感,甚则胀痛如裂,面红目赤,口渴口臭,便秘尿赤,舌红,苔黄而燥,脉洪数。

[治法]　清泻胃火,通络止痛。

[方药]　清胃散合芎芷石膏汤加减。

黄连 10 g,生石膏(先煎)30 g,升麻 10 g,生地黄 13 g,知母 10 g,赤芍 10 g,牡丹皮 10 g,川芎 6 g,白芷 10 g,生甘草 6 g。

[加减]　热甚津伤者加玄参、石斛、麦冬、芦根;大便秘结者加玄参、酒大黄、枳实;上焦有热者加连翘、牛蒡子、菊花、薄荷;颜面肌肉抽搐者加钩藤、地龙、全蝎。

[针刺处方]　额部痛:攒竹、阳白、头维、率谷;上颌痛:四白、颧髎、上关、迎香;下颌痛:承浆、颊车、下关、夹承浆。另加合谷、太冲、内关、足三里、太溪、内庭。

[针法]　平补平泻,留针 30 分钟。

5. 肝火上炎

[证候]　常因忧思恼怒而诱发,颜面阵发性剧痛,颜面烧灼感,甚则胀痛如裂,头晕目赤,烦躁易怒,

耳鸣口苦,口渴欲饮,便秘尿赤,舌质红,苔黄,脉浮数。

[治法] 清肝泻火,通络止痛。

[方药] 龙胆泻肝汤加减。

龙胆草10 g,黄芩10 g,栀子10 g,生地黄13 g,柴胡,当归10 g,赤芍13 g,露蜂房5 g,细辛3 g,生甘草10 g。

[加减] 肝火炽盛加夏枯草、菊花、蔓荆子;痛剧面肌抽搐加羚羊角、地龙、钩藤、全蝎;便秘者加酒大黄、枳实、牛膝;口渴甚者加玄参、天花粉。

[针刺处方] 额部痛:攒竹、阳白、头维、率谷;上颌痛:四白、颧髎、上关、迎香;下颌痛:承浆、颊车、下关、夹承浆。另加合谷、太冲、风池、行间、内庭、翳风、太溪。

[针法] 平补平泻,留针30分钟。

6. 瘀血阻滞

[证候] 常见于病久或外伤术后患者,颜面阵发剧痛,痛有定处,痛如锥刺或刀割,痛处拒按,舌质紫黯或有瘀点,苔薄,脉弦或涩。

[治法] 活血祛瘀,祛风通络。

[方药] 通窍活血汤加减。

当归10 g,赤芍10 g,红花10 g,川芎10 g,桃仁13 g,细辛3 g,天麻10 g,全蝎6 g,甘草10 g。

[加减] 面肌痉挛抽搐重者加地龙、蜈蚣、龙齿;偏于气虚者加黄芪、党参;偏于血虚者加熟地黄、制何首乌、白芍;寒盛者加桂枝、制附子;热盛者加牡丹皮、生地黄,去细辛。

[针刺处方] 额部痛:攒竹、阳白、头维、率谷;上颌痛:四白、颧髎、上关、迎香;下颌痛:承浆、颊车、下关、夹承浆,另加合谷、三阴交、血海、太冲、肝俞、膈俞。

[针法] 平补平泻,留针30分钟。

7. 阴虚阳亢

[证候] 平素头晕,目眩,耳鸣,腰膝酸软,口舌干燥,常因思劳过度而引发颜面阵发剧痛,急躁易怒,口渴,眼目干涩,失眠多梦,舌红欠津,脉弦细。

[治法] 滋阴潜阳,息风止痛通络。

[方药] 天麻钩藤饮合大补阴丸加减。

天麻10 g,钩藤13 g,珍珠母30 g,生石决明30 g,熟地黄13 g,赤芍13 g,白芍13 g,龟甲13 g,知母10 g,黄柏6 g,络石藤10 g。

[加减] 面肌痉挛抽搐甚加全蝎、地龙、蜈蚣;阴虚内热重加天冬、玄参、生地黄、牡丹皮、丹参;大便秘结加生何首乌、玄参、枳实、酒大黄。

[针刺处方] 额部痛:攒竹、阳白、头维、率谷;上颌痛:四白、颧髎、上关、迎香;下颌痛:承浆、颊车、下关、夹承浆。另加合谷、阴交、太冲、太溪、阳陵泉、肝俞、肾俞。

[针法] 平补平泻,留针30分钟。

(二) 临证经验

1. 治法当以止痛为要,通络止痛法贯穿治程始终 本病初期多为风夹寒热,痰邪阻滞经络或由肝火、胃火上扰清窍而致病。多为实证,病久不愈,久病入络,瘀阻脉络,伴见气血亏虚、肝阴不足之虚实夹杂证。但此病无论在病之初期或后期均表现疼痛为主要证候,治疗当以止痛为要。因此,应针对"脉络痹阻""不通则痛"之病机特点在治程中始终贯穿通络止痛治法,故方中常辨证选用疏风通络或活血止痛以及虫类搜风剔络药。

疏风通络药常选用羌活、荆芥、防风、蔓荆子、藁本、升麻、白附子、白芷、细辛。

细辛芳香气浓,性善走窜,有较强的祛风散寒止痛作用。《本草新编》云:"细辛,气清而不浊,故善降浊气而生清气。所以治头痛如神也。"细辛有通络散结,宣泄瘀滞而止痛的效果。药理药效证实细辛具有镇静解热、镇痛作用,故临床治疗三叉神经痛时,对风寒、风痰伤络或血瘀阻络证常取用。

治风先治血,血行风自灭。治疗三叉神经痛必须用活血通络药。活血通络药常选用当归、丹参、红花、川芎、乳香、没药、延胡索。治疗三叉神经痛,川芎活血通络药最为常用,因为川芎为血中气药,辛窜上行,通血脉为除头痛良药。《神农本草经》曰:"主中风入脑头痛。"现代药理实验证实,川芎含有生物碱挥发油,有解痉镇静镇痛作用。

顽疾多瘀血,而邪深伏于里,单用一般活血祛瘀通络药用之未必见效,当配用虫类搜风剔络药直达病所。常用虫类搜风药有:蜈蚣、全蝎、僵蚕、穿山甲(今用石见穿代,后同)、地龙、蜂房。

全蝎善于息风止痉,解毒散结,通络止痛。《玉楸药解》谓其能:"穿筋透骨,逐湿除风。"药理药效证实其有较强的镇痛解痉作用,三叉神经痛尤其病延日久,久病入络,疼痛反复发作,又伴见面肌抽搐常选用之。虫类搜风剔络药,药性极为峻猛,久用易耗气伤血碍胃,也不宜久用,中病即止。取用时应注意配伍益气养血药和健脾和胃药。

2. 集中西医之长,采用综合疗法提高疗效　三叉神经痛有原发性及继发性两种,大多数继发性三叉神经痛往往有明确的病因,因此消除病因为主要的治法。如果继发于肿瘤、血管病变等原因,则手术治疗有一定疗效,当为首选方法。因此我们在取用中医药治疗三叉神经痛时当首先采用现代医学检测手段明确诊断,针对三叉神经继发性损害所致疼痛的原发疾病治疗可获得显著疗效。而应用药物止痛,目前西药以卡马西平片和苯妥英钠片为主,镇痛效果也较快,但毒副作用较大,仅能暂时缓解症状。且随着用药时间延长,达到同样止痛效果所需的药物剂量也随着加大,药物的毒副作用也更大,给患者带来很大痛苦和不便。因此必须加用中药内服及外用药贴敷,加强止痛效果和消除西药的毒副作用。尤其要配合针灸治疗。针灸治疗是中医的特色,其镇痛效果已得到公众的认可,在急性期如配合使用针刺治疗可控制神经的感觉癫痫性放电,阻断神经的痛性传导。

在预防发作中,注意减少发作的诱因极为重要,饮食宜清淡,禁食辛辣油炸食品,不吸烟,注意精神调摄,缓解紧张情绪,调节心情,放松对疼痛发作的恐惧,洗脸刷牙时不要用力过猛,防止过度疲劳,保证睡眠,这些措施对减少疼痛发作是非常有益的。

(三) 验案举隅

案一　赵某,男,56 岁。2007 年 10 月 30 日初诊。

1 年前冬季清扫屋外积雪后先感面部麻木,后右侧面颊部阵发性短暂剧痛,每日发作 3～4 次,刷牙或有时吃饭时疼痛发作,经各处医院检查诊治诊断为原发性三叉神经痛,给予服用卡马西平等药治疗,疼痛显减。1 周前深夜外出淋雨,回家后面部剧痛频发,服用原药镇痛效果不如既往明显,而且伴见面部抽动,前来诊治,诊其脉象弦紧,苔薄白。中医诊断:中风(风寒伤络)。西医诊断:三叉神经痛。治拟祛风散寒,通络止痛。川芎茶调散加减。

处方:川芎 15 g,白芷 10 g,羌活 10 g,防风 10 g,荆芥 10 g,桂枝 10 g,细辛 3 g,露蜂房 5 g,全蝎 6 g,甘草 6 g。

7 剂,水煎服,每日 1 剂。

药后疼痛发作次数仅每日 1～2 次而能忍受,面部已无抽动。原方去荆芥,加当归 10 g、白芍 13 g,

经服 20 余剂后诸症悉除。

【按语】 三叉神经痛属中医"面风"范畴,患者病起于风寒侵袭。"伤于风者,上先受之",头面为诸阳之会,风寒外袭经络上犯头面,阻遏清扬之气而面痛发作。取川芎祛风活血止痛为君药,荆芥、防风、羌活散太阳经风,白芷散阳明经风,并用桂枝、细辛祛风散寒,全蝎、露蜂房息风止痉通络,炙甘草益气和中、调和诸药,诸药合用而获祛风散寒解痉、行气止痛之效,后加用当归、白芍养血柔肝缓急之品,较长时期调治巩固疗效。

案二 刘某,男,48 岁。2004 年 9 月 2 日初诊。

患者高血压病多年,经常头晕、口渴、耳鸣、腰膝酸软,服用西药降压治疗,血压平稳。2 年前春季感冒时伴发左侧面部阵发短暂刺痛,一日多次,有时还有面部抽动,经各方诊治,诊断为原发性三叉神经痛,服用卡马西平片、苯妥英钠片,疼痛有减。然口渴,大便干结,头晕尤甚,前来就诊,查见:脉象弦细稍数,苔薄舌暗红,欠津。乃属肝阴不足,外风引动内风,阴虚阳亢,肝风上扰清窍。中医诊断:中风(阴虚阳亢)。西医诊断:三叉神经痛。治拟滋阴潜阳,息风止痉通络。天麻钩藤饮合大补阴丸加减。

处方:天麻 10 g,钩藤 13 g,蔓荆子 10 g,菊花 10 g,决明子 15 g,生地黄 13 g,丹参 13 g,牡丹皮 10 g,赤芍 10 g,白芍 15 g,龟甲 13 g,地龙 10 g,全蝎 6 g,牛膝 13 g,络石藤 10 g。

7 剂,水煎服,每日 1 剂。

嘱门诊配用针刺治疗。

服用上方 20 剂,针药并治后疼痛未作,口渴头晕也宁,已停用西药 1 周,嘱再服 10 剂,继续针刺治疗巩固疗效,经治月余,随访 1 年,未再复发。

【按语】 本案例三叉神经痛证属外风引动内风,肝阴不足,肝风上扰,取蔓荆子、菊花既能祛外风,又能平肝息风;天麻、钩藤、决明子平肝潜阳,息风止痉;丹参、牡丹皮、赤芍、生地黄清热凉血、养阴生津通络;病久顽疾,疼痛多年,加用地龙、全蝎搜风剔络;重用白芍配龟甲柔肝滋阴息风,药证相符。而治程中又加用针刺疗法,故病愈甚速。

十一、睡眠障碍

(一)疾病简介

睡眠障碍是以经常不能获得正常睡眠为特征的一类病证,主要表现为睡眠时间、深度的不足。轻者入睡困难,或寐而不酣,时寐时醒,或醒后不能再寐;重则彻夜不寐。现代医学的神经症、更年期综合征、高血压、脑动脉硬化及某些精神疾病常伴有失眠证候。本病相当于中医学的"不寐""不得卧""目不瞑"。

中医认为,不寐每因饮食不节,情志失常,劳倦、思虑过度及病后、年迈体虚等因素,导致心神不安,神不守舍。心营阴不足,脾不健运,神不守舍的失眠兼有心悸、健忘、纳少;肾阴不足,心肾不交的失眠兼有腰酸、腿软、耳鸣、遗精;痰热上扰的失眠伴见目眩、心烦、口苦;饮食所伤,宿食停滞的失眠伴见脘腹胀闷、恶心欲呕。

沈师认为,本病病位在心,但其发病与肝、胆、脾、胃、肾等诸脏腑功能失调有关,病理性质不外虚实两类,治疗当取补虚泻实、调整阴阳为治则。因此沈师按虚实两型辨治失眠。

分证论治。

1. 虚证

[主治] 营气不足,心失所养。

[治法] 养心安神。

[方药]　沈师自拟养心汤加减治之。

当归 10 g，丹参 13 g，川芎 10 g，首乌藤 13 g，酸枣仁 10 g，柏子仁 13 g，五味子 6 g，茯苓 10 g，龙骨 30 g，牡蛎 30 g，炙甘草 6 g。

[加减]　阴血虚甚，症见心烦、失眠、入睡困难、盗汗、咽干、舌质红、少苔、脉细，加玄参、龙眼肉、生地黄、太子参；心脾气虚，症见不易入睡或睡中多梦、易醒、醒后再难入睡，或心悸、神疲、乏力、口淡无味、不思饮食、面色萎黄、舌质淡、苔薄白、脉细弱，加党参、炒白术、炒山药、莲子肉、刺五加、木香、砂仁、山楂；阴虚热盛，症见心烦、失眠、入睡困难、手足心发热、盗汗、咽干、口渴，或口舌糜烂、舌质红、少苔、脉细数，加连翘、黄连、生地黄、白芍、阿胶；心肾不交，肾阴虚，症见心烦不寐、头晕、耳鸣、健忘、腰膝酸软、遗精早泄、月经不调、舌红、苔少、脉细数，加知母、黄柏、牡丹皮、熟地黄、天冬、山茱萸、女贞子；惊悸不寐、心悸不安较甚，选加珍珠母、龙齿、磁石、琥珀等。

2. 实证

[主治]　有肝郁化火、心火炽盛、胃气不和之因，临床多见痰热内扰，心神不宁。

[治法]　涤痰清热，安神定志。

[方药]　温胆汤加减。

枳实 10 g，竹茹 10 g，茯苓 13 g，法半夏 10 g，远志 10 g，陈皮 6 g，郁金 10 g，合欢花 10 g，合欢皮 10 g，龙骨 30 g。

[加减]　目赤、口苦、口渴、急躁易怒、舌红、脉弦数，选加龙胆草、黄芩、牡丹皮、夏枯草；心烦、尿赤、口舌生疮，加连翘、莲子心、竹叶、白木通；胸闷、身困、脘腹闷胀、苔腻厚、脉弦滑、痰湿重者，加厚朴、石菖蒲、橘红、去陈皮；口苦、心烦、头晕胀、苔黄腻、舌质红、脉滑数、痰热盛者，加天竺黄、胆南星、瓜蒌、炒栀子；阵发胸闷痛、心悸、气短、舌质暗、脉涩，加丹参、桃仁、红花、川芎、延胡索、瓜蒌皮、厚朴；饮食所伤、脘腹胀满不得卧，加莱菔子、山楂、麦芽、鸡内金、连翘；惊悸不安、失眠甚者，选加磁石、龙齿、珍珠母、琥珀。

(二) 验案举隅

案一　陈某，女，36 岁。2007 年 3 月初诊。

初诊　诉两年来失眠，有时彻夜难眠，曾服用朱砂安神丸、脑心舒口服液未见效，后服用地西泮方可入眠。近 2 个月来，失眠更为严重，服安眠药后入睡 2～3 小时后即苏醒，醒后再不能入睡，伴见心烦，手足心热，心悸，口渴，头晕，耳鸣，腰膝酸软，月经来潮量少，经期短仅两三日，饮食尚可，舌红，脉细数。中医诊断：不寐(虚证)。西医诊断：睡眠障碍。治拟滋养心肾，宁心安神。

处方：知母 10 g，黄柏 10 g，生地黄 10 g，熟地黄 10 g，白芍 13 g，山茱萸 13 g，当归 10 g，丹参 13 g，牡丹皮 10 g，首乌藤 13 g，酸枣仁 10 g，柏子仁 13 g，五味子 6 g，龙骨 30 g，牡蛎 30 g。

7 剂，水煎服，每日 1 剂。

二诊　服药后，自觉烦热清，手足心已无发热感，心悸宁，耳鸣减，睡眠有改善，不服用安眠药亦能入睡 3～4 小时，但是服中药后时感胃脘闷胀不适。

处方：原方去牡丹皮，加茯苓 13 g，陈皮 6 g。

随访：上方又服 20 余剂后，患者每晚熟睡 5～6 小时，精神见好，也无胃脘不适，月经也已正常。

【按语】　心属火，肾属水，水升火降，则阴阳平衡，神安而能寐。若肾水不足，则心火独亢，神扰而失眠。此患者为阴虚内热失眠证，尤在泾云"阴不足者，阳必上亢而内燔，欲阳之降，必滋其阴"。故本例以滋肾阴、清虚热并用，标本兼顾之治则，取滋补肾阴、养心安神法，养心汤加用滋阴清热之生地黄、熟地黄、白芍、山茱萸、知母、黄柏、牡丹皮，因所取方药和病机相合而获满意疗效。

案二 张某,男,30 岁。2005 年 5 月初诊。

初诊 患者为电脑开发商,经常加班至深夜,饮食无定时,近 3 年来失眠,常服用安眠药方能入眠 4～5 小时,醒后心悸不宁,头晕沉,平素精神萎靡,健忘,思维不集中,无食欲,大便溏薄,每日大便 1～2 次,舌淡,舌体胖大,脉细弱。中医诊断:不寐(虚证)。西医诊断:睡眠障碍。治拟补益心脾,宁心安神。

处方:党参 10 g,茯苓 13 g,炒白术 10 g,莲子肉 15 g,当归 10 g,丹参 13 g,首乌藤 13 g,川芎 10 g,酸枣仁 10 g,五味子 6 g,龙骨 30 g,牡蛎 30 g,砂仁 6 g,山楂 13 g。

14 剂,水煎服,每日 1 剂。

二诊 上方药服用 14 日后,胃纳有增,大便成形,每日 1 次,不需服用安眠药能睡眠 4～5 小时。嘱较长时期服用人参归脾丸调治。

随访:半个月后患者精神佳,饮食好,睡眠正常。

【按语】 张景岳曰:"劳倦思虑太过者,必致血液消之,神魂无主,所以不寐。"该患者思虑劳倦,导致心脾两虚,脾不健运,气血生化不旺,心失所养而致失眠、健忘、思想不集中,治疗应重在益气健脾,促助生化气血,故取养心汤养心血、安心神,则健脾运化力度不足,同时配以益气健脾运脾之药,患者服药后饮食增加,大便正常,气血生化之源渐充,心神得以滋养,失眠等症消除。

案三 曹某,男,55 岁。2006 年 4 月初诊。

初诊 患者自 2001 年起睡眠不实、心烦、惊悸不安、头晕、头重,常因饮食不慎则胃胀发作,伴有胃中灼热,睡眠更差,梦多不实,曾在外院就诊行胃镜检查,诊断为"慢性胃炎"及"神经衰弱",间断服用中西药物治疗,症状改善不显。1 周来无明显诱因上述症状加重,自感胃中灼热、大便干结、口黏、口苦、心烦心悸、睡眠极差、入睡困难、卧床两三小时不得眠,舌质暗红、苔腻稍黄、脉弦。中医诊断:不寐(实证)。西医诊断:睡眠障碍,神经衰弱,慢性胃炎。治拟清化痰热,和中安神。

处方:枳实 9 g,竹茹 6 g,茯苓 13 g,法半夏 6 g,陈皮 6 g,砂仁 6 g,麦芽 12 g,远志 10 g,连翘 13 g,代赭石 15 g,海蛤壳 15 g,龙齿 30 g,龙骨 30 g,牡蛎 30 g,丝瓜络 6 g。

7 剂,水煎服,每日 1 剂。

二诊 服药后睡眠有改善,能入眠,但仍梦多,胃中灼热之症有减,大便仍欠通畅,舌暗,苔较腻,脉弦。

处方:守法原方加莱菔子 15 g、紫苏梗 9 g。

[随访] 上方服药 2 周后,已能安眠 5～6 小时,胃胀不适等症均除,嘱再服 7 剂调治。

【按语】《三因极一病证方论》之温胆汤,可治脾胃不和、痰热内扰而致的心烦不眠、呕吐、呃逆、惊悸不宁等证,沈师取该方适作加减统治痰热内扰、心神不宁之失眠症。本案例失眠伴见脾胃不和之症,故治程中加用紫苏梗、砂仁、莱菔子、麦芽、海蛤壳、丝瓜络等理气和胃、制酸通络之品,并取用龙齿、远志、连翘等,加大安神清热之力度。温胆汤原方中生姜、大枣因痰热较重而弃用。以上方药紧扣病机,配伍得当,而获清痰热、安心神、和胃气之效。

第三节 杂 病

一、内伤急症

习近平总书记 2020 年 2 月 23 日在统筹推进新型冠状病毒感染防控工作会议上指示:"要加大重症

患者的救治力度,加快推广行之有效的诊疗方案,加强中西医结合,疗效明显的药物、先进管用的仪器设备都要优先用于救治重症患者。"沈师多年来在救治重症患者十分注意中西医并重,现将其经验总结简述如下。

1. 善用中西医两法提高救治疗效 沈师强调救治中必须明确西医诊断,当中西药联合应用,诊断明确不仅可指导选用对症的西药进行抢救,也有助于中医的辨证指导用药。严密观察病情演变时,不仅要注意舌象和脉象的变化,更要熟练运用现代医学的监测仪器,随时调整中西药的选用和应用剂量。还要重视针灸疗法在救治中的重要作用。沈师在新疆医科大学中医学院任临床教学部主任期间,还规定毕业生加入危重病症针灸治疗的必考课程。

2. 探明内伤急症的病机,制定有效的治则治法 内伤急症,多起于久病之后,在脏腑气血功能失调的基础上,诱因乍加,引起证候的急剧演变和加重,导致脏腑气血功能严重受损和亏耗,终致出现多种多样的危急证候。根据脏腑相关、阴阳互根和气血同源的整体观点分析,虽然这些内伤急症的病因不同,证候各异,但病情发展到危急重症的阶段,最后往往导致气机的逆乱,阴阳的离决。这种气机逆乱不像温病急症那样随邪毒进出的传变规律来探讨其主要病机,而是详审阴阳气血平衡失调的严重程度作为辨证的依据。临床上将这些气机逆乱初步归纳为以下几种:① 心气闭塞,神失所用。② 阳气暴涨,肝风内动。③ 痰阻内聚,肺气上逆。④ 肾气亏损,水邪泛滥。⑤ 胃气衰败,拒食绝谷。⑥ 阳气衰微,四肢厥逆。⑦ 血不循经,内溢外泻。⑧ 气化不能,尿少尿闭等。这些气机逆乱的内伤急症,可为卒中昏迷,虚脱厥逆,痰鸣气阻,大量出血,呕恶厌食,少尿无尿等。此类急症,纯虚之证较少。虚中兼实者多,且以实证为主尤多。这些急症,在病情加重时,累及的脏腑多非一脏一腑为病,常见病及两脏以上,故其急症的临床表现多随所损伤的脏腑不同,其证候特点也不同。但气机逆乱所致的瘀滞,则是内伤急症不同证候的共同病理反应,所以治疗内伤急症,应采用行气、活血、利水、蠲饮、化浊等祛滞通瘀的治则,或单用,或并用,使其瘀滞得去,方可使其气机逆乱的急症得缓。

3. 中药在危重急症中应用

(1)危重急症中取用中医的方药当注意用量大,药峻、药精,用药方法频频分多次服用。沈师举四逆汤为例说明之,四逆汤方"甘草二两(炙),干姜一两半,附子一枚(生用,去皮破八片)。上三味,以水三升,煮取一升二合,去滓,分温再服,强人可大附子一枚,干姜三两"。上方有三个特点,用药精仅三味,用量大(强人可取大附子,干姜量加倍),用药峻取生附子。为此沈师指出当取用独参汤之人参,当气阳虚衰者当用高丽参或红人参,气阴虚衰者西洋参50 g浓煎频频分次服用。

(2)古方应用如配用西医西药当应对药味及服用剂量和方法适作修改,取用小青龙汤、真武汤、实脾饮,配方中的芍药、五味子原为防气阴耗散,现临床中有水和电解质等各项监测,或及时补液和调整水和电解质平衡等措施,故现代中医师在取用上方中当弃用芍药和五味子。又因此两味药酸敛,留用反而有留邪之弊。

在取用汤药救治时取药味和剂量随证情演变即时调整,取多次饮服。而中成药如丸散诸剂取用也当注意,危重急症救治也当注意应用方法。安宫牛黄丸在治疗脑中风中脏腑阳闭证常用之,当前对此药物在体内动力代谢作用不甚清楚,应用时首取1丸,观察病情不缓解,服后无甚不良反应,隔4小时再服1丸,1日总量不超过3~4丸,否则剂量小,又不及时加用是缓不济急的。

(3)中药疗法可取用多种剂型、多种给药途径方法。目前救脱者有生脉注射液、参附注射液,治疗脑卒中有醒脑注射液、清开灵注射液,活血止血功效的三七注射液等。也可中药辨证配方,取低压保留灌肠法等途径给药提高疗效。

二、肿瘤

（一）疾病简介

临床实践表明,中医药与现代医学在肿瘤治疗中各布所长,中西医结合的疗效比单一的中医药或西医药为好,现将我师沈宝藩教授运用中西医结合方法治疗肿瘤经验简要介绍如下。

1. 主张争取手术切除,术后即取中药扶正调治 如果诊断明确应争取及时手术,这是治疗癌肿的主要手段,尤其对早期癌肿,可以达到根除的目的,但手术创伤大,耗气伤血,而使机体脏腑阴阳失调,在手术前后服用中药治疗可起到扶正调理的作用。

肿瘤患者手术后常表现出气血两亏,气阴两虚,或者脾胃功能失调症状,此时配合中药治疗对促进机体康复是极为有益的。例如某院一位卵巢癌患者,术后2周,气短乏力,自汗频频,动则尤甚,进食极少,无食欲,腹胀甚,大便秘结,邀沈师前去会诊。治以益气健脾和胃法。处方:生黄芪13 g,生白术9 g,防风9 g,茯苓10 g,砂仁6 g,枳实9 g,当归10 g,山楂13 g,麦芽10 g,鸡内金10 g。服7剂后,食欲增加,大便通畅,出汗明显减少,复诊加养血通络之丹参10 g,鸡血藤13 g。嘱患者可长期服中药调治。

另外,手术后有的患者尚需放疗和化疗以求根治,但毒副反应较大,此时中药配用尤为重要。

2. 中药可消除放疗、化疗不良反应,并增强抗癌疗效 放疗和化疗也是现代医学治疗癌肿的重要手段,然其不良反应较大,甚至有的患者因此而被迫中断治疗,配用中药对消除不良反应、保证疗程完成起着重要作用。

化疗过程中患者常出现发热,放疗后局部皮肤灼热疼痛,并出现全身烦热,皮肤干燥,口干舌燥。有的患者在治疗过程中,抗病力弱,常可发生继发感染而发热,这些都为热毒内蕴、气阴不足所致,此时可采用清热解毒,佐以益气养阴来除热。

例如一鼻咽癌患者,接受钴⁶⁰放射治疗,但在即将完成疗程时,患者出现咽痛,牙痛,口干舌燥,五心烦热,进食困难,无食欲,舌质光红欠津,转来我院诊治。治以养阴益气通络。处方:沙参13 g,玄参10 g,生地黄10 g,麦冬10 g,天花粉10 g,太子参10 g,连翘15 g,牡丹皮10 g,桔梗9 g,鸡血藤10 g,山楂13 g,陈皮6 g。服用6剂后,咽痛、牙痛之症很快消除,复诊加赤芍9 g,嘱可继续放射治疗,并坚持服中药。原方服用1个月,口干舌燥及进食困难等诸症消失。这说明配合中药治疗,可消除放疗、化疗不良反应,而且中药还可调整机体的脏腑功能,提高细胞免疫调节功能,对巩固疗效、防止肿瘤复发及转移有积极的作用。

患者在化疗或放疗过程中,还多见骨髓抑制而出现白细胞计数降低,血小板减少,消化功能紊乱,脘腹闷胀,食欲减退,恶心呕吐,机体极度虚衰等较严重的不良反应。如一晚期乳腺癌手术后患者,加用西药抗癌药环磷酸酰胺、甲胺喋啶、氟脲喋啶等药物治疗,然疗程中白细胞计数降低至$2.9×10^9$/L,头晕乏力,纳少,舌暗淡,苔薄腻。沈师应邀会诊,采取益气健脾、和胃通络法调治。处方:生黄芪10 g,太子参10 g,白术9 g,茯苓10 g,砂仁6 g,炒薏苡仁30 g,法半夏9 g,代赭石13 g,旋覆花(布包)10 g,山楂13 g,麦芽10 g,鸡内金9 g,炙甘草6 g。服药1周后恶心呕吐消失,去旋覆花、代赭石,加鸡血藤13 g。服用1月余,全身症状明显改善,食欲大增,体重增加2 kg,白细胞计数升至$4.9×10^9$/L,遂恢复化疗,顺利完成了预定治疗计划。

（二）临证经验

1. 肿瘤多虚,扶正为要 肿瘤病证常见癥块,从它的起病和病变本质来说,是一种实证。但发病后很易由实转虚,表现为精血耗夺,一派虚损之象。如果经过手术治疗元气大损,或者采用放疗、化疗或多或少损伤机体,导致气血更为虚衰。张洁古曰"养血积自除",张景岳谓"除积之要,知在攻补之宜"。因此,我们在治疗肿瘤时必须充分认识到扶正的重要性。

沈师认为,中医药治疗肿瘤应采用扶正法,补益药如黄芪、太子参、当归、冬虫夏草等多具有抗癌作用,这些更说明扶正药在抗癌治疗中的重要性。沈师强调,扶正有补气养血、滋补肝肾、健脾和胃等各类治法,当辨证选用。当食欲不佳时,健脾和胃为首取之法,因为只有运化功能恢复,才能化生精血。总之,取用补益法,应该注意"补气不壅中""养精血不碍胃"。

2. 注意中西医密切配合　对肿瘤患者宜采用综合治疗,一般可采用"中攻西补"(即中医药抗癌治疗为主,西药采用补益的方法)或"西攻中补",或攻补兼施,尽心尽力减轻患者病痛,延长生命,提高生活质量。

癌肿晚期已扩散转移,手术或西医其他疗法都无望,这时应配中药为主,可采用活血软坚、扶正抗癌法为主,西医采用补液、多种能量营养剂,当西医采用化疗等抗癌措施以攻为主时,中药可予扶正,以消除不良反应为法,保证西医抗癌措施的完成。

当西药在术后或化疗、放疗疗程完毕后的这一阶段,中药除了扶正外,可辨证选用一些抗癌中草药攻补兼施。

3. 辨证选用抗肿瘤的中药　现代药理研究表明,具有抗癌作用的中药多达百余种,按中药功效分类,有补气、养血、助阳、滋阴、清热解毒、祛湿利水、活血化瘀、软坚散结等,可调节机体免疫功能,消炎解毒,升高白细胞、红细胞、血小板,增强消化功能。因此,如不辨阴阳、寒热、虚实而取用中药治疗癌肿则更扰乱人体内部阴阳、气血的平衡,当辨证和辨病相结合,方可提高疗效。

黄春林、朱晓新在《中药药理与临床手册》按中药药理分类阐述了从以下具有抗癌作用的中药,临证时我们可简要摘录,辨证选用。

(1)清热解毒类:金银花、连翘、忍冬藤、蒲公英、野菊花、大青叶、板蓝根、穿心莲、半枝莲、土茯苓、鱼腥草、白花蛇舌草、马齿苋、白头翁、败酱草、白鲜皮、玄参、黄芩、黄连、黄柏等。

(2)活血化瘀类:川芎、乳香、没药、郁金、姜黄、莪术、丹参、虎杖、益母草、泽兰、王不留行、延胡索、桃仁、红花、五灵脂、蒲黄、穿山甲、牛膝、水蛭、虻虫、苏木、三七、花蕊石。

(3)化痰软坚类:半夏、天南星、皂荚、桔梗、白芥子、前胡、川贝母、浙贝母、竹茹、瓦楞子、海藻、昆布、黄药子、海浮石、海蛤壳、鳖甲。

(4)补益类:黄芪、红参、黄精、西洋参、人参、党参、鸡血藤、灵芝、枸杞子、地黄、女贞子、杜仲、山茱萸、山药、冬虫夏草、肉苁蓉、附子、鹿茸、桑寄生、淫羊藿、红景天。

4. 注意摄生,提高肿瘤患者的生活质量　肿瘤患者及早采取综合的、良好的治疗措施,定期到医院复查和用中药巩固治疗,多可防止肿瘤复发,但我们还要注意,要提高肿瘤患者的生活质量必须要注意摄生。

(1)保持精神愉快,提高患者的生活工作乐趣:医生和家属要经常安慰患者,树立战胜疾病的信心,患者应主动找一些轻便工作和文体活动来调节情志,否则患者情绪经常处于忧郁状态,可使人体气滞血瘀或气郁化火导致气血逆乱,抗病能力降低,病难痊愈。

(2)注意劳逸结合,生活有规律:当肿瘤患者恢复工作后,更要注意劳逸适度,否则过度劳累,高度紧张,身体抗病能力降低,"正不胜邪",而诱发癌肿的复发。

(3)注意饮食有节:饮食必须做到有节制,既要注意营养,又要注意不嗜食辛辣,刺激性食物,摄取含有丰富蛋白质的食物,"药补不如食补",食疗对肿瘤患者尤为重要。可常食用一些既有丰富的营养价值,又具有抗肿瘤作用的食物,如香菇、蘑菇、木耳、洋白菜、莴苣、芹菜、茄子、百合、萝卜、山药、丝瓜、南瓜、桃子、杏仁等。

（4）预防感冒及其他疾病：肿瘤患者病久体虚，易复感外邪或患其他疾病，导致气血耗损更甚，而导致肿瘤复发，所以要积极防治。

三、糖尿病

（一）疾病简介

糖尿病是由于机体胰岛素分泌相对不足或绝对不足以及不同程度的胰岛素抵抗引起糖、脂肪、蛋白质等代谢紊乱而致血糖增高和排泄糖尿的一种慢性疾病。

中医学常把糖尿病归于"消渴病"范畴，消渴病是以"多饮、多食、多尿、形体消瘦"等临床症状而命名的一类病症，现代医学中的糖尿病、尿崩症、甲状腺功能亢进也可见类似症状。有时某些轻症和部分老年糖尿病患者也可无消渴证候。因此，糖尿病和消渴病两者并不完全等同。糖尿病如见多饮、多食、多尿、消瘦等证候时可按中医的消渴病进行辨证论治。

沈师认为糖尿病发病与先天禀赋不足，五脏虚弱，尤以肾脏虚衰密切相关。肾阴亏则虚火内生，上燔心肺而为烦渴多饮；中灼脾胃，则胃热消谷；肾之开阖失司，固摄无权，则水谷精微直趋下泄而小便频数，尿量多甜味或混浊如脂膏。消渴发病除了年老肾气渐衰，禀赋不足的体质外，还与平时摄生不当密切相关。劳倦过度，房事不节，或孕产过多，则肾精亏损，肾阴不足，虚火内生，火因水竭而益烈，水因火烈而益干，水干火烈而致消渴。另外饮食不节，长期过食肥甘，醇酒厚味，辛辣刺激食物，致脾胃受损，运化失职，蕴积中焦，酿成内热炽盛，消谷耗精，则善饥多食，口渴，多饮，脾虚不运，水谷精微不能濡养肌肉而日渐消瘦。长期过度的精神刺激，情志不畅，肝失疏泄，气机郁结进而化火，或思虑过度，心气郁结，郁而化火，火热炽盛，消灼津液则发消渴。可见，本病的病理性质为本虚标实，阴虚为本，燥热为标。又因阴虚燥热，津亏液少，血液浓缩，或气阴两虚，气虚运血无力，均可致血流不畅而成瘀。因此，对消渴病证不能忽视血瘀为患，应将活血祛瘀通络法贯穿治程的始终。又因痰瘀同源、互为因果，尤其是该病后期，当出现各种并发症如胸痹、坏疽时，应注意痰瘀痹阻，在补虚的同时兼用痰瘀同治法。

分证论治如下。

1. 阴虚热盛，络脉瘀阻

［证候］　口渴多饮，多食易饥，心烦怕热，溲赤便秘，舌红苔薄，脉弦数或细数。

［治法］　滋阴清热，凉血通络。

［方药］　消渴方合玉女煎加减。

天花粉，黄连，生地黄，麦冬，知母，生石膏，赤芍，牡丹皮，怀牛膝。

［加减］　口渴心烦甚加葛根、石斛、连翘；大便干燥加玄参、瓜蒌仁、酒大黄；小便频数加天冬、女贞子、生山药、乌药。

2. 气阴两虚，络脉瘀阻

［证候］　倦怠乏力，自汗盗汗，气短懒言，口渴喜饮，五心烦热，心悸失眠，溲赤便秘，舌暗红少津，舌体胖大，苔薄，脉细弱或细数。

［治法］　益气养阴通络。

［方药］　生脉散合六味地黄汤加减。

太子参，麦冬，五味子，首乌藤，生地黄，山药，山茱萸，丹参，赤芍，黄柏，茯苓，天花粉，黄芪。

［加减］　阴虚火旺去黄芪、泽泻、茯苓加知母、龟甲；失眠汗多加龙骨、牡蛎；大便秘结加玄参、麻仁、

酒大黄。

3. 阴阳两虚,络脉瘀阻

〔证候〕　形寒怯冷,面色无华,腰膝酸软,尿频清长,大便溏稀,阳痿早泄,舌质暗,苔薄,脉沉细或细数无力。

〔治法〕　滋肾温阳。

〔方药〕　《金匮》肾气丸加减。

熟地黄,山药,山茱萸,鸡血藤,鹿角胶,肉桂末,附子,桑螵蛸,金樱子,生黄芪。

〔加减〕　尿频清长加芡实、益智仁、乌药;大便溏稀加补骨脂、五味子、吴茱萸、肉豆蔻。

4. 痰瘀痹阻

〔证候〕　面色晦暗,消瘦乏力,胸闷气短,肢体困重,肢体麻木或刺痛,纳食少,溏稀便,口黏,不欲饮,舌暗苔较腻,脉弦细。

〔治法〕　健脾化痰通络。

〔方药〕　七味白术散合桃红四物汤加减。

黄芪,炒白术,茯苓,砂仁,葛根,当归,红花,川芎,益母草,山楂,麦芽。

〔加减〕　肢体麻木刺痛甚加地龙、穿山甲、桑枝;腹泻水样便加苍术、炒薏苡仁。

(二) 临证经验

1. 治本注重养气阴,治标不忘祛痰瘀　糖尿病的治疗,历来是治本则求之于气阴,不外益气养阴,或上焦或中焦或下焦,依气阴之偏虚不同,补养方法则有所侧重。沈师通过临床观察发现:糖尿病的病程长,迁移日久,久病入络,常因虚致瘀,临床中也多见糖尿病患者均有不同程度的肢体麻木或疼痛、心痛以及月经不调、舌质暗淡、暗红等瘀血证候,实验室检查多见血液高黏状态。因此,沈师认为糖尿病的治疗必须注意在补虚的同时将活血化瘀法贯穿治疗的始终。

2. 糖尿病并发症必须采用痰瘀同治法　临床观察发现,糖尿病初起有的虽见阴虚燥热证,但迁移日久可导致一系列并发症,各种并发症虽然证候复杂多样,但多具有痰瘀痹阻之症。因糖尿病久病之后,每因气血津液运行障碍而变生痰瘀,病变过程中痰瘀还可互生。痰停体内,痰阻则血难行,久必化瘀;瘀血内阻,血凝则痰易生,久必成痰。古代名医唐容川在《血证论》中云“血积既久,也能化为痰水”。张景岳言“津凝血败,皆化为痰”。说明糖尿病中后期病情加重,证候多变和痰瘀痹阻、痰瘀互结密切相关。因此,治疗中当注意痰瘀同治。痰浊瘀阻心脉,可致胸痹、心痛、心悸(冠心病);阻于脑络则成中风偏枯,肢体麻木,语言不利(脑中风);阻于肢体末端络脉,出现肢端发紫、冰凉、刺痛,甚至溃烂(脱疽、闭塞性脉管炎);阻于目络可致“视瞻昏渺”“血灌瞳神”或暴盲(糖尿病性视网膜炎);阻于肾络则尿不利、水肿、蛋白尿(糖尿病肾病)。综上所述,糖尿病并发症病损于心、脑、肾神经或眼底病变,都有痰瘀同病之证候。为此,沈师强调中晚期糖尿病出现并发症时,补虚调治固然重要,但不能忽略瘀血阻络、痰浊不化等标实为患,治疗时宜标本兼顾,兼用痰瘀同治法,处方中必须辨证加用化痰通络之品。

3. 糖尿病诊治当取中西医之长　临床实践证明:糖尿病应采取中西医结合的诊治方法,中医辨证论治注意整体治疗,对改善症状明显优于单纯的西药治疗。有些糖尿病患者通过中医治疗虽然症状改善明显,甚至完全消失,但检测血糖值仍较高,应用西药降糖药治疗后,血糖、尿糖方能得到控制。而有些糖尿病患者,服用西药降糖药后,多见胃肠不适症状,配用中药调治可去其不良反应。因此糖尿病患者配用中药调治后可增加疗效,防止西药的不良反应,并可减少西药降糖药的用药剂量,从而减少不良反应的发生。治疗糖尿病必须把血糖控制在正常范围内,这不但对改善三消症状有利,同时也可防止并发症的加重。糖尿病患者在应用西药治疗时,西药降糖药也不能骤减或骤停,要维持一段时间再逐渐减量而停服,停服西药期间也不能单一观察症状,对血糖、尿糖至少1～2周检测1次。另外,现代医疗检测手段有助于早期明确诊断和及早发现并发症。有些糖尿病患者多由体检或其他原因就诊而发现,或有的患者虽有三消症状,经过血糖、尿糖和其他实验室检查确诊为尿崩症、甲状腺功能亢进症或精神性的多饮、多尿症,而并非是糖尿病。因此,沈师强调:现代的中医师在临证中应注意中西医合参,取中西医之长尤为重要。

4. 中药的应用必须辨病与辨证相结合　沈师强调,采用中医药治疗糖尿病必须注意辨证。目前报道有降血糖作用的中药多达数十种,取用这类药物治疗糖尿病必须对证,否则不但无效,还会出现不良反应。气阴虚者可选用太子参、玉竹、黄精、麦冬、山茱萸;阴虚生热者选用知母、黄柏、地骨皮;气阳不足者用黄芪、人参、胡芦巴、淫羊藿;痰湿重者选用苍术、桔梗、僵蚕、泽泻等;当出现外感风热时可选用桑叶、牛蒡子。上述药物据实验报道都具有降血糖作用,据证正确选用,对改善症状、降低血糖值有较好的疗效。

同样,选用治疗糖尿病的中成药也当注意辨证。

(1) 消渴丸是目前常用的中西药合用的中成药(由生地黄、葛根、黄芪、天花粉、五味子、山药、玉米须、格列本脲组成)。可用于治疗2型糖尿病属于气阴两虚证者,具有滋肾养阴、益气生津、降低血糖的功效。

(2) 参芪降糖胶囊是目前常用的中药复方中成药(人参、茎叶皂苷、黄芪、山药、麦冬、五味子、覆盆子、天花粉、茯苓、泽泻)。可用于治疗2型糖尿病属于脾肾气阴两虚证者,具有益气养阴、健脾补肾的功效。

(3) 消渴安胶囊(生地黄、知母、人参、枸杞子、玉竹、黄连、地骨皮、丹参等组成)。可用于治疗2型糖尿病属于阴虚燥热兼气虚血瘀证者,具有清热生津、益气养阴、活血化瘀的功效。

(4) 芪蛭降糖胶囊是目前较新的中成药降糖药(黄芪、生地黄、黄精、水蛭等组成)。可用于治疗2型糖尿病属于气阴两虚兼血瘀证者,具有益气养阴、活血化瘀的功效。

沈师认为在临床中应用消渴安胶囊、芪蛭降糖胶囊治疗时,应注意在补虚的同时加用活血通络药是较好的配方,值得选用。

5. 糖尿病应注意饮食调摄　治疗糖尿病不要只单从药物的降糖作用方面考虑,还应注意合理的生活调摄。因为气候的突变,饮食生活不节,劳累过度,以及精神刺激等都可以导致病情反复。饮食禁忌方面除了注意严格控制甜食和禁烟酒外,中医还十分强调按证候和患者的体质不同注意忌口。如热性病或素体阴虚生热者,不宜食辛辣食品;脾胃虚寒,痰湿重者不宜食生冷的食物,医患密切配合共同努力,糖尿病是可以控制的。

注重预防调理主要归纳为以下几点:① 节制饮食,戒烟酒,调摄情志。② 慎寒热,保持规律的生活,适当进行体育锻炼活动。③ 正规治疗,积极防治并发症。④ 预防各种感染。⑤ 医院相关部门要多进行健康教育,使患者学会自我监测,动态了解血糖变化,做好自我保健。

(三) 验案举隅

案一　黄某,女,50岁。

患糖尿病已6年余,已注意控制饮食和应用西药二甲双胍治疗,但血糖、尿糖一直未能恢复正常,病情反复,前来诊治。

初诊　口渴,晚间尿频数,时有饥饿感,身倦乏力,劳累时偶有心前区疼痛,睡眠不实,腰膝酸软困痛,舌暗淡,舌体胖大,舌边有齿痕,脉弦细。空腹血糖 8.68 mmol/L,餐后血糖 11.5 mmol/L,心电图检查无明显异常。中医诊断:消渴(气阴虚损,脉络瘀阻)。西医诊断:2 型糖尿病。治拟益气养阴,活血通络。

处方:生黄芪 15 g,太子参 10 g,生山药 13 g,生地黄 13 g,熟地黄 13 g,麦冬 13 g,五味子 6 g,葛根 15 g,丹参 13 g,当归 13 g,红花 10 g,川芎 10 g,延胡索 10 g,首乌藤 13 g,乌药 10 g,益智仁 13 g。

14 剂,水煎服,每日 1 剂。

二诊　服药半个月后,身困乏力、口渴诸症减轻,心痛未作,夜尿已不频数,苔脉同前。

处方:上方去延胡索,加山茱萸 13 g。7 剂,水煎服,每日 1 剂。

三诊　上方服药月余,三消症状已基本消失,先后多次查空腹血糖及餐后 2 小时血糖均为正常范围,嘱患者西药勿停用,可取芪蛭降糖胶囊巩固调治。

【按语】　患者糖尿病多年,虽然已注意控制饮食和坚持西药降糖药治疗,但三消症状未能消除,伴见心痛、身困乏力等不适,属气阴两虚,脉络瘀阻证。本案例提示若仅用西药降糖药疗效欠佳,经中医辨证后加用益气养阴、活血通络药配合治疗而获得良效。

案二　陈某,男,62 岁。2005 年 3 月 5 日初诊。

初诊　患糖尿病已 5 年余,服用二甲双胍片降糖治疗中。近 3 个月来,足趾经常发麻、疼痛,天气阴寒或夜间尤为明显。治疗效果不显,故前来诊治。现症:身乏,口渴,饮水较多,小便正常,纳食可,大便较干结,舌暗红,苔薄,脉细弱,患趾皮色正常,两下肢足背动脉搏动能扪及。空腹血糖 8.6 mmol/L,肌电图提示神经传导速度减慢。中医诊断:消渴,痹证(气阴两虚,脉络瘀阻)。西医诊断:糖尿病,糖尿病末梢神经炎。治拟益气养阴,活血通络。

处方:黄芪 15 g,太子参 13 g,生地黄 13 g,玄参 13 g,赤芍 13 g,白芍 13 g,丹参 15 g,当归 13 g,桃仁 13 g,红花 10 g,鸡血藤 15 g,川芎 10 g,牛膝 10 g,木瓜 13 g,地龙 10 g,陈皮 6 g。

14 剂,水煎服,每日 1 剂。

西药降糖药继续原法服用。

二诊　经治半月余,口渴乏力诸症改善,大便通顺,趾麻稍减,趾痛有时仍作,苔薄,舌暗,脉细弱。

处方:原方去桃仁、玄参,加蜈蚣 1 条、鸡血藤 15 g。

三诊　上月服用后,趾端已无疼痛发作,时有趾麻,空腹血糖降为 7.2 mmol/L,嘱用上方巩固疗效。经治疗 2 个月已无趾痛,偶有趾麻,嘱饮食控制,降糖药继续服用以防复发。

【按语】　患者消渴病多年,并发痹证(糖尿病并发周围神经病变,末梢神经炎),中医辨证为气阴两虚、血瘀阻络证。取益气养阴治其本,活血通络治其标。该患者虽然趾痛标证突出,因患者年老,病程较长,在阴虚燥热基础上并发痹证,故取益气养阴血治本为主,加用活血通络药。又病久适加虫类药加大通络之力度而获显效。

案三　张某,男,55 岁,工人。

2 年前曾因脑梗死而右半身不遂,经治得愈,半年后病消渴,多饮、多食、多尿,形体日渐消瘦,查空腹血糖 10.5 mmol/L,尿糖(＋＋＋)。入院前 10 日,三消症状加重,晨起骤然头昏目眩,剧烈头痛伴有呕吐,言语蹇涩,左侧半身活动不利。

初诊　神识尚清,面部潮红,大便干结,脉弦滑而数,舌红,苔薄黄。血压 170/100 mmHg,左侧半身活动不利,实验室检查血糖 10.2 mmol/L,尿糖(＋＋＋),尿蛋白(＋),血胆固醇 7.8 mmol/L,三酰甘油 2.6 mmol/L,脑 CT 示梗死病灶 3 mm×3 mm 大小。中医诊断:缺血性脑中风(风阳挟痰,上扰清窍,瘀阻络脉);消渴(痰瘀互结)。西医诊断:脑梗死(急性期);2 型糖尿病。治拟平肝息风,清热化痰通络。

处方:天麻 10 g,钩藤 13 g,白蒺藜 10 g,珍珠母 30 g,决明子 15 g,代赭石 15 g,夏枯草 10 g,炒栀子 6 g,竹茹 9 g,郁金 10 g,当归 10 g,赤芍 13 g,白芍 13 g,桃仁 13 g,牛膝 10 g。

7 剂,水煎服,每日 1 剂。

二诊 服药 7 剂,面色已无潮红,呕吐已止,脉弦滑数,舌仍红。

处方:原方去竹茹、炒栀子,加玄参 13 g、丹参 13 g。

三诊 上方随证适作加减,调治月余,大便顺畅,口渴不甚,已能扶杖而行,但身困乏力,脘腹闷胀,畏寒,下半身发凉,有沉重感。脉细缓,苔薄而滑润。改用益气温运通络之法。

处方:黄芪 13 g,炒白术 10 g,茯苓 13 g,炒山药 13 g,木香 6 g,砂仁 6 g,当归 10 g,红花 10 g,川芎 10 g,地龙 10 g,肉桂 13 g,山楂 15 g,牛膝 10 g。

14 剂,水煎服,每日 1 剂。

四诊 2 周后畏寒,下半身发凉之症有减,脘腹无闷胀,身乏减轻,然空腹血糖仍为 10 mmol/L,尿糖(+++),加用西药降糖灵治之,中药原方调治 1 月余,空腹血糖降为 7.2 mmol/L,尿糖(-),已无三消症状。

【按语】 该患者 2 年前初病偏枯而愈,而后遂患消渴病。中风复发,实因消渴燥热伤阴,卒中也因阴虚,木少失荣,阴虚风动,和热灼津液成痰,又营血亏虚,血流滞缓导致风阳挟痰,上扰清窍,瘀阻脉络,经平肝息风、清热化痰通络法治疗后,风阳痰热平息,转为气虚脾阳不振之证。改用益气温运通络之法治疗后,诸症明显改善,然血糖未能控制,加用降糖灵后,三消症状全除,血糖基本控制,亦能自行走动而获显效。

四、高脂血症

(一) 疾病简介

高脂血症是脂质代谢紊乱的病症,中医属血浊、膏脂、痰浊范畴,多见于中老年人,是引起冠心病、脑血管疾病的重要原因,当探索有效防治方法。现将沈师取用痰瘀同治法治疗高脂血症的经验介绍如下。

沈师认为高脂血症与肝、脾、肾三脏功能失常密切相关。肝主疏泄,调畅气机,运藏血液,促使水谷精微、津液水气的运化,一旦疏泄功能失常,则痰浊血瘀形成;脾主运化,为气血生化之源,津液输布之枢纽,膏脂的生成与转化皆有赖于脾的健运。当脾气虚损,脾不健运,水谷精微失于输布,易致膏脂输化障碍而导致高脂血症;肾为五脏六腑之大源,人体津液之生成,水谷之腐熟,精微之蒸腾,清浊之泌别,皆必借助于肾之相火。当肾阳虚,蒸腾无权,运纳失司,津液停聚致痰浊内生。可见高脂血症与中医学中的"痰浊"有关,痰瘀相关,痰滞则阻碍血行可致血瘀,血瘀则水湿停滞,可聚为痰。本证多发于中老年人,脏腑功能虚损,又饮食不节,水谷精微运化失调,痰浊瘀血停滞脉中。可见,高脂血症为本虚标实之证。本虚为正气、脏腑功能虚损,标实为痰浊血瘀,治当注意标本兼顾。在化浊降脂采用祛痰浊、活血化瘀时,必须与扶正之法结合在一起。为此,沈师制定降脂汤,以化痰降浊、活血通络的治法为主,审时度势,按标本缓急因证而异,适作加减调治。

(二) 临证经验

沈师常用验方如下。

降脂方

[组成] 当归 13 g,丹参 13 g,生蒲黄 10 g,桑寄生 13 g,决明子 13 g,泽泻 15 g,山楂 13 g。

［功效］　通络降浊。

［主治］　高脂血症。

［方解］　当归辛甘温润,为养血活血通络之要药,补中有动,行中有补,诚为"血中之气药,血中之圣药也",具有降压降脂之药理药效。丹参味苦性微寒,有养血安神通络之功效,并有降脂改善脑动脉硬化之药效。生蒲黄甘辛,具有活血化瘀作用,还有降血脂、降血压、抗炎作用。桑寄生具有补养肝肾,强筋骨,祛风湿,通经水,降血脂的功效。决明子,甘苦微寒,有清肝明目、降压降脂之效。又桑寄生、决明子两者相伍,补肝肾之力得助。泽泻,味甘淡、性寒,入肾、膀胱经,其可利水清湿热,补虚损五劳,除五脏痞满,降血脂。山楂,味酸甘性微温,能消食健脾除积,行气散瘀,降血脂。泽泻配山楂,具化痰湿、健中州、消胀满、行瘀滞之效。诸药相伍,获养血降浊、降脂活血通络之功效。

［加减］　肝肾虚者,加枸杞子10 g、淫羊藿10 g、女贞子10 g、生何首乌10 g;气虚者,加黄芪13 g、党参13 g、黄精10 g;脾肾阳虚者选加附子10 g、干姜6 g、炒白术10 g、杜仲10 g、淫羊藿10 g;痰湿重者,加茯苓10 g、法半夏10 g、石菖蒲10 g、陈皮6 g;痰热重选加瓜蒌皮13 g、茵陈13 g、郁金10 g、天花粉10 g、酒大黄6 g;瘀重者,加郁金10 g、没药6 g、红花10 g、川芎10 g;肝气郁滞者,加柴胡10 g、郁金10 g、制香附10 g、赤芍13 g、白芍13 g。

(1) 降脂方的设计原则是借鉴现代药理学研究成果,在中医辨证论治指导下,和西医学的辨病治疗相结合。基本方中所取药物具有活血通络、化痰降浊且经药理药效证实具有降脂作用,应用时必须因人因病制宜,按标本缓急、虚实主次随证加减,方能获得疗效。

(2) 高脂血症是一个慢性疾病,病程较长,尤其是中老年患者证情虚实夹杂,而又常常合并一些其他病变,故应用此方治疗当注意缓急有序,虚实兼顾,治当缓图,不可急于求成和妄用攻伐峻烈之药以免伤正。目前,市售很多降脂中成药大多取用大黄为君,认为大黄可通便降脂降浊,沈师认为并非所有高脂血症患者都适用,尤其是对于脾不健运、大便溏泄,无瘀积者是不适合的。如证情符合当取用大黄降浊祛脂时,应取用酒大黄为好,酒制后可加强通络作用,并可防止苦寒太甚以碍脾之运化。另外对此病的治疗注意治程要较长,故当药证相符,必须守法守方较长时期调治,才能见效。

(3) 高脂血症的治疗不能单一依靠药物治疗,更要注意合理调摄,防患于未然,这样才能收到事半功倍的疗效。因此要注意合理的体育锻炼,尤其肥胖患者一定要多运动,控制体重,注意饮食调摄,主张以食用植物油为主,适当吃精瘦肉、河鱼、禽类、大豆和豆制品,同时限制高糖食品摄入,主食量应适当减少,可多吃蔬菜水果,少饮酒,要注意生活有规律。总之,高脂血症的防治必须采取综合措施才会取得最好效果。

(三) 验案举隅

案一　曹某,男,42 岁。因"头晕乏力2月余"收住入院。

初诊　神志清,精神软,头晕阵作,身困乏力,倦怠,纳食可,大便偏干,夜寐欠安;舌质暗淡、苔白腻,脉弦滑。查体:体形肥胖,心肺和腹部以及神经系统检查均无异常。查血脂分析示:三酰甘油8.31 mmol/L,胆固醇9.3 mmol/L。中医诊断:眩晕(痰浊瘀阻风动证)。西医诊断:混合型高脂血症。治拟化痰泄浊通络。半夏白术天麻汤与降脂汤化裁。

处方:天麻10 g,白术10 g,半夏10 g,川芎10 g,当归13 g,桃仁13 g,决明子13 g,陈皮6 g,炒枳壳6 g,山楂13 g。

嘱患者服药期间,多运动,控制饮食,多食蔬菜水果,戒烟酒。

二诊　服药1周后,患者自觉头晕减轻,身困乏力有所改善。守方守法继续治疗1个月余,复查血脂三酰甘油及胆固醇均有明显下降,已无不适症状,仍按上法治疗。

三诊 3个月后复查血脂完全正常,临床症状缓解,获临床治愈。

案二 王某,男,50岁。

日常公务繁忙而操劳,赴宴甚多,嗜酒,喜食辛辣肥甘炙煿之品,血脂异常增高已有5年余。

初诊 胃脘部痞满,胸闷口渴,便干,午后面红,手足心热,腰酸耳鸣,身困乏力,脉细弦稍数,舌暗红,苔薄腻。查血脂分析示:胆固醇8.4 mmol/L,三酰甘油2.8 mmol/L。中医诊断:痞满(痰湿瘀阻化热)。西医诊断:混合型高脂血症。治拟清热化痰,活血通路。

处方:降脂方加紫苏梗10 g、枳实10 g、莱菔子15 g、郁金10 g、全瓜蒌15 g、桃仁15 g、赤芍10 g、牡丹皮15 g、生地黄10 g。

二诊 上方服用月余,诸症明显改善,复查胆固醇6.2 mmol/L,三酰甘油1.48 mmol/L。患者因常外出要求改为丸药,改用知柏地黄丸和保和丸,并嘱戒酒、注意饮食清淡。

三诊 3个月后随访血脂化验检查均正常。

案三 李某,男,68岁。

初诊 有冠心病心绞痛病史,查血脂增高已8年。时感畏寒肢冷,胸闷塞,腰膝酸软,劳累后心前区疼痛,身困乏力,舌暗,苔白腻,脉濡缓。心电图示ST-T有缺血性改变。查血脂分析示:胆固醇7.8 mmol/L,三酰甘油2.43 mmol/L。中医诊断:胸痹(痰浊瘀阻心脉证)。西医诊断:混合型高脂血症。治拟温阳化痰,祛浊通络。

处方:降脂方加瓜蒌13 g、薤白13 g、法半夏10 g、红花10 g、川芎10 g。

二诊 服用月余复诊,胸闷心痛有减,苔转薄净。

处方:原方去法半夏,加炒白术10 g、杜仲10 g、淫羊藿10 g。治疗大法不变,随症情改变适做加减调治。

三诊 服用2月余,胸闷塞、心痛证偶作,胆固醇和三酰甘油全部降至正常范围,但心电图复查未见明显改善。

五、脂肪肝

(一) 疾病简介

脂肪肝是由肝脏本身及肝外原因导致肝脏脂肪代谢紊乱,脂肪在肝脏中过度蓄积和肝实质细胞脂肪变的疾病。当肝脏过量脂肪堆积超过肝重量的5%称为脂肪肝。超过肝重量的5%则为轻度脂肪肝,超过10%则为中度脂肪肝,超过25%则为重度脂肪肝。随着现代社会生活水平提高,膳食结构的改变,高热量、高脂肪饮食盛行,加之工作压力大,运动减少,酗酒及不良生活习惯,使脂肪肝的发病率急剧上升。尤其见于肥胖、糖尿病等所致的脂肪肝增长迅速,脂肪肝发病已呈年轻化趋势。积极治疗脂肪肝对于有效防治肝纤维化和肝硬化等肝脏的终末期病变的发生和发展,以及改善患者的生活质量有着十分重要的意义。目前,西医对本病的治疗主要运用降脂药物和保肝去脂药物,可获得一定疗效,但停用西药降脂药后血脂又可反弹升高,西药降脂药物的副作用也较大。而中医药治疗脂肪肝,通过多向调节作用,在改善临床症状、肝功能和调降血脂、阻滞肝纤维化的演变方面,有其一定的特色和优势。

沈师认为脂肪肝的病因多为过食肥甘,嗜酒无度,安逸少动,或情志失调,或受湿热邪毒,或久病体虚,以及食积、气滞、疫气等而引发本病。

长期嗜食肥甘厚味,损伤脾胃,脾失健运,水谷运化失司,湿浊内生,凝聚为痰,壅遏中焦;嗜酒无度,喜食辛热之品伤脾而湿热内蕴,熏灼肝胆,痰浊郁结,瘀血阻滞,痹阻肝脏;情志所伤,肝气郁结,肝失疏泄,横逆犯脾,脾失健运,日久气血郁滞,痰瘀互结而发病;年老体虚,烦劳过度或久病及肾,肾精亏损,久病耗气,气化功能失调,水不涵木,肝失滋养,疏泄失调;肾阳虚不能温脾,脾失健运,痰湿积聚,痰瘀互为因果,故痰湿、瘀血留着为患。可见脂肪肝病因虽然多端,病机总以肝脏功能失调而致气血津液代谢、输布及排泄逆乱,痰湿郁滞,痹阻肝脏脉络而成。脂肪肝其病位主要在肝,与胆、脾、胃、肾密切相关。本病多为本虚标实证,本虚以脾肾为主,标实主要与气滞、痰湿、血瘀有关。

沈师对于脂肪肝采用分证论治的方法,考虑到本病之病程较长,常呈慢性演变过程。强调取用分证治疗法当辨清该病的标本虚实。气滞、痰浊、血瘀为病之标,此属实。而肝、胆、脾、肾诸脏腑功能减弱为本病之本,此属虚。凡新病体实者以治标为主,久病本虚标实兼见者,治疗当标本兼顾,补虚祛邪并治。为此本病证常分作以下几类分证论治。

1. 肝脾不调证　症见右胁肋部或胀或痛,倦怠乏力,纳呆少食,嗳气,胸脘痞满,便溏,舌质暗或暗红苔薄,脉弦细。

〔治法〕　疏肝健脾,理气通络。

〔方药〕　逍遥散合柴胡疏肝散加减。

柴胡 10 g,炒枳壳 6 g,白芍 13 g,当归 10 g,制香附 10 g,郁金 10 g,延胡索 10 g,川楝子 10 g,茯苓 10 g,白术 10 g,山楂 15 g,陈皮 6 g。

〔加减〕　久郁化热,头晕目眩,口苦,大便干结选加牡丹皮、炒栀子、夏枯草等。脾虚湿重,便溏,纳少,苔较腻,选加苍术、炒薏苡仁、砂仁、麦芽、鸡内金。

2. 痰湿内阻证　症见胁下痞块,胸脘闷塞,或肝区胀闷隐痛,肢体困重,便下黏滞不爽,舌苔较腻而厚,脉弦滑或濡弱。

〔治法〕　化痰燥湿,健脾和胃。

〔方药〕　平胃散合二陈汤加减。

苍术 10 g,厚朴 10 g,法半夏 10 g,陈皮 6 g,制香附 10 g,藿香 10 g,佩兰 10 g,紫苏梗 10 g,郁金 10 g,延胡索 10 g,茯苓 10 g,炒薏苡仁 30 g,砂仁 6 g,木香 6 g。

〔加减〕　口苦,大便干结,苔黄腻,脉弦滑稍数,去木香、砂仁、苍术;选加茵陈、黄连、炒栀子、郁金、枳实、川楝子、莱菔子等。

3. 肝肾不足证　症见右胁肋部隐痛,脘腹闷胀,倦怠乏力,头晕耳鸣,腰膝酸软,心悸,口渴,手足心热,舌质暗红,脉弦细,苔薄。

〔治法〕　滋补肝肾,养血通络。

〔方药〕　滋水清肝饮加减。

生地黄 10 g,熟地黄 10 g,白芍 13 g,山茱萸 10 g,枸杞子 13 g,女贞子 10 g,鳖甲 13 g,牡蛎 30 g,当归 10 g,丹参 10 g,赤芍 10 g,牡丹皮 10 g,郁金 10 g,山楂 15 g。

〔加减〕　口苦,口舌生疮选加连翘、黄连、玄参、升麻等。胁部隐痛甚加延胡索、川楝子、当归、丹参等。气短乏力,脉细弱加太子参、生白术、黄精等。畏寒,腰腿发凉,夜尿频数,脉沉细,苔薄,舌暗,加乌药、牡蛎、牛膝、肉桂,去赤芍、牡丹皮、生地黄、墨旱莲等。

4. 瘀血阻络证　症见面色灰暗,胁下胀痛或刺痛,气候阴寒或劳累时疼痛加重,肝脾肿大,厌食,食后右胁脘部胀痛,舌质紫暗或暗红,舌边有瘀点,脉弦细或涩。

〔治法〕　活血化瘀,软坚散结。

［方药］ 血府逐瘀汤加减。

柴胡10 g,枳壳6 g,延胡索10 g,川楝子10 g,当归10 g,丹参10 g,桃仁13 g,红花10 g,鸡血藤15 g,川牛膝10 g,鳖甲13 g,生牡蛎30 g,昆布15 g,山楂15 g。

［加减］ 疼痛甚选加三七、九香虫、姜黄、制乳香、没药;口渴潮热,腰膝酸软,肝肾阴血不足选加白芍、玄参、酸枣仁、牡丹皮、知母、黄柏等;身困乏力,气短伴见气虚诸症选加太子参、党参、炒白术、炒山药、黄精等。

（二）临证经验

沈师认为脂肪肝治疗应注意辨病与辨证相结合提高临床疗效。中医治疗重在辨证论治,而中医之证绝大部分由临床症状和体征所组成。轻度脂肪肝、脂肪肝早期,一般无明显症状和体征,在体检时发现,对于此类患者可借助实验室血脂、肝功能等检测和影像学检查,患者体质、舌脉诸象,按脂肪肝的发病机制,采用辨病、辨证相结合方式制定治疗措施,充分发挥中医辨证施治的多环节、多角度、多层次的综合作用。在临床中对于已检测血脂较高,又经B超和CT确诊,为早期症状不明显的脂肪肝,沈师多采用柔肝健脾、养血通络方药调治,取用的方药中多选用经药理药效已证实具有降脂保肝作用的当归、丹参、鸡血藤、陈皮、山楂、泽泻、决明子等药。总之,结合西医诊断,参考病因遣药可取得良好的疗效。肝炎后脂肪肝在养肝健脾通络方中可配用虎杖、茵陈利湿退黄,清热解毒药去除余邪,此二药经药理药效证实即可降脂又能改善肝功能。而酒精性脂肪肝,可多选用解酒醒脾,降脂保肝的葛花、郁金、草豆蔻等药。

沈师治疗脂肪肝将健脾化湿、活血通络法贯穿于治疗过程的始终。脂肪肝病位在肝,一般治疗时会注意到调肝养肝,以利于肝的疏泄和生发。而该病的发生虽与肝主疏泄失常有关,但终致脾运不健或脾气虚弱,运化无力,湿浊积滞无不由生。《金匮要略》言明"见肝之病,知肝传脾,当先实脾",为此沈师在脂肪肝各型分证治疗中都加用健脾化湿、燥湿健脾、健脾利湿或醒脾和胃之品,这样健脾助运,有利于痰湿的消退和气血的化生。

脂肪肝多因痰湿瘀滞,痹阻肝脏经脉所致,无论在脂肪肝的早期、中期或晚期都有轻重不同的血瘀为患的证候呈现。因此,治疗过程中应按证型不同选用行气活血通络药、养血活血通络药、清热凉血通络药、温经活血通络药或化痰活血通络药。尤其在防止脂肪肝向肝纤维化、肝硬化的演变病程中,取用活血化瘀药更为必需。在脂肪肝中后期多见瘀血阻络诸症者,沈师方中都伍以当归、丹参、桃仁、红花、鸡血藤、鳖甲等活血通络、软坚散结药。这些药物经临床研究证实,具有明显的降脂作用,同时还具有改善微循环,降低全血黏度、血浆黏度、红细胞压积的作用,显著降低红细胞聚集指数及纤维蛋白原含量,从而可以预防与阻止肝纤维化的形成与进展,改善了临床症状。综上所述,治疗脂肪肝应将健脾祛湿、活血通络法贯穿于治疗过程的始终。

脂肪肝为本虚标实证,治疗时应分清标本缓急。实证明显当以祛邪为主,但沈师强调要切忌辛燥行散或苦寒太过,在辛散或清肝方中应适加柔肝养肝、调理脾肾之药。而虚证明显,以培补为主时,也当辅以调畅气机、祛湿行血之品。

脂肪肝的治疗欲取得很好的疗效,沈师认为不仅仅依靠药物治疗,更要重视非药物的综合调理措施。因此,要注意调摄精神,保持心胸开朗,乐观愉快,经常进行体育锻炼,调节饮食戒酒,少食辛辣肥甘,特别是富含胆固醇的动物内脏。限制进食的热量,控制体重,超重者应减少膳食,限制脂肪及糖类摄入量来有效控制脂肪肝。

案一 张某,男,48岁。2010年10月28日初诊。

初诊　患者两胁时有胀痛已年余,尤以右胁为甚,阴寒天气或劳累时胀痛加重,脘腹闷胀,纳食不香,乏力,口苦,大便较干结。一年来常赴宴饮酒,体检时较肥胖,肝脏肿大,肋下 1.5 cm 左右可扪及,质地较硬,轻度压痛。舌质黯红,舌边有瘀点,苔厚腻稍黄,脉弦细。实验室检查:三酰甘油 3.8 mmol/L,胆固醇 6.8 mmol/L,谷丙转氨酶 58 U/L。B 超示:肝实质回声分布不均匀,肝内管道结构显示不清晰,肝脏轻度肿大,中度脂肪肝。中医诊断:胁痛(瘀血阻络)。西医诊断:脂肪肝。中医辨证为患者常饮酒饮食失节,湿热熏灼肝胆,伤脾,湿浊内生,湿热内蕴,病久痰浊郁结,瘀血阻滞,痹阻肝脏。以活血化瘀,疏肝健脾,软坚散结为法。

处方:当归 10 g,丹参 13 g,桃仁 13 g,红花 10 g,柴胡 10 g,郁金 10 g,延胡索 10 g,茯苓 13 g,鳖甲 13 g,生牡蛎 30 g,炒枳壳 6 g,炒栀子 10 g,生山楂 15 g,麦芽 13 g。

7 剂,水煎服,每日 1 剂,分 2 次温服。嘱戒酒,节制饮食,多活动。

二诊　服药后无不适,口已不苦,大便通顺,苔薄,舌暗红,脉弦细。

处方:效勿更法,原方去炒栀子,加赤芍 13 g、白芍 13 g。14 剂,水煎服,每日 1 剂,分 2 次温服。

三诊　胁痛明显减轻,纳食转佳,脉弦细,苔薄,舌暗不红,舌边见瘀点。

处方:二诊方去麦芽、桃仁,加生白术 10 g。14 剂,水煎服,每日 1 剂。

经上法加减调治 2 个月左右,胁部已无胀痛,纳食佳,精神佳,已无身乏之症。复查谷丙转氨酶、总胆固醇均正常,仅三酰甘油稍高 2.1 mol/L。B 超示:肝脏仍较大,但肝实质回声均匀。嘱常服逍遥丸和保和丸巩固调治。

【按语】该患者为中度脂肪肝属瘀血阻络证。已有郁热之证候,取血府逐瘀汤方加减治疗。方中加用炒栀子清利三焦湿热,活血通络;郁金味辛、苦,性寒,活血止痛,行气解郁并具有解酒醒脾,降脂保肝的作用;伍以健脾利湿,醒脾消积滞之茯苓、山楂、麦芽诸药。治疗过程中又遵医嘱,戒酒,节制饮食,多活动,控制体重等采取综合调节措施而获显效。

案二　沈某,男,54 岁。2011 年 6 月 4 日初诊。

初诊　患高血压病已 10 余年,经西药降压治疗,血压平稳正常,然多年来经商不顺,情志忧郁不畅,右胁时有胀闷,睡眠欠佳,纳呆,溏便,已数年余。血压 130/80 mmHg。实验室检查:三酰甘油 2.8 mmol/L 偏高,总胆固醇 5.8 mmol/L,谷丙转氨酶 50 U/L。B 超示:肝不肿大,肝实质回声分布不均匀,轻度脂肪肝。中医诊断:胁痛(肝脾不调)。西医诊断:脂肪肝。患者情志忧郁不畅,肝失疏泄,肝郁不疏脾土,脾失健运乃为肝脾不调证。以疏肝健脾,理气通络为法。逍遥散加减。

处方:柴胡 10 g,炒枳壳 6 g,炒白芍 13 g,延胡索 10 g,制香附 10 g,郁金 10 g,当归 10 g,茯苓 13 g,炒白术 10 g,炒薏苡仁 30 g,陈皮 6 g,山楂 15 g,麦芽 13 g。

7 剂,水煎服,每日 1 剂,分 2 次温服。

二诊　服药后大便已成形,他症同前。

处方:原方加大健脾醒脾行气之力度,加炒山药 13 g、砂仁 6 g。7 剂,水煎服,每日 1 剂,分 2 次温服。

三诊　经上方加减服药月余,患者右胁部已不闷胀,纳增,睡眠改善。复查血脂、氨基转移酶等肝功检查均已正常。B 超示:肝脏实质回声均匀。嘱患者日后注意调畅情志,多参加文体活动,每日白天服逍遥丸,晚服参苓白术丸,标实兼顾,巩固调治。

【按语】患者情志不畅导致肝失疏泄,脾土不运,脾胃虚弱,纳差,便溏,睡眠欠佳。取疏肝健脾,理气通络之法。方取逍遥散加减,柴胡、炒枳壳、郁金、制香附以达疏肝实脾之效,茯苓、炒白术、炒薏苡仁健脾实脾；当归、炒白芍、延胡索等养血理气通络；山楂、麦芽消食导滞又助通络，诸药相伍，共达疏肝健脾、理气通络之效而病告愈。

六、前列腺增生

（一）疾病简介

前列腺增生也称良性前列腺肥大，是老年男性的常见病。目前多认为其发病可能为老年性激素平衡失调，导致前列腺组织和上皮细胞增生，腺泡囊性扩张，结缔组织增生，临床表现为排尿不畅、夜尿多，有时伴有少腹坠胀、腰酸困等。增生的前列腺还极易发生炎症，而出现尿频、尿急、尿痛等症状，有的可并发急性尿潴留，甚至晚期出现肾功能衰竭。本病大多始发于 40 岁以上中年男性，有关文献统计表明，50～60 岁的良性前列腺增生发生率为 50％～60％，80 岁以上发生率高达 80％～90％。可见本病的发生率随着年龄的增大而增加，影响晚年的生活质量。因此，有效防治本病在我国日趋老龄化的当今有着极其重要意义。

前列腺增生，依其症状表现属中医"癃闭"范畴。本病多发生于年老体弱患者，久病体虚，肾气不足，膀胱气化无力导致尿不畅，尿频数急；嗜食肥美厚味之品易伤脾，脾失健运，湿浊滋生，郁久酿湿生热，流注下焦，蕴结膀胱。伤脾致中气下陷，浊阴不降影响膀胱之气化成癃闭；情志不畅，肝气郁结，疏泄不及，水液气化不调，气机失调，日久致瘀血内结，气滞血瘀，水道受阻可致癃闭；外感湿热之邪，侵入人体，下注膀胱，气化不利致尿频、尿急、尿痛，终致癃闭。沈师认为癃闭的病因众多，但主要病因为年老肾虚，膀胱气化无力，外因为外感湿热之邪。癃闭为本虚标实之证，本虚为肾虚不足，标实为湿热和瘀积，此病一般多为标本相兼为患，虚实错杂的病证。

沈师认为本病证总以虚或实两类为主的证候呈现。实证多为湿热下注，浊瘀阻塞水道。虚证多为肾虚不足，气化不及州都，瘀阻水道，为此宗"急标缓本"的治则，具体分以下两型治疗。

1. 湿热下注，浊瘀阻塞水道

［证候］ 小便不畅或点滴不通，尿灼热或灼痛，少腹坠胀，口苦，口黏，舌质暗红，苔较腻或黄腻，脉滑数。

［治法］ 清利湿热，活血通络。

［方药］ 萆薢分清饮加减。

萆薢 10 g，苍术 10 g，黄柏 10 g，牛膝 10 g，续断 10 g，生薏苡仁 30 g，茯苓 13 g，泽泻 13 g，车前草 13 g，当归 10 g，益母草 13 g，生甘草 6 g。

［加减］ 尿浑赤、尿血加三七粉、小蓟、白茅根；尿白浊加石菖蒲；少腹坠胀疼痛加王不留行、延胡索、炒小茴香；大便秘结加大黄、桃仁；伴见咳嗽黄痰、肺热气闭加黄芩、桔梗、桑白皮、天花粉；伴见胸胁胀满、肝郁气滞加郁金、香附、延胡索。

2. 肾虚不足，浊瘀阻塞水道

［证候］ 小便不畅，尿频数，腰膝酸软，耳鸣重听，当肾阳虚为主伴见形寒肢冷、面色㿠白、少腹坠胀、腰膝困冷、夜尿频数、脉沉细、苔薄、舌质暗淡。当肾阴虚为主，伴见面色潮红，五心烦热，口干咽燥，舌暗红，脉细稍数。

［治法］ 补肾通利水道。

［方药］ 肾阳虚为主，济生肾气丸加减；肾阴虚为主，知柏地黄丸加减。

［加减］ 以上两方应用时均需选加当归、鸡血藤、益母草、赤芍、地龙等；尿频数，夜间尤甚加乌药、

芡实;腰酸困痛加杜仲、续断;气短乏力加黄芪、党参、白术;少腹坠胀痛加延胡索、炒小茴、王不留行;尿灼热,尿血选加白茅根、小蓟、三七粉;大便秘结选加酒大黄、桃仁、枳实、肉苁蓉;前列腺增生触之硬结较甚,选加地龙、水蛭、䗪虫、穿山甲。

（二）临证经验

1. 注意标本兼顾,消补兼施　前列腺增生以肾元虚弱为病之本,湿热血瘀为病之标,标本相兼为患,互为影响。在治疗中,沈师强调要时刻注意标本兼顾,消补兼施。治法当注意调补肾中阴阳与清利湿热、活血化瘀相辅相成才能提高疗效。为此,沈师对本病证的治疗,宗"急标缓本"的治则,分作两型治疗,当标实为主,取清利湿热、活血行气、利水之法。选《医学心悟》之萆薢分清饮方为用。方中伍以茯苓、薏苡仁等健脾利湿药及牛膝、续断、当归之类补肾养血、活血通络药。否则单纯取用清利湿热通淋之法,不加用上述扶正通络之品,无力驱邪外出而导致病势缠绵。同理,沈师对肾虚不足、浊瘀阻塞水道证的诊治,也不单纯用滋补肾阴或温补肾阳之方药,方药中多加用利湿活血通络之药,以防纯补而致瘀血湿浊停积,小便不利症状得不到改善。

2. 重视活血化瘀法　前列腺增生常见瘀血凝结、脉络阻滞之证候。肾虚不足推动无力,血滞成瘀;湿热胶结,阻滞气机,血行不畅而致瘀血;病久也致瘀,临床中也常见此类患者的血液流变学检查确有异常。因此,血瘀是前列腺增生的重要病理变化,治疗过程中重视活血化瘀法是提高本病治疗效果的重要方法,而且应贯穿于治疗的整个过程中。沈师在以上两型治疗中都取用活血化瘀药。当瘀结重者常按证选用泽兰、赤芍、王不留行、地龙、水蛭、䗪虫、穿山甲等,其中地龙、水蛭等虫类活血药为血肉有情之品,活血祛瘀作用较强,易使药力直达病变部位。现代药理研究认为,地龙、水蛭、䗪虫分别含有链激酶、水蛭素、纤维蛋白原等,有溶纤、抗纤维化、抑制前列腺增生的作用。前列腺增生伴见大便秘结时,沈师常取既有活血化瘀又能起到通便作用的大黄、桃仁等药物,其中大黄具有泻下攻积和通利小便之功效,桃仁可活血化瘀、润肠通便,擅治血结、血燥、血秘而通润大便,且善破蓄血。大黄和桃仁配伍应用于此病证,即取《伤寒论》桃仁承气汤之意治下焦蓄血。

3. 重视综合治疗,提高临床疗效　中医药治疗前列腺增生有其特色和优势,在临床中我们应取中西医之长,优势互补,重视现代医学检测手段,定期检查前列腺组织甚为重要。当前列腺异常迅速增大,尿道梗阻症状加重,伴见严重尿血,必要时当及早手术治疗以防恶变或致肾功能受损,导致肾功能衰竭。

平时注意生活调摄,调畅情志,切忌忧思恼怒,不宜房劳过度,多饮水,不宜憋尿,保持大便通畅和会阴部清洁,以防继发感染而加重病情,不宜久坐和长时间骑车、骑马,使会阴部受压时间过长而影响血液循环,而导致前列腺的损害。忌辛辣油炸食品,少饮酒,忌服阿托品一类药物,以防急性尿潴留发生,积极参加适当体育活动,增强体质,以防疾病反复发作。

（三）验案举隅

案一　陈某,男,45岁。2011年11月12日初诊。

初诊　患者半年来时有尿频、尿急、尿痛,或大便干结时尿道口滴白浊,少腹和腰部常作胀。曾在他院诊治,肛门指检示前列腺Ⅱ度增生,确诊为慢性前列腺炎、前列腺增生。昨晚饮酒后,会阴和少腹部胀痛,尿频、尿急、尿灼痛,尿黄赤,大便干结已2日未解,口渴口苦,脉滑数,苔较腻稍黄,舌暗红,尿检查白细胞(＋＋＋),红细胞(＋＋),蛋白(＋),前列腺液常规检查白细胞(＋＋),卵磷脂小体(＋)。中医诊断:癃闭(湿热下注,浊瘀阻滞)。西医诊断:慢性前列腺炎急性发作。取清利湿热,活血通络,行气利水之法治之。

处方:萆薢10g,黄柏10g,牛膝10g,续断10g,茯苓13g,当归13g,桃仁13g,大黄10g,枳实

10 g,地龙 10 g,白茅根 15 g,车前草 13 g,生甘草 6 g。

5 剂,水煎服,每日 1 剂,分 2 次温服。

二诊 已无尿灼痛,大便已解,少腹感坠胀,脉弦滑,苔薄腻,舌暗红。

处方:上方去大黄,加川楝子 10 g。7 剂,水煎服,每日 1 剂,分 2 次温服。

三诊 小便已通畅,也无其他不适诸症,尿液检查正常,脉弦滑,苔薄,舌暗稍红。

处方:二诊方去枳实,加女贞子 13 g、墨旱莲 13 g、益母草 10 g。7 剂。

四诊 无不适诸症,前列腺液检查已正常,而前列腺仍为Ⅱ度增生。

处方:嘱晨服六味地黄丸,晚服济生肾气丸,告注意忌酒等饮食生活宜忌。

【按语】 本症患者因饮酒而诱发尿灼痛、尿频、尿急,中医辨证为湿热下注,浊瘀阻滞水道。取用《医学心悟》之草薢分清饮方清利湿热,加大黄、桃仁、枳实,泻下攻积,通利大小便。地龙具有清热利尿、活血通络之效,还具有抗纤维蛋白的溶解作用,对多种细菌和病毒也有抑制作用。白茅根具有养阴清热、利尿通络作用,《神农本草经》曰"主劳伤虚羸,补中益气,除瘀血,血闭寒热,利小便"。方中又加用当归、牛膝、续断、茯苓等养血健脾、利湿补肾通络药,全方配伍用药注意在祛邪为主时注意标本兼顾,消补兼施而获良效。

案二 张某,男,40 岁。2012 年 2 月 1 日初诊。

初诊 1 年来,经常反复发作小腹部坠胀,小便频数,夜尿多,尿后有时流出白浊,腰酸困痛,心烦口渴,手足心热,近日劳累后尿频、尿急、小便频数加重,小便灼热,脉弦细,苔薄,舌暗红。肛门指检示前列腺较增大,表面有不规则小结,轻度压痛,前列腺液镜检示:白细胞(++),卵磷脂体减少。B 超检查:前列腺体积 40 mm×32 mm×26 mm。中医诊断:癃闭(肾阴亏虚,湿浊阻塞水道)。西医诊断:慢性前列腺炎,前列腺增生。取补肾通利瘀阻水道之法治之。

处方:知母 10 g,黄柏 10 g,玄参 13 g,生地黄 13 g,茯苓 13 g,草薢 13 g,牡丹皮 10 g,赤芍 10 g,牛膝 10 g,地龙 10 g,益母草 10 g,王不留行 10 g,乌药 10 g,白茅根 15 g。

7 剂,水煎服,每日 1 剂,分 2 次温服。

二诊 小便已无灼热,尿较前通畅,少腹坠胀也减,苔脉同前。

〔治疗〕 上方去白茅根、茯苓,加女贞子 13 g、墨旱莲 13 g、续断 10 g。14 剂,水煎服,每日 1 剂,分 2 次温服。

三诊 上述不适诸症已消失,脉弦细,苔薄舌暗。

〔治疗〕 效勿更方,上方 14 剂,水煎服,每日 1 剂,分 2 次温服。

四诊 复诊检查前列腺液镜检已基本正常。肛指检查:前列腺体触之已无疼痛感。B 超示:增生前列腺无明显缩小,嘱常服知柏地黄丸巩固调治。

【按语】 前列腺增生主要责之于肾,肾元虚弱为病之本,而湿浊瘀阻为病之标,本案为肾阴虚损,湿浊瘀阻水道化热。取调补肾阴,清相火的知柏地黄汤为主加用赤芍、王不留行、牛膝、地龙、草薢、益母草、白茅根等清热利湿、活血化瘀药治疗。治疗过程中注意标本兼顾,消补兼施,在调补肾阴时配用清热利湿、活血化瘀药故能取得满意疗效。

七、感冒

(一) 疾病简介

"感冒"之名,始见于北宋《仁斋直指方》,金元之《素问病机气宜保命集》又称"伤风",《丹溪心法》中则将两者并提,因其主要是风邪夹时气侵袭人体,是四时常见的外感表证。其起病较急,临床上以鼻塞、流涕、喷嚏、头痛、咳嗽、恶寒发热、全身不适为主要证候。沈师告诫:感冒虽系小病,如治不如法,则外邪郁而不散,常常反复发作遗留后患。古称:"伤风不醒便作劳也。"沈师同时强调,作为临床医师应该注意患者体质,因时因地、谨慎细心地辨证施治方能解除感冒患者的病痛。

感冒的发热为外感表证的发热,应当具有恶风或恶寒的发热证候,并伴有起病较急,鼻塞、咳嗽、咽痒或咽痛诸卫表症状,苔薄,脉浮。感冒辨治首先应分清风寒和风热两大证,如是暑湿和燥邪所致也属表寒、表热两大属性。分清表寒、表热属性下列几点可作参考。

1. 辨分泌物与排泄物　分泌物包括痰、涕,如痰黏、痰黄、涕黄浊为热证,痰清、涕清稀为寒证;排泄物指大、小便,如大便干、小便黄赤为表热证,大便不干、小便清长为表寒证。

2. 辨咽痛有无　一般咽痛多有热象,咽痒者常为寒象。

3. 辨舌象　舌质红与不红,苔薄白还是薄黄,是鉴别寒热的重要方面,舌质红,苔薄黄为表热;苔薄白,舌质不红属表寒证。

4. 辨寒热　一般来说,寒冬季节多见表寒证,春末夏季多见表热证;气候骤变寒凉多犯表寒证,反之多见表热证。

（二）临证经验

感冒呈现的临床症状主要是风邪袭表,肺气失宣所致,故治疗以疏风宣肺为主。沈师常介绍其先师秦伯未治疗感冒时所取用治法列式:"疏邪＋宣肺＋兼症。"疏邪药常用辛温或辛凉解表为主的药物。宣肺化痰止咳药按君药属性选用性温或性凉药物。兼症用药应按主症属性适作加味治之,如风热感冒伴见口渴、鼻衄可加用芦根、白茅根;风寒外感见恶心、呕吐可加用生姜、法半夏。新疆为寒冷、干燥地区,冬令季节易患风寒感冒,若驱风寒当用辛温之品,但不宜太辛窜、峻烈,宜用散风之温润药,尤其对老幼体弱者,麻黄、桂枝之类药物更当慎之。即便属风寒较重者,沈师也很少将麻黄、桂枝同用,在温病季节,麻黄、桂枝之类药物更当谨慎。

（1）风寒感冒主要以冬季多见,但其他季节也可出现,尤其新疆地区春末寒流侵袭频繁,又夏季阴雨气候骤变为阴凉,一日温差十几度以上,故辨证仍需结合当地气候变化,而不可拘泥于冬寒或暑热之令。感冒治疗以疏风邪为要,但需注意他邪兼挟而相合致病,应当细辨兼治,以助外邪疏解。若夹食积者,宜加用焦三仙;夹痰者,加半夏、陈皮、厚朴;挟湿者,加苍术、砂仁、白豆蔻;夹气滞者,配以陈皮、炒枳壳、紫苏梗等。

（2）感冒初期,寒热症状不甚明显,仅表现为恶风、乏力、鼻塞等,这时不易辨清风寒还是风热,沈师认为,可采用辛平宣肺法治之,具体应用方法如下。

1）选用辛散疏风药时,不取辛散太峻烈者,并配用相反属性,宣肺药调和之。例如:辛温发散药可选紫苏叶、防风,宣肺药可用性凉或辛平微温之品,如牛蒡子、桔梗、杏仁等。

2）对于老年患者,君药可多选用辛温发散之品,青少年则宜选用辛凉之品。不同季节选用药物也宜不同,当春末夏初气候较温热或冬季较寒冷时,可先分别用辛凉或辛温发散之品,按上法治疗轻微感冒一般可见效,若服用2剂后不愈者,则寒热征象已显示,可更方治疗。

（3）感冒"寒包火"证型的治疗,有的内科教材提出取用麻杏石甘汤治之。沈师认为,六淫之邪皆可化热,感冒风寒之邪失治或误治,不得宣发而化热时可见"寒包火"之证。临证时应对所化之"热"详辨其热势之程度,选用适当药物,当见气分热伴见汗多、烦渴又喘者,方可用石膏;而一般风寒感冒化热仅见痰由白稀转黄黏、咽痛却无烦渴者,则在一般辛温解表剂中选加黄芩、浙贝母等清肺热之品足矣,因为

"上焦如羽,非轻不举"。如选用药物苦寒太甚,影响风寒之邪疏散,郁阻于里,则热必不除。

(4)沈师治疗采取中西医之长

1)外感表证高热,尤其时行感冒发热甚者,沈师强调应酌情西药补液,一则防止应用发散药物治疗后虚脱,更为了适当补充机体消耗体液和能量,以"扶正驱邪外出"。

2)西药解热镇痛药常作为外感退热剂,当有溃疡病者常慎用,以防服用解热镇痛药致胃酸过多而胃痛加重或溃疡穿孔。中医辨证治疗如为风热证,且素有胃脘痛、溃疡病,也当注意使用清热药不要苦寒太甚,并适加理气和胃等调和之品。

3)常用于治疗感冒的中草药,经药理药效研究证实具有抗病毒作用的有:紫苏叶、防风、麻黄、桂枝、香薷、佩兰、野菊花、柴胡、连翘、金银花、板蓝根、牛蒡子、薄荷、浮萍、黄芩、紫菀、射干、百部……如感冒属病毒感染者可辨证选用。

(5)感冒当见咳嗽为主证者,沈师常以自拟咳宁方治疗,取得较好疗效,介绍如下。

咳宁方

〔组成〕 荆芥、桔梗、杏仁、百部、白前、紫菀各10g,陈皮、炒枳壳、生甘草各6g。

〔功效〕 疏风解表,宣肺化痰。

〔主治〕 上呼吸道炎、急性支气管炎、肺炎早期具有表证所致的咳嗽。

〔加减〕 风寒外感者加紫苏叶10g、防风10g、生姜3片;风热者加桑叶10g、牛蒡子10g、薄荷10g、连翘15g;痰湿重者加茯苓13g、法半夏10g、藿香梗10g,紫苏梗10g,厚朴10g,去紫菀、百部;咽痛者加金银花10g、射干10g、浙贝母10g、胖大海3枚;燥咳者加知母10g、贝母10g、花粉10g、瓜蒌皮13g、枇杷叶10g。

应用此方当注意以下两点。

1)治疗外感咳嗽用药以轻灵为贵:肺为娇脏,清虚而处高位,故选方用药宜清轻不宜重浊,这就是"上焦如羽,非轻不举"之道理。因此不宜过用苦寒、寒凉之品,否则外邪不易透散。如寒包火所致咳嗽,治疗时也应注意宣肺和清肺之品结合运用,不可用一派苦寒直抑之药,使邪入里而咯痰不爽,咳嗽不宁。当见痰黏稠或口渴、便干有燥象时,也应采用润肺轻清之品,如:瓜蒌皮、芦根之类的药物。外感咳嗽初期不宜过早使用枇杷叶、远志之类肃肺药物,即使伴见肺气上逆之喘证也当宣肃同用,可使外邪有宣透之途,否则易郁积于里,肺气郁闭更甚,导致咳痰不爽,欲止咳而咳不宁。

2)注意证型演变:注意禀赋体质差异,适当调整原基本方的药味、药量。外感咳嗽,邪多有余,治疗总以辛散为主。当患者体质虚弱,病已多日,见实中有虚,宜发散兼补以治之。若见外感咳嗽迁移日久,邪伤肺气,往往病证由实证转为虚实夹杂,也应治当辛散与补益兼顾。如一味辛散则耗伤气阴,咳嗽不易治愈。因此,必须扶正祛邪兼顾治之,方能见效。

(6)中西医辨证辨病相结合用药:外感咳嗽多因肺的卫外功能减弱,气候寒暖失常,气温突变情况下,外邪侵袭肺系,肺气失宣而致,相当于现代医学的上呼吸道感染、急性支气管炎、肺炎早期疾病所致的咳嗽。临证中可借助现代医学诊断工具,如:X线、血象检查,则有利于辨病和辨证相结合,协助疗效的提高。

如解表宣肺止咳的中草药具有抗病毒作用的有:麻黄、桂枝、荆芥、防风、紫苏叶、香薷、大青叶、板蓝根、金银花、连翘、牛蒡子、胖大海、紫菀、佩兰、野菊花、柴胡、薄荷、浮萍、黄芩、射干、百部、蔓荆子、马兜铃、大黄、穿心莲、紫草、虎杖、青黛等。

有抗菌作用的药物有:葱白、紫苏叶、桔梗、牛蒡子、金银花、连翘、大青叶、板蓝根、黄芩、鱼腥草、蒲公英、紫花地丁、败酱草、黄连、黄柏、龙胆草、穿心莲、栀子、夏枯草、瓜蒌、大黄、大蒜、山豆根、厚朴、牡丹皮、侧柏叶、苏木、冰片、野菊花、白头翁、仙鹤草、瞿麦、海金沙、龙葵、虎杖、公丁香、玄参、山茱萸、五倍子、乌梅、鸭跖草等。

这样按血象检查结合病证不同而选用以上中药。

(三) 验案举隅

案一 范某,女,50岁。

初诊 感冒发热咳嗽10余日。经治目前体温已正常,然咳嗽未愈,近几日加剧,咳声重浊,咳痰不爽,胸闷气憋,痰多白黏不易咯出,纳差,身乏,大便溏稀,苔腻厚,脉弦滑。

患者起病时,恶风低热,咳嗽黄黏痰,咽痛,口渴,大便较干,曾于某院诊治处方为:金银花、连翘、芦根、黄芩各13 g,桔梗、浙贝母、前胡、射干、生甘草各10 g,鱼腥草20 g。服药5日后再诊,体温正常,咽痛宁,然咳嗽未减,仍口渴,咯痰黏黄不利,大便溏而不爽,胸脘闷胀。原方加天花粉13 g,枇杷叶10 g,又服5剂,咳未愈反加剧,就诊时见苔腻厚,脉弦滑。中医诊断:咳嗽(痰浊壅肺)。风热外感初期误投苦寒肃肺重剂使邪恋肺经,致痰浊壅肺证,以宣肺燥湿化痰为法。

处方:紫苏梗10 g,杏仁10 g,桔梗10 g,制香附10 g,厚朴10 g,法半夏10 g,茯苓13 g,海浮石15 g,陈皮6 g,炒枳壳6 g,丝瓜络10 g。

水煎服,5剂,每日1剂。

二诊 咳嗽明显减轻,咯痰利,胸闷已解,然纳食不香,苔转薄腻,脉弦。

上方加炒白术10 g、炒麦芽13 g、山楂13 g,去海浮石、丝瓜络,水煎服,5剂,每日1剂。

上法治疗共服药10剂,咳嗽诸症全除。

【按语】 原为风热外感、肺气失宣之咳嗽证。肺为娇脏,不耐寒热且恶燥,外邪侵袭,当疏邪宣肺。解表药不离宣肺,宣肺也能协助解表。因此,该案例初期当取用辛散为主,适加清热利咽化痰之品治之。然误投苦寒清热肃肺重剂而致肺气壅滞,肺失宣肃,咳不愈而加剧,声重浊,痰多不利,胸满闷,苔腻厚,脉弦滑之痰湿蕴肺证,后改用燥湿化痰之法获显效,随之加用健脾燥湿之品调治而愈。

案二 陈某,男,28岁。

初诊 发热、恶寒、腹泻2日。发病于盛夏季节,然适逢气候骤变阴凉,又深夜赴宴回家途中冒雨涉水,半夜恶寒发热,腹痛腹泻。晨起服用"解热镇痛剂、氟哌酸胶囊",一日仍未见效,前来就诊。症见恶寒,发热,精神萎靡,脘腹闷胀,欲呕,厌食,水样便,每日5~6次,苔白腻厚,舌淡,脉濡数。查体:体温39℃,腹软,脐周轻度压痛。中医诊断:咳嗽(外感风寒,挟湿食滞)。治拟疏风祛湿消导。

处方:藿香10 g、紫苏叶10 g、防风10 g、苍术10 g、厚朴10 g、茯苓13 g、法半夏10 g、陈皮6 g、山楂15 g、鸡内金13 g、神曲13 g、生姜3片。

3剂,水煎服,每日1剂。

二诊 服药后第2日体温已正常,腹泻宁,然脘腹仍不适,胀满感,无食欲,身困重,苔较腻,脉稍滑。原方去解表燥湿药,适加和胃健脾之品调治。

处方:藿香10 g、紫苏梗10 g、苍术10 g、厚朴10 g、茯苓13 g、炒白扁豆15 g、砂仁、白豆蔻各6 g、茯苓13 g、陈皮6 g、麦芽13 g、山楂15 g、鸡内金13 g。

3剂,水煎服,每日1剂。

【按语】 起病于盛夏季节,但气候骤变寒凉,又患者深夜外出赴宴,回归途中冒雨涉水,致风寒挟湿,食滞停积。经疏风散寒、祛湿消导治疗后热退,腹泻止,寒湿表证已除,然脘腹仍胀满感,食欲差,身困重,苔较腻,后取用燥湿醒脾和胃之品调治而愈。

八、痛风

（一）疾病简介

痛风是由于嘌呤代谢或排泄紊乱而致血液中尿酸浓度增高,导致尿酸钠结晶沉积在结缔组织内为特征的疾病。其临床特点为高尿酸血症及由此引起的痛风性关节炎,反复发作痛风石沉积于关节,并发痛风石性关节炎,常见并发的关节肿胀强直畸形。当尿酸结石沉积于肾,常致肾绞痛发作,有的痛风性肾损害而导致慢性间质性肾炎,严重时可并发肾衰竭、尿毒症等。本病多发于40岁以上中老年男性,但当前随着人们生活方式及饮食结构的变化,我国的痛风发病率不断上升,而且发病年龄也渐趋向年轻化。本病因发病急骤(风邪致病善行数变),疼痛剧烈为主要特点而得名为"痛风"。

元代朱丹溪已有痛风之命名,《丹溪心法》谓"痛风而痛有常处,其痛处赤肿灼痛或浑身壮热"。早在汉代张仲景在"历节"病中也有类似痛风病证的描述。根据此病的临床特点中医归属于历节、痛风、痹证等范畴。

沈师认为痛风的发生,主要由于素体虚弱,气血不足,脏腑功能失调,腠理不密,卫外不固是发病的内在因素;饮食不节(嗜酒,进食富含嘌呤类食物)、劳累、情志失调或感受风寒湿热外邪等为发病诱因。

本病为本虚标实之证,正气不足,肝肾亏虚,脾失健运为本,风寒湿热、痰浊瘀血阻滞经络为标。肾为先天之本,藏精阳,司气化而主水。若肾气化司二便功能失调,则湿浊内聚。肝藏血主筋,肝肾亏虚,精血不足,气血运行不畅,筋骨失养。脾失健运,水液输布失调,痰浊内生,当劳倦、七情、酗酒食伤,或外邪侵入导致痰浊流注经脉关节,气血运行不畅或痰瘀互结,闭阻经络,可致关节肿痛、强硬。因感受风、寒、湿、热诸邪不同,或患者体质阴阳不同,而呈现风湿痹、寒湿痹、湿热痹之临床不同证候。病初外邪痹阻,痰瘀湿浊胶结于关节,病久损及脏腑,变证丛生,并发肾结石、肾绞痛、慢性间质性肾炎,严重者导致肾衰竭、尿毒症。

沈师根据痛风发病的病情缓急,将其分为急性发作期和慢性缓解期辨治。

1. 急性发作期

[证候] 起病急骤,常见足的单侧跗趾、踝关节肿痛难忍,患处关节周围瘀紫,活动受限,有时伴有恶风发热,苔薄腻,舌质暗或暗红,脉弦稍数,或浮滑稍数。

[治法] 疏风祛湿,清热解毒通络。

[方药] 痛风宁方(自拟方)。

防风10 g,防己10 g,苍术10 g,黄柏10 g,川牛膝10 g,薏苡仁30 g,土茯苓15 g,萆薢10 g,地龙10 g,当归13 g,延胡索10 g,络石藤10 g。

[方解] 防风、防己疏风祛湿,伍以《成方便读》之四妙丸(苍术、黄柏、牛膝、生薏苡仁)清利湿热而利筋络;土茯苓、萆薢解毒除湿,利关节;当归、延胡索养血行血通络,以起治风先治血、血行风自灭之效;络石藤祛风通络,凉血消肿,诸药相伍,获疏风祛湿、清热解毒、通络止痛之功效。

[加减] 当发热、口渴甚,大便干结可选加葛根、柴胡、天花粉、忍冬藤、酒大黄;脘腹满闷,身困重,大便溏稀可选加厚朴、茯苓、砂仁、白豆蔻、草果、车前草。

2. 慢性缓解期

[证候] 痹证已缓解,关节时有屈伸不利,皮色紫暗,或身困乏力,或腰膝酸软,脉弦细,舌质淡红,苔薄或厚腻。

〔治法〕　益气养血，补脾肾，祛风湿，通血脉。

〔方药〕　独活寄生汤加减。

独活 10 g，桑寄生 10 g，杜仲 10 g，牛膝 10 g，熟地黄 10 g，黄芪 13 g，茯苓 13 g，炒白术 10 g，当归 10 g，鸡血藤 13 g，丹参 10 g，防己 10 g。

〔方解〕　独活、桑寄生祛风胜湿，养血和营，活络通痹为君药；杜仲、牛膝、熟地黄补肝肾，强筋骨为臣药；当归、丹参补血活血，黄芪、茯苓益气扶脾均为佐药。使气血旺盛有助于除风湿；防己、鸡血藤为使药，利湿活血通络，诸药合用是为标本兼顾、扶正祛邪之剂。

〔加减〕　关节肿胀活动不利伴见皮下结节，选加炮穿山甲、炒蜂房、制南星、白芥子、海藻、生牡蛎等加强破结化瘀、祛痰消肿之功效；身困乏力，纳少，便溏，苔较腻，脉细弱去熟地黄，选加苍术、炒白术、炒薏苡仁、砂仁、山楂、麦芽以助健脾醒脾燥湿之力度；腰膝酸软，身困乏力较重者加狗脊、续断、黄精强筋健骨补肾。

（二）临证经验

本病急性发作期，临床表现多为患肢关节红肿热痛，屈伸不利，发病骤急，皆为风湿、风热、瘀毒所致，取自拟痛风宁方加减治疗。沈师治疗痛风病按证情的标本缓急分为急性期和缓解期辨证治疗。急性发作期重在祛毒邪、通经脉而获消肿止痛的效果，方药中常取用疏风清热、清热凉血解毒药。有的学者将痛风病按痹证论治的常法，分列出风寒湿的一项证型，取薏苡仁汤加减治疗。沈师认为痛风在发病前虽因淋雨或久坐卧寒湿之地是为发病的诱因，但往往这类患者前来求治时多见关节肿痛为甚，局部皮色虽然不红，但患处皮肤触之已有灼热感，病患关节疼痛为灼痛而非冷痛，日前侵袭之寒湿邪，瘀阻经脉已有化热之势，故只需在痛风宁方中多加疏风利湿通络之品，如鸡血藤、络石藤、桑枝、茯苓即可。

痛风反复发作，病损日久，内损脏腑，尤当肾结石形成，又伤肾致肾衰、肾功能不全、尿毒症。证情复杂严重，则上述痛风宁方或独活寄生汤加减均非所宜，另当辨证选用他方治之。

痛风病辨治应集中西医之长提高疗效。痛风急性发作期，西医西药常采用秋水仙碱治疗，一般在 12～48 小时即可缓解炎性疼痛。但这类药物毒副作用较大，常见有胃肠道反应，服药期间疼痛尚未完全缓解时即出现脘腹闷胀，不思饮食，或暴泻不止，甚为痛苦，故此时如果加服健脾利湿和胃之方药，可避免胃肠道反应。

痛风患者急性发作期或是缓解期都应配合针刺治疗，针刺治疗对促进气血通畅、防止痛风反复有很好的疗效。有些患者仅是血液化验检测到高尿酸血症而无痛风性关节炎的症状，尤其是肥胖的中老年患者必须坚持定期监测血尿酸，并可辨证选用经药理药效已证实能降低血尿酸的中草药，如威灵仙、秦皮、土茯苓、车前草、萆薢、苍术、秦艽、石蒜、大黄、玉米须、生薏苡仁、泽泻、晚蚕沙、地龙、猪苓、茯苓、川牛膝、滑石等，对防治痛风病的发作有着重要的作用。

我们更应重视痛风病的非药物防治措施，如减肥，注意饮食禁忌，多食碱性食品，忌食含嘌呤类高的如动物内脏、海鲜、蘑菇、菠菜、豌豆、花生等，禁酒尤其是啤酒。进行适量的运动和体力活动，保证充足的睡眠以及饮水量一日不少于 2 000 mL，促使尿酸排泄。禁用维生素 B_{12} 和磺胺类药物等。

（三）验案举隅

案一　刘某，男，48 岁。2011 年 8 月 6 日初诊。

初诊　患者左趾关节肿痛反复发作 3 年，3 年来常因劳累或饮酒后关节肿痛发作，曾多次测血尿酸较高 480～560 μmol/L。诊断为痛风性关节炎，病发时曾服用秋水仙碱等药物，症状缓解。本次发病因赴宴饮酒，次日左足背及蹈趾关节红肿，疼痛难受，脚不能着地，大便已 2 日未行。查体：左足背近趾处肿胀较甚,触之灼热感,局部皮色紫红。苔较腻而稍黄,舌质红,脉弦稍数。测血尿酸 496 $\mu mol/L$。中医诊断:痛风病(湿热毒邪下注,瘀阻经脉)。西医诊断:痛风性关节炎。治宜祛风除湿,清热凉血解毒通络。痛风宁方加减治疗。

处方:防风 10 g,防己 10 g,苍术 10 g,黄柏 10 g,川牛膝 13 g,生薏苡仁 30 g,土茯苓 15 g,地龙 10 g,当归 10 g,桃仁 13 g,延胡索 10 g,忍冬藤 13 g,酒大黄 10 g,络石藤 10 g。

3 剂,水煎服,每日 1 剂,分 2 次温服。

二诊 大便已通畅,左足背肿胀明显减退,无疼痛感,已能行走,然自觉患侧跨趾关节有强硬感,苔薄腻,脉弦。

处方:原方去酒大黄、忍冬藤,选加生甘草 6 g、鸡血藤 13 g。7 剂,水煎服,每日 1 剂,分 2 次温服。

三诊 患趾已无明显不适,局部皮色紫暗。测血尿酸仍较高为 440 $\mu mol/L$,苔脉同前。

处方:二诊方去防风、防己、土茯苓、桃仁,选加泽泻 13 g、杜仲 10 g、丹参 13 g、生薏苡仁 30 g。10 剂。嘱患者服之无不适,上方可较长时期服用。要戒酒避劳倦,忌食海鲜之类高嘌呤类食品,多饮水。

【按语】 患者平素嗜食醇酒厚味,导致痰湿,湿热内生,阻滞经络,本次发病因饮酒后蕴积之湿热浊痰,痹阻经脉所致,经取用具有疏风清热、除湿解毒、凉血通络之痛风宁方作加减治疗。初诊方加用了酒大黄,以促通腑清热、排毒活血通络之功效。全方诸药相伍可达祛风邪、除湿热、清毒邪、化痰瘀、通经络之效。而服药 3 剂,疼痛诸症迅速消除。

案二 魏某,男,60 岁。2009 年 11 月 7 日初诊。

初诊 患者患痛风病已 2 年,当劳累或饮食不慎时,左足踝关节肿痛,1 年中反复发作数次,经秋水仙碱等药物治疗疼痛缓解。数月来,患者关节肿痛虽未发作,但有僵硬感,屈伸欠利,时感下肢困重,气短乏力,纳可,二便正常,舌暗淡苔薄,脉细弱。测血尿酸 440 $\mu mol/L$。中医诊断:痛风病(气血两虚,肝肾不足,络脉痹阻)。西医诊断:痛风性关节炎。宜补气血,养肝肾,活血通络,取独活寄生汤加减治之。

处方:独活 10 g,寄生 10 g,杜仲 10 g,川牛膝 10 g,当归 13 g,丹参 10 g,黄芪 13 g,茯苓 13 g,炒白术 10 g,蜈蚣 2 条,鸡血藤 13 g。

7 剂,水煎服,每日 1 剂,分 2 次温服。

二诊 服药后无不适,苔脉同前。

处方:原方加黄精 13 g、地龙 10 g,以加强补肾益气通络之力度。7 剂,水煎服,每日 1 剂,分 2 次温服。

三诊 经上方适作加减调治月余,经测血尿酸已降至 396 $\mu mol/L$,痛风再未发作,并感下肢困重、气短无力诸症明显改善,嘱患者当无外感或肠胃不适诸症时上方坚持服用,仍当注意避劳倦和饮食宜忌。

【按语】 本病例就诊虽未见关节肿痛,但关节活动不利、僵硬感、腿困重、气短乏力,乃因病久年老气血亏虚,病前多系饮食失节,伤脾及肾,外邪痹阻,痰瘀湿浊,胶着于病患关节周围所致,故取标本兼顾的独活寄生汤加减治疗。方药中又加用蜈蚣和补气血药合用入络,搜风而养筋脉,全方邪正兼顾,而达祛邪不伤正,扶正不碍邪。治疗过程中注意清外邪,益气血,强筋骨,而经络通,痹痛除。

九、痹证

(一)疾病简介
痹证是临床常见病、多发病,新疆多寒冷气候,该病尤其多见。痹证是以肢体筋骨、关节、肌肉疼痛、酸楚、麻木、重着、屈伸不利,甚则关节肿大变形为主要症状的病证。痹证的发生与体质因素、气候条件、生活环境及饮食等有密切关系。

(二)临证经验

沈师在边疆工作 60 余年,对痹证的辨治积累了丰富的经验。

治痹通用方

[组成]　羌活 10 g,独活 10 g,桂枝 10 g,防风 10 g,苍术 10 g,当归 13 g,络石藤 10 g。

[功效]　祛风散寒除湿,温经通络。

[主治]　风、寒、湿、热诸痹证。

[方解]　羌活、独活疏风散寒胜湿;桂枝祛风寒湿邪,温经通络;苍术辛散温燥,燥湿健脾,除寒湿;当归养血行血祛风;络石藤疏经活络。诸药相伍祛风散寒除湿,温经通络。

[加减]　行痹加片姜黄、海风藤、秦艽、桑枝等;痛痹选加川乌、草乌、细辛、附子、肉桂等;着痹加炒薏苡仁、木瓜、晚蚕沙、防己等;热痹加忍冬藤、生石膏、知母、炒栀子、赤芍等;热甚伤阴时,减苍术、羌活,加生地黄。

病痛位于上肢者多为风邪所伤,原方减独活加片姜黄、威灵仙、秦艽、桑枝、葛根,取药性走上以加强祛风通络的功效。病位在下肢者多为寒湿之邪所伤,原方去羌活加川牛膝、防己、桑寄生、续断、木瓜等,以增强祛寒湿、温经通络的作用。如上下肢病患并见可不去羌活,并注意二者用药兼顾治之。风湿热痹的病理是热与风邪相搏或湿遏热郁,故治法取清法、温法并用,注意方中必须配用辛散宣通之药,取治痹通用方治疗热痹时加生石膏、忍冬藤而不去桂枝即为此意。热痹辨治时还须分清湿与热的孰轻孰重,热重于湿,选加水牛角、赤芍、丹参、木通、白茅根、生地黄等清热凉血活血之品;湿重于热者选加生薏苡仁、防己、川牛膝、木瓜、蚕沙、地龙等燥湿健脾,通络之药。

顽痹又称尪痹,是风寒湿诸邪与痰瘀搏结导致关节胀痛、畸形强直的一类疾病,类风湿关节炎属此范畴。此证病邪已深伏筋骨,治疗应注意加用痰瘀同治的药物,临证时还当分清痰湿和瘀阻为患的主次,瘀重者加桃仁、红花、乳香、没药等活血止痛药;痰湿重者加半夏、制南星、白芥子等化痰祛湿之品。顽痹病延日久,治疗时还得取用虫类搜风药,如乌梢蛇、蜈蚣、穿山甲、全蝎等。取用虫类搜风药对活血搜风、通络止痛确有效果,但易耗气伤血碍胃。对久痹已伤筋损骨,气血亏虚者,临床取用应注意三点:① 配益气养血通络药。② 配伍健脾和胃药,同时告知患者汤药不宜空腹服用。③ 中病即止,以免伤正。运用藤类引经药治疗痹证,可增强药效,但也需按证型选用,风邪偏胜者加海风藤,湿邪较重取丝瓜络,血虚者加鸡血藤,热痹者用忍冬藤。痹病多为慢性疾患,迁延难愈,病程长,久病入里,耗伤气血,又因患者长期服用治痹的中西药物,易损伤脾胃,导致脾胃虚弱,故沈师强调治痹还要注意扶正固本。当疼痛缓解时应当按证酌情加用益气养血、健脾祛湿、温经通络之品,如黄芪、白术、茯苓、炒薏苡仁、鸡血藤、鹿角胶等。正如《医宗必读·痹》曰:"治外者,散邪为急,治脏者养正为先。治行痹者,散风为主,御寒利湿仍不可废,大抵参以补血之剂……治痛痹者散寒为主,疏风燥湿仍不可缺,大抵参以补火之剂……治着痹者,利湿为主,祛风解寒也不可缺,大抵参以补脾补气之剂……"针药并用可提高疗效。沈师强调:痹证应配合针灸治疗方可提高疗效,其讲述了针灸祖师皇甫谧青年时患痹证用针灸治愈的实例,告诫我们治疗痹证必须重视针灸疗法。

案一　徐某,女,35 岁,保管员。

初诊　患者 2 年前冬季涉水抢运仓库物资后,经常膝趾关节酸胀疼痛时作,现入冬后天气转寒,每当遇寒时下肢趾节强硬,膝和趾关节酸胀或疼痛发作,局部皮色不红,触之不热,得温痛减,饮食、二便、体温均正常,苔薄滑,脉弦紧,红细胞沉降率和白细胞计数均无异常。中医诊断:痛痹(寒湿痹阻)。治拟温经散寒,祛风除湿。

处方:独活10 g,防风10 g,防己10 g,苍术10 g,附子(先煎)10 g,细辛3 g,威灵仙10 g,木瓜10 g,川牛膝13 g,当归10 g,络石藤10 g。

7剂,水煎服,每日1剂。

二诊 关节疼痛已大减,趾节已不觉强硬,然膝关节仍有发凉感,苔薄脉弦细。

处方:上方去附子,加肉桂6 g,鸡血藤15 g。

三诊 经上方加减服用1个月后,诸关节已无不适,随访1年未见复发。

【按语】 患者寒冬季节涉水过久,致风寒湿邪闭阻经络关节,寒湿阴邪,其性凝滞,气血为寒邪所阴遏,经脉不利,疼痛拘挛,遇寒加剧,经治痹通用方加附子、细辛、防己、威灵仙温经散寒、祛风除湿等药治之,疼痛显减,后又加肉桂、鸡血藤补火助阳,养血通络,调养乃愈。

案二 陈某,男,26岁。

初诊 2日前因赴宴深夜回归途中适逢大雨,半夜即恶风发热,身痛,晨起感身困重,左侧膝关节肿胀,灼热疼痛,口渴,口苦,苔黄腻,舌红,脉浮而数。中医诊断:热痹(风湿热邪)。治拟疏风清热,除湿通络。

处方:独活10 g,桂枝10 g,防风10 g,防己10 g,滑石15 g,知母10 g,生石膏15 g,连翘13 g,忍冬藤13 g,炒栀子10 g,牡丹皮10 g,川牛膝10 g,丝瓜络10 g。

5剂,水煎服,每日1剂。

二诊 恶风发热除,口渴轻,下肢关节灼痛有减,然关节仍肿胀,苔较腻微黄,舌暗稍红,脉弦滑。

处方:上方去知母、生石膏、防风、连翘,加天花粉13 g、赤芍10 g、当归10 g。7剂,水煎服,每日1剂,分2次温服。

三诊 膝关节灼痛、口渴舌燥之症已除,然关节仍肿胀,身困重,纳食不香,苔较腻,舌淡红,脉弦。

处方:二诊方去忍冬藤、炒栀子、花粉,加茯苓13 g、生薏苡仁30 g、山楂13 g。14剂,水煎服,每日1剂,分2次温服。

【按语】 患者赴宴后深夜回归途中,遇风雨涉水,风湿热邪侵袭而致热痹。发病时见恶风发热,故治痹通用方中适加疏风清热、利湿通络药,当表证解除,后期关节灼痛等热象显减,但关节仍肿胀,再去清热药,酌加健脾利湿药调治药证相符,经治近1个月病愈。

案三 王某,49岁,军人家属。

初诊 全身诸关节酸痛反复发作,肢体筋肉挛急不舒已3年,经诸多中西药治疗效果不佳。接诊时周身关节游走疼痛,肩背冷痛为甚,右手小指关节肿胀,拘急疼痛,身困乏力,怕冷畏风,动则汗出,天气阴冷则诸症加重,苔较腻,舌紫暗,脉濡,查类风湿因子阳性。中医诊断:顽痹(久痹正虚,卫阳不固,痰瘀痹阻)。治拟益气养血,搜风温经通络。

处方:黄芪13 g,桂枝10 g,炒白术10 g,防风10 g,茯苓13 g,当归10 g,威灵仙10 g,片姜黄10 g,制南星6 g,地龙10 g,乌梢蛇6 g,川牛膝10 g,忍冬藤10 g。

7剂,水煎服,每日1剂,分2次温服。

二诊 汗多畏风诸症有减,指关节疼痛肿胀无明显改善,苔脉同前,方证相符,守法调治。

处方:原方加僵蚕10 g、松节10 g,加强祛风燥湿温通之力。14剂,水煎服,每日1剂,分2次温服。

三诊 上方服14剂后,右指关节肿胀疼痛、拘急明显减轻,且无畏风怕冷、多汗等症。

处方：前方去白术、防己、僵蚕，加鸡血藤 10 g，熟地黄 10 g。上方服用月余，经随访全身诸关节无不适感，肩背冷痛也消失，类风湿因子复查转阴。

【按语】 风湿性关节炎为经年不愈之顽痹，常因外邪与瘀血痰浊互相搏结，病邪深伏筋骨，故取治痹通用方加乌梢蛇之类搜风剔邪药，然病久气血已亏损，又虫类搜风药易耗伤气阴，故方中伍黄芪、当归、鸡血藤、熟地黄养气血，益肝肾之品以扶正祛邪，经治疗 2 个月，正气复，病邪除，关节疼痛缓解，获临床治愈。

十、产后身痛

（一）疾病简介

产后身痛是妇科常见病，一般属于中医痹证范畴，由于其发病机制有一定特殊性，因此，治疗方法和一般痹证有所不同。

本病的发生多因产后气血亏虚，卫外不固，风邪乘虚而入所致。风为阳邪，侵入肌表可呈现恶风、怕冷、自汗之营卫失调症，侵入经络可致经络壅塞，气血运行不畅，筋脉失养而引起全身肌肉、关节、筋骨疼痛、酸楚、麻木重着等症。正气不足，风邪乘虚而入是产后身痛的致病因素，而经络闭塞、气血不通、脉络拘急是本病的病机所在。

（二）临证经验

沈师认为，产后气血亏虚、营卫失调为病之本，风邪外侵为病之标，治则当以扶正为主，兼以祛邪，治法当以益气养血为主，辅以祛风通络。

补虚除痹汤

［组成］ 黄芪 15 g，桂枝 10 g，白芍 10 g，熟地黄 10 g，当归 13 g，秦艽 10 g，威灵仙 10 g，防风 10 g，桑枝 13 g，川续断 10 g，牛膝 10 g。

［功效］ 补气血，养肝肾，调营卫，祛风通络。

［主治］ 气血肝肾虚损之产后身痛证。

［方解］ 黄芪为补气要药，同时可以补血生血，为君药。桂枝辛散温通，透达营卫，可外行解散风寒，横走四肢、温通经脉、辛散寒滞而治身痛，尤配用白芍能调和营卫，除风邪而无大汗之弊。桑枝具有祛风通络，利关节作用。《本草图经》云："桑枝，平，不冷不热，可常服。"防风为治风通风之品，因其微温不燥，甘缓不峻，有"风药中润剂"之称。秦艽性甚平和，为散风之润药，祛风而不伤阴血。威灵仙为祛风药中峻补之品，较上述诸药更为辛窜，止痛作用较强，又善通经络，治肢体麻木效果明显，在方中与秦艽相伍，既可祛风湿，止痹痛，又无温燥伤阴之弊。

［加减］ 气虚加党参 13 g、白术 10 g；肝肾虚损加杜仲 10 g、桑寄生 10 g；纳食差加砂仁 6 g、山楂 13 g、麦芽 10 g。

一般痹证发病初期临床表现以实证多见，发病后期才兼有虚证。而产后身痛，发病时多表现为以虚证为主的虚实夹杂证，患者临床表现虽然多见身痛、汗多诸症，但实验室检查红细胞沉降率或抗"O"等均无异常发现，因此治疗方法和一般痹证有所不同，应以补养为先，以养气血、调营卫为主，祛风通络为辅。因此，沈师的补虚除痹方中所取诸药大多为补气养血、调和营卫之品，适当配用祛风通络药。

产后身痛的患者常因营卫失调、卫外不固、腠理空疏，故多见怕风、自汗乏力、脉细弱等症。但患者虽然诉说身痛甚，治疗时方药切勿过用辛温发散之品，否则必致大汗淋漓而营阴更伤，筋脉失养而身痛加重。沈师称为"女子以血为用"。当产后身痛患者产后恶露久久未净或月经已复潮，然月经逾期超前，经期量多，经期过长，必须注意配用补气血、固冲任、调经药，而原方中辛散或温经通络药适减，否则经血常流,致筋脉失于滋养而身痛必不已。

沈师强调,产后身痛证配合针灸治疗,疗效更佳。针灸治产后身痛,亦以益气血、和营卫为主,兼以祛风除邪。主穴:① 血海,足三里,三阴交,膈俞(用补法)。② 风池,曲池(用泻法)。加减:① 腰膝酸软、畏寒、头晕者,加肝俞、肾俞、太溪、百会,均用补法,并可温灸命门、神阙,或在督脉上施以灸法,以调动周身之阳气以祛邪外出。② 恶露不净者,加子宫穴、合谷、次髎(平补平泻),以促进子宫收缩,促进瘀血排出。③ 疼痛游走不定或全身如蚁爬行者,加泻风门、天宗,或在膀胱经背部循行处闪罐或走罐。④ 纳差或乳汁稀少者,加脾俞、胃俞、章门、中脘、少泽,施以补法,以补益脾胃,促进气血生化。

产后身痛患者,得病时一般不便外出,常因失治或误治导致病久、缠绵,该病治疗又需要较长时间方能见效,故患者得病后常焦虑不安,因而对患者精神调摄至关重要。医者当按《灵枢·师传》曰"告之认其败,语之言其善,导之以其便,开之以其所苦"。即要求我们必须把疾病的痛苦危害性告诉患者,同时开导患者,帮助患者树立战胜疾病的信心,服药期间,注意保暖,切勿接触用寒凉之水,少食辛燥之食品。采用这些正确调养方法,促进早日解除病痛。

(三)验案举隅

案一 张某,女,29 岁。

初诊 产后夜间哺乳时不慎受风,全身诸关节疼痛 2 月余,畏风,自汗乏力,恶露未尽,色淡,无腹痛,脉细弱,舌质淡。中医诊断:痹证(气血两虚,风寒入络)。治拟补气养血,调和营卫。

处方:补虚除痹汤去威灵仙、牛膝,加阿胶 10 g(烊化)、艾叶炭 10 g、仙鹤草 10 g、大枣 5 枚。7 剂,水煎服,每日 1 剂,分 2 次温服。

二诊 恶露尽,自汗稍减。

处方:上方加党参 10 g、桑寄生 10 g、杜仲 10 g,服 20 剂后全身关节疼痛消失,自汗乏力等症也除。

案二 赵某,女,27 岁。

初诊 病痛起于产后 3 个月不慎受风受凉,全身诸关节疼痛已半年余,伴腰膝酸软、足跟痛,月经已复潮,但经期短,仅 2~3 日,经量稀少,脉细苔厚舌淡。中医诊断:痹证(肝肾两虚,气血亏损,风寒入络)。治拟补肝肾益气血,祛风散寒。

处方:补虚除痹汤加杜仲 10 g、桑寄生 10 g、鹿角胶 13 g(烊化),先后服药 30 剂痊愈。

十一、老年腰痛

(一)疾病简介

腰痛是指腰部多为感受外邪,或因外伤,或由肾虚而引起的气血运行失调,脉络绌急,腰部失养所致的腰部一侧或两侧疼痛为主要症状的一类病证。

沈师认为老年腰痛的发病原因,肾虚为腰痛之病本,而风寒湿之外邪侵袭或外伤为其标。真如先贤所指《诸病源候论》:"肾主腰脚,肾经虚损,风冷乘之,故腰痛也。"《杂病源流犀烛·腰脐病源流》:"腰痛,精气虚而邪客病也……肾虚其本也,风寒湿热痰饮,气滞血瘀,闪挫其标也"。《七松岩集·腰痛》指出:"(腰)痛有虚实之分,所谓虚者,是两肾之精神气血虚也。凡言虚证,皆两肾自病耳。所谓实者,非肾家自实,是两腰经络血脉之中,为风寒湿之所侵,闪肭锉气之所碍,腰内空腔之中,为湿痰瘀血凝滞不通而为痛。"《证治汇补·腰痛》指明了对腰痛的治则治法:"治惟补肾为先,而后随邪之所见者以施治,标急则治标,本急则治本,初痛宜疏邪滞,理经隧,久痛宜补真元,养血气。"

（二）临证经验

沈师认为老年腰痛多见于现代医学的腰椎骨质增生、腰椎间盘病变、风湿性脊柱炎、强直性脊柱炎、腰肌劳损、腰扭伤、骨质疏松症或肾病，按照中医对腰痛之病因病机认识，结合新疆地域特点，提出了老年腰痛的治则治法当辨证与辨病相结合，补肾为先，温通为主，标本兼治，补中寓通，制订了补肾壮阳通络汤。

补肾壮阳通络汤

［组成］ 淫羊藿 10 g，巴戟天 10 g，狗脊 10 g，杜仲 10 g，牛膝 10 g，续断 10 g，当归 13 g，乌药 10 g，松节 10 g。

［功效］ 补肾壮阳，散寒蠲痹。

［主治］ 肾虚寒湿血瘀引起的腰痛。

［方解］ 老年腰痛一般都具有肾气先虚因素，风寒湿邪乘虚袭踞经隧，气血为邪所阻，壅滞经脉或闪腰扭伤，外伤导致气血瘀滞。故本方多选择补肾壮阳药为主，兼有祛寒除湿、养血活血通络功效药。淫羊藿、巴戟天、狗脊补肾壮阳兼有祛风温散寒湿；杜仲、牛膝、续断补肝肾强筋骨，通血脉；当归养血祛风，活血通络；乌药行气止痛，温肾散寒；松节祛风燥湿，活血通络。诸药相伍共奏补肾壮阳、散寒通痹之效。

［加减］ 风湿性脊柱炎、强直性脊柱炎、腰肌劳损寒湿重者，酌加细辛、附子、独活、桑寄生、千年健等；闪腰扭伤、腰椎间盘病变、腰椎骨质增生偏于瘀血痹阻者，加桃仁、红花、鸡血藤、乳香、没药等；骨质疏松症或肾病偏于肾阳虚者酌加仙茅、肉桂、肉苁蓉、鹿角胶、枸杞子等；偏于肾阴虚者原方去淫羊藿、巴戟天、狗脊、松节等温热之品，选加滋阴养血通络药，如生地黄、熟地黄、白芍、玄参、山茱萸、枸杞子、鸡血藤等。

（三）验案举隅

案一 王某，男，65 岁。2007 年 8 月 5 日初诊。

初诊 昨夜外出途中淋雨衣着冷湿，晨起腰部冷痛，重着转侧不利，周身关节酸胀，体倦乏力，纳呆，无恶寒发热，苔白腻，脉沉弦。腰椎正侧位片示：腰椎骨质增生（轻度），其他血液常规、红细胞沉降率等实验室检查均正常。中医诊断：腰痛（寒湿阻络）。年老体弱，卫阳不固，腠理不密，风寒湿诸邪乘虚内侵，导致经脉气血运行不畅，肌肉、筋脉拘急，腰痛发作。取散寒祛湿、温通经脉之法。

处方：独活 10 g，桑寄生 10 g，制附子（先煎 1 小时）10 g，细辛 3 g，狗脊 10 g，巴戟天 10 g，牛膝 10 g，苍术 10 g，炒薏苡仁 30 g，当归 13 g，乌药 10 g，松节 10 g，丝瓜络 10 g。

5 剂，水煎服，每日 1 剂，分 2 次温服。

二诊 服上方 5 剂后，腰痛即止，已能起床活动，全身仍感重着，纳食欠香，苔较腻，脉弦滑。腰痛已宁，加大健脾燥湿之力度治之。

处方：上方去制附子、细辛，加茯苓 13 g、炒白术 10 g、山楂 13 g。7 剂，水煎服，每日 1 剂，分 2 次温服。

三诊 腰痛未作，周身诸关节活动松快，食欲增加，苔薄，脉弦细。取补肾壮阳通络汤加益气养血之品巩固调治。

处方：淫羊藿 10 g，巴戟天 10 g，狗脊 10 g，杜仲 10 g，牛膝 10 g，续断 10 g，枸杞子 10 g，熟地黄 13 g，黄芪 13 g，当归 13 g，鸡血藤 13 g，乌药 10 g，松节 10 g。

7 剂，水煎服，每日 1 剂，分 2 次温服。

【按语】 腰痛初发多见外感、内伤、跌扑挫伤,治疗原则应以急则治标为主,临证时当注意辨证与辨病相结合,方可提高疗效。本案例腰痛确诊为轻度腰椎骨质增生,其他实验室检查均无异常发现。患者发病因夜归途中淋雨寒湿所伤,故取散寒除湿、温经通络法治疗,应用补肾壮阳通络汤加减。方中加用独活、附子、细辛等祛寒除湿之品而获显效,后又伍以健脾燥湿之药以助祛湿醒脾,最终黄芪、鸡血藤等气血双补药和之,以防年迈体弱,卫外不固,外邪再袭使腰痛又发。

案二 陈某,男,72岁。2008年11月20日初诊。

初诊 腰背部疼痛时轻时重,腰膝酸软已3年余,活动劳累时加重,休息后缓解。1周前行走时路滑,腰部闪挫,腰背部疼痛加重,活动转侧不利,咳嗽、弯腰时腰痛甚为难受,平素畏寒肢冷,夜尿频数。查体:胸腰脊柱各处无明显压痛,仅左侧腰大肌压痛明显,脉细弱,苔薄,舌质暗淡。经腰椎正侧位拍片及骨密度、血清钙、磷、镁等检测,确诊为老年性骨质疏松症,腰大肌劳损。中医诊断:骨痹(肾阳虚损,瘀血阻络)。西医诊断:腰肌劳损,老年骨质疏松症。治拟温肾助阳,活血祛瘀通络。补肾壮阳通络汤加减治之。

处方:仙茅10g,淫羊藿10g,巴戟天10g,狗脊10g,鹿角胶(烊)13g,杜仲10g,牛膝10g,鸡血藤13g,制乳香6g,制没药6g,乌药10g,松节10g。

7剂,水煎服,每日1剂,分2次温服。

另:䗪虫20g、水蛭10g焙干研末,合用每日2次,每次2g,随汤药冲服;同时加用针灸治疗。

二诊 针药并治后,疼痛明显缓解,已能慢步行走,苔脉同前。加大补肾壮骨、益气助阳之力度,适减耗气伤血逐瘀之药。停用䗪虫、水蛭粉冲服。

处方:上方加黄芪13g,骨碎补13g。7剂,水煎服,每日1剂,分2次温服。嘱续用针灸治疗。

三诊 腰背部已无明显疼痛,夜尿显减,每晚2次,然胃脘时有闷胀不适,纳食尚可,脉细,苔薄,舌暗淡。

处方:二诊方去制乳香、没药,加紫苏梗10g、陈皮6g,14剂。嘱汤药停服后可常服《金匮》肾气丸和适当加服钙的补充剂:乐力钙等。

【按语】 本案例腰痛日久,为老年骨质疏松症,平素时感畏寒肢冷,腰膝酸软,夜尿频数,病因病机应首责于肾虚。《医精经义》谓:"肾藏精,精生髓,髓生骨,故骨者肾之合也,髓者肾精所生,精足则髓足,髓在骨内,髓足则骨强。"可见骨的强弱是骨中精气所决定的,骨质疏松症的发病当注意肾虚为其本。现代研究骨质疏松的骨痛原因是由于显微骨折损伤血窦致骨内瘀血、骨内压增高引起。该老年患者肾气亏虚,腰痛已久,其因骨质疏松症所致,后因腰部闪挫而导致气滞血瘀、腰痛加重,故取用补肾壮阳通络汤加用水蛭、䗪虫、制乳香、制没药等活血破瘀药,又配用针刺疗法,疼痛显减。虫类破瘀药久用有耗气伤血之弊,故当疼痛缓解后应立即停用,后期加大补肾壮骨益气之力度调治而收功。

老年腰痛的治疗当注意综合调治,可根据病情选用针灸、推拿、拔罐、牵拉复位、药物外敷,尤其针灸疗法,其在疏通经脉气血,改善血液流变学和微循环方面有卓效。本案例疼痛迅速缓解和及时配用针灸疗法有密切关系。

十二、带状疱疹

(一)疾病简介

带状疱疹是由水痘——带状疱疹病毒所引起的疾病。病毒潜伏脊髓后根神经节内或三叉神经节内,当机体免疫力低下时即可诱发本病,是一种发生于身体单侧的急性炎症性皮肤病。因其是脊髓后根受累,易引起疼痛剧烈,其受损的神经是节段性,故皮疹的分布必与之相应。中医学因带状疱疹的症状及部位不尽相同而有不同的名称,如蛇腰带毒、缠腰火丹、蛇丹、火带疮、蜘蛛疮。老年人发病率高于成年人,这可能与免疫能力降低有关,发病初期应注意积极根治,防止发生后遗神经痛的并发症。现介绍沈师制定的带状疱疹方在临床中应用的经验。

本病老年人发病较多,当机体正气亏虚,脏腑功能失调,又因劳累耗气伤血,或情志内伤,或饮食不节、进食鱼腥海味、膏粱厚味、嗜酒,导致耗气伤血。肝气郁结,郁久化火,火毒郁阻经络,又肝病侮脾,脾失健运或饮食不节而伤脾,湿邪瘀阻,蕴久生热,湿热邪毒搏结肌肤,阻遏经络,气血不运,脉络阻塞,皮肤出现红色丘疹,累累如串珠,皮疹走形如蛇或束带状,皮损处灼痛剧烈。因此,湿热火毒蕴结肌肤和肝脾二脏功能失调为本病发病初期的主要病因病机,后遗神经痛的并发症实因气血不足,御邪不力,或误治失治,气虚血瘀而致疼痛缠绵难愈。

(二) 临证经验

按带状疱疹初期病症属阳证、热证,宜用清肝脾湿热、凉血解毒通络之法。当皮疹已消而病久,后遗疼痛者则应以益气活血、散瘀通络为主要治法。

带状疱疹方

〔组成〕 龙胆草 10 g,板蓝根 13 g,连翘 13 g,生栀子 10 g,生地黄 10 g,延胡索 10 g,郁金 10 g,白木通 10 g,泽泻 10 g,生甘草 10 g。

〔功效〕 清肝脾湿热,解毒通络。

〔主治〕 带状疱疹。

〔用法〕 上药浸泡 1 小时,水煎 2 次,头煎当煮沸后小火煮半小时,二煎当煮沸后小火煮 20 分钟,每日 2 次分温服。

〔方解〕 龙胆草、板蓝根、连翘清热解毒,凉血消疹;生栀子清三焦之湿热、泻火除烦;白木通、泽泻清利湿热,通血脉;生地黄清热凉血,养阴生津,滋而不腻,有逐血痹作用,故润而能通。此方中用之可防清热解毒苦寒药物伐阴液太过;郁金入气分又入血分,为气分之血分药;延胡索发挥活血行气止痛之功效;生甘草解毒而调和诸药。全方诸药共奏清肝脾湿热、解毒通络止痛之功效。

〔加减〕 瘀热重疼痛剧烈,选加赤芍、牡丹皮、玄参、马齿苋、乳香、没药、三七;湿盛身困重、纳少、苔腻厚去生地黄、生栀子、生甘草,加生薏苡仁、茯苓、山楂;皮疹发于头面部,加野菊花、升麻、柴胡、川芎;发于胁背部,加制香附、桑枝、赤芍、丝瓜络。发于下肢者,加土牛膝、黄柏、草薢;疱丘疹已消,久病后遗疼痛,去龙胆草、生栀子、白木通,加黄芪、黄精、当归、乳香、没药、蜈蚣等。

带状疱疹是比较常见的出疹性疾病,根据其临床表现一般不难作出诊断。本病 50 岁以上者发病最多,大多为原发性疾病,但有极少数患者并发于恶性肿瘤,特别是淋巴网状系统恶性肿瘤,如霍奇金病、淋巴瘤和白血病。当老年患者患带状疱疹,又出现长期不可解释的低热和红细胞沉降率加快,应警惕是否有潜在恶性肿瘤的可能。

此病西医无特效疗法,在采用中医治疗时,可辨证选用已经药理药效证实具有抗疱疹病毒作用的中草药,如金银花、板蓝根、马齿苋、虎杖、紫花地丁、贯众、射干、赤芍、侧柏叶、蚤休、黄精等。采用药物外敷可增加治疗效果,郑虎占等在《中药现代研究与应用》中介绍取贯众、板蓝根、土贝母各 30 g,甘油 1 000 mL,95％乙醇 1 300 mL,香精适量制成搽剂,涂覆患处,每日 3 次,疗效甚好。春夏季节可取用鲜马齿苋捣烂后敷患处,也有消炎止痛的效果。当疱疹已溃破,可取用金黄膏外敷(《医宗金鉴》),具有清热除湿、散瘀化痰、止痛消肿的功效。

治疗过程中无论在发病初期还是后遗神经痛,配用针刺治疗必不可少,当发病初期可取用火针疗法刺患处,刺破水疱,出血为度,以后采用体针、耳针治疗,有明显的清热解毒、活血通络、止痛之效。病程中还应注意饮食宜忌,忌辛热燥辣、肥甘油炸及海鲜之类食品,这些食品易生痰化热、化火,使火热毒邪更炽,病情加重。

(三)验案举隅

案一 赵某,男,86岁。

初诊 患者时感头晕乏力,多年来患高血压病、糖尿病、冠心病,双侧基底节区多发腔隙性脑梗死,长期服用降压、降糖等西药治疗,要求住院检查调理。查体:血压150/80 mmHg,心率80次/分,律齐。中医症见眩晕,头重如裹,胸闷不适,大便较干结,无明显三消症状,苔满腻,舌紫黯,脉弦细。辅助检查结果:空腹血糖6.5 mmol/L,糖化血红蛋白6.0%,心电图示:窦性心律,ST-T缺血改变。中医诊断:风眩、胸痹、消渴(风痰上扰心脑脉络)。西医诊断:高血压病,糖尿病,冠心病,双侧基底节区多发腔隙性脑梗死。治拟息风化痰,宁心通络。

处方:天麻10 g,生白术10 g,茯苓10 g,法半夏10 g,莱菔子15 g,瓜蒌15 g,郁金10 g,厚朴10 g,当归13 g,桃仁13 g,红花10 g,川芎10 g,陈皮6 g,丝瓜络10 g。

住院第5日晚上,头痛、头晕加剧,尤以右侧上面部为甚,疼痛如针刺样。翌日,右侧面部沿眼眶处可见成片集簇米粒及豆状之水疱,基底潮红,大便3日未行,苔腻而黄,舌黯红,脉沉稍数。体温正常,体检其他各处无异常。

二诊 患者原为痰湿风动之病症住院治疗,近日气温骤升,又腑气不通,痰瘀化热蕴毒,湿热毒邪循经外溢体表;而见水疱和红色丘疹,气血凝滞,不通则痛,尤以面部刺痛时作而难以忍受。当取清肝脾湿热,解毒通络。带状疱疹方加减。

处方:龙胆草10 g,板蓝根13 g,连翘13 g,生栀子10 g,苦参13 g郁金10 g,延胡索10 g,川芎10 g,赤芍10 g,土茯苓15 g,牡丹皮10 g,酒大黄10 g,丝瓜络10 g。

3剂,水煎服,每日1剂,分2次服用。

服药后大便已解,也无明显不适,但疼痛无明显缓解。翌日应用火针治疗,疼痛当即缓解,外敷金黄膏,当晚已能安睡。

三诊 中药配用针刺及外敷金黄膏治疗后,已无面部疼痛,然有灼热感,苔脉同前。

处方:中药原方去酒大黄,加升麻以加强清热解毒、升举阳气、通络之效,5剂。金黄膏外敷和针刺治疗继续应用。

四诊 皮损明显好转,水疱已见结痂,面部也无灼热或疼痛等不适感,脉弦,苔腻微黄,舌黯红。

处方:继用原法适加养血通络之当归13 g。带药7剂,出院调治,嘱饮食宜清淡。

半年后电话随访,带状疱疹未复发,原头面部患处也无不适感,现常在门诊调治高血压、糖尿病等原发疾病。

【按语】 老年高血压、冠心病、糖尿病、腔隙性脑梗死患者,中医诊断为风眩、胸痹、消渴,因年老多病、久病,气血不足,脏腑功能失调,气血运行失畅而致风痰瘀血痹阻心脑脉络,入院后因外界气温骤升,而致风痰瘀血化热生火、生毒,毒邪上攻并发"蛇串疮"(带状疱疹)。病发时既用具有清肝脾湿热、解毒通络之功效的带状疱疹方加减治疗,又配用火针、体针针刺治疗和外敷法,使病情迅速控制而痊愈,未留后遗症。沈师治疗皮肤疾患,当患者大便秘结,属实证者,考虑肺与大肠相表里,方中必取用酒大黄来通腑清热、活血祛瘀,达到釜底抽薪之效,而促使皮肤疾患明显改善。欲使带状疱疹疼痛迅速缓解或消失,彻底痊愈,必须采用针刺、中药外敷等中医综合疗法,本案例的疗效甚佳,即为明证。

案二　富某,男,75岁。2010年11月20日初诊。

初诊　半年前左胁背部烧灼刺痛甚,伴见带状布散红色丘疹和少许米粒大小疱疹,经某院确诊为带状疱疹,曾应用阿昔洛韦静脉点滴抗病毒治疗。经治疗10日左右,疱疹结痂,红色皮丘疹消褪,仅遗留黯红色素沉着,但在原皮损部位每日阵发疼痛,天气阴寒时尤甚,影响睡眠。后又经用利多卡因神经阻滞封闭治疗或理疗等各种治疗,见效甚微。既往有低血压病史,时感头晕、气短乏力,体温正常,脉细弱,舌质黯淡,舌体胖大。中医诊断:蛇串疮(气血亏虚,瘀血阻络)。西医诊断:老年带状疱疹。病发已半年,皮损已消失,然遗留疼痛阵发,乃因年老体虚病久,气血亏虚,祛邪无力,排邪未尽,瘀血阻络所致,取益气养血、祛毒活血通络法。

处方:黄芪13 g,太子参13 g,黄精15 g,生地黄13 g,当归10 g,赤芍13 g,延胡索10 g,郁金10 g,蜈蚣2条,地龙10 g,板蓝根13 g,生甘草6 g。

7剂,水煎服,每日1剂,分2次服用。

二诊　未见效,服药后有胃胀不适,苔脉同前。

处方:上方去郁金,加紫苏梗10 g、陈皮6 g、全蝎6 g。7剂,水煎服,每日1剂,分2次服用。

三诊　上法加减调治月余,又配用针刺治疗月余,疼痛基本消失,仅在劳累或气候寒冷时尚有侧背部隐痛,脉细弱,苔薄,舌黯体胖大。

处方:二诊方去板蓝根,加鸡血藤15 g。7剂,每日1剂,水煎服,分2次服用。

四诊　半年余因血压偏低时感头晕,前来诊治,告知原疼痛之感再未发作。处方:嘱可服用补中益气丸,1个月后再复诊。

【按语】　本案例为老年带状疱疹患者,初诊时病已半年余,已无疱疹和其他皮损,但左胁及侧背部疼痛时作,此因年老气血亏虚,排邪未尽,瘀血阻络所致,经取用益气养血、解毒活血通络法治疗。方药重用益气养血之品,加用全蝎、蜈蚣、地龙等虫类药搜风通络。方中重用黄精乃为滋阴补中益气、平补气血之佳品,据药理药效证实还具有抗疱疹病毒之效。本案例治程中,注意标本兼顾、主次分明,又注意配用针刺疗法而使后遗疼痛尽除。

第五章

临 证 验 案

在证治挈要章中,已在每个病种后面附以沈师临床验案,故在此章节相关病种医案不再赘述,此章节主要收录沈师诊治的疑难杂病,供读者学习参考。

一、支原体肺炎

刘某,8岁。

初诊 低热,阵发性刺激性咳嗽,痰少而黏,已20余日,经胸片和白细胞分类计数、血清特异性补体结合试验(+)检查,诊断为支原体肺炎。服用红霉素已10余日未能病愈。诊时咳嗽剧烈,满头大汗,痰黏不易咯出,烦热,口渴,纳少,舌红少苔,脉细稍数,体温37.8℃。中西诊断:咳嗽(邪热未清,气阴两亏)。治以清热益气养阴。方用竹叶石膏汤加减。

处方:竹叶10g,生石膏20g,连翘13g,天花粉10g,川贝母10g,杏仁10g,百部10g,沙参13g,太子参13g,牡丹皮10g,生甘草6g。

每日1剂,浓煎成300mL,分4~5次服完,5剂。

二诊 身热退,烦热减,咳嗽稍轻,苔脉同前。

处方:原方去竹叶、生石膏、连翘,加知母10g、麦冬10g、枇杷叶10g,7剂。

三诊 咳嗽仅在傍晚有几声,精神佳,饮食增,舌已不红,脉弦细。

处方:患儿不愿再服汤药,嘱服用养阴清肺糖浆,每日3次,每次10mL,加服参苓白术丸,每日3次,每次6g。

【按语】 支原体肺炎后期,气阴已亏损,治以扶正祛邪,标本兼顾,药证相合,遂使热退咳除而病愈。沈师对小儿用药主张非大辛大热大寒或有毒之品,用量可取用成人一般剂量,但要浓煎,改用一日多次服用,方能取效。

二、三叉神经痛

张某,女,48岁。

初诊 经常眩晕,头部沉重感,患高血压病已5年,服用西药降压药治疗,故血压尚稳定。近2年来左侧面颜部时常突发闪电式针刺样剧痛,每次仅2~3秒钟,经中西药物及针灸治疗未见明显效果。近1个月来,发作频繁,有时1日发作2~3次,在洗脸刷牙时就激发,脑CT检查无异常发现,诊断为三叉神经痛。就诊时,患者自觉头晕,心烦,睡眠差,口苦,便干,血压 140/90 mmHg,苔腻,微黄,舌暗红。中医诊断:头痛(风阳上扰,痰热瘀阻)。治以平肝息风,清热化痰通络法。

处方:天麻 10 g,钩藤 13 g,生石决明 30 g,白蒺藜 10 g,胆南星 6 g,茯苓 13 g,炒栀子 6 g,牡丹皮 10 g,赤芍 10 g,地龙 10 g。

7 剂。水煎服,每日 1 剂。

二诊　头晕减,血压仍平稳,面部剧痛仍作,但发作次数稍减,为每周 2～3 次,苔转薄腻,舌已不红。

处方:原方加僵蚕 10 g,去炒栀子。14 剂。

三诊　头晕宁,睡眠佳,面痛偶发 1～2 次,苔薄,舌暗,脉弦。

处方:上方加丹参 10 g。14 剂。

四诊　面部刺痛消失,嘱服用自制平肝脉通片调理,巩固疗效。注:平肝脉通片由养肝息风、清热化痰通络药组成。

【按语】　三叉神经痛中医学称为"偏头风""面风",因感受风寒或痰火之邪,头面三阳经络瘀滞所致。本例患者面部疼痛发作已有 2 年病史,患高血压病已 5 年,因为服用西药后血压尚平稳,然面部剧痛时作,为风阳夹痰瘀上扰,本虚标实之证,遂选天麻、钩藤、生石决明等平肝息风,牡丹皮、赤芍凉血化瘀,胆南星、茯苓、僵蚕、地龙化痰利湿。风、痰、瘀兼顾治疗,2 年宿恙得以治愈。

三、格林巴利综合征

赵某,女,50 岁。

初诊　1 年来下肢萎软无力,上肢发麻,头晕沉,身困乏力。近 1 个月来已无法自行站立,经外院神经科专家诊断为"格林巴利综合征",患者不愿接受激素治疗,前来门诊求治。患者语言尚清晰,然口苦而黏,大便干燥,舌质暗稍红,苔腻微黄,脉滑稍数。中医诊断:痿证(湿热阻滞),乃湿热浸淫经脉,使气血运行受阻,郁遏生热,久则筋脉肌肉失去濡养,而弛纵不收成痿。治以清热利湿通络为法。

处方:苍术 13 g,黄柏 10 g,川牛膝 10 g,生薏苡仁 30 g,炒栀子 10 g,防己 10 g,蚕沙 10 g,木瓜 10 g,地龙 10 g,滑石 15 g。

7 剂。

二诊　大便已不干燥,其他诸症改善不明显,苔脉同前,守法观察。

处方:上方加益母草 10 g,14 剂。

三诊　能站立,可行走几步,舌不红,苔薄腻。

原方加茯苓 13 g、生白术 10 g,去滑石、防己。14 剂。2 个月后家属前来告知,患者一直服用上方治疗,已能自行走路,并能操持轻便家务。

【按语】　格林巴利综合征属中医学痿证范畴,《内经》称为"痿躄",痿是指肢体痿弱不用,躄是指软弱无力。痿证有虚实之分,本病例为湿热浸淫经脉所致,方用四妙散加减,为了加大清热利湿通络功效,而增入清热利湿通络之炒栀子、防己、地龙等药,守法治疗 1 个月才能站立稍步行;湿热清改用健脾益气、养血通络法调养乃愈。

四、牛皮癣

王某,女,已婚,25 岁,干部。

初诊　自诉患牛皮癣多年,断续治疗已 3 年未愈。诊见患者颈项部及肢体大腿内侧见散在扁平圆形丘疹或融合成片状,最大面积约 2 cm×2.5 cm,大小不等。皮损处皮肤增厚干燥成席纹状,部分皮损潮红湿润,稍有脱屑,奇痒,入夜或焦急时尤甚,苔稍腻微黄,脉弦细。中医诊断:牛皮癣(风湿热型)。治以疏风清热,利湿通络。

处方:桑叶 10 g,荆芥 10 g,蝉蜕 9 g,连翘 15 g,生栀子 9 g,土茯苓 15 g,苦参 10 g,鸡血藤 10 g,赤芍药 9 g,牡丹皮 9 g,地龙 9 g,生甘草 6 g。

二诊 经净时改用养血祛风、健脾利湿通络法。

处方:当归 10 g,赤芍、白芍各 9 g,鸡血藤 13 g,制何首乌 10 g,生地黄 9 g,茯苓 10 g,生白术 9 g,苦参 13 g,生薏苡仁 30 g,制香附 9 g,丝瓜络 6 g。

上法治疗半年余,皮损未见新增,后渐愈,治法均以上二方为基本方,仅在治疗中出现某些兼症时适当加减,如胃脘不适纳少时适减苦寒药,加消食和胃之品,如山楂、麦芽、陈皮;当心烦睡眠差时加丹参、远志、连翘。2 年后患者因妊娠反应前来求诊时告知,原病再未复发。

【按语】 牛皮癣病程缠绵,虽然治愈,容易复发。此病中医辨证多分为风湿热型或血虚风燥型。此患者发病多年,皮肤已苔藓样变,皮沟加深,证候虽属风湿热型但发病多年,故应加用养血通络、搜风通络之赤芍、牡丹皮、鸡血藤、地龙等药。治疗中考虑女子月事由冲任所主,冲任为气血之海,经净时血海空虚,当急需养血调理冲任,阴血充盛,血脉流畅才能润养皮肤,促进皮损康复。

五、特发性血小板减少性紫癜

荣某,男,30 岁,干部。

初诊 3 年前行阑尾切除术后,未能注意休息,劳累过度,经常时感乏力,牙龈出血,全身见散在米粒或针尖大小紫癜,有时两下肢可见蚕豆大小红斑,多次住院查血小板计数为 $48×10^9/L～54×10^9/L$,并经骨穿检查诊断为"血小板减少性紫癜",辗转治疗多年,症状时轻时重,病情反复,一直未能控制。诊见患者面色㿠白,胸闷气短,心悸心烦,手足心热,睡眠差,大便较干结,齿衄,下肢见较多散在米粒大小紫癜,脉细、苔薄,舌暗红。中医诊断:紫癜(气阴两虚)。方以归脾汤加减。

处方:太子参 13 g,生地黄 13 g,玄参 13 g,生山药 13 g,墨旱莲 10 g,牡丹皮 10 g,酸枣仁 15 g,首乌藤 10 g,仙鹤草 10 g,藕节 13 g,紫草 10 g,大枣 5 枚。

7 剂,水煎服,每日 1 剂。

二诊 7 剂后,大便通畅,已无五心烦热,齿衄愈,舌淡红,苔薄,脉细,下肢紫癜仍可见,但已减少。

处方:原方去紫草、藕节,加生白术 10 g,续服 7 剂。

三诊 下肢紫癜已明显减退,但仍疏散可见,睡眠转佳,余无不适。

前方大枣加至 10 枚,仙鹤草加至 15 g,加白芍 10 g,去首乌藤、酸枣仁。

四诊 上方服用 20 剂后,全身已无紫癜,查血小板为 $110×10^9/L$。

处方:嘱患者停服汤药,每日大枣 10 枚、仙鹤草 10 g 煎汤代茶引用。约 1 个月后复诊,血小板计数 $110×10^9/L$,紫癜未见。

【按语】 中医学认为,本病的病因概括为外感和内伤,外感邪热,血热妄行,可招致紫癜。而本病例为因手术后气血亏损,未能很好调养致脾气亏损,气不摄血,日久阳损及阴,气阴两虚,治以益气健脾、养阴和营为法,治疗后心烦身热、齿衄诸症消失,改用健脾益气摄血为主治疗,经治 1 月余,紫癜消失,血小板升至正常,后取仙鹤草、大枣煎汤代茶巩固调治而愈。

据药理研究报道,仙鹤草、大枣对促进血小板生长有极好的疗效,沈师常取用此二药应用治疗各种气虚的血证。

六、呕吐

郑某,男,28岁,工人。

初诊　半年前其妻暴病而亡,哀伤和劳累交加,1个月后,呕吐恶心频频,并食后半小时左右即恶心呕吐,但呕吐物不多。曾到各处检查,均无异常发现,诊断为胃神经症。前来住院治疗,入院时患者呕吐、胸闷、脘痞、胁痛、口苦、睡眠不实、大便干燥,苔薄腻微黄,脉弦。中医诊断:呕吐(肝胃不和)。治以疏肝解郁,清热和胃法。

处方:柴胡 10 g,青皮、陈皮各 6 g,紫苏梗 10 g,郁金 10 g,薄荷(后下)5 g,枳实 10 g,法半夏 6 g,竹茹 6 g,吴茱萸 3 g,黄连 10 g,合欢花、皮各 10 g,麦芽 10 g,丝瓜络 6 g。

5剂。水煎服,每日1剂。

二诊　口苦、大便干燥消失,呕吐等症均无改善,观察患者呕吐,每日均在食后即作,而平时嗳气频频。患者也诉说当病房开饭时,即恐怕食后即吐,故而厌食。

中药守法守方,加用针刺疗法,针刺治疗在开饭时进行,并陪伴患者谈笑,开导鼓励患者进食,留针至食后30分钟,连续应用近1周,针药并治,呕吐止,他症也痊愈。

【按语】　患者本案因情志所伤,肝郁不舒,横逆犯胃,致呕吐,嗳气频频,治以疏肝解郁和胃方药治疗本当有效,但病延日久,单用药物治疗,恐难奏效,故配用针刺治疗,以加强调畅气机,又医者积极采取各种措施精神治疗,故能速效。

七、呃逆

朱某,男,56岁,干部。

初诊　酷暑季节出差途中,口渴,烦热,饮用冰镇饮料后,又食西瓜,当即感胃脘闷塞不舒,随之咽喉间频频呃呃作声,起初多热饮后呃逆缓解,然翌日清晨起又作,经多方治疗未见效,仅熟睡时呃逆自止,病延半月余前来求治。诊时患者呃逆声不断,胃脘闷胀,苔白腻,脉沉弦。中医诊断:呃逆(胃寒痰气郁阻)。病起为暴饮冰镇之饮料,寒邪直中胃腑,停滞于胃,胃阳被遏,纳降失常,遂致胃寒呃逆。治以温中散寒,化痰和胃。

处方:丁香 6 g,柿蒂 10 g,高良姜 10 g,代赭石 15 g,紫苏梗 10 g,厚朴 10 g,茯苓 10 g,法半夏 10 g,陈皮 6 g,生姜 3 片。

5剂。水煎服,每日1剂。

二诊　服上方第三剂,胃脘闷胀除,呃逆已自止,饮食尚欠香,苔薄腻,脉弦。治以温中健脾,和胃消食调治,以巩固疗效。处方:

紫苏梗 10 g,制香附 10 g,茯苓 10 g,炒白术 10 g,陈皮 6 g,炒枳壳 6 g,麦芽 10 g,山楂 10 g,神曲 10 g。

5剂。水煎服,每日1剂。

呃逆在《内经》等经典医籍中均称为"哕",如《丹溪心法》谓"凡有声有物谓之呕吐,有声无物谓之哕"。《类经》谓"古之所谓哕者,则呃逆无疑"。呃逆是胃气上逆的症状,有虚实寒热之异。虚者为脾肾阳虚或胃阴不足,实者分胃寒和胃火。本案属胃寒痰气郁滞,方用丁香柿蒂汤去党参并加大散寒祛痰降逆之力度,加用高良姜、法半夏、厚朴、代赭石等,治法得当,其效乃彰。

八、高热

案一 李某,男,15岁。

初诊 发热已10日。起病时,咽痒,咳嗽,痰白黏少许,发热体温38~39℃,自服维C银翘片数日后,仍发热不退,后赴某院门诊治疗,曾胸透示肺纹理稍增粗,血象检查正常。诊为上呼吸道感染,给用先锋霉素静脉滴注和解热镇痛药5日,高热仍未退,遂求中医诊治。诊见患者寒热往来,体温39℃,身汗不多,咳嗽少许,痰不多,身困乏力,心烦口苦,胸脘满闷,厌食,苔白腻,舌稍红,脉濡稍数。中医诊断:高热(外感发热)。处方:方用小柴胡合三仁汤加减。

柴胡15g,黄芩9g,紫苏梗9g,厚朴9g,生薏苡仁30g,白豆蔻9g,杏仁10g,浙贝母10g,桔梗10g,麦芽10g,建曲10g。

5剂。水煎服,每日1剂。嘱停用任何药物,每日3次服用。

二诊 服药第3日,体温正常,食欲渐增,微咳无痰,苔薄腻,脉弦。改用宣化畅中法调治。

处方:生薏苡仁30g,杏仁9g,白豆蔻9g,茯苓13g,桔梗9g,陈皮6g,炒枳壳6g,山楂13g,麦芽10g,丝瓜络6g。

5剂。水煎服,每日1剂。

案二 史某,女,50岁。

初诊 胆囊摘除术后2年来,体温至今未正常,徘徊于37.5~38.5℃,倦怠乏力,食少便溏,自汗,易于感冒,每隔1~2个月伤风。就诊时,体温38.8℃,舌质暗,舌体胖大,脉沉细弱。中医诊断:发热(内伤发热)取益气健脾、甘温除热之法治之。

处方:黄芪13g,党参10g,白术10g,当归10g,升麻5g,柴胡5g,桂枝10g,白芍10g,砂仁5g,山楂13g,炙甘草6g。

5剂。水煎服,每日1剂。

二诊 体温渐减,波动于37.5~38℃,饮食增加,自汗等症已有明显改善,苔脉同前。

处方:原方加大枣5枚。

三诊 体温已正常,但时感乏力,尤在劳累时又甚。

处方:嘱注意多休息调养,改用补中益气丸,每日3次,每次1丸,巩固疗效。

【按语】 发热首当辨清外感和内伤,案一为外感发热,外邪夹湿入侵,邪伏半表半里,寒热往来已10日,方用小柴胡汤合三仁汤,邪去病除,体温恢复正常。案二为内伤发热,因手术后气血亏损,其热由气虚所致,气虚表卫不固则自汗,易于感冒,反复发作,治以益气健脾、甘温除热之法,方用补中益气汤合桂枝汤化裁,治疗10余日即告痊愈,药能对证乃收效。

九、痫证

朱某,男,10岁。

初诊 3年前因上屋玩耍,不慎摔下,昏迷约数分钟后苏醒,3日后突然两目上视,口吐白沫,四肢抽搐,昏迷4~5分钟后苏醒,醒后如常人。以后每隔1~2周发作1次,近1个月病情渐见加重。曾查脑CT无异常,脑电图检查诊为癫痫,服用多种中西药治疗未见明显疗效。初诊时还在服用苯妥英钠,平素大便干结,苔腻微黄,舌暗红,脉弦稍数。中医诊断:痫证(痰瘀闭阻)。治以镇肝息风、清热化痰通络法。

处方：珍珠母 30 g,磁石 30 g,全蝎 5 g,枳实 9 g,竹茹 6 g,茯苓 10 g,法半夏 6 g,胆南星 6 g,僵蚕 9 g,当归 10 g,桃仁 13 g,炒栀子 9 g,络石藤 9 g。

7 剂。水煎服,每日 1 剂。

嘱西药抗癫痫药仍继续服用。

二诊　1 周后复诊,癫痫未作,大便已通顺,苔转薄腻,舌仍暗红。

处方：原方服用无不适,上方去炒栀子加地龙 6 g,服 20 剂。

三诊　已近 1 月从未抽搐大发作,曾见面部小抽动 1 次,苔薄已不腻。

处方：前方去竹茹、法半夏,加远志 6 g,再服 20 剂,苯妥英钠改为每日 1 次,50 mg。

四诊　服用中药至今已未见抽搐或神志异常,苔薄舌暗,脉弦细。

初诊原方去磁石、全蝎、远志、南星,加天麻 9 g,白芍 9 g,牛膝 10 g。续服 20 剂,嘱停用西药。

五诊　服药期间无抽搐发作,均安好,苔薄,脉弦细。上方嘱服 30 剂,巩固调治。现已停药 2 年未见复发。

【按语】　患者年幼,脏腑娇嫩,元气未充,神气怯弱,摔跌后大惊大恐,气血逆乱,痰瘀闭阻,生热生风,上扰清窍而发病,故采用镇肝息风、清热化痰通络法治疗,见风平热清、痰瘀渐除,适减祛痰通络之品,加养肝柔肝息风之白芍、天麻,又能补肾通络之牛膝,标本兼顾调治而愈。

十、类风湿关节炎

王某,女,49 岁,军人家属。

初诊　全身诸关节疼痛反复发作,肢体筋肉挛制不舒已 3 年,经诸多中西药治疗效果不佳,接诊时周身关节游走疼痛,肩背冷痛为甚,右手小指关节肿胀、拘急疼痛,身困乏力,怕冷畏风,动则汗出,天气阴冷则诸症加重,苔薄腻舌紫黯,脉虚,类风湿因子阳性。中医诊断：痹证(久痹正虚,卫阳不固,痰瘀痹阻)。治当温阳益气,健脾化痰,宣痹通络。

处方：黄芪 13 g,桂枝 9 g,炒白术 9 g,防风 9 g,当归 10 g,威灵仙 9 g,片姜黄 9 g,制南星 6 g,茯苓 13 g,地龙 9 g,乌梢蛇 6 g,川牛膝 10 g,络石藤 9 g。

7 剂,水煎服,每日 1 剂。

二诊　服 7 剂后,已觉畏风怕冷汗多之症稍减,指节疼痛肿胀无明显改善,苔脉同前,方证相符,守法续治。

处方：原方加僵蚕 9 g,松节 9 g,加强祛风燥湿、温通之力。

三诊　2 周后,右指关节肿胀疼痛、拘急明显减轻,已无畏风怕冷、多汗,脉弦细。

处方：前方去白术、防风、僵蚕,加鸡血藤 10 g,熟地黄 10 g。服用上方 1 个月,全身诸关节无不适感,肩背冷痛也消失,类风湿因子复查转阴。

【按语】　类风湿关节炎,经年不愈之顽痹,常因外邪与瘀血痰浊互相搏结,病邪深伏筋骨,当配用乌梢蛇之类搜风剔邪药,然病久气血已亏损,又虫类搜风药易耗伤气阴,故方中常伍以养气血、益肝肾之品以扶正祛邪,经治疗后,正气复,病邪除,关节疼痛亦解,取得了近期临床治愈之功效。

十一、盗汗

王某,男,43 岁,干部。

初诊　酒醉后发病,半年来夜寐盗汗,多在黎明前汗出,寐醒,出汗量大,可将内衣湿透,晨起乏力,心烦头晕,口苦而黏,纳食尚可,苔厚腻稍黄,舌暗红,脉弦稍滑。中医诊断:盗汗(痰热瘀阻,郁蒸汗液外泄)。治当清热化痰通络。方用黄连温胆汤加减。

处方:枳实10 g,竹茹6 g,茯苓13 g,法半夏10 g,陈皮6 g,黄连6 g,连翘13 g,丹参10 g,牡丹皮10 g,煅龙骨、煅牡蛎各30 g。

7剂。水煎服,每日1剂。

二诊 口苦,心烦热,头晕减轻,盗汗仍见,苔腻。

处方:原方加泽泻13 g。7剂。

三诊 盗汗明显减少,已能安睡,苔微腻,舌暗。

处方:前方去黄连加瘪桃干13 g。再服7剂,盗汗止,已能安睡,苔薄,舌暗,脉弦,告患者可停用药物治疗,少饮酒,饮食清淡,以防复发。

【按语】 一般认为,自汗多属气虚、阳虚,盗汗多属阴虚内热。但临床所见,气虚、郁火痰热、瘀血,均可致盗汗发生。本例患者平素嗜酒,发病于酒醉后,症见痰热瘀阻,治以清热化痰通络法,治疗近1个月,病告痊愈,即为明证。

十二、膏淋(乳糜尿)

夏某,56岁,男。

初诊 患乳糜尿已经2年余。尿混浊赤白相杂,暗红色为多,小便时无尿急、尿痛不适感,平素头晕、气短、乏力,腰酸困,脉弦细,苔薄舌暗淡。尿液检查:蛋白(+++),红细胞(++++),见脂肪滴。其他各项检查均无异常发现。中医诊断:膏淋(脾肾两虚,湿热阻滞)。患者年老脾肾两虚,固摄无力,脂液下泄,湿热下注,灼伤络脉,尿中夹血。治以健脾补肾,清利湿热和营法。

处方:生黄芪13 g,生白术10 g,茯苓10 g,泽泻13 g,熟地黄15 g,知母9 g,黄柏6 g,墨旱莲12 g,萆薢10 g,阿胶(烊化)10 g,乌药10 g。

7剂。水煎服,每日1剂。

二诊 尿混浊减,然色仍暗红,苔脉同前。

处方:上方去萆薢,加三七粉3 g(分2次冲服)。14剂。

三诊 未见尿血,尿色纯清,腰酸困减轻。小便检查:尿蛋白和红细胞均阴性,也无脂肪滴。嘱白天服用归脾丸,晚上服知柏地黄丸巩固疗效。

【按语】 《诸病源候论·诸淋候》曰:"诸淋者,由肾虚膀胱热故也。"说明此证肾虚是本,膀胱湿热是标,当淋证见湿热下注、尿频涩而痛时,当以清热利湿为主,在无涩痛症时当以补肾为主,可适当地加入清利之品,否则任意以苦寒渗利之品如八正散等杂进,则清阳愈陷,肾气愈伤。此案以补脾肾为主,佐以清利和营法治之,深为得法,奏效快捷。

十三、小儿夜尿症

患儿,8岁。

初诊 遗尿2年余。每周遗尿2~3次,多则5~6次,近2个月来几乎每日遗尿,甚至每晚遗尿2~3次。发病前未患脑部等其他疾病。平素患儿饮食不节,爱吃零食,曾在他院各处检查无异常发现。就诊时,面色萎黄,舌淡红,苔薄腻,脉细弱。中医诊断:遗尿(脾肾两虚)。治以益气健脾固肾法。

处方:黄芪13 g,生白术10 g,生山药13 g,茯苓10 g,菟丝子15 g,金樱子15 g,益智仁15 g,桑螵蛸

10 g,乌药 10 g,煅牡蛎 30 g。

嘱家属控制患儿夜间饮水,入睡后定时叫醒患儿排尿 2 次。

二诊 上药服 7 剂后晚间已无遗尿,无不适感冒。

处方:原方加覆盆子 10 g、五味子 10 g,再进 7 剂,嘱闹钟夜间唤醒改为 1 次。

三诊 再无夜尿,苔薄,无不适。

处方:嘱原方再进 10 剂,夜间不叫醒患儿排尿。

半个月后患儿家属告知已无尿床,嘱服缩泉丸,每日 3 次,每次 6 g 调治。

【按语】 《诸病源候论·小儿杂病诸候·遗尿候》指出,遗尿"由膀胱虚冷不能约于水"所致。一般临床所见,患儿遗尿与先天禀赋不足、后天调养失当,或病后体虚有关。该患儿当属调养失当伤脾肾所致,治以益气健脾固肾法。在小儿遗尿治疗中,家长配合极为重要,除注意饮食规律、营养调摄外,夜间控制饮水,应用闹钟定时唤醒患儿起床排尿,养成醒后自行排尿的习惯,对提高疗效有较好辅助作用。

十四、荨麻疹

案一 王某,女,23 岁,工人。

初诊 3 日来,全身皮肤起鲜红色疙瘩,时起时消,吹风后尤甚,痒甚,自觉与食物无关,近日也未服任何药物,大便较干结,小溲稍黄。检查:躯干四肢散在蚕豆或鸽蛋大小不等鲜红色风团样疹块,触之稍硬,舌稍红,苔薄腻,脉弦。中医诊断:瘾疹(风热束表)。治拟清热祛湿止痒。

处方:荆芥 10 g,防风 10 g,牛蒡子 13 g,蝉蜕 6 g,浮萍 10 g,金银花 10 g,连翘 13 g,苦参 10 g,川芎 6 g,生甘草 6 g。

3 剂,水煎服,每日 1 剂。

二诊 服上方 2 剂后,风团样疹块已全部消失,也未见复发。

处方:嘱服防风通圣丸,每日 2 次,每次 3 g,续服 3 日巩固疗效。

案二 赵某,男,45 岁,干部。

初诊 全身皮肤反复出现红色丘疹、奇痒已 4 日,自觉起病于洗澡时不慎受凉。几日来服苯海拉明、静脉注射葡萄糖酸钙,作痒有减,然皮疹时起时消,早晚较剧。检查:全身四肢躯干散发米粒、针刺状粉红色丘疹,部分皮丘疹融合成片,见搔痕血痂,舌质淡红,苔薄,脉浮。中医诊断:瘾疹(风寒束表,发为风疹)。治当辛温透表,疏风止痒。

处方:麻黄 10 g,荆芥 10 g,防风 10 g,白芷 10 g,蝉蜕 6 g,生姜皮 3 g,当归 10 g,川芎 10 g,生甘草 6 g。

3 剂,水煎服,每日 1 剂。

二诊 服上方 3 剂后皮疹渐消,痒感也除,经复查已无皮疹,症状痊愈。嘱避风寒,忌生冷饮食。

处方:原方去白芷、生姜皮,加生白术、茯苓各 10 g。

3 剂,水煎服,每日 1 剂。巩固疗效。

案三 张某,男,45 岁,干部。

初诊 皮疹反复发作已 3～4 个月,四肢躯干发红色疙瘩,剧烈瘙痒,时起时消,早晚较重,多种中西药治疗未见效。平素身困乏力,动则汗多。检查:四肢躯干见扁平隆起状淡红色皮疹,有明显搔痒抓痕,舌苔薄白,舌体胖大,脉细弱。中医诊断:荨麻疹(气虚腠理不固,风邪入侵)。治拟益气养血,疏风止痒。

处方：生黄芪 13 g，生白术 10 g，防风 10 g，当归 10 g，鸡血藤 13 g，生何首乌 10 g，葛根 10 g，刺蒺藜 10 g，僵蚕 10 g。

7 剂，水煎服，每日 1 剂。

二诊 服 7 剂后，皮疹已大减，仅在早晚见少数皮疹，有痒感，苔脉同前。

处方：嘱原方加白鲜皮 10 g、蛇床子 10 g。7 剂，水煎服，每日 1 剂。

三诊 皮疹全部消退已 3 日，精神好，自汗之症也除。

处方：初诊方加茯苓 10 g，续服 15 剂以巩固疗效。嘱忌鱼虾、辣椒、蒜和烟酒等刺激性食物。

【按语】 荨麻疹又名风疹块，中医学称为瘩瘤、癧疹。一般认为，急性荨麻疹多为风邪侵袭束表所致，疹色鲜红，有热象兼症者，属风热；疹色粉红，无明显热象者属风寒；皮疹高出表面或呈丘疹或疙瘩状，多兼湿。急性荨麻疹治疗以疏风祛湿、行血通络为大法，反复发作经久不愈者，多为气血亏虚，腠理不固而受风，治当益气养血、祛风止痒。可见荨麻疹发病机制证型不同，故治法也异，所取方药也不同。案一用疏风清热、祛湿止痒之方，案二用辛温解表、疏风止痒之方，案三用益气养血、疏风止痒之方治疗。

以上各例荨麻疹案由于选方用药切合病机，故疗效满意。

十五、斑秃

患者某，女，25 岁，干部。

初诊 产后 2 月余，婴孩多病，丈夫又经常出差在外，时感疲乏无力，睡眠不实，易惊多梦。2 周前发现头顶部头发大片脱落，但无不适感，脱发处偶稍有痒感，自用奥斯蔓涂擦患处（维吾尔族民间用于涂擦眉梢，促眉毛生长的一种草本植物），效果不显前来求治。检查：头顶部偏左见 3 cm×4 cm 大小头发全脱，头皮光亮，脉细弱，苔薄，舌质淡红，舌体胖大。中医辨证：斑秃（产后气血亏虚）。治当补养精血，益气生发。

处方：熟地黄 13 g，制何首乌 10 g，白芍 10 g，墨旱莲 10 g，菟丝子 13 g，天麻 10 g，当归 10 g，川芎 6 g，首乌藤 10 g，酸枣仁 13 g，生黄芪 10 g，生白术 10 g。

7 剂，水煎服，每日 1 剂。

嘱另加鲜生姜外擦脱发处，每日 1～2 次。

二诊 服上方半个月，睡眠已见好，未再见脱发加重，原光亮头皮处可见少许新生之头发。

处方：原方去首乌藤加桑椹子 13 g。

三诊 又经治半月，短小新生之发已渐长满原光秃处，但新发色稍淡，嘱服人参归脾丸和七宝美髯丹 6 g，早晚各服 1 次，巩固疗效。

【按语】 斑秃，中医学称之为"油风"，发之营养来源于精血，故有"发为血之余之说"。本例患者因产后过度操劳，调养不当，气血亏虚，不能营养肌肤、腠理不固，风邪乘虚而入，风盛血燥，毛发失养而脱落。沈师治以补养精血、益气生发为法调治，疗效显著。

十六、感染性口炎

朱某，58 岁，男，干部。

初诊 口腔和舌体破溃 20 多日。患者在美国考察期间，日程安排紧张，思虑劳累过度，晚间又要赴宴，在返回前 1 日，感舌灼痛，后即见舌边糜烂，翌日，口腔唇颊内、上腭均溃烂疼痛，影响进食，需用吸管进食。曾应用青霉素、维生素 C，并加用地塞米松静脉滴注，无明显疗效。检查见舌边和舌尖两颊、上腭米粒和豌豆大小不等的溃疡六七处,溃疡周围黏膜充血发红,有的溃疡面见白色分泌物覆盖,外生殖器和眼部均无异常,苔薄黄腻,舌质暗红,舌体稍胖大,脉弦稍数。中医诊断:口糜(心脾热盛)。治以导赤散合泻黄散化裁。

处方:玄参10 g,生地黄10 g,木通9 g,竹叶9 g,赤芍9 g,黄连6 g,升麻9 g,防风9 g,生甘草6 g。3剂,水煎服,每日1剂。

双料喉风散外用敷于溃烂处,每日3～4次。

二诊　疼痛症状明显减轻,心烦失眠之症已宁,但胃脘不适,未见新的溃烂处,而原溃疡面周围红肿明显减少,苔转薄黄,舌已不红。

处方:嘱原方加藿香梗、紫苏梗各10 g,去玄参,5剂。原外用药续用。

三诊　溃疡愈合,无甚不适,苔薄。

处方:原二诊方去黄连,加生薏苡仁30 g,续服3剂,以巩固疗效。

【按语】　患者口腔内、舌部多处破溃不愈,曾用抗生素、激素治疗均未见效。中医辨证分析,因患者劳累失眠,宴会多,饮食不当,心开窍于舌,脾脉连舌本、口唇,心脾湿热,壅积成毒而致口唇溃烂。古人曰:"人之口破皆由于火。"方以导赤散和泻黄散化裁,外用喉风散清利湿热、火毒之邪。药后1周,溃疡痊愈。

十七、痛经

王某,女,18岁,未婚。

初诊　月经来潮期间适逢大雨中抢收麦子,翌日即感经量极少,少腹不适,来诊前3个月每次行经量逐月渐减少,而经前少腹坠痛甚,头冒冷汗,伴呕吐,经量极少,仅见少许暗色血滴。脉沉细,苔白腻。中医诊断:痛经(寒与血搏,痰瘀互结)。此为室女感受寒湿之邪,水湿代谢障碍,寒湿凝聚成痰,寒与血搏,痰瘀互结,日久阴盛瘀塞不畅,经水难以畅流,导致腹痛,取温散寒痰、活血通络法。

处方:制附子9 g,吴茱萸6 g,肉桂末(冲服)2 g,干姜6 g,茯苓10 g,法半夏9 g,陈皮6 g,当归13 g,川芎9 g,红花9 g,延胡索9 g,制香附9 g,益母草13 g。

3剂,水煎服,每日1剂。

二诊　经水畅下,腹痛消失,已无呕吐,苔薄腻,脉弦细。

处方:上方去法半夏、陈皮、延胡索、益母草,加熟地黄9 g,炒白芍9 g,艾叶9 g,炒白术9 g。3剂,水煎服,每日1剂。嘱服完后常取用八珍益母丸温养冲任,数月后因感冒前来就诊告之,痛经之病已痊愈。

【按语】　关幼波提出:"痰与血同属阴,易于交结凝固,气血流畅则津液并行,无痰以生,气滞则血瘀痰结。"又谓"治痰要活血,血活则痰化"。本案先予温散寒痰、活血通络法,继以温养调理,以便寒邪外达,痰化瘀除,气血调和,胞脉血行流通而经水下,腹痛消除。

十八、不孕

赵某,28岁,干部。

初诊　婚后4年未孕,其丈夫检查无异常,月经先后不定期,经量渐稀少,来诊时已闭经半年余,诉说身形渐见肥胖,然身困乏力,胸闷气短,纳食渐减,头晕沉,带下清稀,舌苔白腻,脉弦滑。妇科检查无异常发现。中医诊断:不孕(痰湿内阻,瘀阻胞宫)。痰湿内阻,气机不利,瘀阻胞脉而经闭,阻塞胞宫则不能摄精,而致不孕,以燥湿化痰、理气活血法治之。

处方:苍术10 g,厚朴10 g,法半夏9 g,制香附10 g,茯苓13 g,陈皮6 g,当归13 g,红花10 g,益母草13 g,山楂15 g,麦芽13 g。

水煎服,每日1剂。

二诊 20剂后,胸闷减,纳增,月经复潮,但经量少。

处方:原方去法半夏,加炒白术10 g、川芎9 g。

嘱经期服,经净后再服用。续用3个月经周期,月经畅通,身无不适,2年后怀孕,顺产一女。

【按语】 经闭不行,原因有气郁血滞而不行者……躯脂痞塞、痰涎壅滞而经不行者。《诸病源候论》曰:"妇人夹痰无子。"《医宗金鉴》曰:"因体盛痰多,脂膜壅塞胞中可不孕。"可见痰瘀互结,阻滞经脉胞宫,可致闭经不孕,用豁痰化瘀法治疗可望痊愈。

十九、卵巢囊肿

曹某,女,35岁。

初诊 已婚育一子,常感身困乏,平素月经不调,先后不定期,白带清稀量多,舌暗淡,苔白腻,脉弦缓。妇科检查,右侧附件触及囊性包块,鸽蛋大小,压痛不明显。中医诊断:癥瘕(痰饮瘀结)。痰饮瘀结于胞脉,遂成囊肿。治宜温阳豁痰通络。

处方:桂枝10 g,茯苓13 g,炒白术13 g,炒薏苡仁30 g,白芥子10 g,鹿角胶13 g,当归13 g,红花10 g,赤芍10 g,泽兰13 g,益母草13 g,制香附13 g。

水煎服,每日1剂。嘱经期停服。

上方服用40剂,不适诸症消失,月经28日1次,按时来潮,妇科检查和B超复查囊肿消失。

【按语】 卵巢囊肿,可归属于中医癥瘕之类,颇似肠覃。《灵枢·水胀》:"肠覃何如……寒气客于肠外,与卫气相搏……恶气乃起,瘜肉乃生。其始生也,大如鸡卵,稍以益大,至其成,如怀子之状,久者离岁,按之则坚,推之则移,月事以时下。此其候也。"该案为痰凝血瘀为患,痰饮属于阴邪,痰凝可致血瘀,痰和血遇寒则凝,得温则行,故取温肾通阳、化痰消瘀法治疗而奏效。

二十、子宫肌瘤

陈某,女,40岁。

初诊 经期长,经量多已年余,平素头晕,心悸,气短乏力,形寒肢冷,带下量多而清稀。检查子宫肌瘤约3 cm×2 cm大小,脉沉细,苔薄腻,舌暗淡。中医诊断:癥瘕(痰瘀相搏胞宫)。以温阳化痰消瘀法治之。

处方:附子6 g,肉桂末(冲服)2 g,鹿角胶(烊化)10 g,熟地黄13 g,淫羊藿13 g,茯苓13 g,炒白术10 g,当归13 g,益母草13 g,桃仁13 g,牡蛎30 g,海藻15 g,制香附10 g,牛膝10 g。

水煎服,每日1剂。

经期停服,改服《金匮》肾气丸,上汤药服用3月余,月经恢复正常,B超复查子宫肌瘤消失。

【按语】 子宫肌瘤属中医癥病,癥属血瘀,大多与痰有关,往往痰瘀交阻,相互为患。叶天士久病入络学说,其云:"经年累月,外邪留着,气血皆伤,其化为败瘀凝痰,混处经络。"故入络者,实是败瘀凝痰也,必须痰瘀并治,故本例采用温阳化痰消瘀法治疗而收良效。

二十一、乳房纤维腺瘤

蔡某,女,35岁。

初诊 因家事情志经常忧郁失眠,多梦,纳少,时感左侧乳房胀痛已年余,经期前胀痛尤甚,行经后痛减。始诊时,脉弦,苔薄腻,左侧乳房扪及多个扁平形结节,蚕豆至黄豆大小不等,经钼靶乳房摄片检查,诊断为慢性囊性乳房纤维腺瘤、乳腺小叶增生。中医诊断:乳癖(肝郁气滞,痰瘀阻滞乳络)。治宜疏肝理气、化痰散结通络。

处方:柴胡10 g,青皮6 g,陈皮6 g,制香附10 g,当归10 g,郁金10 g,赤芍10 g,白芍10 g,瓜蒌13 g,浙贝母10 g,山楂13 g,麦芽10 g,络石藤10 g。

二诊 月经来潮前1周起,加用延胡索10 g、益母草13 g、牛膝13 g。

处方:经期原方去青皮、陈皮、瓜蒌、络石藤,加鹿角胶(烊化)10 g、龟甲10 g、杜仲10 g、枸杞子10 g。

经治3个月,乳房无胀痛,复查乳房肿块已消失。

【按语】 乳房囊性增生病,俗称乳腺小叶增生,属于中医学乳癖证。本病证为肝郁气滞,痰浊瘀阻乳络所致,治以疏肝理气、化痰通络、活血祛瘀之法,但治疗中应注意经前1周当加大活血祛瘀、引血下行之力度,而经期又当调补肝肾、益冲任。这样,"消而勿伐",配方用药应谨,全面照顾,方能奏效。

第六章

教 学 经 验

~~~~~~~~~~~~~

第一节　加强素质教育，提高中医民族班的教学质量

全国少数民族集中的地区，普遍反映少数民族学生（以下简称"民族学生"）的教学质量亟待提高。各地都在探讨研究如何加强民族班的教学问题，力求提高教学质量，为发展民族教育事业做出应有的贡献。本文对如何加强中医民族班的教学和提高教学质量等有关问题作粗浅探讨。

（一）注意中医启蒙教育之重要性

教育事业是培养和造就人才的事业，必须认识到办好教育对民族、国家和社会主义事业发展的重大意义。新疆是个多民族聚居的地区，新疆医科大学中医学院各专业每年面向新疆招收的新生中民族学生约占 50%。

因此，我们必须注意加强中医民族班的教学工作，采取各种措施提高教学质量。由于民族学生语言的差异、环境等原因，入学时对生源水平的要求不可能和汉族学生相同。更主要的是由于中医药学历史悠久，运用以汉族文化为主体的古代汉语进行逻辑推理和思维归纳，认识人体和疾病发生的机制，是一门富有深奥哲理和实践性的科学。中医药学这种独特的理论体系和思维方法，对于初学中医的汉族学生都存在一定困难，要反复思考领会，何况对刚进入中医院校的民族学生。一开始就接触阴阳五行学说，必然感到玄而又玄了。这时就要求老师在入校时，对学生进行中医的启蒙期教育。老师在教学方式上应以指导式教学为主，除了加强课堂教学外，还要注意课内课外相结合，多开展一些指导教学活动。指导学生沿着规定的程序进行，帮助学生解决学习中的一些困难，提高学习效果。对初入校学生开展课外辅导活动，可以借鉴上海医科大学（今复旦大学上海医学院）的方法。沈师记得在入校时就有高年级的同学不仅热情地在报到处接待、带领帮助办理一切入学手续外，并在刚入学的那个学期，有学校指定的高年级同学和新生定期开座谈会，节日搞联欢活动。课外时间还组织谈心，交流学习体会和经验，帮助新生尽快适应大学的生活方式和环境，尽快改变中学那种死记硬背的学习方法，提高学习效率。这种争取到老同学——"过来人"的帮助指导、加快提高中医思维能力的培养和寻找克服学习中困难的方法，对于刚入学的中医院校学生是尤为重要的。

总之，对民族班学生的教学要充分认识到入校时中医启蒙期培养教育对后期培养的重要性。

（二）加强学风建设和专业素质教育,促进教学质量的提高

专业素质教育的目的是要培养学生为人民服务的真本领,而教学生热爱专业,是专业素质教育中首先要解决的主要问题。对刚入校的学生来说,迫切需要进行专业思想教育,使他们了解专业、热爱专业,学习就会有动力。即使学习中遇到这样或那样的困难,他们也能主动自觉地去克服解决。通过专业教育,使学生明确作为医学毕业生,今后面对的是患者,只有学到了防病治病的专业知识,牢固掌握了诊治疾病的本领,才能解除患者的病痛,否则就担负不起这种崇高的职责。中医院校专业素质的教育更要注意突出发挥中医特色、中医优势的教育,沈师在讲学时,常向同学们介绍近代名中医张锡纯为洋人治病的故事,用来激励同学们勤奋刻苦学习中医的热情。已故近代名中医张锡纯,在清代末年,遇一英国医生患呕吐证,医案载其屡吐,绝食者久矣,邀日本和美国医生共诊治,多次呕吐不止,后请张氏取用自制的半夏加茯苓、生姜服二付奇效忽显,再数日后复原康健,三位东西洋大夫赞叹不已,敬佩至极。

沈师认为平时可开展热爱中医专业教育的活动,如请德高望重的名老中医专家、资深教师在讲学时多介绍一些临床中如何采用中医或中西医结合的诊治手段抢救治疗疑难危重病证的实例,激发同学们学习中医的热情。还可在课外请他们作辅导报告。这对同学们政治思想素质、职业道德素质提高起着积极作用。这种课外教育的好方式,沈师在 20 世纪 50 年代上海医科大学学习时就深有体会,当时他们医疗三班就有全国著名血液病专家陈悦书教授做他们的辅导老师,他调动工作去苏州医学院后由留美回国的妇产科郑怀美教授接替他的工作,定期来班上参加课外活动。在座谈和开展其他活动时,老教授们介绍了在旧社会学习的困境,告诉大家要珍惜新时代的优越学习环境,要刻苦勤奋学习。

对学生进行素质教育,是学风建设的重要内容,因为学风是学生学习目的、学习态度、学习方法和效果的综合反映。因此,要培养合格的建设人才,就必须注意培养优良的学风。沈师认为,要想提高民族班的教学质量,注意教学内容、教学方法的改革固然重要,但更重要的是首先要抓学生的素质教育和学风建设,这是确保教学质量提高的根本措施。

（三）加强教风建设,深化教学改革

教书育人是教师职业道德的核心,教好课是教师的基本职责,教师的学术和讲学水平、治学精神和思想品质都直接影响着学生。教学改革的成败,最终取决于师资队伍的好坏。因此,加强对教师的政治思想素质和教育思想素质,可激发教师的工作责任感、主动性和积极性。有一支敬业奉献、为人师表、严于律己、高水平、高素质的教师队伍,这是全面深化教学改革、扎实提高教学质量的可靠保证。因此,我们对教风建设、医德建设应给予高度重视,把它放在教学改革的核心地位上。

沈师认为民族学生古汉语基础较为薄弱,加强医古文的学习是十分必要的。新型的现代中医掌握英语也十分必要。可是,对刚入学的中医班民族学生来说,既要去刻苦钻研深奥的中医基础理论,又得去苦读两门语言课程,负担沉重。沈师认为,应分清主次,标本缓急,急用先学。医古文必须要先学,要学好,而英语可安排在后几年,当医古文学习结束后,有了较扎实的中医基础理论,学习中医稍入门后再学,效果会好些。中医内科学是临床课中的重头戏,现在安排在第二学年就开课,此时西医病理、药理刚开课,西医诊断还未学,中医的基础课程例如方剂学等课程也未全部学完,这样学生没有系统的中西医基础理论知识,如何使教师广泛联系临床实践,生动地讲好中医内科学?

现在民族班使用的教材与民族学生的接受能力有不少差距。尤其中医专业的民族学生负担沉重。五年时间和西医临床学生一样,除了要学全部中医专业课程外,还要学习西医基础临床课。虽然目前已有专供中医专业学习的西医教材,但还是厚厚的一大本。沈师认为必须减轻学生负担,从一切为了配合中医学习、着重于今后的临床工作需要,从实用出发,请有经验的中西医结合的临床教学专家,进行大幅

度删减,认真修订,以有利于中医课程的学深学透。同样,应组织力量,可按照教学大纲要求,编写适合于民族学生教学实用的,能联系临床实践,突出临床各科要点的教材或辅导教材。例如,刚入学用的中医基础课教材,由于民族学生古汉语基础一般、医古文还没学好,而前期教材中如大量引用《内经》经文,或其他古典医籍条文,对他们来说学习难度较大,应当删减这些内容。当医古文课程结束后,这些内容在《内经》以及各家学说课程,中仍有记载,此时再学习,为时不晚,而且学习体会也更深。

中医临床各科的教学,在民族班讲学时,一定要把"中医基础""中医诊断""中药""方剂"等这些已学过的中医基础课给予广泛联系,紧密结合,使学员对各病证的辨证分析、治疗方药理解得更为深刻。原新疆中医学院(今新疆医科大学中医学院)教务处曾有这样规定,实习前的同学,要求必须复习方剂学,并再进行考核,及格后才能进入临床实习。这是保障临床实习工作成败的有力举措。

中医临床课教学中,必须多注意联系实践,老师除了讲清病证概念、透析病因病机等一般理论概念外,要善于引入临床病例、个人临床和用药经验等教学内容,并要讲解透彻,使理论知识具体化,学生理解了,今后在临床中才会灵活应用。学生参加临床实习时,应将重点放在指导学生善于运用理论知识去分析临床现象、提高辨证论治的水平上。总之,实习中多注意对学生观察能力、分析能力、动手能力的培养。

沈师强调,要提高民族班的教学质量、提高民族学生的综合素质,必须要求老师要有严谨治学的工作作风,并付出极大的耐心。对民族学生要严格管理,善于管理。在课堂上除了要抓课堂纪律外,还要检查学生的学习方法,甚至督促记笔记,对如何做好笔记等方法都要耐心指导。记得沈师在上第一堂中医内科课时做了一下统计,检查发现有18位同学没有带笔记本,当时沈师就提出必须记笔记,并介绍记笔记的好处和记录方法,并向同学保证他的课一定能让同学听好,记下今后临床中能用的资料。果然,第二堂课每个同学都能认真记笔记。中西医结合专业班的3位民族学生被分配在新疆维吾尔自治区人民医院中医科病房见习,由于科主任和老师带教认真,纪律严明,定期组织小讲课,注意督促检查,在见习结业考核时,每位同学成绩均优良。因此,沈师认为,只有加强政治思想教育,狠抓学风、教风建设,才能克服民族班教学中存在的问题,中医民族班教学质量才能真正得以不断提高。

第二节　中医临床课教学改进的设想

高等中医院校肩负着培养高级中医药人才的重任,而临床课教学的成败,直接影响学校未来的临床水平和能否培养出适应社会发展需要的中医药人才。我院为新疆医科大学附属中医医院,中医临床课几乎都由该院的医师承担,沈师对我院的临床教学状况此较了解,为此就中医临床课教学中的一些问题作粗浅的探讨。

（一）注意防止过多重复基础、脱离临床课特色的教学方法

目前,中医临床课教材存在着对基础理论低水平及大面积重复的情况。基础学科中将中医的四诊、八纲、脏腑、卫气营血、三焦、六经辨证论治方法已作了详尽介绍,但在《中医内科学》总论的篇章中除了绪言增加了一些内科治疗的内容,几乎全部是《中医学基础》和《中医诊断学》的部分内容的缩写。还有《中医诊断学》将脾的辨证分列为脾气虚、脾阳虚、中气下陷、脾不统血、寒湿困脾、湿热蕴结等证型,并对其产生机制做了完善分析,而《中医内科学》所列的50多个证中,载有脾病辨证共计有32处之多,且又对上述各证全部重复加以详细分析。我们认为,基础与临床学科知识是相互联系的,但不同学科有不同

的教学任务和内容的侧重点。如果临床课教学不把基础内容重点突出,而仅是重加复述,则易使学生感到枯燥乏味,学而无兴。因此,我们在《中医内科学》总论篇章讲学时只讲绪论,其他部分均以省略。中医内科学讲解重点应放在教会学员运用中医学基础理论知识,对疾病进行灵活准确的辨证和辨病论治。中医内科的教学要体现临床特色。沈师要求教师按照教学大纲多进行临床实践、多举些临床诊治病证的实例,还要补充书中未能及时载入的最新证治方法和科研成果。这样不仅可以活跃学术气氛,激发学习兴趣,而更重要的是使我们培养的人才达到基础宽厚、知识面广、竞争力强、素质优良的要求,以保证社会的需求。

(二) 突出重点病证,透析病因病机,从而触类旁通

《中医内科学》教材将内科疾病以八纲辨证为主,结合病因及病位的分析,推演出数个证型,然后列出该类证型的主症、治法和方药。内容繁多,难以记忆。这样,在教学中就必须要求教师有丰富的临床经验、较高的辨证水平,熟悉每个病症的病因病机。教师应当引导学生了解疾病的各种证型、主要特点和治疗方法,达到能触类旁通、举一反三的教学效果。如眩晕和头痛两个病证,沈师在讲学时重点讲清头痛病证,眩晕只用半个小时就讲透了,而且也便于学员记忆和临床应用。因为两个病证的病位相同而病因病机也十分相似。教材中"眩晕"一证只字未提外感引起,而临床中却常能见到感触风邪导致眩晕。内伤头痛列出了血瘀作痛证型,而脑外伤、脑震荡后遗症患者常以眩晕不适的主诉就诊,这和血瘀密切相关。可见两病证从病因病机来分析其证型分类,无论虚证还是实证各型的分类、治法方药是十分相似的。同时,在临床各科的教学中,教师应注意中医的精华——整体观和辨证论治的教学内容。因为人体禀赋的差异,以及气候、年龄、情志等因素影响,不一定找到书本中那些标准型患者。有时一证多型,一型多证,或每型还有变证、兼证。因此,在临诊时证型分类要全面分析病因病机,才能完善正确。这就要求我们在临床教学时突出辨证论治的灵活性,全面分析病因病机,找出主要病证,掌握主要证型,变通灵活地制定治疗方法,正确选方用药。因此,沈师认为要讲好临床课,必须在灵活变通方面下功夫,在临床教学中生动确切地讲好异病同治、同病异治的法则和内容,这不但对学生融会贯通能力提高是有益的,而且也是提高学生临床辨证水平的关键。

(三) 教学手段要现代化,考评方法应改进

目前临床课教学还是以传统的"灌输式"为主,近年来虽然配备了一些教学视频,但还是不能满足教学实践的需要。当今已进入科技时代,声像教学在国内一些院校已普遍进入课堂,这种使教者省力、学者易懂和记忆深刻、教学效果较好的现代化手段必须加大力度普及。

现在全国绝大部分中医院校仍使用以单一的考卷,通过分数高低来评估学生学业成绩的优劣。沈师以为,这对实践性很强的中医学专业特别是临床学科来说,采用这种考核方法是不够全面和理想的。临床课的考核仅仅采用在结业时笔试来评定成绩,这不能作为唯一的标准,它不能真正全面反映学生的学业水平,尤其不能反映学生运用中医基础理论,解决临床实际问题的能力。因此我们应采取多样化和多次考评的综合评定方法。除了必要的笔试理论题外,还可以加入病案分析、证型模型设计、同类方剂鉴别应用能力等考核内容。只有这样,才能使课堂教学和临床实践紧密结合,比较真实地反映出学生的真实成绩。

(四) 立足实践,提早接触临床,教学中融进现代化医学知识,培养实用型人才

还在几十年前,沈师刚参加临床教学工作时,沈师的母校——上海医科大学(今复旦大学上海医学院)校领导建议把中医临床课搬到医院里去上。每日上午跟各级医师查房或参加其他临床诊疗工作。下午听课学习,课堂教学时也可请患者来临床示教。这样学生可提早几年步入医院,让学生及早地、广

泛地深入临床实践。这对提高学生学习兴趣,使临床更为生动、现实,促进专业知识的理解和记忆是有一定好处的。我们提倡早临床、早实践、早动手,把课堂和医院、学习和实践的环节紧紧相扣,临床教学一定会获得很大的成效。

中医要发展和培养高层次的实用型人才,我们应尽可能融进现代医学知识的教学内容,使学生认清中西医病名的正确概念,使学生了解中医药在治疗各科疾病中的长处的同时,还要尽可能介绍现代医学及中西医结合防治某些疾病的最新成果,培养我们的学生成为精通中医、又懂西医的新型中医师,以适应社会的要求。

第三节　加强中医专业毕业生实习的组织和指导

我院为新疆医科大学附属中医医院,是一所综合性中医临床教学医院,教学工作是医院的基本任务之一。沈师原为医院主管临床和教学的副院长,同时又兼新疆中医学院(今新疆医科大学中医学院)临床教学部主任,在其任职期间制定的《中医临床规范化教学》获 1989 年新疆维吾尔自治区高等教学优秀教学成果奖,现将其有关加强中医专业毕业生实习的组织和管理方面内容简介于下。

(一) 明确实习带教的任务,加强组织领导

毕业实习是整个教学过程中的重要组成部分,带教老师应明确毕业学生的培养目标,使学生树立全心全意为人民服务和良好的医疗作风。培养学生的临床辨证思维方法、分析能力和独立诊治疾病的工作能力。要求学生能够熟练、正确地运用中医辨证论治理论处理常见病、多发病,并能够掌握疑难、危重症辨证施治原则,同时还应掌握一定的现代医学知识和临床诊疗技术,掌握一定急救技能,使之成为精通中医、又懂西医的新型中医师。

要完成好毕业实习带教任务,必须要有健全的组织领导作保证。毕业实习期间,实习生的思想政治工作与生活管理等工作由学院教务处、系、部与实习医院共同负责。实习医院的教学工作由分管教学的院长负责,实习科室是直接负责实习的基层单位,实习生在科主任的统一领导下,指定一名具有主治医师及以上职称的同志来专管。其具体任务是:① 负责向实习生介绍科内情况、工作制度及安排分管的病床。② 按照实习大纲制定本科带教计划并检查落实情况,发现问题及时向科主任汇报并研究解决。实习生的带教老师是关键,带教者应严格要求自己,教书育人;服从教学安排,把培养学生作为己任,同时注意培养学生的职业道德;按教学大纲的要求,精心传授知识,并经常对学生进行督促检查。

(二) 加强对实习生的思想政治教育和优良素质的培养

加强学生的思想政治教育就是培养学生树立坚定的、正确的政治方向,培养社会主义现代化的人才。根据"教育要面向世界、面向未来"的要求,必须使学生在政治、道德、心理和思想诸方面的素质得到全面发展。实习医生从学校转向医院学习时,和患者打交道,开始接触社会,环境变了,容易受到社会上各种不良思想的影响。因此,必须紧抓思想政治教育工作。其重点要抓坚持四项基本原则的教育,通过时事政治和党的方针路线的学习,联系思想实际。使学生增强热爱党、热爱社会主义的情感,激发为继承和发扬中医学、振兴中医事业而刻苦学习的热情。对学生进行医德教育也是思想政治教育的重要内容。医德医风教育是学生成才的必修课。高尚的医德医风是在循序渐进、日积月累中形成的。要求学生在实习期间受到优良的医德医风的熏陶和教育。因此,老师在带教时,要培养学生具有好学上进、一切为了患者的高尚医疗道德;树立医风正派、医纪严明、仪表端庄的规范;接诊患者时语言亲切,态度和

蔼,体贴患者,要急患者之所急,想患者之所想,发扬救死扶伤的人道主义精神。

(三) 认真带教,严格考核

学生毕业后将从事临床工作,我们要培养学生成为毕业后可迅速适应临床工作的人才。因此,在制定实习大纲时要求老师着重培养学生的观察、分析、处理各种问题,以及独立工作的能力。重视学生的基本技能培训,临床带教中要求学生除了能熟练运用中医传统的"四诊"手段和中医疗法的同时,必须掌握一定现代医学常用的诊疗仪器和各项检查手段,以及抢救技能。教学方法除了指导学生日常门诊和查房工作外,还必须要做到以下几点:① 定期给学生作辅导专题讲课。② 组织病案讨论。③ 各科护士长或有经验的护理师讲解护理知识及有关的操作。④ 定期轮转急诊科学习。

主管院长及教学管理科有关人员,要督促教学任务全面完成,及时了解各科带教情况,以及实习中存在问题并及时解决。沈师除经常深入科室外,并将整个实习期分作初、中、末三个阶段(初期即为实习后 1 个月,末期即为结业前 1 个月)按规定要求作定期教学检查。

制定严格的考核措施,督促学生认真实习,保证给国家输送有用的合格人才。考核除各科在结业时要进行外,在毕业实习全部结束时也要进行。平时出科考核主要是测评学生病历书写能力、操作能力、辨证论治能力、基础知识掌握能力、学习态度、思想作风等。毕业结束时的考核内容就要更广泛了,除了进行本科理论考试及临床操作技能考核外,并规定学生要撰写毕业论文,对论文的要求必须理论联系实际,要有论点,有论据,言之有物,论述明确,条理清楚,文字通顺。考试方式采用笔试和口试以及在病床旁进行。这种综合考试措施能反映学生的理论水平和实际临床水平。为了确保带教质量,增强教师教学意识,及时督促了解每个带教老师的工作责任心,学生在出科时还要每人交一份评定老师带教情况调查表。

附:

1. 临床带教情况调查表

调查时间: 　　　　　　调查班级:

(1)你认为在临床带教工作中教学态度端正,认真负责的教师是＿＿＿＿。不负责的教师是＿＿＿＿。

(2)你认为带教负责的科室是＿＿＿＿,不负责的科室是＿＿＿＿。

(3)对学生大胆管理、严格要求的科室是＿＿＿＿,带教老师是＿＿＿＿。对学生管理松懈的科室＿＿＿＿,老师是＿＿＿＿＿＿。

(4)临床教学过程中,小讲课或讲座教学效果好的教师是＿＿＿＿,效果不好的教师是＿＿＿＿。

(5)小讲课(每月 2 次)、教学查房(每周 1 次)、疑难病历讨论(每月 1 次)保质保量完成的科室是＿＿＿＿,未完成的科室是＿＿＿＿。

2. 科室带教况调查表

科室: 　　　病房门诊: 　　　带教老师: 　　　满分:100

项　　目	标准分	评分结果得分				折合分
		95%	85%	75%	65%	
1. 教师带教态度负责精神,要求严格放手让学生干	20					
2. 各种病历及病历记录修改、病程记录批阅	20					

续　表

项　目	标准分	评分结果得分				折合分
		95%	85%	75%	65%	
3. 护理部门实践操作指导工作态度,对学生的态度要求每批都有示教	10					
4. 小讲课、讲座(要求 2 次/每批)	20					
5. 教学集体查房(要求 1 次/每批)	10					
6. 示教(手术、操作、阳性体征)及基本操作指导	10					
7. 对科室教学负责人的工作评价	10					
合计得分	100					
其他意见						

3. 实习医师出科考核要求内容

(1) 每个同学留下一份经指导老师修改好的,并经核分的完整病历(占 20%)。

(2) 每科出科理论考试(占 60%)考试内容为本科常见病证。中医处理方法和必要的西医处理意见及本科常用化验检查等,注意考题不少于 5 个,每批考题应理论结合实践,注意不能过多重复。

(3) 每个同学实际操作能力、动手能力考核(重点考核观察苔脉、测血压、输氧等操作)(占 20%)。

(4) 鉴定表中必须有以上 3 个方面综合业务水平考核总分,并需反映出实习同学在学习纪律、学习态度优秀或较差等方面的内容。

(5) 每个实习同学必须在参加出科考试前填好鉴定表交科室,方能参加考核。

第四节　实习医师的第一堂课

笔者经过 4 年的医学理论学习刚步入医院进入临床实习时,对如何把课堂中学到的知识运用到临证实践中感到十分茫然。回忆起沈师给我们上的第一堂实习辅导课,教导我们在实习时如何培养自己成为一个好医生和提高临床的诊疗技能,对笔者的启发很大。现在虽已离校多年,深感老师的教导不但对当时的实习有很大帮助,而且对如今的临床也有指导价值。

(一)树立良好的医德医风至关重要

实习医师进入医院学习,不仅要学习医疗技能,还要注意培养良好的医德,学做一个好医生,必须按古人的教导:"凡大医治病,必当安神定志,无欲无求,先发大慈恻隐之心,誓愿善救含灵之苦。若有疾厄来求救者,不得问其贵贱贫富,长幼妍蚩,怨亲善友,华夷愚智,普同一等,皆如至亲之想,亦不得瞻前顾后,自虑吉凶,护惜身命。"作为医务工作者,树立良好的医德规范是至关重要的。从古至今,大凡名医者必定都具有良好的医德医风。什么是医德呢? 医德即医务人员的职业道德,是医务人员应具备的思想品质,是医务人员与患者、社会以及医务人员之间的总和。可见医德是一个双方面的问题。从医师自身的角度来说,首先要文明礼貌服务,给患者一种值得信赖的感觉,对医疗工作是很有帮助的。这就要求医师仪表整洁,举止端庄,语言文明,态度和蔼可亲,同情关心体贴患者。刚步入临床的实习医师,一开始就要注意养成良好的习惯,以热情服务去弥补自己临床经验的不足,这就为以后的独立工作奠定了良好的基础。沈师在讲课时反复强调培养良好医德的重要性,作为一个医生,有了良好的医德才能将精湛的医术奉献于患者。要懂得医生这个职业直接关系到人的生命,所以要求实习医师,除了注意不迟到早退、遵守各项规章制度以外,还要培养吃苦耐劳、勤奋朴实的工作作风。沈师还教育我们,实习医生由学校转入医院,学习环境变了,医院的医务工作者存在参差不齐的现象,实习医师应有良好的辨别力,应以医院的优秀医务工作者作为学习榜样,不要受一些不良因素的影响,并列举了一些优秀医护工作者为患者默默奉献的事例来教育我们。沈师也注意严格要求自己,为人师表,身教重于言教,医疗作风严谨,在工作中处处表现出崇高的敬业精神,对我们影响极大,促使我们注意培养良好的政治、道德和思想素质。

（二）紧密结合临床实践,才能充实巩固所学的理论知识

（1）认真写好病历,是临床实践中很重要的工作,也是实习医师重要的基本功训练。沈师介绍了既可把病历写好,又能把所学临床知识充实巩固提高的好方法。要求我们在收集病史前(指非危急患者)根据住院证上填写的入院诊断,先翻阅一遍中西医有关此病证的书籍,这样在询问病史和检查患者时可较为全面而不致遗漏。当采集病史和体检完毕后,为了对临床资料综合分析,作出合理诊断,在书写病历前还应该去全面认真阅读有关资料,这样写出的病历不但可避免就事论事、说理性不强,或者出现片面性的错误诊断和治疗方法。通过多次结合临床对照书本反复学习,这样临床知识就能全面掌握了,也扎实了。这种理论指导实践,实践中运用理论是充实和巩固所学理论知识的一种很有效的学习方法。

（2）临床中遇到什么工作都应努力踏实去干。沈师指出,实习医师不要忽视临床工作中的小事。在临床学习时可能经常被派去干一些诸如送中药处方、送标本等事情,不要认为是琐碎小事,其实送中药处方也是一个很好的学习机会,这时可以了解每个医师处方用药的不同特点,还可检测自己是否能说出每味药的功效主治,对促进自己临床用药的熟练程度是有一定好处的。又如送检验标本或收集整理检验单时,了解哪些检验需要什么化验标本,可检验自己是否熟记了正常值和完全了解其临床意义。在多次干这些"小事"时多次重复学习,加强了记忆,促进了自己临床水平的提高。

（3）各病区收治病种各有重点,例如进入心血管病区学习的实习医师应将心悸、胸痹、肺胀、水肿、头痛、眩晕等病证,结合现代医学的有关疾病,订出全面的、系统的理论学习计划,这样针对各病区所遇到的病证,多观察和翻阅书本,多次反复学习—实践—学习,这样对书本上的知识不但领会深刻,更能熟练地应用于临床。

（4）门诊实习时接触病种多,是提高诊治常见病、多发病技能的好机会。上午诊疗工作比较繁忙,主要是抄方学习,实习医师在抄方中注意学习老师临诊经验。下午较空闲,试诊机会多,可锻炼提高辨病和辨证结合、同病异治、异病同治的诊疗能力。

（三）培养动手能力,依靠的是"勤奋"

要培养适应社会需求的新型的中医师,还要求实习医师能熟练进行如吸氧、鼻饲、导尿、灌肠和各种注射等一系列护理工作和学习应急抢救技能。学习各种操作要达到熟练,就需要多练习。沈师要求我们清晨或晚上留在病区,与护士同志边工作边学习,这样可多争取练习注射等操作机会。在急诊科实习当遇到危重患者,也应注意主动积极参加"特护"工作,这不但可以系统观察病情,也能学得抢救技能。

最后沈师鼓励大家,并一再表示,我们教师一定要按教学大纲、实习计划精心传授知识,严格带教。同学们只要按上面所讲几点在实习中下功夫,我们有信心通过一年的学习,使大家成为具有良好的医疗作风、能独立诊治常见病、多发病,并能够掌握疑难危重病辨证施治原则,同时又掌握一定的现代医学知识和临床诊疗技术及抢救技能,既精通中医、又懂西医的新型中医师。

第五节　中医急诊医学教学刍言

急诊医学已成为当代世界一门独立的专业性很强的学科。我国政府对急诊工作十分重视,卫生部于1980年和1983年先后下发了《关于加强市急救工作的意见》和《关于加强中医医院急诊工作的意见》。当时中医急诊在中医医疗工作中还显得十分薄弱,要广泛和全面开展中医急诊工作还面临着许多困难和问题。原卫生部中医司和国家中医药管理局先后在重庆市专门召开中医急诊工作会议,并多次组织了全国中医急诊技术骨干培训班,采取了一系列有效措施,推动了全国各地中医急诊工作的开展。近年来,全国各地对中医急诊工作的研究已取得了较大的成效。全国成立了7个协作组,对中风、血证、心痛、厥脱等危重急症制订出了统一的诊治标准和科研规范,取得了可喜成绩。已获得部级、省级多项科研成果,推动了全国中医急诊工作的迅速发展。我们按照要求也在地市以上中医医院建立了中医急诊科和急诊室。可是,由于种种原因,我们和内地许多先进省市兄弟单位相比还存在很大差距。随着卫生事业改革形势的不断深化,为了加速新疆中医药事业的发展,我们必须认真思考如何采取切实有效措施,积极开展中医急诊工作,尤其要注意抓紧中医急诊人才的培养。

（一）必须高度重视、认真抓好中医急诊工作,充分认识中医急诊学人才培养的迫切性

新疆维吾尔自治区卫生厅(今新疆维吾尔自治区卫生健康委员会)中医民族医处举办的全疆县中医医院院长管理学习班中,列入了中医急诊研究管理学课程,要求各地卫生行政部门和中医医院领导同志,必须对中医急诊工作高度重视。明确指出:这是振兴中医药事业的战略措施。因为中医药学术的发展是与中医急诊医疗实践分不开的,要继承和发扬中医学,就要组织力量开展中医急诊工作。这是谋求边疆中医学术迅速发展的必由之路。原卫生部副部长、国家中医药管理局局长胡熙明同志在全国中医急诊研讨会上曾指示我们"一定要把发展中医急诊工作的认识提高到一个新的高度"。也就是强调我们必须要把开展中医急诊工作提到议事日程上来。只有提高思想认识,才会使各级领导增强抓中医急诊工作的责任感。在进行急诊工作的实践中,我们越来越体会到,要使中医急诊事业能得到稳定发展,其关键是必须高度重视和抓紧中医急诊医学人才的培养。要采取各种切实可行的措施,把中医急诊医学的教育和培训工作做好,培养造就一支能始终遵循中医理论、最大限度地发挥中医中药优势、具有较高抢救水平的中医急诊队伍。不断提高诊治水平和抢救成功率,这是开展中医急诊工作的重要条件和可靠保证。

（二）采取多种形式培训急诊技术骨干,加强中医急诊科室的建设,促进中医急诊工作的开展

我们应该正视现实,新疆维吾尔自治区当前中医的急诊科工作尚在初创阶段,有待进一步完善,在急诊队伍的人数和素质等方面都必须加强。为了逐步形成一支既能运用中医药综合应急手段,又能借助现代医学救急措施的中医急诊队伍,我们应该积极努力,创造条件,争取办班和组织中医急救专题讲座,以及开展中医临床实践研究等多种形式,对中医药急诊人员进行培训。多年来,新疆维吾尔自治区中医学会和卫生厅中医民族医处会同有关专家教授开办了中医急诊学习班、中医急诊护理培训班,在院长管理学习班中开设中医急诊管理学课程,拨出一定经费,鼓励开展中风等急性病证的临床实践研究。某地区发生非甲非乙型病毒性肝炎流行,专家们亲临现场参加防病治病,举办专题学术讲座,介绍该病抢救经验并制订有效防治方药,既控制了疾病流行,也为中医急诊临床实践培养了人才,促进了中医急诊工作的深入开展。

值得注意的是,新疆维吾尔自治区各地中医医院和全国一样普遍存在着抢救设备奇缺、中药剂型单调、缺少有效的传统急救成药等问题。

当然,近年来卫生事业费用紧缺,很难保证给中医急诊科研工作更多资助。但是为了中医急诊事业的发展应采取一些优惠措施,加强急诊科室的建设,使中医急诊科的医疗条件得到改善。要配备一些必要的、先进的现代医学检查诊断抢救设备。有了良好的工作环境,才能提高中医药人员开展中医急诊工作的积极性,促使他们努力钻研,提高抢救水平,同时也可稳定急诊队伍,并促进中医急诊队伍日益壮大。

(三)高等医学院校应成为承担中医急诊医学教育的主力军,为中医急诊工作培养出更多人才

高等医学院校拥有附属医院和教学医院,师资力量雄厚,设备较先进,因而应成为教材编写和人才培养的重要承担者。随着中医急诊工作的深入及临床实践的需要,在校学生中相应开展急诊医学教育尤为重要。要认识到中医急诊科的建设与中医急救医学教育同步发展的重要性。为此,有关方面当认真考虑在高等医学院校开设中医急诊课的迫切性。鉴于当前尚未设置中医急救学的课程及专门教材的情况,为了培养更多的中医急诊人才,为了临床工作的需要,新疆维吾尔自治区中医学院注意对学生开展多种形式的中医急诊医学教育,临床教学中增设了中医急诊专题讲座,毕业实习也安排了急诊的实习,使学生们既注意继承前人的急诊治疗经验,又要注意学习有关急诊研究的最新成果、临床各科急救技能,并列入毕业考试内容之一。毕业分配留附院工作的学生,还必须定期轮换去急诊科工作锻炼,这是充实中医急诊工作队伍的有力措施。

沈师深信,只要我们共同努力,重视中医急诊的医学教育,抓紧中医急诊医学人才的培养,中医急诊事业的发展必将会取得更大的成绩。

第六节　重视中医疫病学科建设与人才培养

这次在新型冠状病毒感染疫情防控中取得了重大胜利,再次显示了我们国家制度组织的优势。各地党委政府,坚决贯彻落实习近平总书记重要讲话和一系列指示批示精神。按照中央指导组部署,我们组织全国中医药系统全力投入防控救治,第一时间选派国家中医药专家考察疫情,诊疗患者,及时与国家卫生健康委员会共同发布具有中西医结合特色的国家诊疗方案,指导临床一线医护人员开展防治工作,并及时组建中医医疗队。

2020年3月初沈师应人民卫生出版社之邀作为主审,与有关中西医专家共同编制《新型冠状病毒肺炎恢复期中西医结合指南》。2021年初河北疫情救治中,张伯礼院士团队通过康复介入方式形成诊疗方案并研制出方药,形成"河北康复模式",探索出从定点收治医院,直接对接康复定点医院的早期全流程干预模式,达到了早期康复、综合康复、规范康复的治疗目标。

整建制接管当地医院病区,组建方舱医院,这些都显示了我国重视中医药在新型冠状病毒感染防治工作中的可行性,坚持中西医并重,统筹中西医资源,强化中医中药协同,使中西医结合救治工作机制的作用得到了有效的发挥,开创了我国中西医结合防治传染病的新局面,从而获得了抗击疫情的重大收获。可见今后必须注意加快中医疫病学科的建设,为此本文就有关工作谈一些体会。

(一)中医药全程参与新型冠状病毒感染的防治工作获成效

(1)在武汉对隔离四类人员口服中药防疫汤剂,阻断疫情蔓延之势。普遍服用中药后,四类人员确诊者所占比例从2020年2月初的80%到2020年3月初下降为10%以下。这是阻断疫情蔓延之势的

有效举措。

（2）中医主力军在武汉承包方舱医院，对564例轻型和普通型患者进行诊疗，无一例转为重症，出院后无一例复阳。在武汉市几所方舱医院推广后转重率下降至2%～5%，明显低于通常10%～20%的转重率。

（3）中医药参与重症辅助治疗，中西结合治疗后，有效提高了治愈率，降低了病死率。据统计，全国中医药参与救治确诊的病例比重达到了92%。湖北确诊病例中，中医药使用率和总有效率超过90%。一项系统评价共纳入了11个随机对照试验，包含1 259例新型冠状病毒感染患者Meta分析，结果显示，中医药能够降低危重症的发生率，缩短住院时间，同时在缩短发热持续时间及咳嗽乏力、气短症状的消失率方面也具有较好的疗效。

（4）恢复期采取中医药的综合疗法，促进康复，减少了后遗症。证明了中医药综合治疗康复期患者是中医药的优势强势。

（5）沈师为中医药传承创新做出了重大贡献，创新性提出新型冠状病毒感染的中医病名为"湿毒疫"呈现兼挟发病的区域特点，并指明了治疗方向。沈师采用现代科学等药理药效多种形式阐释了宣肺排毒颗粒多成分、多靶标治疗新型冠状病毒感染的作用机制，创制三药三方(清肺排毒汤、化湿败毒汤、宣肺排毒汤、金花清感颗粒、连花清瘟胶囊、血必净注射液)为代表的众多的中医药科技创新成果。

（6）通过新闻发布会、中央主流媒体宣传、世界中医药学会联合会等各地有关学会团体举办了数十场抗疫专家视频交流，展示中国中西医抗疫诊疗方案方药和经验。并派出医疗专家到意大利、日本、法国、巴基斯坦等有关国家提供中医药救治经验，增强了国际社会对中医药在新型冠状病毒感染防治中取得成效的认可。

当前，我们在梳理总结抗疫经验成果的同时，更要认真思考如何巩固抗疫所取得的成果，今后将如何面对新疫情的挑战，那就仍必须要强化中医药优势，高质量推动中医院应急与技术能力提升。沈师认为今后必须要注意高度重视中医疫病学科建设与人才培养。

（二）中医疫病学科建设势在必行

（1）明确学科建设的内涵，高度重视学科建设的发展。医院的学科建设就是要医疗、教学、科研发展的有机的结合。学科建设的内容主要包括确定学科定向人才培养。医疗设备的配备、新技术开发、科研、教学、学科管理等。因此，沈师认为，为了今后中医药工作取得更大成效，加快中医疫病学科建设是当前的紧迫任务。

国家"十四五"规划和2035年远景目标纲要草案中提出：要推动中医药传承创新、坚持中西医并重、大力发展中医药事业，打造20个左右国家中医药传承创新中心，20个左右国家中医疫病防治基地，100个左右中医特色重点医院，形成一批优势专科。因此可见中医疫病学科建设迫在眉睫。

（2）中医疫病学科的建设，应该要注意医院的医疗核心，是医疗质量和安全。要求在中医疫病学科建设中，我们要注意准确把握中医药规律和特点，切实注意贯彻习近平总书记"传承精华，守正创新"的重大指示。

这就要求我们推动传统中医药和现代科学相结合，取中西医之长，优势互补，守中医内涵规律之正，创当代防病治病之新，提升中医药理论与实践的时代应用价值与活力。

疫情初发时，适逢沈师在海南三亚市，其遵循"天人合一""三因制宜"，扶正祛邪以及辨病和辨证相结合的治则，制定了预防方和恢复期的调养方。

1）预防方的制方法则：根据当时新型冠状病毒感染流行特点和三亚市独特气温恒定的优势，当时为 11 月份,气温恒定在 25℃左右,不寒不热,不燥不湿,空气环境优良,秉承"正气承内,邪不可干"之原则,因人而异取用扶正抗邪之法。

一号方:黄芪 15 g,生白术 13 g,桔梗 10 g,连翘 15 g,板蓝根 15 g,生甘草 10 g。适用于偏于气虚或平和体质者。

二号方:当归 15 g,玄参 15 g,桔梗 10 g,连翘 15 g,板蓝根 15 g,生甘草 10 g。适用于阴血较虚,易上火体质。

因三亚疫情为散发,故不必取用漫灌之同一方,当在医护人员指导下发放效果更好。

2) 调养方制定原则:按中医治未病之学说,顺应自然,因人而异。当时三亚气温已达 30℃左右,调养方要平和,病后防复发。当补虚,但补气防太温燥,养阴防湿热内生。虽以补益调养为主,但又防余邪复燃(方中都有连翘)。当时发布的第五版指南,沈师认为无论从温病学,以及结合患者的禀赋体质来考虑,仅是注意补气为主的调养方是不合适的,还要注意加用养阴为主的调养方法调养。

沈师设计的恢复期二类调养方为:

一号方:黄芪 15 g,炒白术 15 g,茯苓 10 g,陈皮 10 g,葛根 15 g,玄参 15 g,连翘 15 g,枳实 10 g,山楂 15 g,甘草 10 g。适用于病后恢复期中仍有气短乏力、气虚症为主者。

二号方:南沙参 15 g,玄参 15 g,葛根 15 g,太子参 15 g,丹参 15 g,连翘 15 g,芦根 15 g,桔梗 10 g,陈皮 10 g,山楂 15 g,生甘草 10 g。适用于病愈后有口渴,大便干,多饮,阴虚证者。

恢复期调养方制订后,沈师当即告知新疆医科大学附属中医医院呼吸科主任杨惠琴教授,恰逢其学术继承人、上海中医药大学附属龙华医院急诊科主任方邦江教授参与武汉抗疫工作,邀沈师设计恢复期患者茶饮方。沈师即按上述观点给其制定,事隔 2 周,第六版指南发布,也增补了关于恢复期养阴为主的调养方。

(3) 中医疫病学科建设中,重视中医疫病理论体系构建。中医药学防治疫病发挥着减轻病理损害、改善症状体征、阻断疫病恶化、加速预后康复、防止疫病复发等作用,但中医疫病学混淆于温病学辨治理论体系的现状,有必要建立集预测、预防、诊治、康复为一体的全方位中医疫病学理论体系。

第一,研究疫病之中医病名,病证结合确定中医疫病研究。中医学在面对新发、突发传染病时,在提出具体的诊疗方案之前,首先必须要回答的一个问题,即目前所发生的这一传染病在中医学中属于哪一类疾病中的哪一种疾病?这需要医者基于这一传染病的当下临床表现和发病特点,与中医古代疫病经典著作中的疫病命名原则和相关具体疫病的概念、临床表现等进行比照分析,确定其病名,并以此为出发点,进一步分析病因病机,确定治则治法,从而提出治疗方案。因此,正如《伤寒论》中"辨某某病脉证并治"一样,医者在确定针对某一新发突发传染病的诊治方案时,都必须先辨病、再辨证、辨病与辨证相结合。

第二,明确中医经典理论及疗法对于防治疫病的学术价值。中医药本体经典理论及实用性诊疗方法,是构建完善的中医疫病学理论体系不可或缺的组成内容。除了伤寒六经辨证、温病三焦辨证及卫气营血辨证外,主要涉及以下理论及疗法,一是五运六气:五运六气学说是探讨自然气象变化与人体疾病发生动态时空关联性的学说,三虚致疫、刚柔失守三年化疫、四间气升降不前、司天之气不迁正及不退位、君相二火相逢等运气理论,深化了中医学对疫病发病规律的认识;二是三因制宜:三因制宜是中医学对疾病与季节气候、时空差异、个人禀赋等因素内在关系的考量,可根据疫病病情、当地气候特点以及不同体质等情况,采取"因时、因地、因人"相结合的疫病辨治原则;三是体质学说:体质类型决定着疫病发病及病情,也影响着疫病的治疗及康复效果,故针对健康人群体质分型预防疫病是至关重要的疫病防控环节;四是治未病理论:基于未病先防、既病防变、瘥后防复的治未病思想,在疫病发生发展及预后等不同病理阶段均应加以贯彻及实施;五是针灸疗法:经络是疫病邪气侵袭、深入及传变的主要途径,在新型冠状病毒感染各期治疗中,建议根据病情宜针则针、宜灸则灸,或针灸合用,或配合穴位贴敷、耳针、穴位注射、刮痧、小儿推拿、穴位按摩,展现较为宽广的防治疫病应用前景;六是情志疗法:情志疗法是中医学"形神一体观"在临床实践中的具体应用,采用宁神静志法、移情易性法、暗示诱导法、顺情从欲法、音乐悦心法、中药怡神法、耳贴畅志法等中医情志疗法,可以正确理解疫情期间出现的各种不良情绪,增强应对及调节心理问题的能力。

第三,吸收现代医学疫病机制研究成果。中医药学缺乏微观实证研究视野,而疫病以细菌或病毒为主要传染源,故在面对具有特异性微生物致病特征的疫病时,应以传统中医病因病机理论为基础,充分吸纳传染病学、病理学、临床流行病学、分子生物学等现代医学疫病研究成果,并探讨两者在发病特点、病变部位、病理特征等方面的相关性及一致性。如新型冠状病毒感染患者肺泡隔血管充血、水肿,可见血管内透明血栓形成;肺内支气管黏膜部分上皮脱落,腔内可见黏液及黏液栓形成,这与中医学"痰饮""瘀血"等病理产物十分相似;部分儿童及新生儿病例症状可表现为呕吐、腹泻等消化道症状,提示病位涉及脾胃;新型冠状病毒可能对两性生殖系统存在潜在影响,提示病位与肾密切相关等。这样,有助于维系中医疫病学理论体系框架的稳定性及旺盛生命力。

第四,借助大数据挖掘中医药防治疫病的辨治规律。通过搜集古典医籍、现代中医药期刊文献及论著中的疫病诊疗资料,或采集疫病的四诊信息及辨治用药数据,采用因子分析、主成分分析、聚类分析、关联规则、隐结构模型、结构方程模型、支持向量机、复杂网络分析等数据挖掘方法,对疫病中医药大数据进行降阶降维处理,提取疫病的主要证候要素及证候要素靶位,阐释疫病病机演变规律,展现疫病与症状、证候、方剂、中药、疗效等之间的复杂非线性系统关系,厘定疫病的病因、病位、病性、病势、辨治法则、用药规律,进而构建中医疫病理论体系的基本结构。

第五,基于中医疫病防治的经典理论和现代临床实践,发展疫病防治理论。周仲瑛提出以"疫毒"为病机辨证核心,确立疫病的辨治方法,认为疫毒是外感而来,兼夹六淫之邪侵犯人体后引动内伏之邪,可在体内化湿、生痰、致瘀、伤阴,与湿、热、寒、痰、瘀等病理因素相互胶结,构成疫病的复合病机。杨映映等基于仝小林院士诊疗疾病的指导性思想"态靶辨证",从"态靶"的角度去审视疫病之因,并探讨"疫邪"(对疫病病因的综合性称谓)的致病特征。方邦江等率先提出了新型冠状病毒感染"急性虚证"病机理论,倡导"全程补虚"的新型冠状病毒感染中医防治策略,制定了"急性虚证"病因病机、治疗原则、代表方药等。在中医危急重症领域内有关"全程补虚"的阐述,不仅是疫病治法上的突破,也是对中医外感热病内容的丰富和充实,是中医外感热病理论的新发展。

(4)中医疫病学科建设及新药新技术开发中,沈师十分认同中国中医科学院杨洪军研究员提出的"经典名方是我们在中医药传承发展中的突破口之一"。

中医药是中国各族人民在几千年生产生活实践和与疾病做斗争中逐步形成并不断丰富发展的医学科学,经历漫长的发展过程,中医药保留下来数以万计的方剂,是一笔宝贵财富,亟待深入研究,以更好地服务临床需求,促进中医药传承发展。其中,至今仍广泛应用、疗效确切、具有明显特色与优势的古代中医典籍所记载的方剂,被界定为古代经典名方。

源于经典名方的中药新药研发,要充分重视中医理论、临床实践、基础研究3个维度。其中,以中医理论为指导,将充分发挥中医原创知识的价值,并将经典名方研发成果回归到中医体系;临床实践是经典名方新药研发的核心优势,将个体医生的经验与真实世界证据有机结合,为经典名方新药研发提供临床定位依据;基础研究要充分考虑经典名方多成分、多环节作用特点,采用"物质基础—网络靶标—生物效应"关联分析及药效多指标整合评价,确定主要药效物质、明晰主要作用机制、药效作用特点等。中医理论、临床实践、基础研究三个维度不是孤立的,而是有机关联。因此,"中医理论—临床实践—基础研究"三维整合技术,是源于经典名方的中药新药研发的关键技术,将对经典名方新药成药性评价发挥重要作用。

(5)中医疫病学科建设中,重视中医经典,促进人才培养。首先,从学生教学的角度,建议中医药院校相关专业加大对经典内容的重视。提高经典课程课时,进一步推广中医经典等级考试制度,举办经典相关学科赛事,如"经典在我身边"活动,引导中医学生形成"爱经典、知经典、读经典、悟经典"的潮流。

其次,从医师培育的角度,建议全过程强化中医经典的运用意识。鼓励中医、中西医结合医院定期开展"经典查房",让经典走出讲台,走出研究所,走向临床。鼓励学术组织开展"中医经典典型病案研讨会""中医经典论坛",夯实中医经典理论在中医抗疫实践中的基石地位。

最后,从学科建设的角度,建议进一步加强中医疫病学领域的经典挖掘、理论提升、教材编订及基础研究。从既往著作与经验出发,挖掘中医经典中的疫病学内涵,总结中医药抗击新型冠状病毒感染的临床经验与学术研究。与此同时,结合"一带一路"相关抗疫援助项目,开展经典方剂治疗新型冠状病毒感染以及其他传染病的临床研究;鼓励西医传染病、公卫专科医师学习中医,研究中医经典,促进中西医传染病协作交流。

沈师强调当前在中医院校教育中应加快建立起中医疫病的学科体系建设。当加强中西医临床相关专业的建设,增补有关科目,尤其更要加强温病学等经典理论课程的设置。更要建立国家中医传染病临床研究中心重点实验室,这样构建完善中医药防治传染病的科研体系,可培养一批高层次救治危重症临床人才队伍,从而有力推动中医药参与疫病的防治工作。

附　录

附录一　沈宝藩团队相关论文一览

　　本附篇收录了沈宝藩及其团队自1991年至今的相关论文,限于篇幅,仅列论文题目及发表杂志等信息,读者可自行网上下载参考学习。

[1] 李国昌.沈宝藩运用痰瘀同治法治疗心脑血管疾病经验[J].新疆中医药,1991(3):34-36.

[2] 沈宝藩,路桂英.痰瘀同治法治疗中风病[J].光明中医,1994(3):27-28.

[3] 洪军.沈宝藩应用补阳还五汤治疗脑中风的经验[J].新疆中医药,1995(4):29-31.

[4] 王晓峰.沈宝藩教授痰瘀同治法治疗冠心病脑中风病的经验[J].陕西中医,1995(9):405-406.

[5] 刘江明.沈宝藩教授治疗温热病急重症医案三则[J].新疆中医药,1997(4):40-41.

[6] 胡晓灵,沈宝藩.沈宝藩治疗腔梗的经验探微[J].中国中医药信息杂志,2000(2):71.

[7] 王晓峰,晋卫军,阿娜尔汗.沈宝藩教授应用炙甘草汤治疗老年心悸病经验[J].新疆中医药,2000(4):48-49.

[8] 洪军,玛依努尔.温胆汤在老年病中的应用[J].新疆中医药,2001(S1):56-58.

[9] 王静.沈宝藩教授治疗血管性痴呆经验[J].新疆中医药,2001(2):44-45.

[10] 李刚,王晓峰.沈宝藩教授治疗病态窦房结综合征经验[J].新疆中医药,2001(3):62-63.

[11] 王格林,杨建梅.沈宝藩教授诊治高血压病经验[J].新疆中医药,2003(4):49-50.

[12] 王晓峰,李鹏,赵永东.沈宝藩教授运用痰瘀同治法经验撷拾[J].实用中医内科杂志,2004(4):298-299.

[13] 冉亚军.痰瘀同治在冠心病心绞痛治疗中的运用[J].甘肃中医,2007(4):14-15.

[14] 王晓峰,李鹏,赵永东.沈宝藩教授运用痰瘀同治法经验撷拾[J].实用中医内科杂志,2004(4):298-299.

[15] 张磊,王格林.沈宝藩教授应用古方治疗脑中风的经验[J].新疆中医药,2004(6):43-44.

[16] 李鹏,沈宝藩,何立人.心痛宁加味方治疗冠心病痰瘀互结型心绞痛临床研究[J].实用中医内科杂志,2004(4):330-332.

[17] 李鹏,毛晓峰,赵永东,等.心痛宁加味方对实验性急性心肌缺血大鼠心律失常记分的影响[J].福建中医药,2004(4):43-45.

[18] 洪军,玛依努尔.沈宝藩教授治疗冠心病心绞痛的经验[J].新疆中医药,2005(6):41-43.

[19] 热孜万,王静,沈宝藩.沈宝藩教授治疗高脂血症的经验[J].新疆中医药,2005(2):41-42.

[20] 李鹏,沈宝藩,何立人.心痛宁加味方对实验性急性心肌缺血大鼠血管内皮细胞的保护作用[J].中国中西医结合急救杂志,2005(3):177-180.

[21] 李鹏,沈宝藩,何立人.心痛宁加味方对实验性急性心肌缺血大鼠血管内皮细胞的保护作用[J].中国中西医结合急救杂志,2005,12(3):177-180.

[22] 玛依努尔,洪军.半夏白术天麻汤临床应用体会[J].陕西中医,2005(7):713-714.

[23] 王格林,王先敏.沈宝藩教授治疗老年呆病的经验[C]//中华中医药学会脑病分会,天津中医药大学.中华中医药学会老年神经病专题学术研讨会论文专辑.乌鲁木齐:新疆兵团武警指挥部卫生处,新疆医科大学附属中医医院,2006:2.

[24] 王晓峰,刘芳,吴致安.教书育人,春满杏园——沈宝藩教授谈少数民族学生中医教育的体会[J].新疆中医药,2007(3):104-107.

[25] 省格丽.沈宝藩教授治疗心脑血管疾病方药特点研究[D].乌鲁木齐:新疆医科大学,2008.

[26] 胡晓灵,省格丽.沈宝藩教授治疗心脑血管疾病方药特点研究[C]//中华中医药学会老年病分会,海南省中医院,海南省中医药学会.中华中医药学会中医老年医学年会学术论文集.乌鲁木齐:新疆维吾尔自治区中医院,新疆医科大学,2008:9.

[27] 刘改玲,吴延明.沈宝藩教授证治痹症的经验[J].陕西中医,2008(8):1043-1044.

[28] 胡晓灵.沈宝藩教授诊治腔隙性梗塞经验探微[C]//中华中医药学会.中华中医药学会脑病分会成立大会暨2008年全国中医脑病学术研讨会论文汇编.乌鲁木齐:新疆维吾尔自治区中医院老年病科,2008:2.

[29] 刘改玲,刘扬.沈宝藩教授应用炙甘草汤治疗心悸经验介绍[J].新中医,2008(7):90-91.

[30] 王晓峰.沈宝藩教授心悸病证治经验[C]//中华中医药学会心病分会.中华中医药学会心病分会第十次全国中医心病学术年会暨吉林省中医药学会心病第二次学术会议论文精选.乌鲁木齐:新疆医科大学附属中医医院,2008:4.

[31] 刘改玲,吴延明.沈宝藩教授癫痫病诊治经验介绍[J].陕西中医,2008(11):1510-1511.

[32] 刘改玲,吴延明.沈宝藩教授癫痫病诊治经验[J].新疆中医药,2008(5):28-30.

[33] 吴致安,玛依努尔.沈宝藩教授防治冠心病介入术后再狭窄经验述要[J].新疆中医药,2009,27(6):46-48.

[34] 闫文娟,王晓峰,李鹏.通补大法在冠心病心绞痛证治中的应用[J].新疆中医药,2010,28(1):66-69.

[35] 李永凯.痰瘀同治法在老年心脑血管疾病治疗中的应用[J].中国老年学杂志,2010,30(18):2694-2695.

[36] 玛依努尔,吴志安.沈宝藩运用天麻钩藤饮治疗心脑血管疾病经验[J].中西医结合心脑血管病杂志,2010,8(7):863-864.

[37] 韩轶,王晓峰,陈继红.沈宝藩通瘀化痰辨治肺胀经验[J].中国实验方剂学杂志,2010,16(12):224-225.

[38] 胡晓灵,王静,刘远新.沈宝藩教授证治脑中风经验掣要[C]//国家中医药管理局科技司,中华中医药学会.国家中医药管理局脑病重点研究室建设研讨会暨中风病科研成果推广交流会论文汇编.乌鲁木齐:新疆维吾尔自治区中医院,2010:6.

[39] 杨建波,李鹏,蒋华,等.通瘀化痰法治疗痰瘀互阻证心衰患者的临床研究[J].新疆医科大学学报,2011,34(7):669-673.

[40] 阿娜尔汗,居来提,王晓峰.沈宝藩心衰证治经验[J].中国中医基础医学杂志,2011,17(4):399-400.

[41] 热孜万古丽·吐尔汗.沈宝藩教授治疗帕金森病经验[J].中国民间疗法,2011,19(12):11-12.

[42] 省格丽,胡晓灵.沈宝藩教授治疗脑血管疾病方药研究[J].中国实验方剂学杂志,2011,17(18):292-294.

[43] 兰明梅,王福萍,吴致安,等.沈宝藩教授通瘀化痰论治心悸经验[J].四川中医,2011,29(8):16-17.

[44] 王晶心,刘扬,洪军."益智治呆方"治疗老年呆病经验[J].新疆中医药,2011,29(5):87-89.

[45] 王格林,刘扬.沈宝藩教授证治帕金森病的临床经验[J].新疆中医药,2012,30(2):48-51.

[46] 玛依努尔·斯买拉洪.沈宝藩教授学术思想与临证经验总结及痰瘀同治法对冠心病心绞痛的疗效观察[D].北京:北京中医药大学,2012.

[47] 沈桢巍,热兹宛,蒋易,等.安宫牛黄丸在重症监护室中的应用浅识[J].中国中医急症,2012,21(9):1397-1399.

[48] 玛依努尔·斯买拉洪,房江山,洪军.养心通络汤防治冠心病介入术后再狭窄[J].中国中医基础医学杂志,2013,19(2):168-169.

[49] 玛依努尔·斯买拉洪,陈苗,洪军.痰瘀同治颗粒治疗冠心病的临床研究[J].中国医药导刊,2013,15(7):1216+1218.

[50] 刘远新,孟新玲,房江山,等.沈宝藩脑出血术后诊治经验[J].中西医结合心脑血管病杂志,2013,12(12):1533-1534.

[51] 万智,赵翠霞,沈宝藩.沈宝藩教授治疗中风临床经验介绍[J].新疆中医药,2013,31(4):53-55.

[52] 胡晓灵,赵翠霞,张磊.沈宝藩教授运用痰瘀同治法治疗老年脑卒中的经验[C]//中国中西医结合学会养生学与康复医学专业委员会.中国中西医结合学会养生学与康复医学专业委员会委员会议暨第八次学术研讨会论文集.乌鲁木齐:新疆维吾尔自治区中医医院,2013:6.

[53] 胡晓灵,孙德昱.沈宝藩教授治疗老年病高血压病的临床经验[C]//中华中医药学会老年病分会.第十二次中医药防治老年病学术研讨会暨老年病防治科研进展学习班会议论文集.乌鲁木齐:新疆维吾尔自治区中医医院,2014:3.

[54] 郭冬梅,何强.沈宝藩教授治疗冠心病心衰方药经验总结[J].新疆中医药,2014,32(6):41-42.

[55] 何佳,沈宝藩.沈宝藩治疗高血压病用药经验[J].中医文献杂志,2015,33(5):49-51.

[56] 何佳,曾洁,张莉晶.沈宝藩教授治疗老年性高血压病特色[J].浙江中医药大学学报,2015,39(11):812-814.

[57] 赵翠霞,阿衣努尔·木合买提巴克.沈宝藩名老中医治疗阿尔茨海默病的经验[C]//国际数字医学会,Digital Chinese Medicine.湖南中医药大学学报2016/专集:国际数字医学会数字中医药分会成立大会暨首届数字中医药学术交流会论文集.乌鲁木齐:新疆医科大学附属中医医院,2016:2.

[58] 赵翠霞,万智.沈宝藩名老中医对血管性痴呆的临床治要[C]//中国中药杂志2015/专集:基层医疗机构从业人员科技论文写作培训会议论文集.乌鲁木齐:新疆医科大学附属中医医院老年病科,2016:2.

［59］赵翠霞,孙德昱.沈宝藩教授对失眠的证治经验［C］//中国中西医结合学会基础理论专业委员会.第二届国际抑郁共病暨第十二届中国中西医结合基础理论学术研讨会论文集.乌鲁木齐:新疆医科大学附属中医医院老年病科,2016:4.

［60］玛依努尔·斯买拉洪,汪建萍,孙敬雯,等.平肝脉通片对阴虚阳亢型高血压大鼠一氧化氮、内皮素干预作用的研究［J］.海南医学院学报,2016,22(16):1761－1763＋1767.

［61］梁可意,洪军.动脉粥样硬化从痰瘀论治研究概况［J］.新疆中医药,2016,34(1):89－92.

［62］玛依努尔·斯买拉洪.汪建萍,孙敬雯,等.平肝脉通片对阴虚阳亢型高血压大鼠一氧化氮、内皮素干预作用的研究［J］.海南医学院学报,2016,22(16):1761－1763.

［63］赵翠霞,阿衣努尔·木合买提巴克.沈宝藩名老中医辨证论治老年腰痛的经验［J］.陕西中医,2017,38(7):949－950.

［64］万智,仝淼.沈宝藩教授辨治高脂血症思路探析［J］.新疆中医药,2018,36(1):40－42.

［65］黄浩,王骁腾,贾佳,等.化痰脉通片对冠心病痰瘀互结证患者血脂的影响［J］.湖南中医药大学学报,2018,38(11):1312－1315.

［66］孙敬雯,陈苗苗,洪军.化痰脉通片对高脂血症大鼠血脂、脑脂代谢的影响［J］.广东药科大学学报,2018,34(1):55－58.

［67］古丽葛娜·萨吾尔,阿热依·贾尔肯,蔡流红,等.维吾尔族、汉族女性冠心病患者 TGF－β_1 基因多态性分布情况研究［J］.中西医结合心脑血管病杂志,2018,16(17):2449－2452.

［68］杜峣楠,宋晨薇,阿热依·贾尔肯,等.冠心病血运重建术后应用益气活血类中药辅助治疗效果的 Meta 分析［J］.中西医结合心脑血管病杂志,2018,16(16):2273－2280.

［69］黄浩,王骁腾,贾佳,等.化痰脉通片对冠心病痰瘀互结证患者血脂的影响［J］.湖南中医药大学学报,2018,38(11):1312－1315.

［70］李超,范辉,王晓峰.芪红散辅助治疗慢性心力衰竭的疗效及对左心收缩功能、血流动力学状态的影响［J］.环球中医药,2018,11(4):590－592.

［71］杜宝林,王骁腾,陈苗苗,等.新疆哈萨克族 CETP 基因多态性与血脂及高脂血症中医证型的关系［J］.中西医结合心脑血管病杂志,2018,16(23):3404－3409.

［72］孙敬雯,陈苗苗,洪军.化痰脉通片对高脂血症大鼠血脂、脑脂代谢的影响［J］.广东药科大学学报,2018,34(1):55－58.

［73］何佳,刘雯,张莉晶.基于化痰脉通片对 H 型高血压痰瘀互结证动态血压变化的分析［J］.时珍国医国药,2018,29(9):2192－2194.

［74］谢晓柳,汪建萍,安冬青,等.冠心病血运重建术后中医药干预的临床研究［J］.中华中医药杂志,2018,33(1):390－394.

［75］省格丽,沈宝藩.沈宝藩教授证治失眠的临床经验［J］.新疆中医药,2019,37(5):22－24.

［76］黄浩,王骁腾,洪军.化痰脉通片对痰瘀型颈动脉粥样硬化患者血清 ox－LDL 和 IL－6 的调节作用观察［J］.湖南中医药大学学报,2019,39(10):1267－1270.

［77］陈苗苗,孙敬雯,洪军,等.化痰脉通片对高脂血症大鼠血脂、肝功能、脂肪肝的影响［J］.现代生物医学进展,2019,19(13):2444－2447＋2456.

［78］周虹.国医大师沈宝藩教授辨治脑梗死临床经验探幽［J］.光明中医,2019,34(18):2784－2786.

［79］蔡昱哲,仝咏华,周德生.国医大师对脑出血学术思想的新发展［J］.中医药学报,2019,47(3):

1－5.

[80] 向兴刚,周益凡,林琳,等.熄风解痉汤联合尼莫地平防治动脉瘤性蛛网膜下腔出血后脑血管痉挛的临床研究[J].中国中西医结合杂志,2019,39(11):1332－1335.

[81] 杜宝林,甄翔兴,李威,等.白睛血络与高脂血症中医证型的关系探讨[J].中西医结合心脑血管病杂志,2019,17(8):1127－1129.

[82] 陈苗苗,孙敬雯,洪军,等.化痰脉通片对高脂血症大鼠血脂、肝功能、脂肪肝的影响[J].现代生物医学进展,2019,19(13):2444－2447＋2456.

[83] 何佳,张莉晶,刘雯.化痰脉通片对 H 型高血压痰瘀互结证患者血压及踝臂指数变化的影响[J].广州中医药大学学报,2019,36(1):26－31.

[84] 王洪霞,王贤娴,胡金霞,等.复方降脂颗粒对 2 型糖尿病大鼠胰岛素敏感性及糖代谢的影响[J].中医药导报,2019,25(22):40－42.

[85] 省格丽,江钰,赵翠霞,等.益智治呆方对阿尔茨海默病患者日常生活能力及血同型半胱氨酸的影响[J].河北中医,2019,41(1):55－58.

[86] 渠乐,周云,沈宝藩.国医大师沈宝藩运用益智治呆方治疗老年呆病临床研究[J].四川中医,2019,37(6):111－113.

[87] 王晓峰,张雪娟,王磌,等.理气活血滴丸治疗冠心病慢性稳定型心绞痛安全性及有效性的前瞻性、单臂、多中心Ⅳ期临床研究[J].中西医结合心脑血管病杂志,2019,17(5):641－647.

[88] 王晓峰,张雪娟,王磌,等.理气活血滴丸治疗冠心病慢性稳定型心绞痛Ⅳ期临床研究——糖尿病亚组分析[J].中国循证心血管医学杂志,2019,11(10):1183－1187.

[89] 何佳,张莉晶,刘雯.化痰脉痛片对 H 型高血压痰瘀互结证患者血压及踝臂指数变化的影响[J].广州中医药大学学报,2019,36(1):26－31.

[90] 渠乐,周云.沈宝藩治疗不寐病的临床经验总结[J].世界中西医结合杂志,2020,15(2):260－262＋277.

[91] 省格丽.沈宝藩教授治疗冠心病支架术后用药经验[J].新疆中医药,2020,38(2):38－39.

[92] 沈宝藩.基于气虚瘀阻论冠心病介入术后证治[J].陕西中医药大学学报,2020,43(1):5－8＋18.

[93] 渠乐,周云.沈宝藩治疗不寐病的临床经验总结[J].世界中西医结合杂志,2020,15(2):260－262＋277.

[94] 渠乐,周云,沈宝藩.养心汤治疗气阴两虚、心血瘀阻型心悸临床研究[J].陕西中医,2020,41(10):1396－1398.

[95] 阿布都沙拉木·阿布都热衣木,刘涛,任海迪,等.基于 PI3K/Akt 信号通路探讨复方芪鹰颗粒对糖尿病神经病理性疼痛大鼠的影响[J].现代中西医结合杂志,2020,29(23):2518－2522.

[96] 赵翠霞,江钰,省格丽.基于 PI3K/Akt/GSK－3β 信号通路探讨益智治呆方对 AD 模型大鼠学习记忆能力的影响及其作用机制[J].中医药导报,2020,26(13):18－22＋26.

[97] 省格丽,刘芳,万智,等.养心通络汤治疗气阴两虚、血瘀痰阻型慢性稳定性冠心病[J].世界中医药,2020,15(8):1162－1166.

[98] 胡金霞,卢军,王洪霞,等.景衣安神散穴位贴敷对失眠大鼠神经递质影响的实验研究[J].中国医药导报,2020,17(10):13－17.

[99] 刘涛,王杨,崔寒尽,等.基于蛋白质组学大黄异病同治急性中风大鼠脑物质的基础及相关机制

［J］.中国实验方剂学杂志,2020,26(19)：160-168.

［100］渠乐,周云,沈宝藩.平肝脉通片治疗阴虚阳亢型高血压患者的疗效观察［J］.世界中西医结合杂志,2021,16(6)：1098-1102＋1107.

［101］向兴刚,依马木·依达依吐拉,周益凡,等.中西医结合治疗动脉瘤性蛛网膜下腔出血后早期脑损伤的临床疗效［J］.中西医结合心脑血管病杂志,2021,19(8)：1395-1398.

［102］刘涛,唐涛.基于蛋白质组学方法对急性期中风的物质基础及相关机制的研究［J］.中国医药导报,2021,18(10)：12-18.

［103］省格丽,刘晶晶,于泽丛,等.基于复杂网络的国医大师沈宝藩治疗冠心病用药规律分析［J］.湖南中医药大学学报,2021,41(7)：986-991.

［104］省格丽,刘晶晶,于泽丛.基于复杂网络的国医大师沈宝藩治疗冠心病用药规律分析［J］.湖南中医药大学学报,2021,41(7)：986-991.

附录二 他山之石——他人为沈宝藩所作序言精选

胡 序

　　新疆医科大学沈宝藩教授,长期坚持在边疆从事中医、中西医结合临床、教学、科研工作,对新疆维吾尔自治区医药事业的发展,对培养中医和西医学习中医人才,对继承和发扬中医学等方面做出了贡献。

　　沈教授积累了丰富的临床和教学经验,特别是在老年心脑血管疾病运用痰瘀同治法方面有独到之处,治疗效果显著,其学术论文多次在国内外期刊发表,引起同行专家关注。

　　本书由沈教授的门弟,参阅了古今大量文献,总结了先辈和老师运用痰瘀同治法的治病经验。该书还分列专篇介绍了沈教授在民族地区发掘维吾尔药材防治老年心脑血管疾病和探索中医临床教学在提高民族学生教学质量的经验。

　　此书不尚浮华,务从实际出发,对沈教授的学术思想、治学态度、临床验证的成果作了较为全面系统的整理和总结。可以相信,《沈宝藩临床经验辑要》的出版,将为中医的临床、教学和科研工作提供有益的帮助。同时也必将为繁荣和发展中医事业做出积极的贡献。

胡熙明

1999 年 10 月 6 日

　　附注：时任卫生部副部长、国家中医药管理局原局长、党组书记胡熙明于 1999 年 10 月 6 日为列入《全国著名老中医临床经验丛书》的《沈宝藩临床经验辑要》作序。

汪　序

　　中国中医药是博大精深的传统文化瑰宝,她与现代医学共同为防治疾病、为中华民族的繁衍昌盛做出了重大的贡献。

　　1990 年国家人事部、卫生部和中医药管理局作出了《关于采取紧急措施做好老中医药专家学术经验继承工作的决定》。这是进一步努力发掘祖国医药学伟大宝库的重大举措,也是党和政府对中医药事业的关怀。

　　我认为,把名老中医的丰富治疗经验传授给其继承人,积极地、客观地整理、总结老中医的学术思想和临床实践经验,是发展中医药的当务之急。

　　新疆医科大学沈宝藩教授是被国家人事部、卫生部和中医药管理局审定的学术继承人导师,他长期在边疆从事中医、中西医结合临床、教学、科研工作,尤其在老年心血管疾病诊治方面有较深的造诣,并积累了丰富的临床和教学经验。今由他的学生和继承人将他有关临床研究心得、发表的和未发表的学术论文、验方、方论等整理成册,此书的出版,无疑对学习运用中医理论和进行中医临床、教学、科研工作有一定的参考和借鉴的价值,故乐之为序。

汪师贞

1999 年 12 月 10 日

　　附注:全国著名心血管专家、政协新疆维吾尔自治区第四、第五、第六、第七届副主席汪师贞于 1999年 12 月 10 日为《沈宝藩临床经验辑要》作序。

王　序

　　大爱无疆即无限热衷从事的事业，无限尊重社会人群；大音无声即内心澎湃、积淀深厚而上善若水；大象无形当以象为素、从象开端，其形神并俱。当今已迈入知识社会，知识工作者所具有的创新能力来源于多学科的交叉渗透融合及实践经验的积累；共情能力则体现在团队建设与人才的培养；还有全局意识既面向国际又重视切合国情，为学科与行业发展尽一份责任。晚近倡导大众教育与终生教育。有鉴于高等教育固有的学科专业体系已不能适应知识社会培养人才的需求，另者高校与社会的界限模糊了，许多社会机构诸如企业、基金会等也在办教育，搞科研，生产新知识、新技术，所以教育转型已迫在眉睫。中国的教育不能仅是模仿西方或是借鉴与赶超欧美，亟须追忆太学与宋代书院的教育模式，取其精华而古为今用。中医教育更是如此，师承教育无疑是继续教育的重要组成部分，高等中医教育包含学位与博士后教育，均有必要将师承的好传统融汇其中。回顾二十世纪二元论与还原论统摄医学科学，中医学天人相应、辨证论治、形神一体等原创思维与原创优势备受歧视，中医学人于临证中总结出鲜活的诊疗经验被淡化。本来生物医学的非线性与混沌性是属于系统复杂科学的范畴，它挑战牛顿提出的"科学"定义。时至今日，临床经验的总结、辐射与推广对推动医学发展的意义以及原创的价值才渐渐成为医学界的共识。

　　沈宝藩学长学贯中西，上海第一医学院毕业后就读卫生部西医学习中医班，该班设在北京中医学院，其1960—1962年我正在读大学本科。当时沈学长毅然响应国家号召到新疆工作，历数十年服务边疆人民，勤奋敬业，成就卓越，确系吾辈学人的楷模。沈学长性格爽直，待人谦和宽厚，肯为团队献身，尤其是其淡定淡雅的品德学风实令人敬佩。喜闻沈学长之高足王晓峰等编著《沈宝藩临证经验集》即将付梓，本书分学术探讨、证治挈要、方药心悟三个部分，以临证经验贯穿其中，将多年心得体会汇总、提炼、升华，以飨读者。本书从学术论痰瘀同治的病机、诊法、常见病证的治验以及验方制剂的开发推广。其中对老年心脑血管病与新疆地域性疾病从因证脉治阐发的独到见解示后学以规矩。关于方药心悟，其中本草阐发八味，古方今识八首，验方一览凡二十一则，得心应手，读者即可借鉴用于临床。最可贵之处在于本书从理念层面提出促进中西医发展，当跨越线性轨迹，以国学为指针，兼通文史透视组学（基因组与蛋白质组等），将还原与分析，实体本体论与关系本体论，中医与西医，文史哲与生物医药链接起来，为创建统一的新医药学而努力工作。

　　沈宝藩学长的学术继承人王晓峰教授领衔的专家群体，弘扬岐黄医学，撰成《沈宝藩临证经验集》书濒脱稿，邀我作序。感怀沈学长自20世纪80年代对我的关怀与鼓励，感谢王晓峰教授等同道的信任与鞭策，虽逾古稀之年而不敢懈怠，谨志数语，爰为之序。

王永炎

2009 年 9 月

　　附注：时任中国中医研究院院长、原北京中医药大学校长，现任中国中医科学院名誉院长、中国工程院院士王永炎于 2009 年 9 月为《沈宝藩临证经验集》作序。

李　序

　　中医药（民族医药）是我国各族人民在几千年生产生活实践和与疾病作斗争中逐步形成并不断丰富发展的医学科学，为中华民族繁衍昌盛做出了重要贡献，对世界文明产生了积极影响。我们必须认真地继承并发扬中医药学，这是当今时代的需要，也是全人类健康事业的需要。

　　十多年来国家中医药管理局及各省市卫生局先后开展了名师带徒工作，以便继承、整理、挖掘名老中医独到的辨证论治经验。这是继承和发展中医药学当务之急的重要举措。

　　沈宝藩教授是被国家人事部、卫生部和中医药管理局审定的学术继承人导师，日前还被评为全国优秀继承人导师。今由他的门第将其在边疆近50年来从事中医药、中西医结合临床科研工作的研究心得、学术论文、验方、方论整理成书，全面介绍了沈教授的学术思想和临床辨证处方用药经验。痰瘀同治法防治老年心血管疾病的经验具有独到之处。该著作突出了中医药的特色，理论联系实践，并与中医药的现代研究成果相结合，因而具有中西医结合的特点，具有较高的学术水平和实用价值，可供广大中医药临床、科研、教学人员以及中医院校学生参考使用。

　　沈宝藩教授乃余之学兄好友，邀我写序，学习之后，乐于厥成。

2009 年 7 月

中国工程院院士、中华中医药学会副会长李大鹏于 2009 年 7 月为《沈宝藩临证经验集》作序。

陈　序

　　沈宝藩教授是我国著名的中医药学家、中西医结合医学家,学术精湛,兼通中西医学,临床经验丰富,功底深厚,为人谦逊,讲求诚信,在海内外享有盛誉。沈教授早年毕业于上海第一医学院,即今之复旦大学上海医学院,1960 年曾参加卫生部主办的第二届西医学习中医班系统学习中医,专业积淀坚实。终其一生从医从教于边陲新疆,勤勤恳恳,尽心尽责,伟岸正直,不计劳苦,为我国中医药学及中西医结合医学在西北地区的传播、教育、研究、发扬及临床医疗服务,春风化雨,做出了极大的奉献。

　　我与宝藩教授相知多年,每次赴新疆参加学术会议,在很多交流场合,都会看到他活跃的身影及实事求是的医疗经验的报告,他的朴实和真诚,可谓古道热肠,给我留下了至为深刻的印象。

　　今值《沈宝藩临证治验辑要》一书行将面世,该书不仅囊括了对宝藩教授学风与医德的介绍,更对其于常见病及各类难治病的医疗经验、古方今用的见解、习用本草的发挥,以及实际临证案例的列举,都很详尽,对从业者甚有启迪。在北京召开的国家中医药传承博士后进站启动会议期间,沈先生就该书之行将出版索序于我,今谨以此文表达我的颂贺之忱。

2014 年元月于北京西苑

　　时任中华中西医结合学会会长、现任中国科学院院士、中国中医科学院首席研究员、国医大师陈可冀于 2014 年 1 月北京西苑为《沈宝藩临证治验辑要》作序。

张　序

　　全国著名中医药学家、中西医结合医学家、新疆医科大学沈宝藩教授,吾与他从"七五"科技攻关计划防治中风病开始相识相知,转瞬已近三十载,他高尚的医德情操,渊博的学术造诣,吾深引为至交学兄。沈教授早年毕业于上海第一医学院(即今之复旦大学上海医学院),20 世纪 60 年代初又参加卫生部举办的第二届西学中班系统学习中医,从此兼通中西医学。后他又经勤奋不辍 50 余年的临床实践,堪谓学贯中西,理论功底深厚,临床经验丰硕,其业绩在海内外久享盛誉。更值得赞誉的是,出身于大上海的沈教授终其一生扎根边陲新疆,无怨无悔、兢兢业业,以己之长为边疆人民群众解除疾苦的仁医精神风貌,为吾辈和后学树立了光辉楷模。

　　时值《沈宝藩临证治验辑要》一书即将付梓面世,吾为他厚积薄发、集腋成裘的书稿成书,衷心予以祝贺! 探索名老中医的成功之路,总结名老中医的学术成就,感悟名老中医的大医风范,体会名老中医的高尚医德,都会对我们振兴中医药事业,造福民众,启迪后学,培养更多优秀的中医药人才带来很大的启示。近年来,国家中医药管理局高度重视名老中医的经验整理,在全国范围内相继遴选出数百名名家成立专家工作室,对他们的临证经验进行全面和系统的整理。此切实之举,无疑会推动中医学术的进一步发展,令人甚感欣慰。

　　喜阅《沈宝藩临证治验辑要》一书,其较全面总结了沈教授从事医教研 50 余年来颇具创新的学术思想和丰硕的临床经验成果,尤其是他运用中医药理论、采用中西医结合方法对老年心脑血管疾病的辨治经验更显匠心独运。沈教授诊病细致入微,辨治用药精当,屡起沉疴。在临证经验中则体现了他对常见病、疑难病的诊辨思路、遣方用药特点,尤其是他将中西医诊治方法进行了有机的结合,具有较高的理论参考价值和临床实用价值。鉴于该书实为一册中医及中西医结合临床医师、医学生不可多得的启迪读本,故乐之为序。

張学文

2013 年 11 月

原陕西中医学院院长、首届国医大师张学文于 2013 年 11 月为《沈宝藩临证治验辑要》作序。

参 考 文 献

［1］阿提卡·吾布力哈斯木,胡晓灵.沈宝藩临床经验辑要［M］.北京：中国医药科技出版社,2000.

［2］王晓峰,王先敏,胡晓灵,等.沈宝藩临证经验集［M］.北京：人民卫生出版社,2010.

［3］胡晓灵,沈桢巍.沈宝藩临证治验辑要［M］.西安：西安交通大学出版社,2014.

［4］骆明涛,伍聪,陶传元,等.《高血压性脑出血中国多学科诊治指南》急救诊治解读［J］.中国急救医学,2021,41(3)：185-190.

［5］陈忠,杨耀国.颈动脉狭窄诊治指南［J］.中国血管外科杂志(电子版),2017,9(3)：169-175.

［6］张谦,冀瑞俊,赵萌,等.中国脑血管病临床管理指南(第2版)(节选)——第5章脑出血临床管理［J］.中国卒中杂志,2023,18(9)：1014-1023.

［7］姜卫剑,焦力群,李天晓,等.慢性颈内动脉闭塞再通治疗中国专家共识［J］.中华介入放射学电子杂志,2019,7(1)：1-6.

［8］王伊龙,韩尚容,曹勇,等.中国脑血管病临床管理指南(节选版)——脑血管病高危人群管理［J］.中国卒中杂志,2019,14(7)：700-708.

［9］王晓峰,刘芳,吴致安.教书育人,春满杏园——沈宝藩教授谈少数民族学生中医教育的体会［J］.新疆中医药,2007,25(3)：104-107.

［10］玛依努尔·斯买拉洪.探讨院校教育和师承教育相结合的模式,培养中医临床优秀人才［J］.新疆中医药,2012,30(1)：60-62.

［11］安冬青,刘改玲.对中医临床课教学改革的几点认识［J］.新疆医科大学学报,2001,24(1)：92.

［12］张健,阿不都克里木·阿不都,李发鹏,等.情景化教学模式在医学院校临床实践中应用效果的探讨［J］.中外医学研究杂志,2023,2(3)：103-105.

［13］张新军,朱建红,王小鲁.对医学院校中医《急诊医学》教学的几点建议［J］.新疆中医药,2014,32(4)：76-78.

［14］唐赛雪,胡春雨,张倩,等.中医药防治疫病回顾及COVID-19最新研究概述［J］.世界最新医学信息文摘(连续型电子期刊),2020,20(68)：209-212.

［15］周凯男,孙帅玲,马晓北.中医疫病经典防治理论研究现状述评［J］.环球中医药,2023,16(1)：2-7.

［16］齐文升.中医药防治疫病要点概述［J］.北京中医药,2014,33(12)：910-912.